Informatik aktuell

Herausgeber: W. Brauer
im Auftrag der Gesellschaft für Informatik (GI)

Hans-Peter Meinzer Heinz Handels
Alexander Horsch Thomas Tolxdorff (Hrsg.)

Bildverarbeitung für die Medizin 2005

Algorithmen - Systeme - Anwendungen

Proceedings des Workshops
vom 13.-15. März 2005 in Heidelberg

Springer

Herausgeber

Hans-Peter Meinzer
Deutsches Krebsforschungszentrum
Abteilung für Medizinische und Biologische Informatik / HO 100
Im Neuenheimer Feld 280, 69120 Heidelberg

Heinz Handels
Universität Hamburg
Universitätsklinikum Hamburg-Eppendorf
Martinistraße 52, 20246 Hamburg

Alexander Horsch
Technische Universität München, Klinikum rechts der Isar
Institut für Medizinische Statistik und Epidemiologie
Ismaninger Straße 22, 81675 München

Thomas Tolxdorff
Charité - Universitätsmedizin Berlin
Institut für Medizinische Informatik, Biometrie und Epidemiologie
Campus Benjamin Franklin
Hindenburgdamm 30, 12200 Berlin

Bibliographische Information der Deutschen Bibliothek
Die Deutsche Bibliothek verzeichnet diese Publikation in der Deutschen Nationalbibliografie; detaillierte bibliografische Daten sind im Internet über http://dnb.ddb.de abrufbar.

CR Subject Classification (2001): A.0, H.3,1.4,1.5, J 3, H.3.1,1.2.10,1.3.3, 1.3.5,1.3.7,1.3.8,1.6.3

ISSN 1431-472-X
ISBN 3-540-25052-2 Springer Berlin Heidelberg New York

Springer Berlin Heidelberg New York
Springer ist ein Unternehmen von Springer Science+Business Media

springer.de

Printed in Germany

Satz: Reproduktionsfertige Vorlage vom Autor/Herausgeber
Gedruckt auf säurefreiem Papier SPIN: 11399117 33/3142-543210

Veranstalter

DKFZ	Abteilung Medizinische und Biologische Informatik Deutsches Krebsforschungszentrum (DKFZ), Heidelberg
GMDS	Arbeitsgruppe Medizinische Bildverarbeitung der Gesellschaft für Medizinische Informatik, Biometrie und Epidemiologie
GI	Fachgruppe Imaging und Visualisierungstechniken der Gesellschaft für Informatik
DGBMT	Fachgruppe Medizinische Informatik der Deutschen Gesellschaft für Biomedizinische Technik im VDE
IEEE	Joint Chapter Engineering in Medicine and Biology, German Section
DAGM	Deutsche Arbeitsgemeinschaft für Mustererkennung
BVMI	Berufsverband Medizinischer Informatiker e.V.
DGaO	Deutsche Gesellschaft für angewandte Optik

Lokaler Veranstalter

Abteilung Medizinische und Biologische Informatik
Deutsches Krebsforschungszentrum (DKFZ), Heidelberg

Tagungsleitung und -vorsitz

Prof. Dr. Hans-Peter Meinzer
Abteilung Medizinische und Biologische Informatik
Deutsches Krebsforschungszentrum (DKFZ), Heidelberg

Lokale Organisation

Thomas Böttger
Dr. Uwe Engelmann
Yvonne Grüber
Mark Hastenteufel
Marco Nolden
Max Schöbinger
Tina Schwarz
Dr. Matthias Thorn
Dr. Marcus Vetter
Ingmar Wegner
Dr. Ivo Wolf
Abteilung Medizinische und Biologische Informatik
Deutsches Krebsforschungszentrum (DKFZ), Heidelberg

Verteilte BVM-Organisation

Prof. Dr. Heinz Handels, Dipl.-Ing. Martin Riemer, Dipl.-Inf. Timm Günther
Universität Hamburg und Universität zu Lübeck (Begutachtung)
Prof. Dr. Dr. Alexander Horsch, Helmut Sußmann, Dr. Catharina Brandes,
Andreas Enterrottacher, Technische Universität München (Tagungsband)
Prof. Dr. Hans-Peter Meinzer und Dr. Matthias Thorn,
Deutsches Krebsforschungszentrum Heidelberg (Anmeldung)
Prof. Dr. Thomas Tolxdorff, Dagmar Stiller
Charité – Universitätsmedizin Berlin (Internetpräsenz)

Programmkomitee

Prof. Dr. Til Aach, Universität zu Lübeck
Prof. Dr. Dr. Johannes Bernarding, Universität Magdeburg
Prof. Dr. Hartmut Dickhaus, Fachhochschule Heilbronn
Prof. Dr. Georg Duda, Charité – Universitätsmedizin Berlin
Prof. Dr. Dr. Karl-Hans Englmeier, GSF Forschungszentrum Neuherberg
Prof. Dr. Rudolf Fahlbusch, Universität Erlangen-Nürnberg
Prof. Dr. Bernd Fischer, Universität zu Lübeck
Prof. Dr. Heinz Handels, Universität Hamburg
Dr. Peter Hastreiter, Universität Erlangen-Nürnberg
Prof. Dr. Joachim Hornegger, Universität Erlangen-Nürnberg
Prof. Dr. Ulrich Hoppe, Technische Universität Ilmenau
Prof. Dr. Dr. Alexander Horsch, TU München & Universität Tromsø, Norwegen
Priv.-Doz. Dr. Frithjof Kruggel, MPI für neuropsychologische Forschung Leipzig
Priv.-Doz. Dr. Thomas M. Lehmann, RWTH Aachen
Prof. Dr. Dr. Hans-Gerd Lipinski, Fachhochschule Dortmund
Prof. Dr. Tim Lüth, Charité – Universitätsmedizin Berlin
Prof. Dr. Hans-Peter Meinzer, Deutsches Krebsforschungszentrum Heidelberg
Prof. Dr. Heinrich Müller, Universität Dortmund
Prof. Dr. Heinrich Niemann, Universität Erlangen-Nürnberg
Prof. Dr. Dietrich Paulus, Universität Koblenz-Landau
Prof. Dr. Heinz-Otto Peitgen, Universität Bremen
Prof. Dr. Dr. Siegfried J. Pöppl, Universität zu Lübeck
Prof. Dr. Bernhard Preim, Universität Magdeburg
Prof. Dr. Karl Rohr, International University Bruchsal
Prof. Dr. Georgios Sakas, Fraunhofer Institut Darmstadt
Prof. Dr. Dietmar Saupe, Universität Konstanz
Prof. Dr. Thomas Tolxdorff, Charité – Universitätsmedizin Berlin
Dr. Axel Wismüller, Ludwig-Maximilians-Universität München
Prof. Dr. Herbert Witte, Universität Jena
Dr. Thomas Wittenberg, Fraunhofer Institut Erlangen

Preisträger des BVM-Workshops 2004 in Berlin

Die BVM-Preise zeichnen besonders hervorragende Arbeiten aus. Die Preise wurden erneut gestiftet von der Firma Philips Medizin Systeme, Hamburg.

Beste wissenschaftliche Arbeit

Rainer Stotzka, Tim O. Müller, Klaus Schote-Holubeck, Georg Göbel
Ultraschallwandler-Array-Systeme für die 3D-Ultraschall-Computertomograhie
Institut für Prozessdatenverarbeitung und Elektronik,
Forschungszentrum Karlsruhe

Bester Vortrag

Stefan Wirtz[1], *Bernd Fischer*[1], *Jan Modersitzki*[1], *Oliver Schmitt*[2]
Vollständige Rekonstruktion eines Rattengehirns aus histologischen Serienschnitten mit einer Auflösung im Mikrometerbereich
[1]Institut für Mathematik, Universität zu Lübeck, 23560 Lübeck
[2]Institut für Anatomie, Universität Rostock

Beste Poster- bzw. Softwarepräsentation

Thorsten Klein[1], *Alexander Schega*[1], *Dietrich Meyer-Ebrecht*[1], *Alfred Böcking*[2]
Analyse der Kernstrukturen in zytopathologischen Mikroskopbildern
[1]Lehrstuhl für Messtechnik und Bildverarbeitung, RWTH Aachen
[2]Institut für Cythopathologie, Heinrich-Heine-Universität Düsseldorf

Vorwort

Zum zweiten Mal nach 1999 findet der Workshop Bildverarbeitung in der Medizin (BVM) im Jahr 2005 am Deutschen Krebsforschungszentrum in Heidelberg statt. Er ist in dieser Form die achte Veranstaltung. Die Bedeutung des Themas Bildverarbeitung für die Medizin hat über die Jahre merkbar zugenommen, was sich unter anderem in der stetig wachsenden Teilnehmerzahl zeigt. Die Bildverarbeitung ist die Schlüsseltechnologie in verschiedenen technischen Disziplinen, die in allen therapeutisch relevanten Bereichen wie beispielsweise der Diagnoseunterstützung, OP-Planung und künftig der Eingriffsunterstützung eingesetzt wird.

Der BVM-Workshop konnte sich durch erfolgreiche Veranstaltungen in Freiburg, Aachen, Heidelberg, München, Lübeck, Leipzig, Erlangen und Berlin als ein interdisziplinäres Forum für die Präsentation und Diskussion von Methoden, Systemen und Anwendungen im Bereich der Medizinischen Bildverarbeitung etablieren. Ziel des Workshops ist auch diesmal wieder die Darstellung aktueller Forschungsergebnisse und die Vertiefung der Gespräche zwischen Wissenschaftlern, Industrie und Anwendern. Der Workshop wendet sich ausdrücklich auch an Nachwuchswissenschaftler, die über ihre Diplom-, Promotions- und Habilitationsprojekte berichten wollen.

In diesem Jahr wird der Workshop von der Abteilung Medizinische und Biologische Informatik des Deutschen Krebsforschungszentrums in Heidelberg ausgerichtet. Die Organisation ist wie in den vergangenen Jahren auf Fachkollegen aus Hamburg, München, Heidelberg und Berlin verteilt, so dass die Organisatoren der vergangenen Jahre ihre Erfahrungen mit einfließen lassen konnten. Diese Aufgabenteilung bildet nicht nur eine starke Entlastung des lokalen Tagungsausrichters, sondern führt auch insgesamt zu einer Effizienzsteigerung.

Die mittlerweile etablierte webbasierte Einreichung und Begutachtung der Tagungsbeiträge wurde auch in diesem Jahr wieder eingesetzt. Anhand anonymisierter Bewertung durch jeweils drei Gutachter wurden insgesamt 137 Beiträge eingereicht, von denen 99 Beiträge zur Präsentation ausgewählt wurden: 57 Vorträge, 39 Poster und 3 Softwaredemonstrationen. Die Qualität der eingereichten Arbeiten war insgesamt sehr hoch. Die besten Arbeiten werden auch in diesem Jahr mit BVM-Preisen ausgezeichnet.

Am Tag vor dem wissenschaftlichen Programm werden zwei Tutorien angeboten: Axel Benner aus der Abteilung Biostatistik des Deutschen Krebsforschungszentrum wird ein Tutorium zum Thema *Statistische Methoden für Studien der Medizinischen Bildverarbeitung* halten. Er stellt Prinzipien und Probleme der Planung und Auswertung von Studien der Medizinischen Bildverarbeitung vor, um valide statistische Auswertungen mit Hilfe gängiger Statistiksoftware zu ermöglichen. Themen sind die Evaluierung von Segmentierungs- und Registrierungsverfahren, Goldstandard, Validierung, Benchmarking, Planung und Auswertung von Diagnose- und Therapiestudien, die Fallzahlplanung, Fallstricke bei der Interpretation der Ergebnisse medizinischer Studien, der Umgang mit fehlenden Werten, die Fallzahlproblematik und die Fehlinterpretation von p-Werten. Abgerundet wird dieses Tutorium mit der Präsentation von Beispielen unter Verwendung der freien Programmierumgebung *R*. Das zweite Tutorium trägt den Titel *Interaktive medizinische Bildverarbeitungssysteme auf Basis der Open-Source-Toolkits ITK, VTK und MITK*. Die Referenten der Abteilung Medizinische und Biologische Informatik, Dr. Ivo Wolf, Dr. Marcus Vetter, Dipl.-Inf. Thomas Böttger, Dipl.-Inf. Mark Hastenteufel und Dipl.-Inf. Med. Ingmar Wegner, geben eine Einführung in die Erstellung interaktiver medizinischer Bildverarbeitungssysteme auf Basis der sich gegenseitig ergänzenden Softwarepakete Insight Toolkits ITK, Visualization Toolkits VTK und Medical Imaging Interaction Toolkits MITK. ITK ist ein algorithmisches Framework für Segmentierung und Registrierung, VTK bietet mächtige Visualisierungsverfahren und MITK fügt Interaktionskomponenten für die Erstellung klinisch einsetzbarer medizinischer Bildverarbeitungssysteme hinzu. Im Gegensatz zum Tutorial des letzten Jahres wird dabei der Focus diesmal auf die Nutzung und Kombination von ITK und VTK aus MITK gelegt.

Anhand der Bewertungen der Gutachter wurden 99 Beiträge für den Workshop in Vortrags- und Postersession sowie Softwaredemonstrationen ausgewählt und in diesem Tagungsband abgedruckt. Die Internetseiten des Workshops bieten ausführliche Informationen über das Programm und organisatorische Details rund um den Workshop. Sie sind abrufbar unter der Adresse:

http://www.bvm-workshop.org

Wie schon in den letzten Jahren, wurde der Tagungsband auch diesmal als LaTeX-Projekt erstellt und in dieser Form an den Verlag übergeben. Von den 99 Beiträgen wurden 77 von den Autoren bereits im LaTeX-Format eingereicht. Die 22 im Winword-Format abgefassten Arbeiten wurden konvertiert und nachbearbeitet. Die Vergabe von Schlagworten nahmen die Autoren selbst vor. Erstmals wurden die Literaturverzeichnisse sämtlicher Beiträge mit BibTeX generiert. Der gesamte Erstellungsprozess erfolgte ausschließlich über das Internet.

Die Herausgeber dieser Proceedings möchten allen herzlich danken, die zum Gelingen des BVM-Workshops 2005 beigetragen haben: Den Autoren für die rechtzeitige und formgerechte Einreichung ihrer qualitativ hochwertigen Arbeiten, dem Programmkomitee für die gründliche Begutachtung, den Referenten der Tutorien sowie den Mitarbeitern der Abteilung Medizinische und Biologische Informatik des Deutschen Krebsforschungszentrums in Heidelberg für ihre tatkräftige Unterstützung bei der Organisation und Durchführung des Workshops. Frau Dagmar Stiller vom Institut für Medizinische Informatik, Biometrie und Epidemiologie der Charité – Universitätsmedizin Berlin danken wir für die engagierte Mithilfe bei der Erstellung und Pflege der Internetpräsentation. Herrn Helmut Sußmann, Frau Dr. Catharina Brandes und Herrn Andreas Enterrottacher vom Institut für Medizinische Statistik und Epidemiologie der Technischen Universität München danken wir für die tatkräftige Mitarbeit bei der Erstellung der Workshop-Proceedings. Dem Springer-Verlag, der nun schon den achten Tagungsband zu den BVM-Workshops herausbringt, wollen wir für die gute Kooperation ebenfalls unseren Dank aussprechen. Für die webbasierte Durchführung des Reviewingprozesses gebührt Herrn Dipl. Inf. Timm Günther vom Institut für Medizinische Informatik der Universität zu Lübeck und Herrn Dipl. Ing. Martin Riemer vom Institut für Medizinische Informatik der Universität Hamburg unser Dank.

Für die finanzielle Unterstützung bedanken wir uns bei den Fachgesellschaften und der Industrie. Dem Deutschen Krebsforschungszentrum möchten wir für die großzügige Bereitstellung der Räumlichkeiten unseren Dank aussprechen.

Wir wünschen allen Teilnehmerinnen und Teilnehmern des Workshops BVM 2005 lehrreiche Tutorials, viele interessante Vorträge, Gespräche an den Postern und den Ständen der System-Demos und der Industrieausstellung sowie interessante neue Kontakte zu Kolleginnen und Kollegen aus dem Bereich der Medizinischen Bildverarbeitung.

Januar 2005

Hans-Peter Meinzer (Heidelberg)
Alexander Horsch (München)
Heinz Handels (Hamburg)
Thomas Tolxdorff (Berlin)

Inhaltsverzeichnis

Die fortlaufende Nummer am linken Seitenrand entspricht den Beitragsnummern, wie sie im endgültigen Programm des Workshops zu finden sind. Dabei steht V für Vortrag, P für Poster und S für Systemdemonstration.

Bildanalyse

Segmentierung

Navigation und Tracking

Visualisierung

Registrierung

Visible Light

Ultraschall

Freie Themen

Softwaredemonstrationen

Automatisierte Objektextraktion mittels intervallgestützter Merkmalssuche in hierarchisch partitionierten Bildern

Christian Thies, Tamara Ostwald, Benedikt Fischer und Thomas M. Lehmann

Institut für Medizinische Informatik der RWTH Aachen, 52057 Aachen

Zusammenfassung. Die Extraktion von Objekten aus medizinischen Bildern erfordert die Abbildung von Anwenderwissen in eine Extraktionsvorschrift, die derart verallgemeinerbar ist, daß bei der automatisierten Anwendung auf eine Bildserie sämtliche gesuchten Objekte detektiert werden. Zu diesem Zweck wird ein Bild in alle plausiblen Regionen partitioniert, und die Objekte anhand der charakteristischen Merkmale der resultierenden Regionen gesucht. Die dazu notwendige Formulierung der Suchanfragen in Form von Merkmalsintervallen erfolgt heuristisch durch den Anwender. Unterstützt wird er durch eine intuitive Benutzeroberfläche, die Zyklen aus Anfrageformulierung, Testen und erneuter Anfrageanpassung ermöglicht. Mit diesem Ansatz lassen sich heterogen ausgeprägte biomedizinische Objekte detektieren. So ist die Extraktion von Metakarpalknochen aus einer Datenbank von 105 Handradiographien mit einem Recall von 0.6 und einer Precision von 0.53 möglich.

1 Extraktion medizinischer Objekte

In der medizinischen Bildauswertung ist die Extraktion und Vermessung von Objekten ein wichtiges Instrument zur Diagnostik und zur Dokumentation. So lassen sich z.B. anhand der Größe und Lage der Handwurzelknochen sowie der Fingerglieder eines Kind der Entwicklungsstand und eventuelle Störungen im Wachstumsprozess erkennen. Zur genauen Quantisierung dieser Parameter ist es notwendig, die relevanten Objekte explizit zu extrahieren. Dabei sind unterschiedliche Charakteristika wie die Topologie, Form und Texturierung der Objekte von Bedeutung. Ferner ist eine Automatisierung der Extraktion notwendig, um wiederholte zeitaufwändige Parametrierungen zu vermeiden.

Die Objektextraktion lässt sich in zwei Schritte aufteilen. Im ersten Schritt des Verfahrens wird ein Bild hierarchisch in alle visuell plausiblen Regionen zerlegt, was einer Multiskalenzerlegung entspricht. Das verwendete Segmentierungsverfahren basiert auf dem Regionenverschmelzungsprinzip und liefert einen hierarchischen attributierten Regionen-Adjazenzgraph (HARAG) [1]. Im zweiten Schritt werden die Objekte mittels einer Intervallsuche auf den Merkmalen der partitionierten Regionen ermittelt. Die dazu notwendige Suchanfrage entspricht einem Merkmalsklassifikator und wird vom Anwender in einem Data-Mining-Zyklus formuliert [2].

Abb. 1. Für Metakarpalknochen wurden Größe (Size), Konvexität (Conv) und Hauptachsenverhältnis (PAR) als relevant ermittelt, was jedoch ein Fingerglied zuviel liefert (a). Die Hypothese, daß Metakarpalknochen in der unteren Bildhälfte liegen (Y-rel), vermeidet dies. (b). Der unmarkierte Handwurzelknochen war nicht im HARAG.

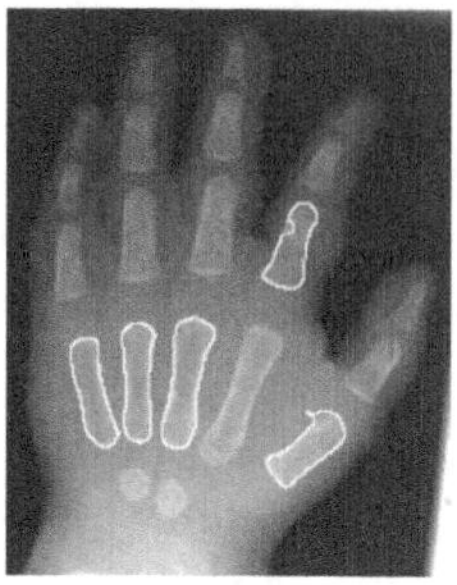

$0.01 < \text{Size} < 0.02$
$30 < \text{Conv} < 37$
$0.9 < \text{PAR} < 1.0$

(a)

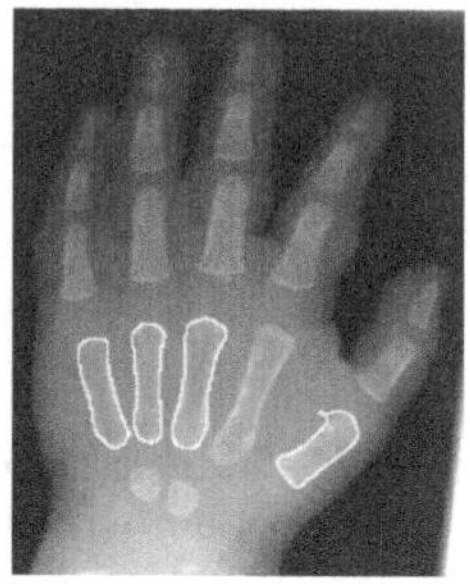

$0.01 < \text{Size} < 0.02$
$30 < \text{Conv} < 37$
$0.9 < \text{PAR} < 1.0$
$0.5 < \text{Y-rel} < 1.0$

(b)

Aus diesem Ansatz ergeben sich drei Fragestellungen. Wie können die Anfragen bestehend aus Merkmalsauswahl und Intervallgrenzen formuliert werden? Lassen sich beliebige heterogen ausgeprägte biomedizinische Objekte differenziert extrahieren? Wie gut lassen sich Anfragen automatisiert reproduzieren? Diese Fragestellungen werden anhand der Extraktion von Fingerknochen exemplarisch untersucht.

2 Anfrageerstellung zur Merkmalsklassifikation

Der Klassifikator zur Extraktion von Objekten aus HARAGs ist als Top-Down-Durchlauf durch die Baumstruktur realisiert, wobei an jedem Knoten ein Intervallvergleich der regionenbeschreibenden Merkmale durchgeführt wird. Die Parametrierung besteht aus zwei Schritten, der Auswahl der Merkmale und der Festlegung der Intervallgrenzen. Die geeigneten Merkmale und die zugehörigen Intervalle sind aufgabenspezifisch und repräsentieren das Anwenderwissen. Dieses Wissen ist heuristisch und wird als solches auch explizit als Parameter behandelt. In dieser Arbeit wurden 38 Attribute in drei Kategorien aus der Literatur implementiert:

1. Geometrische Eigenschaften: BoundingBox, Rundheit, Ellipsen Fit, etc;
2. Grauwertmerkmale: Mittlerer Grauwert, Entropie, etc;
3. Texturparameter: Haralick'sche Texturmaße.

Um skalierungsinvariant suchen zu können, liegen alle Attribute sowohl absolut als auch normiert vor. Die Auswahl geeigneter Attribute und Intervallgrenzen sind fundamentale Probleme der freien Informationssuche. Sie sind im Allgemeinen durch generalisierte Automatisierungsansätze nicht zu lösen, da die Größe des Suchraumes proportional zur Potenzmenge der Attribute ist.

Grundlegend in dieser Arbeit ist daher die Integration einer Anwendergestützten heuristischen Anfrageformulierung mittels einer Suchmaske und schnel-

Abb. 2. In einer Handradiographie lassen sich Fingerglieder durch Attributanpassung und Intervallabschätzung anatomisch in die distalen (a), medialen (b) und proximalen Phalangen (c) differenzieren. Andere Kontexte, wie der Zeigefinger, sind ebenfalls formulierbar (d).

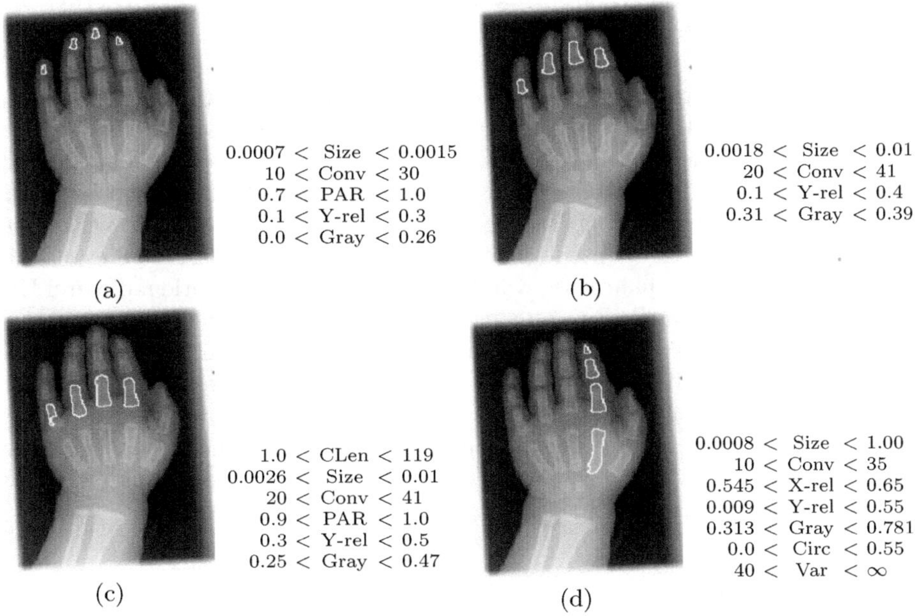

len Verifikationszykeln. Das erforderliche Visualisierungstool wurde als Java Applet implementiert und lässt sich ohne Installation in typische browserbasierte Nutzerschnittstellen zur Bildsuche integrieren. Im speziell entwickelten HARAG-Browser wird in einem Beispielbild eine relevante Region markiert und aus den Merkmalswerten relevante Merkmale und Intervalle abgeleitet. Die Hypothese wird auf das Bild angewandt und es wird visuell kontrolliert, ob die gesuchten Regionen identifiziert wurden. Diese Optimierung wird solange wiederholt, bis das korrekte Ergebnis ermittelt wurde (Abb. 1).

3 Objektdifferenzierung

In klinischen Anwendungen werden Objekte aus unterschiedlichen Fragestellungen extrahiert. Dieser Kontextwechsel wird mit Hilfe der intuitiven Attributauswahl und der Intervallfestsetzung durchgeführt. In einer Handradiographie lässt sich so z.B. zwischen der anatomischen Differenzierung der Fingerglieder und den Knochen eines einzelnen Fingers unterscheiden (Abb. 2). Die Formulierung der Anfrage erfolgt über intuitive Parameter, wie die Lage der Objekte, relativer Grauwert und die Größe. Dabei wird eine Anfrage aus der vorhergehenden entwickelt, indem einzelne Attribute bzw. Merkmalsintervalle ergänzt werden.

4 Automatisierte Auswertung

Die Suche von Objekten wurde an den HARAGs von 105 Handradiographien getestet. Die Bildgrößen betrugen im Mittel 250 x 150 Pixel und die HARAGs bestanden aus ca. 2000 Knoten. Als Ground Truth wurden von Experten mit Hilfe des Browsers für jeden HARAG die segmentierten Regionen bestimmt, die den Metakarpalknochen entsprachen. Insgesamt konnten in den 105 Bildern 372 Regionen identifiziert werden. Bei der manuellen ad-hoc Anfragegenerierung wurden freie Auswahl und Verknüpfung von Attributen und Intervallen entsprechend dem Anwenderwissen zugelassen. So lassen sich Metakarpalknochen in einem ausgewählten Bild bereits durch wenige objektspezifische Attribute extrahieren (Abb. 1). Diese Anfrage wurde dann in der Feedback-Schleife verfeinert. Für den automatisierten Klassifikator wurden acht Merkmalssätze getestet: alle 38 Merkmale, dann die paarweise Kombination der drei Kategorien, die drei Kategorien und eine manuelle Zusammenstellung aus geometrischen und Grauwertmerkmalen. Die Ergebnisse wurden durch Vergleich der vom Suchalgorithmus pro HARAG ermittelten Regionen mit der Ground Truth des entsprechenden HARAGs verifiziert. Zur Anfragegenerierung wurden dabei acht Beispielbilder zufällig gewählt und aus ihnen die Maxima und Minima für die gewählten Merkmale, der insgesamt 12 sichtbaren Metakarpalknochen bestimmt. Diese ergaben die Intervallgrenzen für die Suche.

5 Ergebnisse

Mit Hilfe der heuristischen Attributauswahl und Intervallfestlegung im Data-Mining-Zyklus lassen sich Anfragen effizient und intuitiv entwerfen (Abb. 1). Die achsenparallele Intervallsuche über wenige Attribute bietet die Möglichkeit, Objekte differenziert zu extrahieren (Abb. 2). Auch dabei ist die intuitive Anpassung der Anfrage aus vorhergehenden Untersuchungen möglich.

Die automatisierte Anwendung der Intervallsuche liefert unterschiedliche Ergebnisse in Abhängigkeit von der Anfrageerstellung. Das schlechteste Ergebnis liefert der systematisch erstellte Klassifikator unter Verwendung aller Attribute, wobei hier 92 Regionen gefunden wurden (Recall 0.25/Precision 0.83). Das beste systematisch ermittelte Ergebnis liefert die Kombination aus Form und Grauwert mit 121 korrekten Zuordnungen (Recall 0.33/ Precision 0.8). Mit der manuell generierten ad-hoc Anfrage konnten nach fünf Feedback-Zyklen 225 der 372 Regionen gefunden werden (Recall 0.6/Precision 0.53).

6 Diskussion

Mit dem vorgestellten Konzept lässt sich die Frage beantworten, wie sich intervallbasierte Anfragen zur Objektextraktion formulieren lassen: Die verwendete Intervallsuche über charakteristische Merkmale ist intuitiv parametrierbar und bietet die Möglichkeit zur Extraktion beliebiger, a-priori unbekannter Objekte mit Hilfe eines Data-Mining-Zyklus (Abschnitt 2).

Die Frage nach der Flexibilität des Konzepts zur Extraktion beliebiger medizinischer Objekte kann ebenfalls positiv beantwortet werden: Aus einem Bild lassen sich Objekte aus unterschiedlichen Anfragekontexten mit dem gleichen Mechanismus effizient extrahieren (Abschnitt 3).

Die Frage nach der Automatisierbarkeit muss differenziert betrachtet werden. In dieser Arbeit wurde daher eine manuell ermittelte Anfrage mit einer einfachen automatisierten Klassifikation verglichen. Die Ergebnisqualität hängt, wie zu erwarten war, hauptsächlich von der Merkmalsauswahl und Intervallfestlegung ab (Abschnitt 4). Allerdings ist auch die Partitionierungsqualität wichtig, da Regionen, die nicht im HARAG vorliegen, nicht extrahiert werden können. Da keine Anfrageoptimierung auf der Basis eines globalen Trainings über den 300.000 Regionen der Datenbank stattfindet, sind die Regeln für die systematisch ermittelten Regionen sehr streng und lassen nicht alle relevanten Regionen passieren. Die manuelle Regel ist flexibler, liefert allerdings mehr Regionen als notwendig. Beide Probleme sind charakteristisch für die regelbasierte Mustererkennung und werden in diesem Konzept vom Anwender gelöst. Dies entspricht dem Anspruch medizinischer Anwendungen, die automatisiert erzeugten Ergebnisse vollständig nachvollziehen zu können.

Das System unterstützt also den Anwender bei der freien Objektsuche im Datenbestand, erfordert jedoch die Verifikation und Verfeinerung einer Anfrage in Feedback- Zyklen bis zur benötigten Ergebnisqualität [3]. Daher wird der Nutzerschnittstelle besondere Bedeutung beigemessen. Der Prozess der Anfragegenerierung kann in einer Erweiterung durch geeignete Lernverfahren automatisiert werden. Hierbei ist auch eine Parametrierung geplant, für die der Anwender gesuchte Regionen mit der Maus markiert, und deren Merkmalsvektoren dann zur automatisierten Klassifikation verwendet werden. Das Konzept der Implementierung ist offen, so dass entsprechend komplexere Klassifikatoren integriert werden können, die nicht den Begrenzungen der achsenparallelen Intervallgrenzen unterliegen.

Diese Arbeit wurde im Rahmen des Projekts Image Retrieval in Medical Applications (IRMA) durchgeführt (DFG Förderung Le 1108/4).

Literaturverzeichnis

1. Beier D, Thies C, Gueld MO, Fischer B, Kohnen M, Lehmann TM. Ein lokaladaptives Ähnlichkeitsmaß als Kriterium der hierarchischen Regionenverschmelzung. In: Procs BVM; 2004. p. 100–4.
2. Thies C, Metzler V, Lehmann TM, Aach T. Extraction of biomedical objects by sub-graph matching in attributed hierarchical region adjacency graphs. In: Procs SPIE. vol. 5370(3); 2004. p. 1498–508.
3. Tagare HD, Jaffe CC, Duncan J. Medical image databases: A content-based retrieval approach. JAMIA 1997;4(3):184–98.

Quantitative Bildanalyse und Visualisierung für die Analyse von post-mortem Datensätzen

Bernhard Preim[1], Jeanette Cordes[1], Thomas Heinrichs[2], Dieter Krause[3] und Katja Jachau[3]

[1]Institut für Simulation und Graphik, Otto-von-Guericke-Universität Magdeburg, Fakultät für Informatik, 39016 Magdeburg
[2]Klinik für Diagnostische Radiologie, Otto-von-Guericke-Universität Magdeburg, Medizinische Fakultät, 39120 Magdeburg
[3]Institut für Rechtsmedizin, Otto-von-Guericke-Universität Magdeburg, Medizinische Fakultät, 39120 Magdeburg
Email: preim@isg.cs.uni-magdeburg.de

Zusammenfassung. Ausgehend von hochaufgelösten radiologischen Datensätzen beschreiben wir die Bildanalyse rechtsmedizinischer Datensätze im Rahmen der Todesursachenforschung. Die selektive Darstellung interessierender Organe in 2d- und 3d-Ansichten sowie quantitative Analyseergebnisse in ihrer Relation zu alters- und gewichtsangepassten Normwerten sind der wichtigste Beitrag der Bildanalyse. In enger Kooperation mit den klinischen Partnern wurden standardisierte 2d- und 3d-Ansichten für die Analyse des plötzlichen Kindstodes erstellt. Außerdem wurde exemplarisch der Nutzen einer fusionierten Darstellung von CT- und MR-Bilddaten erprobt, die vor allem zur Beurteilung von Schädelverletzungen relevant ist.

1 Einleitung

Im Rahmen der Todesursachenfeststellung werden Autopsien mit Eröffnung aller drei Körperhöhlen durchgeführt. Dies geschieht auf Beschluss eines Richters oder nach Genehmigung durch Angehörige. Durch die verbesserte Auflösung der radiologischen Diagnostik erscheint es möglich, eine Autopsie durch Bildgebung (vorrangig Multislice-CT) und 3d-Visualisierung ohne Verletzung des Körpers durchzuführen. Diese Idee wurde als virtuelle Autopsie bzw. Virtopsy® an der Universität Bern eingeführt [1]. Wir erweitern diese Methode um die quantitative Bildanalyse und um 3d-Visualisierungen, die selektiv die interessierenden Organe darstellen. Eine schnellere und genauere Auswertung sowie eine verbesserte Reproduzierbarkeit sind dabei Ziele. Die radiologisch unterstützte Todesursachenbestimmung soll ergänzt werden durch die feingewebliche Untersuchung von Biopsien aus Organen, die bei der Bildanalyse verdächtig erschienen.

2 Stand der Forschung

Die bisherigen Ansätze zur virtuellen Autopsie beschränken sich auf die Nutzung von Visualisierungstechniken (Volume Rendering, Isooberflächendarstellung) von hochaufgelösten radiologischen Bilddaten. Besonders bewährt hat sich der Einsatz des CT bei der Suche nach Fremdkörpern wie Projektilen, Gasansammlungen und bei der Diagnose versteckter Knochenbrüche, Gefäßwandverkalkungen bei Kindesmisshandlungen [1]. Die Quantifizierung von Organen sowie die Fusionierung von multimodalen Bilddaten sind bisher nicht realisiert worden.

3 Methoden

Bei der Todesursachenuntersuchung wird u.a. auf Säuglinge, verstorben unter der Verdachtsdiagnose Sudden infant death syndrome (SIDS), und Opfer von Gewaltverbrechen besonders geachtet. 6 Fälle wurden analysiert; darunter 4 Fälle, in denen Multislice-CT-Daten von Säuglingen vorlagen, ein Fall, bei dem ein Thorax-CT eines Erwachsenen analysiert wurde und ein Fall, in dem CT- und MR-Daten des Kopfes vorlagen, um eine Schussverletzung zu analysieren. Die Bilddaten weisen erhebliche Unterschiede zu denen von lebenden Personen auf. Durch die eingeschränkte Möglichkeit der Kontrastmittelgabe ist die Differenzierung zwischen parenchymatösen Organen und umgebenden Strukturen deutlich erschwert. Allerdings kann mit höherer Strahlung gearbeitet werden, so dass Bildauflösung und Signal-Rausch-Verhältnis relativ günstig sind. Bei kleinen Kindern sind insbesondere in der Herzgegend erhebliche Unterschiede in der Form anatomischer Strukturen im Vergleich zu Erwachsenen zu beobachten. Die Datensätze der Säuglinge lagen als Ganzkörper-Multislice-CT-Aufnahmen vor (Schichtabstand: 1 mm, etwa 800-900 Schichten), was hohe Anforderungen an die Effizienz der Visualisierung stellt.

Die Bildanalyse umfasste folgende Schritte (mit Ausnahme der Kopf-Datensätze): Segmentierung von Leber, Lunge, Mediastinum, Nieren und Milz, Bestimmung der Volumina sowie der Ausdehnung der Organe. Die Bibliothek MeVisLab (www.mevislab.de) wurde für die Bildanalyse und die Ergebnispräsentation eingesetzt. Die Organsegmentierung wurde mit LiveWire und schichtbasierter Interpolation [2] durchgeführt, wobei auch die Funktion genutzt wurde, ausgehend von einer eingezeichneten Kontur die Parameter der Kostenfunktion (mittlerer Grauwert, Varianz des Grauwertes, Gradientenstärke) lernen zu lassen. Besonders aufwändig war die Lebersegmentierung. Aufgrund der schwach ausgeprägten Kanten war ein mehrfaches Lernen erforderlich; Saatpunkte mussten besonders häufig am Übergang zum Herzen bzw. zu Fettgewebe gesetzt werden. Lunge und Mediastinum ließen sich mit etwa 4-10 Saatpunkten pro Schicht in guter Qualität segmentieren, wohingegen für die Niere mehr Saatpunkte (8-12) erforderlich waren. Es wurde etwa jede 10. Schicht manuell segmentiert und zwischenliegende Schichten interpoliert und mit LiveWire optimiert. Für die Segmentierung von Lunge und Mediastinum ist der Segmentierungsaufwand mit der Wasserscheidentransformation und Bereichswachstum ähnlich. Für die spätere Visualisierung sind aber die glatteren Kanten, die LiveWire erzeugt, von Vorteil.

Die Datensätze wurden anonymisiert ausgewertet. Ein Votum der zuständigen Ethikkommission lag vor.

4 Ergebnisse

Zur Darstellung der hochaufgelösten Daten wurde der Gigavoxelrenderer genutzt, der Bestandteil von MeVisLab ist. Durch die konsequente Nutzung hierarchischer Datenstrukturen (Octtrees, deren Knoten die minimalen und maximalen Grauwerte der entsprechenden Teile der Szene enthalten) kann dieser Renderer auch große Datensätze mit hohen Frameraten visualisieren.

Alle Datensätze ließen sich erfolgreich analysieren, wobei der Aufwand stark schwankte und generell aufgrund der fehlenden Kontrastierung höher war als bei vergleichbaren Analysen von lebenden Patienten. Der mittlere Aufwand lag bei etwa drei Stunden pro Fall. Das erscheint viel; entspricht jedoch dem Aufwand einer normalen Autopsie, für die zwischen einer und fünf Stunden benötigt werden.

Die quantitativen Analyseergebnisse wurden mit den alters-, größen- und gewichtsangepassten Standardwerten korreliert [3]. Die Volumina der Organe wurden direkt aus den Segmentierungsergebnissen bestimmt, wobei die Genauigkeit ausreichend ist, da es sich um kompakte Strukturen mit geringem Anteil an Randvoxeln handelt. Die Ausdehnung wurde als orientierte Bounding Box des Segmentierungsergebnisses charakterisiert. Außerdem wurden einige Abstände zwischen gut erkennbaren Landmarken auf Organoberflächen bestimmt und mit den einschlägigen Normwerten korreliert [3]. Auf Wunsch wurden weitere Abstandsmessungen durchgeführt und in die Ergebnisdarstellung integriert, wobei minimale Abstände zwischen segmentierten Strukturen automatisch bestimmt wurden [4]. Auffällige Abweichungen von den Normwerten traten nicht auf. Visualisierungsergebnisse waren standardisierte 3d-Ansichten (segmentierte Organe als Oberflächendarstellung eingebettet in eine Volumenvisualisierung der knöchernen Strukturen, Abb. 1). Zusätzlich wurden Animationen erstellt (Rotationen sowie schichtweises "Durchblättern"durch die Organe).

Zur Klärung einer tödlichen Schussverletzung wurden CT- und MR-Daten akquiriert. Ziel der Bildanalyse war hier die fusionierte Darstellung des knöchernen Schädels (aus CT-Daten extrahiert) und des Gehirns (aus MR-Daten extrahiert). Die Fusionierung wurde manuell durchgeführt. Die fusionierte Darstellung wurde als Volumenvisualisierung präsentiert, wobei sich die Einstellung einer passenden Transferfunktion, die sowohl die knöchernen Strukturen als auch das Gehirn gut abbildet, als schwierig erwiesen hat. In Abb. 3 ist die fusionierte Darstellung eines CT- und MR-Datensatzes in der 2d- und 3d-Ansicht dargestellt.

Bei der Analyse des CT-Thorax-Datensatzes bestand das Ziel darin, eine Stichverletzung zu rekonstruieren. Die separate Darstellung einer großen Blutung im Thoraxbereich und des Messers waren dabei wesentlich (Abb. 2). Im Dialog mit dem Radiologen wurde daraufhin der Stichkanal des vermeintlich tödlichen Stiches rekonstruiert.

Abb. 1. Ausgehend von einem Ganzkörper-Multislice-CT-Datensatz eines Säuglings (850 Schichten) wurden Leber, Mediastinum, Niere, Milz und Lungenflügel segmentiert und als Oberflächen dargestellt. Zur Übersicht ist die Organdarstellung eingebettet in eine Volumenvisualisierung umgebender Strukturen. Rechts: die Hervorhebung der segmentierten Strukturen in der 2d-Schichtdarstellung.

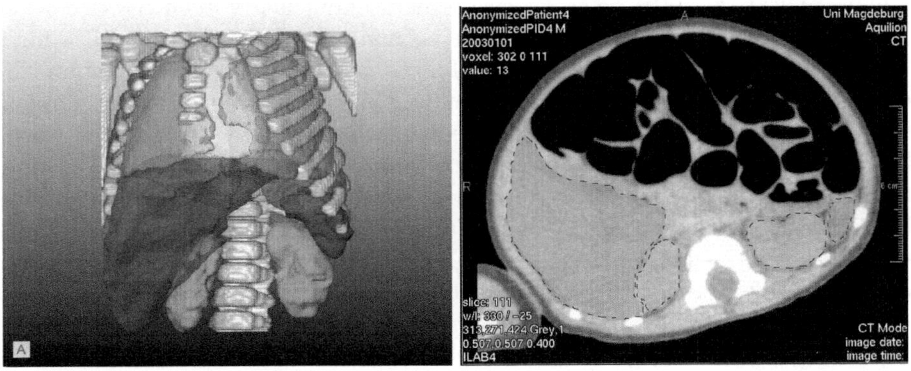

Abb. 2. Links: Lungenflügel, Messer und Blutansammlung in der 3d-Darstellung. Mitte: Einblendung der knöchernen Strukturen. Rechts: Darstellung der relevanten Strukturen im Schichtbild.

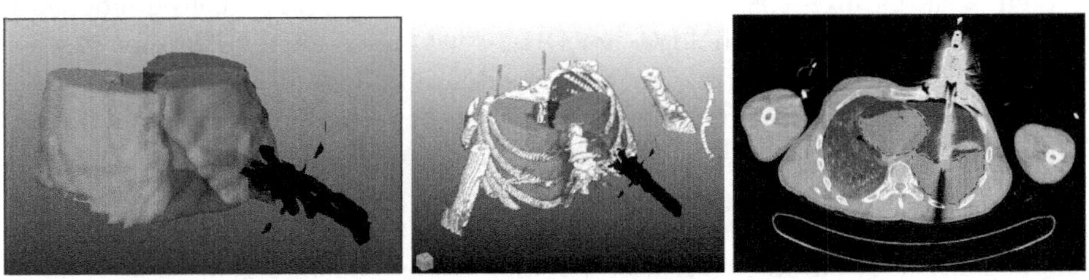

Abb. 3. Exploration des fusionierten Datensatzes mit einer Schnittebene (links). Rechts: korrespondierende 2d Ansicht.

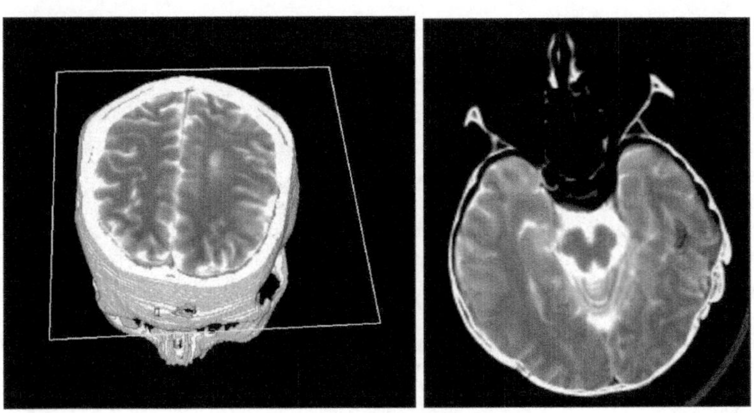

5 Diskussion

Die Bildanalyseergebnisse sowie deren interaktive Visualisierung sind bei den rechtsmedizinischen Anwendern auf großes Interesse gestoßen. Als besonders wertvoll erwiesen sich die Möglichkeiten, selektiv Organe ein- und auszublenden sowie in Schichtbildern jeweils ein segmentiertes Organ zu betrachten. Diese Funktionalität ist willkommen, da sie der herkömmlichen Vorgehensweise bei der Autopsie ähnelt: Dabei werden Organe entnommen und präpariert. Die multimodale Fusion von CT- und MR-Kopfdaten hat für Rechtsmediziner und Pathologen eine neue Qualität der Darstellung ermöglicht. Der dadurch erreichte Nutzen ist kürzlich auf einem rechtsmedizinischen Kongress präsentiert worden [5]. Die virtuelle Autopsie von Kindern findet in der Bevölkerung Akzeptanz (Eltern, die eine herkömmliche Autopsie abgelehnt hätten, würden einer virtuellen Autopsie zustimmen). Die Anforderungen der rechtsmedizinischen Anwender sind stark vom konkreten Fall abhängig; insbesondere bei der Rekonstruktion eines Tatablaufs. Daher ist es schwierig, einen Softwareassistenten für die Rechtsmedizin zu konzipieren. Die Bildanalyse und Visualisierung als Dienstleistung durchzuführen, erscheint daher als realistisches Szenario.

Der hohe Aufwand der Segmentierung ist auf die fehlende Kontrastierung zurückzuführen. Bessere Ergebnisse sind nur durch modellbasierte Methoden, wie durch (ggf. altersangepasste) Active Appearance Models zu erwarten.

Die radiologische Diagnostik kann die herkömmliche Autopsie keinesfalls ersetzen, weil dadurch z.B. keine Beurteilung von Körperflüssigkeiten möglich ist. Eine Kombination aus radiologischer Diagnostik mit gezielten Biopsien erscheint sinnvoll. Trotz der Vorteile ist der Einsatz radiologischer Bildgebung in der Rechtsmedizin umstritten. Bei Gewaltverbrechen ist die Herkunft der Analyseergebnisse dabei wesentlich. Die leichte Manipulierbarkeit digitaler Daten und entstehende Kosten werden als Gegenargumente ins Feld geführt.

Danksagung. Wir bedanken uns bei MeVis für die Möglichkeit, MeVisLab mit seinen ausgereiften Segmentierungsmöglichkeiten zu nutzen. Speziell danken wir Dr. Holger Bourquain für die Unterstützung bei der Bildanalyse.

Literaturverzeichnis

1. Thali MJ, Yen K, Plattner T, Schweitzer W, Vock P, Ozdoba C, et al. Charred Body: Virtual Autopsy with Multislice Computed Tomography and Magnetic Resonance Imaging. J Forensic Sci 2002;47(6):1326–1331.
2. Schenk A, Prause GPM, Peitgen HO. Efficient Semiautomatic Segmentation of 3D Objects in Medical Images. In: Proc. of Medical Image Computing and Computer-Assisted Intervention. No. 1935 in LNCS. Springer; 2000. p. 186–195.
3. Keats, Sistrom. Atlas of Radiologics Measurement. 7th ed. Mosby; 2001.
4. Preim B, Tietjen C, Hindennach M, Peitgen HO. Integration automatischer Abstandsberechnungen in die Interventionsplanung. In: Bildverarbeitung fuer die Medizin. Springer; 2003. p. 259–263.
5. Jachau K, Preim B, Cordes J, Heinrichs T, Krause D. Fusion von CT und MRT in einer Aufnahme - rechtsmedizinisch sinnvoll und nutzbar. Rechtsmedizin 2004;14(4):327.

Bildanalyse für die präoperative Planung von Neck Dissections

Jana Hintze[1], Jeanette Cordes[1], Bernhard Preim[1],
Ilka Hertel[2], Gero Strauss[2] und Uta Preim[3]

[1]Institut für Simulation und Graphik, Otto-von-Guericke-Universität Magdeburg
[2]Hals-Nasen-Ohren-Universitätsklinik, Universitätsklinikum Leipzig
[3]Klinik für Diagnostische Radiologie, Universitätsklinikum Magdeburg
Email: hintze@isg.cs.uni-magdeburg.de

Zusammenfassung. Mit dem Ziel einer 3D-Visualisierung der patienten-individuellen Pathologie sollen therapeutisch relevante Strukturen des Halses präoperativ segmentiert werden. Die vorliegende Arbeit untersucht die Eignung und Automatisierbarkeit grauwertbasierter Segmentierungsverfahren (Regionenwachstum, Interaktive Wasserscheidentransformation, Live-Wire) für diese Aufgabe. Außerdem wird die Integration der Segmentierungsverfahren in den Software-Assistenten *NeckVision* beschrieben.

1 Problemstellung

Die präoperative Planung einer Hals-Lymphknoten-Ausräumung (Neck Dissection) soll durch eine 3D-Visualisierung der patienten-individuellen Anatomie unterstützt werden. Die Neck Dissection wird bei Tumorerkrankungen im Mund- und Rachenbereich durchgeführt, um Lymphknotenmetastasen zu entfernen. Die Radikalität der Operation ist dabei entscheidend für die langfristige Prognose und die Lebensqualität des Patienten und hängt vom Vorhandensein vergrößerter (metasenbefallener) Lymphknoten und ihrer Infiltration in benachbarte Muskeln, Nerven und Gefäße ab.
Um eine sichere Entscheidung über die Operabilität und die Art der Neck Dissection zu ermöglichen, sollen daher präoperativ Anzahl und Größe potenziell metastasenbefallener Lymphknoten, sowie ihre Lage in Bezug zu Risikostrukturen (Muskeln, Nerven, Blutgefäße) visualisiert werden. Dazu ist eine Segmentierung folgender Strukturen erforderlich:

- Blutgefäße des Halses (V. jugularis, A. carotis)
- Muskeln (M. sternocleidomastoideus)
- Knochen (Wirbelkörper, Mandibula, Clavicula)
- Rachen (Pharynx)
- Tumor
- Lymphknoten über 1cm Ausdehnung

Zusätzlich wird häufig die Darstellung von Kehlkopf (Ringknorpel, Schildknorpel, Epiglottis), Speicheldrüsen (Gl. submandibularis, Gl. parotidea), Schilddrüse, Ösophagus oder weiterer Muskeln und Nerven (M. omohyoideus, N. vagus, N. hypoglossus, N. accessorius) gewünscht.
Für die Stadieneinteilung sind Vermessungen erforderlich, die ebenfalls eine Segmentierung voraussetzen. Typische Fragestellungen sind Abstände der Lymphknoten zu Risikostrukturen sowie die Ausdehnung krankhafter Strukturen.

2 Stand der Forschung

Zur Segmentierung von Blutgefäßen, Knochen und luftgefüllten Organen gibt es eine Vielzahl von Segmentierungsansätzen, so z.B. Varianten des Regionenwachstums [1] oder der Wasserscheidentransformation. Zur Segmentierung von Lymphknoten in CT-Datensätzen sind verschiedene semiautomatische Ansätze erprobt worden, z.B. mit Fast Marching [2] und Aktiven Konturen. Zur automatischen Detektion von Lymphknoten in CT-Datensätzen sind uns hingegen keine Arbeiten bekannt, ebenso wie zur Segmentierung spezieller Strukturen des Halses, wie Kehlkopf, Speichel- und Schilddrüsen, sowie des M. sternocleidomastoideus.

3 Methoden

Es wurden drei klassische Verfahren ohne Formwissen auf ihre Eignung zur Segmentierung der oben genannten Organe getestet:

Regionenwachstum Hier wurde das klassische Regionenwachstum mit Grauwert-Intervall bzw. prozentualem Homogenitätsparameter erprobt.

Markerbasierte Wasserscheidentransformation Verwendet wurde hier die Wasserscheidentransformation nach [3], welche das Setzen beliebiger Include- und Exclude-Marker ermöglicht.

Live-Wire Es wurde ein Live-Wire [4] verwendet, welches über eine automatische Kostenlernfunktion verfügt und darüberhinaus die Möglichkeit bietet, zwischen einzelnen Schichten optimiert zu interpolieren.

Anforderungen an die untersuchten Verfahren waren eine gute Qualität der Segmentierungsergebnisse bei geringem Zeit- und Interaktionsaufwand, sowie weitgehende Automatisierbarkeit.
Für die Untersuchung standen 12 CT- und 4 MRT-Datensätze des Halses zur Verfügung. 13 dieser Datensätze enthielten einen Tumor im Halsbereich mit Verdacht auf Halslymphknotenmetastasen. Der Schichtabstand der Datensätze schwankte deutlich (0,7 bis 6,5 mm), in 2 Datensätzen lagen Bewegungsartefakte vor. Die Bildanalyse wurde mit MeVisLab durchgeführt (www.mevislab.de).

Zusätzlich wurde untersucht, wie gut sich vergrößerte Lymphknoten, der Primärtumor und therapeutisch relevante Nervenbahnen segmentieren ließen.
Die Segmentierung der Datensätze wurde als Dienstleistung (Uni Magdeburg)

Abb. 1. CT-Datensatz vom Halsbereich (links) und 3D-Visualisierung der Segmentierungsergebnisse (rechts). 1) Pharynx, 2) Kehlkopf (Schildknorpel), 3) A. carotis communis, 4) V. jugularis interna, 5) M. sternocleidomastoideus

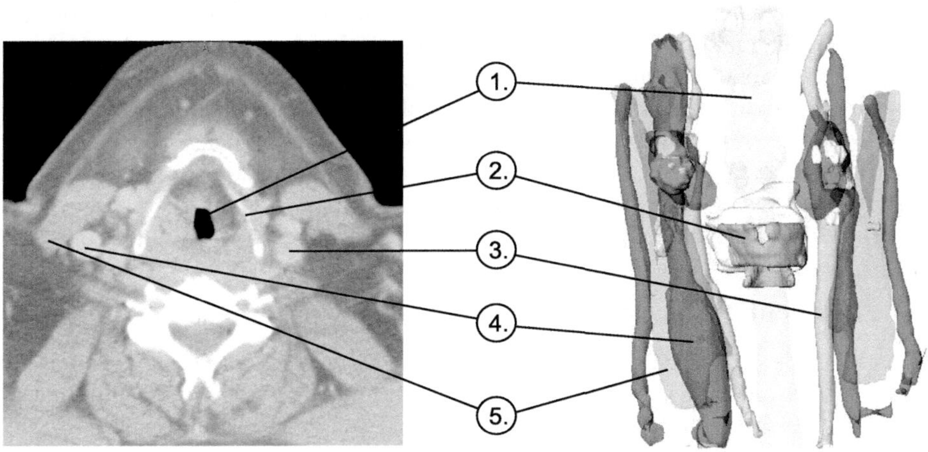

für den chirurgischen Partner erbracht. Die Ergebnisse wurden von einer Radiologin kontrolliert. Der Datenaustausch erfolgte über das WWW mit definierten Informationen über Diagnose und Fragestellung als Ausgangspunkt der Bildanalyse und standardisierten Bildern und Animationssequenzen zur Ergebnisdarstellung.

4 Ergebnisse

Alle Datensätze konnten erfolgreich bearbeitet werden. Der Aufwand für die Segmentierung schwankte zwischen 50 und 150 Minuten pro Datensatz, je nach Datenqualität und Anzahl der zu segmentierenden Strukturen. Tabelle 1 zeigt die zur Segmentierung benötigte Zeit, gemessen über 16 Datensätze und einen Benutzer. Die Segmentierung der MRT-Datensätze erforderte deutlich mehr Interaktion als die der CT-Datensätze.

Tabelle 1. Segmentierungszeiten der einzelnen Organe in Minuten.

Organ	Durchschnitt	Minimum	Maximum	MSE
Blutgefäße	23,2	10	40	7,11
Knochen	4,8	2	5	0,77
M. sternocleidomastoideus	18,1	10	30	6,04
Speicheldrüsen	19,7	18	20	0,75
Pharynx	3,9	2	5	1,24
Lymphknoten (in 13/16 DS)	31,7	7	80	18,85
Summe	89,9	50	150	24,67

4.1 Segmentierung von Luft und Knochen

Für die Segmentierung von Trachea und Pharynx genügte ein automatisches Schwellwertverfahren (0-700 HU in einem CT-Grauwertbereich von 0-4095 HU). Die Segmentierung der Knochen war in der Regel durch ein einfaches Regionenwachstum mit maximal 15 Saatpunkten möglich. In kontrastierten Datensätzen lagen die Blutgefäße oftmals im Grauwertbereich der Knochen und waren schwierig von diesen zu trennen. Dieser Effekt konnte durch eine feste Segmentierungsreihenfolge verbessert werden: Die Blutgefäße wurden vor der Knochensegmentierung durch eine Interaktive Wasserscheidentransformation (exclude-Marker, preflooding height 111, mask threshold 1172) isoliert und aus dem Datensatz subtrahiert (Vgl. Abb. 2).

4.2 Segmentierung von Weichgewebestrukturen

Für alle übrigen Strukturen stellte sich die Segmentierung erwartungsgemäß als schwierig heraus. Wasserscheidentransformation und Regionenwachstum führten bei allen Weichgewebestrukturen zu starkem Auslaufen, was nur durch ein aufwändiges Setzen von Barrieren verhindert werden konnte. Mit dem verwendeten Live-Wire-Algorithmus hingegen konnten die Muskeln, Speicheldrüsen, der Pharynx und die Schilddrüse zufriedenstellend segmentiert werden. An schwachen Kanten wurden die Saatpunkte dichter gesetzt.
Auch bei den Lymphknoten war die Segmentierungsreihenfolge entscheidend. So konnte das Auslaufen in benachbarte Strukturen deutlich reduziert werden, indem zunächst alle bekannten Strukturen aus dem Datensatz subtrahiert wurden. Durch ein Regionenwachstum mit engem Grauwertbereich sowie anschließende Dilatation konnte eine Maske um einen Lymphknoten erzeugt werden, die das Auslaufen noch besser begrenzte. Isoliert liegende, konvexe Lymphknoten konnten so mit einem Klick segmentiert werden. Bei Lymphknoten, die an Blutgefäße und Muskeln angrenzten, bzw. bei stark konkaven Lymphknoten war oft eine Handsegmentierung notwendig.

4.3 Softwareassistent NeckVision

Die optimierten Segmentierungsverfahren wurden in Form des Software-Assistenten *NeckVision* in die Bildanalyse-Plattform MeVisLab [5] integriert. Die Benutzerschnittstelle von NeckVision ist für den klinischen Einsatz konzipiert. Die Segmentierung erfolgt hier nach einer festen Reihenfolge, die aus den oben beschriebenen Zusammenhängen abgeleitet wurde (Vgl. Abb. 2). NeckVision bildet die Ausgangsbasis für weiterführende Automatisierung der einzelnen Segmentierungsaufgaben.

5 Diskussion

Die Qualität der Segmentierung wurde von den chirurgischen Partnern durchweg als zufriedenstellend oder besser bezeichnet. Um die Methoden in die klinische

Abb. 2. Segmentierungsreihenfolge und benutzte Verfahren in *NeckVision*.

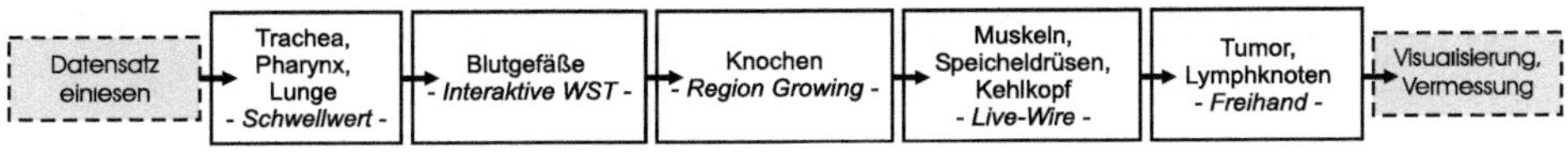

Routine zu überführen, muss der Zeit- und Interaktionsaufwand zur Segmentierung jedoch drastisch gesenkt werden (Ziel: maximal 10 Minuten Interaktionsaufwand, danach nur noch automatische Berechnungen). Für dieses Ziel der weiterführenden starken Automatisierung scheint der Einsatz von modellbasierten Segmentierungsansätzen unter Ausnutzung von Formwissen essentiell. So ließe sich z.B. die Segmentierung der Blutgefäße und länglichen Muskeln stark verbessern.

Die automatische Detektion und Segmentierung vergrößerter Lymphknoten ist für die Planung von Neck Dissections wesentlich. Insbesondere wird ein Verfahren gewünscht, welches alle therapieentscheidenden Lymphknoten über 1cm sicher detektiert. Falsch-positiv gefundene Lymphknoten könnten hingegen manuell eliminiert werden. Wünschenswert ist weiterhin eine automatische Bestimmung der Lymphknotenlevel und TNM-Klassifikation der Tumorerkrankung anhand der segmentierten Lymphknoten.

Als erstrebenswert für die Operationsplanung stellte sich auch die Darstellung der o.g. Nerven heraus. Dies ist problematisch, da sie aufgrund ihres geringen Durchmessers und Kontrastes nur an wenigen Stellen im CT-Bild zu erkennen sind, so dass die Segmentierung in diesen Schichten stets manuell erfolgen muss. Zwischen den identifizierten Punkten wird der Verlauf linear interpoliert; die damit verbundene Unsicherheit erscheint akzeptabel.

Literaturverzeichnis

1. Selle D, Preim B, Schenk A, Peitgen HO. Analysis of Vasculature for Liver Surgical Planning. IEEE Transactions on Medical Imaging 2002;21.
2. Yan J, Zhuang T, Zhao B, Schwartz LH. Lymph node segmentation from CT images using fast marching method. Computerized Medical Imaging and Graphics 2004;28:33–38.
3. Hahn HK, Peitgen HO. IWT – Interactive Watershed Transform: A hierarchical method for efficient interactive and automated segmentation of multidimensional grayscale images. In: Proc. SPIE Medical Imaging 2003. vol. 5032. San Diego: SPIE; 2003.
4. Schenk A, Prause GPM, Peitgen HO. Efficient Semiautomatic Segmentation of 3D Objects in Medical Images. In: Medical Image Computing and Computer-Assisted Intervention – MICCAI 2000; 2000. p. 186–195.
5. Hahn HK, Link F, Peitgen HO. Concepts for Rapid Application Prototyping in Medical Image Analysis and Visualization. In: Schulze, Schlechtweg, Hinz, editors. Proc. Simulation und Visualisierung 2003. Magdeburg, Germany; 2003.

Analyse des linken Ventrikels nach AHA-Richtlinien unter Verwendung von VTK

Stefan Wesarg *, Christian Dold *, Tonio Tadge und Mathias Seitel †

* Fraunhofer IGD, Cognitive Computing & Medical Imaging, Darmstadt
† GE India Technology Centre Pvt. Ltd., Bangalore, India
Email: stefan.wesarg@igd.fraunhofer.de

Zusammenfassung. Die Analyse des linken Ventrikels basierend auf dynamischen 4D-Bilddaten (3D-Volumen + Zeit) stellt für die Kardiologie eine wichtige Methode zur Diagnose von Herzproblemen dar. Durch eine Untersuchung der Wandbewegung und der damit verbundenen Volumenänderung lassen sich ischämische Bereiche des Herzens erkennen. Zur einheitlichen Darstellung der Ergebnisse hat die American Heart Association (AHA) die Verwendung eines Bull's-Eye-Displays empfohlen. Diese Arbeit präsentiert eine vollautomatische Analyse des linken Ventrikels basierend auf dessen Segmentierung. Dabei werden die die Wandbewegung und die Volumenänderung beschreibenden Größen aus den Ergebnissen einer vorangehenden Segmentierung des Ventrikels berechnet und AHA-konform dargestellt. Zur Visualisierung wird dabei das Toolkit VTK verwendet, das um ein Bull's-Eye-Display-Widget erweitert wird.

1 Einführung

Dynamische 4D-Bildaufnahmetechniken (3D-Volumen + Zeit) wie Kernspintomographie (MRT), Computertomographie (CT) und Ultraschall (U/S) ermöglichen eine nicht-invasive Untersuchung des schlagenden Herzens. Eine Blutunterversorgung der Herzwand – eine sogenannte Ischämie – ist meist mit einer Bewegungsstörung einzelner Bereiche verbunden. Diese sind durch eine eingeschränkte Beweglichkeit (Hypokinesie), einen Stillstand während Systole und Diastole (Akinesie), eine systolische Auswärtsbewegung (Dyskinesie), einen verschobenen Bewegungsablauf (Asynchronie) oder ein Aneurysma gekennzeichnet. Eine Analyse dynamischer Herzbilddaten ermöglicht eine frühzeitige und genaue Erkennung der Lage und des Ausmaßes einer Wandstörung.

Zur Durchführung einer Herzanalyse werden herkömmlicherweise Endokard und/oder Myokard zunächst in allen 2D-Schichten segmentiert. In vielen Fällen ist dies noch immer ein manueller Prozeß. Doch es gibt in letzter Zeit einige Bestrebungen, den Segmentierungsprozeß soweit wie möglich zu automatisieren [1, 2, 3]. Die Analyse der Segmentierungsergebnisse beschränkt sich in der Literatur oft auf die Bestimmung von nur Volumen-bezogenen Größen wie Ejection Fraction [2]. Im Falle einer Myokardsegmentierung werden zusätzlich häufig noch Wanddicke und Myokardmasse berechnet [4].

Um eine bessere Vergleichbarkeit der verschiedenen Bildmodalitäten in der Kardiologie zu ermöglichen, empfiehlt sich eine Standardisierung in Bezug auf Orientierung der Bilddaten und Einteilung des linken Ventrikels in zu untersuchende Segmente. Folgerichtig hat die American Heart Association (AHA) dementsprechende Empfehlungen veröffentlicht [5]. Sie schlägt für die Bildgebung des Herzens die Aufnahme von Kurz-Achsen-Ansichten vor, und außerdem soll das Herz zur Analyse in 17 Segmente zerlegt und zur Darstellung des zugehörigen Ergebnisses ein sogenanntes "Bull's-Eye-Display" verwendet werden.

Im folgenden wird ein Ansatz zur vollautomatischen Analyse des linken Ventrikels basierend auf einer vorhergehenden Segmentierung desselben vorgestellt. Dabei folgen wir den Empfehlungen der AHA bezüglich der Einteilung des Ventrikels in die entsprechenden Segmente, für die die beiden Größen *Wandbewegung* und die damit verbundene *Änderung des regionalen Ventrikelvolumens* berechnet werden. Zur Visualisierung der Analyseergenisse wird VTK (The Visualization Toolkit, Kitware, Inc., www.vtk.org) um ein entsprechendes Widget zur Generierung eines Bull's-Eye-Displays erweitert.

2 Methoden

Die von uns entwickelte Analyse geht von einer Segmentierung des linken Ventrikels (Endokard) aus [3]. In deren Ergebnis sind die Schichtbilder in AHA-konformer Weise (senkrecht zur linksventrikulären langen Achse, Septum linkseitig) ausgerichtet. Da bei einer auf das Endokard beschränkten Segmentierung die Herzspitze selbst nicht enthalten ist, verbleiben 16 Segmente für die Analyse.

Zunächst wird der Schwerpunkt des segmentierten Gebietes in jedem Schichtbild berechnet und daraus die Lage der langen Achse bestimmt [6]. Nächster Schritt der Analyse ist die Einteilung des linken Ventrikels entlang dessen langer Achse in drei gleich große Abschnitte – basal, mid-ventrikulär und apikal. Dabei wird die Anzahl der Kurzachsen-Schichten entsprechend gleichmäßig auf die drei Bereiche verteilt. Für den basalen und den mid-ventrikulären Bereich erfolgt anschließend eine Unterteilung in sechs 60° große Winkelabschnitte beginnend bei 60° und im mathematisch positiven Sinn verlaufend. Der apikale Bereich wird entsprechend in vier 90° große Abschnitte beginnend bei 45° aufgeteilt (Abb. 1).

Die Bestimmung des linksventrikulären Volumens erfolgt ebenso wie die Berechnung der regionalen Volumina der 16 Segmente durch Auszählen der zum segmentierten Bereich gehörenden Voxel und anschließende Multiplikation mit der Voxelgröße. Die von uns berechneten Werte werden dabei in *ml* angegeben.

Für die Berechnung der Wandbewegung wird der Endokardrand von der Herzachse aus in radialer Richtung bestimmt. Die bei dem verwendeten Region-Growing-Ansatz nicht mitsegmentierte Papillarmuskulatur verursacht "ballonartige Einstülpungen" vorwiegend im mid-ventrikulären Bereich. Um die dadurch bedingten Fehler möglichst klein zu halten, wird die radiale Suche des Endokardrandes vom Bildrand aus zur langen Achse hin durchgeführt (Abb. 1).

Für die so bestimmten, zu einem Zeitpunkt im Herzzyklus gehörenden Randpunkte wird der Betrag der Wandverschiebung relativ zum vorherigen Zeitpunkt

Abb. 1. Das linke Ventrikel (LV) wird automatisch in drei Bereiche eingeteilt (links) und "Tortenstücken" zugeordnet – basal (1–6), mid-ventrikulär (7–12) und apikal (13–16) (Mitte). Der Endokardrand wird vom Bildrand aus entlang radialer Strahlen (Ursprung: lange Achse des LV) gesucht. Bei ballonartigen Einstülpungen durch die Papillarmuskulatur liegt der gefundene Rand weiter außen (Kreis) als bei einer Suche beginnend bei der langen Achse (Kreuz) (rechtes Bild).

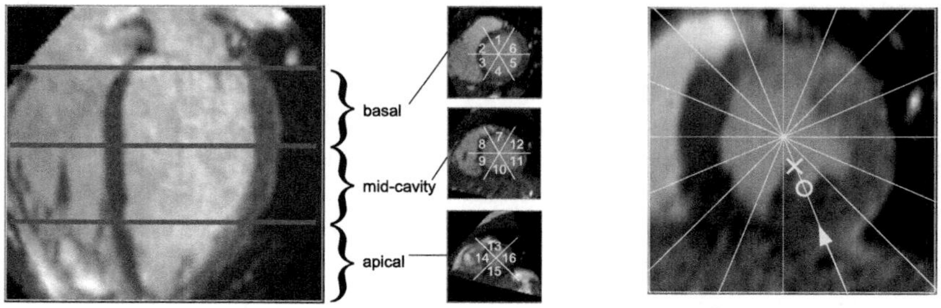

berechnet, und anschließend werden zwei Parametersätze generiert: 1. die akkumulierte Wandverschiebung über einen kompletten Herzzyklus (zeitliche Integration) und 2. die über alle Sampling-Punkte jeweils eines der 16 Segmente gemittelte Wandverschiebung (räumlicher Durchschnitt). Entsprechend wird pro Segment der Betrag der Volumenänderung über einen Herzzyklus berechnet.

Die Darstellung der akkumulierten Parameter erfolgt AHA-komform [5] in einem Bull's-Eye-Display. Dafür wurde ein neues VTK-Widget entwickelt, das sich komfortabel handhaben läst. Die gemittelte Wandbewegung bzw. das regionale Volumen wird in einem x-y-Plot (Verschiebung bzw. Volumen über die Zeit) angezeigt, der farbkodiert die Graphen aller 16 Segmente enthält.

Zum Test unserer Analyse verwendeten wir die Segmentierungsergebnisse [3] von MRT-Datensätzen – zwei aufgenommen als axiale Schichten (25 Herzphasen) und elf aufgenommen in Kurzachsen-Schichten (20 Herzphasen). Zusätzlich wurde die Analyse noch auf den Segmentierungen zweier U/S-Datensätze (transösophageale Echokardiographie) (24 Herzphasen) getestet.

3 Ergebnisse

Die oben genannten Datensätze wurden mit dem hier vorgestellten Ansatz analysiert. Für alle Patienten wurden die Bull's-Eye-Displays für die akkumulierte Wandbewegung und die Änderung des regionalen Ventrikelvolumens sowie die x-y-Plots für den Abstand des Endokardrandes von der langen Achse und die regionalen Volumina vollautomatisch generiert (Abb. 2). Die Kurven für die Volumina waren dabei im allgemeinen glätter als die für die Wandbewegung. Der Grund dafür liegt im stärkeren Einfluß der Änderung der Papillarmuskulatur während des Herzzyklus' auf die Variation der Wandbewegung als es für das regionale Volumen der Fall ist, wo diese Effekte eher ausgeglichen werden.

Abb. 2. LV-Analyse eines gesunden Patienten: Die Bull's-Eye-Displays und x-y-Plots zeigen keine Auffälligkeiten (MRT-Kurz-Achsen-Aufnahmen mit $1.3 \times 1.3 \times 8\ mm^3$ Auflösung). Das entwickelte User-Interface stellt die relevanten Daten kompakt dar, die Kurven für einzelne Segmente können ein- und ausgeblendet werden.

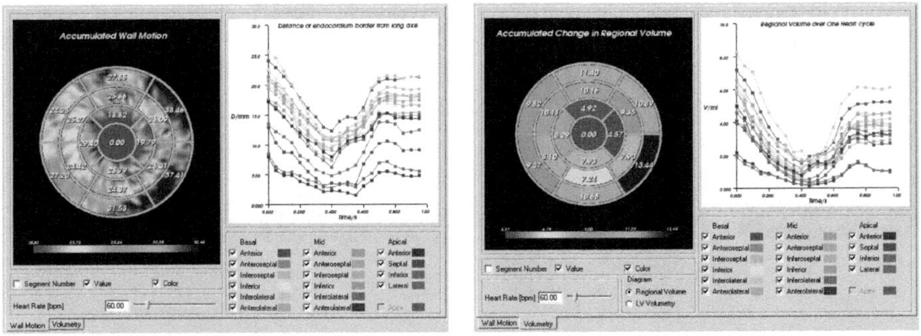

Die Qualität der Analyse und dessen klinische Nutzbarkeit wurden durch einen Vergleich der Ergebnisse mit dem einer manuellen Befundung durch Kardiologen evaluiert. Bei fünf der insgesamt 13 MRT-Datensätze lagen den klinischen Angaben zufolge hypokinetische bzw. akinetische Wandbewegungsstörungen vor. In allen diesen Fällen zeigten sich Auffälligkeiten in der Form der generierten x-y-Plots – ein "Flattern" bzw. eine Abflachung der Kurven – und in der Farbverteilung der Bull's-Eye-Displays (Abb. 3). Unsere Analyse ermöglichte hier also eine zuverlässige Detektion einer Pathologie des linken Ventrikels.

Für die anderen acht MRT-Daten wurden keine Auffälligkeiten gefunden, ebenso nicht für die zwei U/S-Datensätze – es handelte sich hier um Patienten ohne Herzmuskelprobleme. Für die Analyse spielte es dabei keine Rolle, mit welcher Bildmodalität die Daten akquiriert wurden. Selbst im Falle der U/S-Daten, wo das Segmentierungsergebnis aufgrund des starken Bildrauschens nicht optimal war, konnte eine Analyse mit einer von klinischer Seite akzeptablen Qualität durchgeführt werden.

4 Diskussion

Die Tests der von uns entwickelten automatischen Analyse der Wandbewegung des linken Ventrikels zeigen, daß mit diesem Verfahren Pathologien des Herzens in Übereinstimmung mit einer manuellen klinischen Diagnose detektiert werden können – allerdings deutlich schneller (unter 1 s). Die verwendete Datenbasis ist noch recht klein, doch konnte das Potential unserer Methode gezeigt werden. Eine geplante, klinische Evaluation mit vermehrt pathologischen Patientendaten wird eine genauere Evaluation der hier vorgestellten Analyse ermöglichen.

Herauszustellen ist, daß unsere Analyse-Methode zu den Empfehlungen der AHA konform ist und auf Grund der Unabhängigkeit von der verwendeten Bildmodalität eine Vergleichbarkeit zwischen den verschiedenen Bildaufnahmetech-

Abb. 3. LV-Analyse für Patient mit Hinterwandinfarkt und daraus resultierende hypokinetische und akinetische Wandbewegungsstörungen: Die Kurven sind in der diastolischen Phase stark abgeflacht, die Wandbewegung im septalen Bereich (basal und mid-ventrikulär) ist sehr gering. (Aufnahmeparameter wie oben)

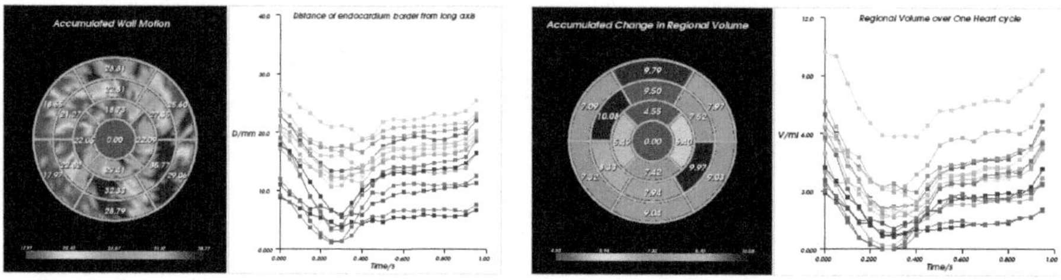

niken ermöglicht. Das entwickelte VTK-Widget für die Darstellung der akkumulierten Wandverschiebung in einem Bull's-Eye-Display ist einfach handhabbar und kann flexibel eingesetzt werden. Es ist vorgesehen, dieses Widget der VTK-Entwicklergemeinschaft zur Verfügung zu stellen.

Literaturverzeichnis

1. Jolly MP, Duta N, Funka-Lea G. Segmentation of the Left Ventricle in Cardiac MR Images. In: 8th International Conference on Computer Vision. vol. 1 of Proc. of IEEE; 2001. p. 501–508.
2. Corsi C, Lamberti C, Battani R, et al. Computerized quantification of left ventricular volumes on cardiac magnetic resonance images by level set method. In: et al HULemke, editor. Computer Assisted Radiology and Surgery. vol. ICS 1268 of Proc. of the 18th CARS 2004. Elsevier; 2004. p. 1114–1119.
3. Dold C, Wesarg S, Firle EA, Seitel M. 4D-Segmentierung des linken Ventrikels basierend auf Region Growing und einer speziellen Bildaufbereitung angewendet auf CT, MR und U/S. In: Tolxdorff T, et al, editors. Bildverarbeitung für die Medizin 2005 - Algorithmen, Systeme, Anwendungen. Informatik Aktuell. Springer; 2005.
4. Holman ER, Buller VGM, de Roos A, et al. Detection and quantification of dysfunctional myocardium by magnetic resonance imaging: A new three-dimensional method for quantitative wall-thickening analysis. American Heart Association, Inc.; 1997. `http://www.circulationaha.org`.
5. Cerqueira MD, Weissman NJ, Dilsizian V, et al. Standardized Myocardial Segmentation and Nomenclature for Tomographic Imaging of the Heart. American Heart Association, Inc.; 2002. `http://www.circulationaha.org`.
6. Wesarg S, Seitel M, Firle EA, Dold C. AHA conform visualization of conventionally acquired cardiac CT data using the toolkits itk and vtk. In: Lemke HU, et al, editors. Computer Assisted Radiology and Surgery. vol. ICS 1268 of Proc. of the 18th CARS 2004. Elsevier; 2004. p. 1096–1101.

Die computergestützte Analyse von Größe, Position und Form venöser Lebersegmente und deren Lagebeziehung zu den Couinaud- und portalen Lebersegmenten

L. Fischer[1], M. Thorn[2], J.O. Neumann[1], T. Heimann[2], L. Grenacher[3], H.-P. Meinzer[2], H. Friess[1] und M. Büchler[1]

[1]Chirurgische Universitätsklinik Heidelberg, 69120 Heidelberg, INF 110
[2]Abteilung für Medizinische und Biologische Informatik, Deutsches Krebsforschungszentrum, 69120 Heidelberg
[3]Abteilung für Radiologie, Universität Heidelberg, 69120 Heidelberg
Email: lfischer@ucla.edu

Zusammenfassung. Die exakte Definition von Lebervenensegmenten und deren Lagebeziehung zu den klassischen Couinaud-Segmenten spielt vor dem Hintergrund der Leberlebendspende eine zunehmende Bedeutung im klinischen Alltag. Unter Zuhilfenahme des vom DKFZ entwickelten Operationsplanungsprogramm LENA werteten wir die CT-Daten von 64 Patienten aus, bei denen in Vorbereitung auf eine Leberresektion routinemäßig eine CT-Untersuchung durchgeführt wurde. Das Drainagegebiet der rechten Lebervene umfasst mit 47,1% das größte Volumen. Die mittlere Lebervene drainiert 32,5% und die linke Lebervene 20,4%. Innerhalb dieser venösen Segmente nehmen die Couinaud- und portalen Segmente 2, 3, 5, 7 und 8 identische räumliche Positionen ein. Das Drainagengebiet der venösen Subsegmente reicht von 79,3 ml bis zu 337 ml. Es besteht keine Lageübereinstimmung zwischen venösen Subsegmenten und Couinaud/portalen Segmenten (kappa<0,6). Im Gegensatz dazu zeigen venöse Segmente/Subsegmente, die den linken/rechten Leberlappen oder die linke/rechte Leberhälfte charakterisieren, identische Volumen-, Form- und Positionsverhältnisse mit den entsprechenden Couinaud/portalen Segmenten (kappa >0,8).

1 Einleitung

Durch die computergestützte Analyse der Couinaud-Segmente konnten wir bereits in einer früheren Studie [1] zeigen, dass sich die Anatomie der Lebersegmente in hohem Maße von Patient zu Patient unterscheidet. Vor dem Hintergrund der Leberlebendspende spielt die exakte Definition von Lebervenensegmenten und deren Lagebeziehung zu den klassischen Couinaud-Segmenten eine zunehmende Bedeutung. Dieser Umstand spiegelt sich auch in der Literatur [2] der vergangenen Jahre wieder. Unter klinischen Bedingungen spielt jedoch die Analyse der venösen Segmente weiterhin eine untergeordnete Rolle. Die Ursache für diese Diskrepanz liegt im wesentlichen darin begründet, dass bisher weder die Definition venöser Segmente routinemäßig durchgeführt werden konnte noch ein Vergleich dieser Ergebnisse zu den (als Standard akzeptierten) Couinaud-Segmenten im selben Lebermodell möglich war. Mit dem vom DKFZ entwickelten Operationsplanungsprogramm LENA gelingt es nun unter zu Hilfenahme von im Routinebetrieb erstellten digitalen CT-Bildern, Volumen, Form und Position von Lebervenensegmenten zu definieren und diese mit Volumen, Form und Position der Couinaud- bzw. portalvenös basierten Lebersegmente innerhalb desselben Lebermodells zu vergleichen.

2 Material und Methode

Die vom DKFZ Heidelberg entwickelte Software [3] ist in der Lage, anhand von Kontrastmittelunterschieden zwischen den Lebergefäßen (portale Venen und hepatische Venen) und dem hepatischen Parenchym, den portalen und venösen Gefäßbaum unabhängig voneinander darzustellen. Für diese Studie werteten wir die CT-Daten von 64 Patienten aus, bei denen in Vorbereitung auf eine Leberresektion routinemäßig eine CT-Untersuchung durchgeführt wurde. Aufgrund insuffizienter Erkennung/Darstellung des portalen- oder venösen Gefäßbaumes innerhalb der Primärdaten konnten letztlich 19 digitale CT-Datensets in 3D-Lebermodelle transformiert werden. Innerhalb dieser 3D-Modelle wurden 3 venöse Segmente, 6 venöse Subsegmente, 8 Couinaud Segmente und 8 portale Segmente definiert. Da diese Zuordnung unabhängig voneinander für alle 3 Segmentmethoden möglich ist, konnten innerhalb jedes dieser 19 3D-Modelle Lebervenensegmente, Lebervenensubsegmente, Couinaud-Segmente und portale Segmente definiert und deren Volumen, Form und Position miteinander verglichen werden.

2.1 Die Definition von Couinaud-Segmenten

Die Couinaud-Segmenteinteilung ist eine international akzeptierte und hoch standardisierte Methode zur Definition hepatischer Segmente (siehe Abbildung 1). Die Charakterisierung der Couinaud-Segmente berücksichtigt anatomische Gegebenheiten von Leber- und Portalvene. Durch Platzierung von 4 starren Ebenen, die vertikal entlang der 3 Hauptvenenstämme bzw. horizontal in Höhe der portalen Bifurkation verlaufen, entstehen 8 Couinaud-Segmente, deren Volumen, Form und Position durch das Operationsplanungsprogramm LENA berechnet werden kann [4, 5].

2.2 Die Definition venöser Segmente/Subsegmente

Die Definition der venösen Segmente/Subsegmente beruht auf der Verzweigung des Gefäßbaumes der Lebervenen. Basierend auf den Arbeiten von Gupta[5] und Masselot [7] haben wir zunächst 3 venöse Segmente definiert, die den 3 Hauptvenenstämmen entsprechen (siehe Abbildung 2). Zusätzlich wurde die linke Lebervene in ein oberes und unteres Subsegment, die mittlere Lebervene in ein rechtes

Abb. 1. Die schematische Darstellung der 8 Couinaud-Segmente als Explosionsbild. Durch Platzierung von 3 vertikalen Ebenen entlang der 3 Hauptvenen und 1 horizontalen Ebene in Höhe der portalen Bifurkation lassen sich 8 Couinaud-Segmente (Segment II-VIII) abgrenzen.

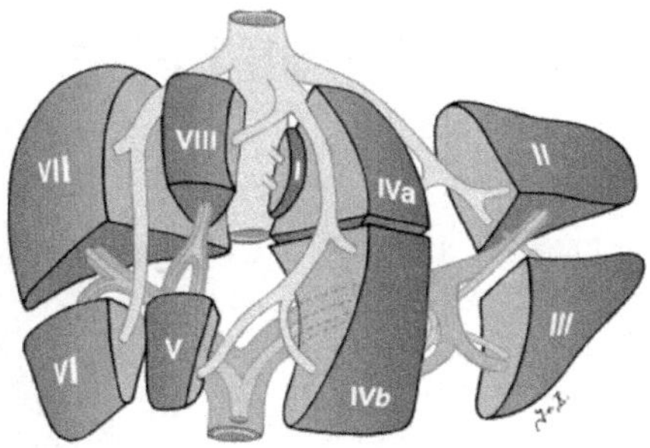

und linkes Subsegment und die rechte Lebervene in ein vorderes und hinteres Subsegment unterteilt. Die dreidimensionale Formation von venösen Segmenten/Subsegmenten beruht auf der Summe der jeweils am nächsten liegenden parenchymalen Voxel zu den entsprechend definierten venösen Gefäßsegmenten.

2.3 Datentransfer und -aufbearbeitung

Die digitalen CT-Daten wurden vom CT-Gerät mittels des vom DKFZ Heidelberg entwickelten Teleradiologiesystem CHILI direkt ins DKFZ transferiert [8]. Die Segmentierung der Leber wurde manuell und halbautomatisch durchgeführt [9]. Die Gefäßbaumanalyse erfolgte automatisch. Die Segmentierungsergebnisse wurden durch Radiologen, Medizininformatiker und Chirurgen validiert.

3 Resultate und Diskussion

Das Drainagegebiet der rechte Lebervene umfasst mit 539,8 ml +/- 119,5 ml (47,1%) das größte Volumen der Leber. Die mittlere Lebervene drainiert 372,7 ml +/- 151,1 ml (32,5%) und das Drainagegebet der linken Lebervene beträgt 248 ml +/- 75,9 ml (20,4%). Innerhalb dieser 3 venösen Segmente nehmen sowohl die Couinaud- als auch die portalen Segmente 2, 3, 5, 7 und 8 eine identische räumliche Position ein. Nur die Couinaud/portalen Segmente 4a, 4b und 6 unterscheiden sich signifikant ($p<0{,}03$) in ihrer Position innerhalb dieser venösen Segmente. Der Fakt, dass sich der Großteil der Couinaud/portalen Lebersegmente übereinstimmend an nahezu gleichen Positionen innerhalb bestimmter Lebervenensegmente befindet, suggeriert, dass die Drainage dieser Lebersegmente bei dem hier untersuchten Patientengut von immer den gleichen Lebervenen gewährleistet wird. Das Drainagengebiet der venösen Subsegmente reicht von 79,3 ml bis zu 337 ml. Der Positionsvergleich der venösen Subsegmente mit den jeweiligen Couinaud/portalen Segmenten zeigt keine identische Lageübereinstimmung im 3D-Raum (kappa $< 0{,}6$). Dies lässt die Schlussfolge-

Abb. 2. Hier ist das venöse Segment der mittleren Lebervene virtuell ausgeschnitten. Nach automatischer Darstellung des kompletten Lebervenenbaumes werden manuell die drei Venenhauptstämme definiert. Das Operationsplanungsprogramm ordnet im nächsten Schritt die den Hauptvenenstämmen jeweils am nächsten liegenden parenchymalen Voxel zu und bildet auf diese Weise Segmente.

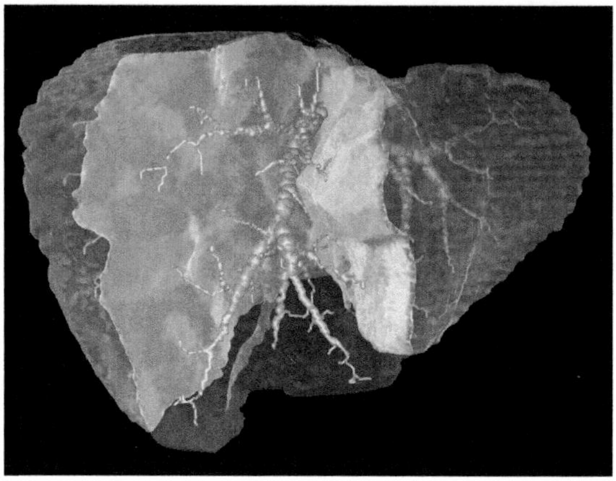

rung zu, dass die venöse Drainage der individuellen Couinaud/portalen Lebersegmente stark variiert und nicht auf bestimmte subsegmentale Venen zurückgeführt werden kann. Im Gegensatz dazu zeigen venöse Segmente/Subsegmente, die große, für die Leberlebendspende relevante Leberareale wie den linken/rechten Leberlappen oder die linke/rechte Leberhälfte charakterisieren, identische Volumen-, Form- und Positionsverhältnisse mit den entsprechenden Couinaud/ portalen Segmenten (kappa >0,8). Das ist von besonderer Bedeutung, da sich hier die venöse Anatomie in exakter räumlicher Übereinstimmung mit der Anatomie der Couinaud/portalen Segmente befindet und somit die verschiedenen Segmentsysteme in der präoperativen Planung in Hinblick auf Volumen, Form und Position nicht unabhängig voneinander betrachtet werden müssen.

Ein Problem dieser Studie war, dass aus insgesamt 64 CT-Daten nur in 19 Datensets beide venösen Gefäßbäume vollständig dargestellt und somit alle 3 Segmentverfahren analysiert werden konnten. Der Gefäßalgorithmus unterscheidet Gefäße ausschließlich durch Kontrastdifferenzen zu dem sie umgebenden Parenchymstrukturen. Häufig wurden jedoch nur die Gefäßbäume von entweder Portal- oder Lebervenen in einem suffizienten Umfang vom Gefäßalgorithmus erkannt, obwohl für das menschliche Auge beide Gefäßbäume auf den CT-Aufnahmen gut zu sehen waren. Die Ursache für dieses Problem lag wahrscheinlich an der Datenerfassung. Die (im Vergleich zum Nachfolgemodell geringere) Geschwindigkeit der CT-Spule verringerte vermutlich die Chance, den optimalen Zeitpunkt zu erfassen, an dem beide venösen Gefäßsysteme gleich stark mit Kontrastmittel gefüllt waren und somit gleich gut dargestellt werden konnten.

4 Schlussfolgerung

Die Tatsache, dass die venösen Segmente/Subsegmente Volumen, Form und Position beider Leberhälften und beider Leberlappen in identischer Art und Weise wie die korrespondierenden Couinaud/portalen Segmente definieren, lässt die Schlussfolgerung zu, dass bei Operationen entlang der mittleren oder linken Lebervene (Hemihepatektomie, Leberlappenresektion) die segmentale Anatomie der Lebervenen in Hinblick auf Volumen, Form und Position innerhalb des 3D-Raums der Anatomie der Counauid/portalen Segmente folgt. Es besteht jedoch keine räumliche Übereinstimmung zwischen den venösen Subsegmente und individuellen Couinaud/portalen Segmenten.

Literaturverzeichnis

1. Fischer L, Cardenas C, Thorn M, Benner A, et al. Limits of Couinaud's liver segment classification – A quantitative computer-based three-dimensional analysis. J Comput Assist Tomogr 2002;26(6):962–967.
2. de Villa VH, Chen CL, Chen YS, Wang CC, Lin CC, Cheng YF, et al. Right lobe living donor liver transplantation – addressing the middle hepatic vein controversy. Ann Surg 2003;238(2):275–282.
3. Meinzer HP, Thorn M, Cardenas C. Computerized planning of liver surgery – an overview. Computers & Graphics 2002;26(4):569–576.
4. Thorn M, Sonntag S, Glombitza G, Lamadé W, Meinzer HP. Ein interaktives Tool für die Segmenteinteilung der Leber in der chirurgischen Operationsplanung. In: Procs BVM; 1999. p. 155–159.
5. Meinzer HP, Schemmer P, Schöbinger M, Nolden M, Heimann T, Yalcin B, et al. Computer-based Surgery Planning for Living Liver Donation. Int Arch Photogramm Remote Sens 2004;Vol. XXXV, Part B:291–295.
6. Gupta SC, Gupta CD. The hepatic veins – a radiographic and corrosion cast study. Indian J Med Res 1979;70:333–344.
7. Masselot R, Leborgne J. Anatomical Study of the Hepatic Veins. Anatomia Clinica 1978;1:109–125.
8. Engelmann U, Schröter A, Baur U, Werner O, Schwab M, Müller H, et al. Second Generation Teleradiology. In: Procs CARS; 1997. p. 632–637.
9. Kunert T, Heimann T, Schröter A, Schöbinger M, Böttger T, Thorn M, et al. Interactive System for Volume Segmentation in Computer-Assisted Surgery. In: Procs SPIE Vol. 5367; 2004. p. 799–809.

CT-basierte Analyse von Koronararterien zur Unterstützung eines TECAB-Grafting

Stefan Wesarg und Evelyn A. Firle

Fraunhofer IGD, Cognitive Computing & Medical Imaging, Darmstadt
Email: stefan.wesarg@igd.fraunhofer.de

Zusammenfassung. Verkalkungen der Herzkranzgefäße können zu Erkrankungen des kardio-vaskulären Systems bis hin zu einem Herzinfarkt führen. Eine gängige Behandlungsmethode ist die Bypaß-Operation, welche mit Hilfe moderner Telemanipulator-Systeme minimal-invasiv durchgeführt werden kann. Dies ist allerdings mit Einschränkungen für den Chirurgen bezüglich der Sicht auf die Koronararterien und des Zugangs zu selbigen verbunden. Diese Arbeit beschreibt neuartige Methoden für die Unterstützung eines TECAB-Grafting, einer speziellen Form einer minimal-invasiven Bypaß-Operation. Basierend auf einer Segmentierung des Herzkranzgefäßes werden harte Arterienverkalkungen automatisch detektiert und die Umgebung des Gefäßes analysiert. Zudem werden speziell entwickelte Methoden für die Visualisierung der Analyseergebnisse vorgestellt.

1 Einführung

Eine partielle Verkalkung oder gar ein Verschluß der Koronararterien kann zu einer Blut-Unterversorgung vor allem der Apex-nahen Bereiche des Herzmuskels führen, die einen Herzwand-Infarkt auslösen kann. Eine gängige Behandlungsmethode ist eine Bypaßoperation, bei deren konventioneller Ausführung der Brustkorb komplett geöffnet wird. Hier hat der Chirurg neben der freien Sicht auf das Herz die Möglichkeit der Detektion von harten Arterienverkalkungen (Hard Plaques) durch Befühlen des Gefäßes.

Bei schonenderen Verfahren wird die Operation (OP) über sehr kleine Zugänge durchgeführt. Eine spezielle Form einer solchen minimal-invasiven Bypaßoperation ist das Telemanipulator-unterstützte TECAB-Grafting [1]. Hierbei werden über mehrere Öffnungen Instrumente in den Patienten eingeführt, und der Operateur bedient das System von einer Konsole aus (Abb. 1). Das bringt dem Patienten den Vorteil eines kleineren Traumas verbunden mit einer schnelleren Genesung und geringerem Infektionsrisiko. Andererseits erfordert das TECAB-Grafting eine Gewöhnung des Chirurgen an die eingeschränkte Sicht und für ein optimales Ergebnis eine Planung des Eingriffs. Letzteres ist bisher nur teilweise für die Port-Plazierung realisiert [2], obwohl eine Analyse der Koronararterien vor einer minimal-invasiven OP dem Chirurgen zusätzliche, wertvolle Informationen bieten und damit die Einschränkungen während des Eingriffs wirkungsvoll kompensieren kann.

Abb. 1. Ein Telemanipulator-System für die minimal-invasive Chirurgie (*da Vinci*, Intuitive Surgical): Der Chirurg steuert von einer Konsole aus (links) die Arme des Systems, an denen die Instrumente und ein Endoskop angebracht sind (rechts).

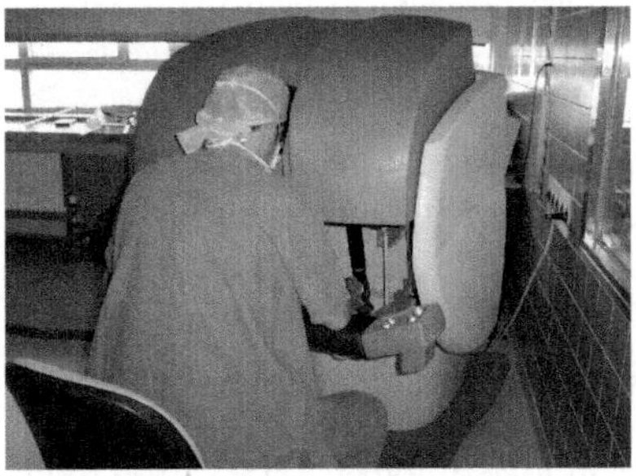

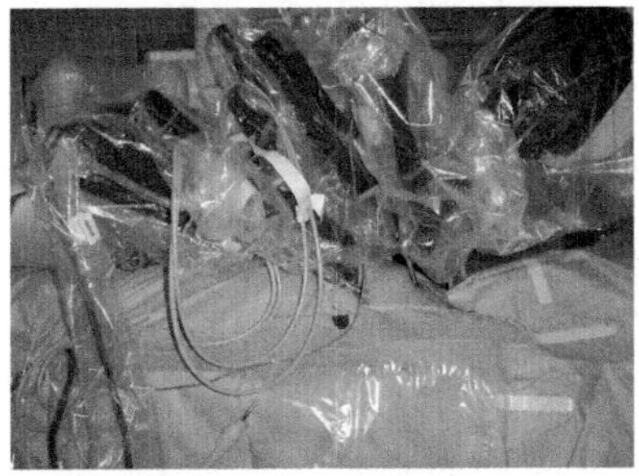

Derzeit werden die vor der OP aufgenommenen CT-Aufnahmen nur zu einer groben Orientierung verwendet. Eine auf diesen Daten basierende Analyse der Koronararterien wird nicht durchgeführt. Der "Gold-Standard" für die Untersuchung dieser Gefäßstrukturen ist derzeit (noch) die Angiographie. Sie findet aber für die Vorbereitung eines TECAB-Grafting meist keine Verwendung, da sie als stark invasive Bildaufnahmemethode nur in bedingtem Maße für die Untersuchung der für eine Bypaß-OP vorgesehenen Patienten geeignet ist und zudem kaum Informationen über das den Gefäßbaum umgebende Gewebe bietet. Zur CT-basierten Analyse von Koronararterien gibt es bisher erst recht wenige Arbeiten [3, 4]. Diese beschränken sich zudem meist auf eine Stenosen-Detektion, die auf 2D-Bilddaten durchgeführt wird [5]. Echte 3D-Verfahren zur Analyse von CT-Daten sind nach Kenntnis der Autoren noch nicht publiziert worden.

Minimal-invasive Bypaß-OPs sind im Vergleich zur konventionellen Methode zeitaufwendig. Ein großer Teil der OP-Dauer wird für das Freilegen des von Fett- und Muskelgewebe umgebenen Herzkranzgefäßes verwendet, da dies in nur ungenauer Kenntnis der Anatomie sehr langsam und vorsichtig geschehen muß. Hier kann eine Kenntnis der Einbettung des Koronargefäßes in das umliegende Gewebe zu einer deutlichen Beschleunigung des Eingriffs beitragen.

Die im folgenden präsentierten Methoden bieten die Möglichkeit einer umfassenden CT-basierten Analyse von Koronararterien. Damit werden essentielle, das Herzkranzgefäß betreffende Daten für eine bessere Planung eines TECAB-Grafting angeboten. Die während der Analyse generierten Daten ersetzen zum Teil die auf Grund des minimal-invasiven Charakters des Eingriffs fehlenden Informationen. Dazu ist keine zusätzliche Bildakquisition erforderlich, denn es werden die ohnehin schon aufgenommenen CT-Daten verwendet.

2 Methoden

Unsere Analyseverfahren für Koronararterien basieren auf deren Segmentierung, wobei sowohl die Mittellinie als auch der Gefäßrand extrahiert werden. Dies ermöglicht die Berechnung des Durchmessers entlang des Gefäßes. Dabei kommt ein von uns entwickelter Segmentierungsalgorithmus zum Einsatz [6], welcher für die Analyse in Bezug auf seine Robustheit optimiert wurde.

Für die Detektion von Hard Plaques verwenden wir ein zweistufiges Verfahren. Es wird dabei angenommen, daß diese Verkalkungen durch ihr Vorhandensein das Gefäß teilweise verstopfen und einen höheren Absorptionskoeffizienten als das mit Kontrastmittel gefüllte Blutgefäß aufweisen. Daher werden in einem ersten Schritt die Punkte auf der extrahierten Mittellinie ausgewählt, die im Bereich eines verringerten Gefäßdurchmessers liegen. Die innerhalb des Gefäßes liegende Umgebung dieser Kandidatenpunkte wird anschließend auf das Vorhandensein deutlich größerer Grauwerte (ca. 20 bis 30% heller) inspiziert, was als Entscheidungskriterium für die Kalk-Detektion dient. Weiterhin wird die Umgebung außerhalb der Koronararterie analysiert. Dabei werden die Grauwerte in dieser Umgebung ausgelesen und in Hounsfield-Einheiten (HU) umgerechnet. Damit läßt sich das das Gefäß umgebende Gewebe grob in Luft (HU: ≈ -1000), Fett (HU: -220 bis -20) und Muskelgewebe (HU: 20 bis 50) einteilen (nach [7]).

Der berechnete Gefäßdurchmesser wird durch eine im Durchmesser variierende Röhre um die Gefäßmittellinie, deren Oberfläche zusätzlich farbkodiert ist, direkt in der 3D-Ansicht dargestellt. Ebenso werden die detektierten Hard Plaques durch kleine Pfeile direkt in der 3D-Ansicht angezeigt und entsprechend in den korrespondierenden 2D-Schichten hervorgehoben.

Für den Zugriff auf die das umliegende Gewebe betreffenden Informationen wurde eine spezielle Anzeigeform entwickelt, bei der für jeden Punkt der Mittellinie die Hounsfield-Werte der Umgebung mittels Farbkodierung in einem Polar-Plot dargestellt werden. Über ein Slider-Control läßt sich entlang des Gefäßes navigieren. Zusätzlich wird in einem x-y-Plot der mittlere Grauwert der Umgebung für jeden Punkt der Mittellinie ausgegeben.

Unsere Analyseverfahren wurden mit kontrastverstärkten CT-Datensätzen des Thorax, die mit einem Multi-Slice-CT-Scanner (SIEMENS, Somatom Sensation 16) EKG-getriggert aufgenommen wurden, getestet.

3 Ergebnisse

In den fünf verwendeten Datensätzen wurden jeweils die linke Koronararterie (LAD), die linke Circumflex (LCX) und die rechte Koronararterie (RCA) segmentiert. Basierend darauf wurde die Zuverlässigkeit der Detektion von Hard Plaques getestet. Unser Verfahren fand in 8 der segmentierten Gefäße insgesamt 22 Verkalkungen, die 21 der bei einer vorangehenden manuellen Inspektion gefundenen entsprachen. Eine der Verkalkungen war sehr ausgedehnt und wurde von unserem Verfahren doppelt detektiert. Die sieben verbleibenden Gefäße enthielten keine sichtbaren Verkalkungen. Hier kam unsere automatische Methode zu einem identischen Ergebnis, erbrachte also einen "False-Positive"-Wert von 0. Die farbkodierte Darstellung des Gefäßdurchmessers mittels einer im Durchmesser variierenden Röhre direkt in der 3D-Ansicht macht es sehr einfach, verengte Bereiche der Koronararterien und ihre räumliche Position zu erkennen (Abb. 2).

Abb. 2. Eine im Durchmesser variierende Röhre um die Gefäßmittellinie zeigt den Durchmesserverlauf farbkodiert in der 3D-Ansicht an – Regenbogenübergang von rot (= minimaler Durchmesser) zu blau (= maximaler Durchmesser). Detektierte Hard Plaques sind durch kleine Pfeile hervorgehoben (links). Auswahl einer der Positionen hebt diese in der entsprechenden 2D-Ansicht hervor (rechts).

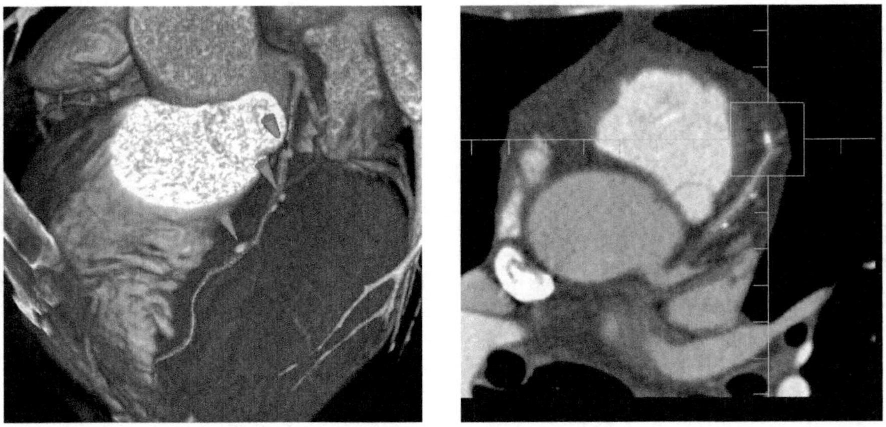

Für dieselben insgesamt 15 segmentierten Koronararterien wurde die Analyse des das Gefäß umgebenden Gewebes durchgeführt. Hier konnte die Evaluation nur qualitativ auf Basis der Bilddaten erfolgen, da alle Datensätze von bereits behandelten Patienten stammten. Der Vergleich der im Polar-Plot farbkodiert angezeigten Gewebezusammensetzung mit der Darstellung der Bilddaten in den 2D-Ansichten und der 3D-Ansicht zeigte volle Übereinstimmung (Abb. 3).

4 Diskussion

Die von uns entwickelten Verfahren bieten eine umfassende 3D-Analyse von Koronararterien basierend auf kontrastverstärkten CT-Aufnahmen. Die dabei berechneten Parameter ermöglichen eine verbesserte Planung eines minimal-invasiven TECAB-Grafting.

Die Zuverlässigkeit und Robustheit der Hard-Plaque-Detektion wurde anhand von 5 Datensätzen gezeigt. Unser Verfahren bietet das Analyseergebnis neben der Visualisierung in der 3D-Ansicht zusätzlich in einer für den Radiologen gewohnten Form in den 2D-Schichten an, ist aber deutlich schneller als die herkömmliche manuelle Inspektion der Koronararterien. Der "False-Positive"-Wert von 0 bei den Tests ist dabei eine wichtige Voraussetzung für die klinische Anwendbarkeit unseres Verfahrens. Eine derzeit durchgeführte klinische Studie an einer unserer Partnerkliniken wird unser Verfahren an einer größeren Zahl von Patienten testen und hat außerdem zum Ziel, diese Ergebnisse mit dem bisherigen "Gold-Standard", der konventionellen Angiographie, zu vergleichen.

In der Vorbereitung befindliche klinische Tests der Gewebeanalyse werden zeigen, inwieweit sich das TECAB-Grafting durch eine vorherige Kenntnis über

Abb. 3. Visualisierung der Gefäßumgebung: Ein Polar-Plot zeigt die farbkodierten HU (rot: Luft, grünliches Türkis: Fett, bläuliches Türkis: Muskelgewebe, tiefes Blau: kontrastmittelgefüllte Kavitäten) für einen gewählten Punkt des Gefäßes; ein x-y-Plot die mittleren Grauwerte der Umgebung (links). Zum Vergleich ist die korrespondierende axiale Schicht mit der hervorgehobenen Position dargestellt (rechts).

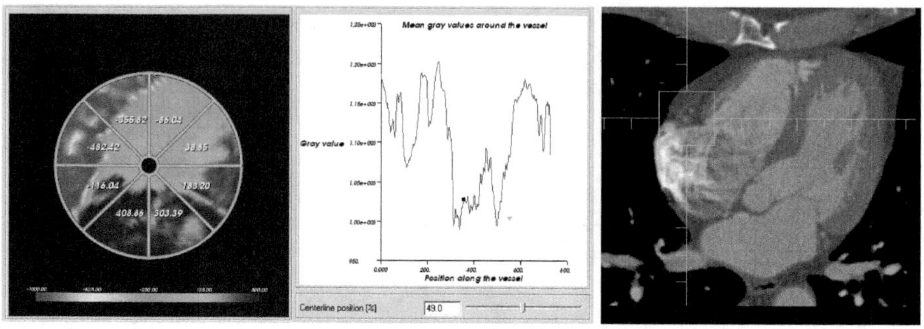

die Einbettung der Herzkranzgefäße in umliegendes Fett- und Muskelgewebe beschleunigen läßt und wie zuverlässig die Gewebeklassifizierung ist.

Wir danken unseren Partnern des Klinikums der Universität Frankfurt (Diagnostische und Interventionelle Radiologie) für die Bereitstellung der CT-Daten.

Literaturverzeichnis

1. Dogan S, Wimmer-Greinecker G, Andreßen E, et al. Totally Endoscopic Coronary Artery Bypass (TECAB) Grafting and Closure of an Atrial Septal Defect using the DaVinci System. J Thorac Cardiovasc Surg 2000;48.
2. Cannon JW, Stoll JA, Selha SD, et al. Port Placement Planning in Robot-Assisted Coronary Artery Bypass. IEEE Trans on Robotics and Automation 2003;19(5).
3. Traversi E, Bertoli G, Barazzoni G, et al. Non-Invasive coronary angiography with multislice computed tomography. Technology, methods, preliminary experience and prospects. Ital Heart J 2004;5:89–98.
4. Gerber TC, Kuzo RS, Karstaedt N, et al. Current Results and New Developments of Coronary Angiography With Use of Contrast-Enhanced Computed Tomography of the Heart. Mayo Clin Proc 2002;77:55–71.
5. Dewey M, Schnapauff D, Laule M, et al. Multislice CT Coronary Angiography: Evaluation of an Automatic Vessel Detection Tool. Fortschr Röntgenstr 2004;176:478–483.
6. Wesarg S, Firle EA. Segmentation of Vessels: The Corkscrew Algorithm. In: Jr RLGalloway, editor. Medical Imaging Symposium 2004. vol. 5370 of Proc. of SPIE; 2004. p. 1609–1620.
7. Morneburg H, editor. Bildgebende Systeme für die medizinische Diagnostik. 3rd ed. Publicis-MCD; 1995.

Automatische Brain-Shift-Korrektur unter Verwendung von Grid-Computing

Heiko Lippmann und Gert Wollny

Max Planck Institut für Kognitions- und Neurowissenschaften, 04103 Leipzig
Email: lippmann@cbs.mpg.de

Zusammenfassung. Es wird eine parallelisierte Bildverarbeitungskette zur automatischen Korrektur des Brain-Shift-Phänomens mittels nichtlinearer Registrierung von intraoperativen MR-Volumendatensätzen vorgestellt. Neben der Berechnung der Prozesskette auf lokalen PC-Clustern wird auch die Möglichkeit der Anwendung von Grid-Technologie untersucht. Ziel ist es, eine – unter Berücksichtigung von Schutz und Sicherheit medizinischer Daten – für den klinischen Einsatz akzeptable Laufzeit der Kette von ca. 10 Minuten zu erreichen.

1 Einleitung

Die größte Unzulänglichkeit bei der Planung von neurochirurgischen Eingriffen auf Basis präoperativer Bilddaten stellt das als Brain-Shift bekannte Phänomen dar. Beim Brain-Shift findet nach dem Öffnen der Schädeldecke und dem Durchstoßen der Dura eine nichtlineare Verformung des Hirngewebes statt. Diese Verformung ist durch eine Vielzahl von Faktoren, u.a. aufgrund der Schwerkraft, der Einbringung chirurgischer Instrumente und dem Austreten von Hirnflüssigkeit bedingt.

Der Brain-Shift erschwert die Abbildung von präoperativ aufgenommenen funktionellen Daten (z.B. fMRI) auf die während der Operation mittels eines intraoperativen MR-Scanners gewonnen Bilddaten.

In dieser Arbeit soll eine Bildverarbeitungskette vorgestellt werden, die zur Abbildung präoperativer funktioneller Daten auf intraoperative anatomische Daten angewendet werden kann. Diese Abbildung wird durch ein 3D-Deformationsfeld realisiert, welche mittels nichtlinearer Registrierung von intraoperativen anatomischen MR-Datensätzen gewonnen wird.

Um diese Bildverarbeitungskette in einem klinisch akzeptablen Zeitrahmen von ca. 10 Minuten ausführen zu können, ist eine hohe Rechenleistung notwendig. Üblicherweise besitzen Kliniken diese Infrastruktur jedoch nicht, da der Aufwand für Anschaffung und Pflege derartiger Systeme den Nutzen nicht rechtfertigt. Daher ist es Ziel der Arbeit, neben der optimierten Ausführung der Verarbeitungskette auf einem lokalen PC-Cluster auch eine entfernte Verarbeitung mittels Grid-Computing zu ermöglichen.

2 Methoden

Vorverarbeitung. Die Bildverarbeitungskette besteht aus einer Vorverarbeitungs- und einer Verarbeitungsphase. Die Vorverarbeitung umfasst die Magnetfeld-Inhomogenitäts-Korrektur des ersten intraoperativen Datensatzes und dessen anschließende lineare Registrierung mit dem hochauflösenden präoperativen Datensatz. Die Inhomogenitäts-Korrektur des intraoperativen Datensatzes, welcher bei geschlossenem Schädel akquiriert wird, erfolgt mittels eines parallelisierten adaptiven Fuzzy-C-Means Algorithmuses (AFCM) [1]. Da präoperative und intraoperative Datensätze oft aus verschiedenen Scannern stammen, wird eine parallelisierte rigide Registrierung mittels Maximierung ihrer Mutual Information [2] durchgeführt. Die optimalen Registrierungsparameter (Translation, Rotation und Skalierung) werden für spätere lineare Registrierungsschritte zwischengespeichert.

Für diese Vorverarbeitungsschritte werden im Grid-Einsatz die notwendigen Datensätze zu dem für diesen Service gebuchten High-Performance-Computing System über verschlüsselte Protokolle transferiert und die Berechnung "remote" ausgeführt. Dieser Schritt geschieht während der Operation völlig automatisch. Sobald das Ergebnis der linearen Registrierung vorliegt, wird zur Plausibilitätskontrolle der registrierte Datensatz zurück transferiert und auf einem Monitor im Operationsraum dargestellt.

Verarbeitung. Die tatsächliche Verarbeitungsphase umfasst wiederum eine Inhomogenitäts-Korrektur des akquirierten intraoperativen Datensatzes (diesmal mit geöffneter Schädeldecke) und dessen rigide Registrierung auf den bereits in der Vorverarbeitung registrierten, intraoperativen Datensatz. Da diesmal die beiden zu registrierenden Datensätze aus dem selben Scanner stammen, wird als Ähnlichkeitsmaß für die rigide Registrierung die Kreuzkorrelation verwendet, welche bei paralleler Berechnung einen höheren Speedup erlaubt. Um die Berechnung so kurz wie möglich zu halten, wird die Registrierung an der aus der Vorverarbeitung bekannten, optimalen Position begonnen. Da die verwendete nichtlineare Registrierung voxel-basiert ist, wird eine Intensitätsanpassung zwischen den linear registrierten intraoperativen Datensätzen aus der Vorverarbeitungs- und der Verarbeitungsphase durchgeführt. Zwischen diesen beiden Datensätzen wird im Anschluss die ebenfalls parallelisierte, auf einem fluiddynamischen Modell beruhende, nichtlineare Registrierung [3, 4] berechnet. Das dadurch gewonnene 3D-Deformationsfeld wird auf die präoperativen funktionellen Daten angewandt. Diese können dann in den, dem Brain-Shift unterliegenden, intraoperativen Datensatz eingeblendet werden.

Für diesen Teil der Kette wird wiederum der eben aufgenommene Datensatz zum entfernten Rechenzentrum übertragen. Dort kann unter Einbezug der Daten der Vorverarbeitungsphase die Berechnung der Brain-Shift-Korrektur durchgeführt werden. Die korrigierten funktionellen Daten werden dann in die intraoperativen Daten eingeblendet und in den Operationssaal zurück transferiert.

Einsatz von Grid-Technologie. Für die Benutzung der Grid-Infrastruktur ist im Operationssaal lediglich ein kostengünstiges Terminal mit einer breitbandi-

Abb. 1. Intraoperative Datensätze mit Brain-Shift-Korrektur: oben links: Datensatz A (mit geschlossener Schädeldecke), oben rechts: Datensatz B (mit geöffneter Schädeldecke und teilweise entferntem Tumorgewebe), unten links: Datensatz C (gewonnen durch Deformation von A mit Verschiebungsfeld aus der fluiden Registrierung), unten rechts: Differenzbild zwischen B und C.

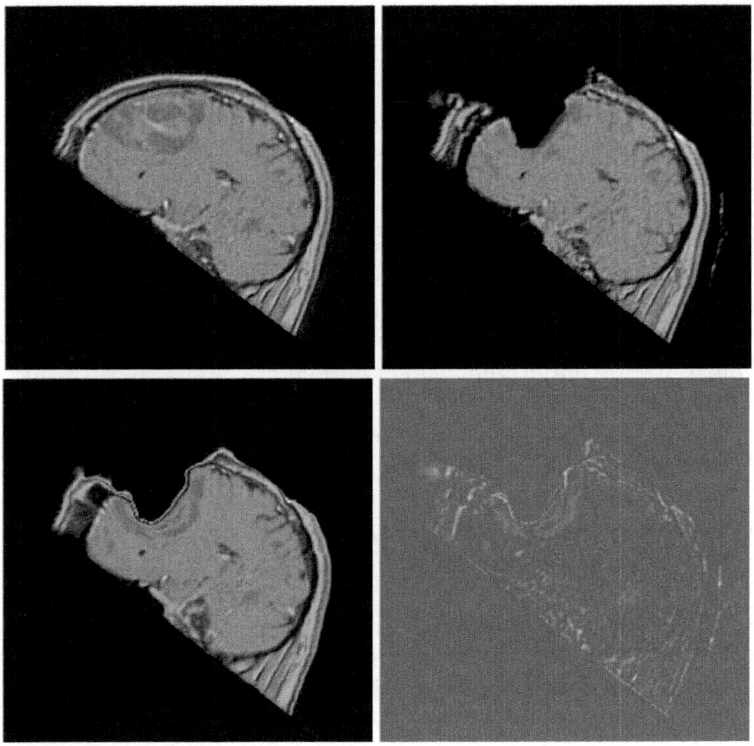

gen Internetanbindung nötig. Die in dieser Arbeit verwendete Grid-Infrastruktur wird im Rahmen des GEMSS-Projektes[5] speziell für medizinische Problemstellungen entwickelt. Hauptaugenmerk liegt dabei auf dem Schutz sensibler medizinischer Daten und der Realisierung verschiedener Abrechnungsmodelle für den kommerziellen Einsatz. Ein weiterer Aspekt der GEMSS-Infrastruktur besteht darin, dass sie auf dem verschlüsselten Quasi-Standard-Protokoll HTTPS [6] basiert und somit problemlos in eine bestehende Netz-Infrastruktur integriert werden kann.

3 Ergebnisse

Die vorgestellte Bildverarbeitungskette wurde auf Datensatz-Serien zweier unterschiedlicher Patienten angewendet, welche sich Tumorresektionen in der Uniklinik Leipzig unterzogen haben. In beiden Fällen wurde eine Brain-Shift-Korrektur innerhalb von 10 Minuten sowohl mit einem lokalen PC-Cluster, als auch durch die entfernte Auswertung mittels Grid-Computing erzielt. Für ausführlichere Ergebnisse sei auf [7] verwiesen.

4 Diskussion

Die Quantifizierung der Genauigkeit der erreichten Brain-Shift-Korrektur, insbesondere in Bereichen des Gehirns in denen Gewebe entfernt wurde, steht noch aus. Die fluide besitzt gegenüber einer elastischen Registrierung den Vorteil starke Deformationen modellieren zu können. Dies ist von Vorteil im Bereich um den Tumor, welcher sich durch die Resektion stark verändert. Obwohl die Resektion von Gewebe als starke Verformung abgebildet wird, was natürlich nicht der Realität entspricht, liefert die Registrierung akzeptable Ergebnisse. Dies soll durch die Anwendung des durch die Registrierung gewonnenen Deformationsfeldes auf den anatomischen Datensatz mit geschlossener Schädeldecke veranschaulicht werden. Wie in Abbildung 1 zu erkennen ist, unterscheidet sich der deformierte Datensatz mit geschlossener Schädeldecke nur gering von dem Datensatz mit teilweise entferntem Tumorgewebe.

Durch den Einsatz von Grid-Computing ist es möglich die lokale Installation von PC-Clustern zu umgehen, welche in Kliniken nur selten ausgelastet sind, aber trotzdem einen relativ hohen Wartungsaufwand besitzen. Um die Zuverlässigkeit eines Grid-basierten Ansatzes zu untersuchen, werden in Zukunft Studien hinsichtlich Latenz, Verfügbarkeit und Stabilität des vorgestellten Grid-Services im Vergleich zu einem lokalem PC-Cluster durchgeführt.

Danksagung. Die vorgestellte Arbeit wurde durch das von der europäischen Kommission initiierte IST-Programm im Rahmen des GEMSS-Projektes (Projekt-Nummer: IST-2001-37153) finanziell unterstützt. Wir bedanken uns bei der Neurochirurgie der Uniklinik Leipzig für die Bereitstellung der verwendeten Datensätze.

Literaturverzeichnis

1. Pham DL, Prince JL. An adaptive fuzzy c-means algorithm for image segmentation in the presence of intensity inhomogeneities. Pattern Recognition Letters 1999;20:57–68.
2. Pluim JPW, Maintz JBA, Viergever MA. Mutual information based registration of medical images: a survey. IEEE Trans Medical Imaging 2003;22:986–1004.
3. Christensen GE, Joshi SC, Miller MI. Volumetric transformation of brain anatomy. IEEE Trans Medical Imaging 1997;16(6):864–877.
4. Wollny G, Kruggel F. Computational Cost of Non-Rigid Registration Algorithms Based on Fluid Dynamics. IEEE Trans Medical Imaging 2002;21(8):946–952.
5. GEMSS project consortium. Grid enabled medical simulation services. URL: http://www.gemss.de; Letzer Abruf: 11.12.2004.
6. The Internet Engineering Task Force. Request for comments (RFC) 2818. URL: http://www.ietf.org/rfc/rfc2818.txt; Letzer Abruf: 11.12.2004.
7. Lippmann H, Kruggel F. Quasi Real-Time Neurosurgery Support by MR Image Processing Via Grid Computing. Neurosurg Clin N Am 2005;16(1):65–75.

Logo and Text Removal for Medical Image Retrieval

Henning Müller, Joris Heuberger and Antoine Geissbuhler

University and University Hospitals of Geneva,
24, Rue Micheli–du–Crest, 1211 Geneva 14, Switzerland
henning.mueller@sim.hcuge.ch

Abstract The amount of visual medical information being produced in large hospitals is exploding. Most University hospitals produce Millions of images per year (Geneva Radiology: 20'000 images per day). Currently, the access to these images is most often limited to an access by patient identification. Sometimes search by text in the radiology report or in the DICOM headers is possible. Still, all the implicit information potentially available through the image and the accompanying case report is discarded in this case. Content–based visual data access is based on direct visual properties of the images that are extracted automatically from all images in a database. This delivers objective features for searching images but the features are commonly on a very low semantic level (colour histograms, simple texture analysis such as wavelet filter responses). Another problem that especially occurs in medical teaching files but also in routine images is text and logos around the main object in the image. For retrieval this is mainly noise that can have a negative influence on retrieval quality. In our approach, we extract the main object from the image by removing logos that are added to the images as well as frames around the images and text fields or other elements that are not needed. This is mainly based on properties of the text that occurs on the images, and especially of the logo of the university hospitals of Geneva. Frames around the images are removed reliably. First results show that the retrieval quality can be augmented well with such an approach. Especially queries with relevance feedback deliver much better results as the query is more focused. Proper, quantitative evaluation on a large data set is still missing but will be performed shortly.

1 Introduction

Content–based image retrieval has been one of the most active research areas in computer vision over the past 15 years [1]. The goal is to be able to retrieve images based on a visual description, for example by submitting example images as queries. In the medical field, content–based data access has been proposed several times as an important tool to help in the increasingly visual diagnostic process [2, 3, 4]. Tools will be needed to use the rising amount of visual data up to its full potential. Several projects on medical image retrieval exist such as *IRMA*(www.irma-project.org) [5] and *medGIFT*(www.sim.hcuge.ch/medgift)

Fig. 1. Images before the removal of logos and text.

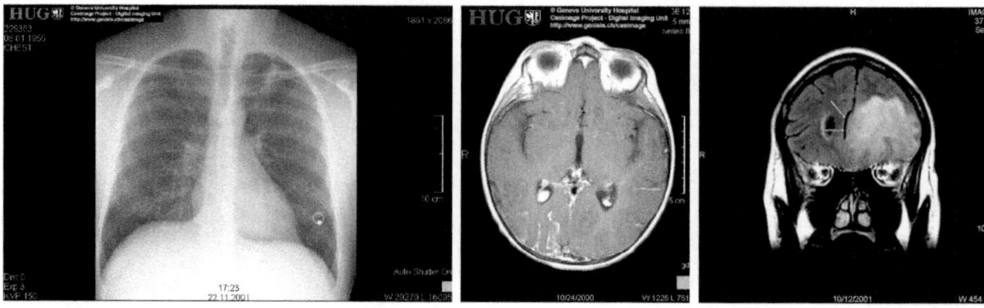

[6]. Content–based retrieval has already been used successfully as a diagnostic aid [7] and is generally proposed in domains such as case–based reasoning or evidence–based medicine. Currently, most techniques rely on analysing the global image content when using varied PACS–like databases that can contain images of any modality and anatomic region as well as photographs [5, 6]. Only in specialised domains, segmentation techniques can be used to extract the main image object reliably. Even more often, regions of interest are marked manually by the practitioner which is prohibitively expensive for large databases such as the 65,000–image teaching file that we are working on.

Similar algorithms for the detection of text are often used on video sequences to identify boxes of text in video and also to decipher the text shown on screen and in images to augment retrieval quality [8]. In this case, a character recognition often follows the step of text identification. In our case, we only want to remove text areas as much as possible, so accurate finding is not necessary.

2 Removal of Logos, Text, and Other Problems

We needed to develop a solution that runs completely automatic on the 65,000 images without any manual intervention. Main problems identified in the images of our teaching file are large regions around the object in the images that were mainly used by system parameters, scales and the logo of the university hospitals but also black frames as can be seen in Figure 1.

Our algorithm uses the properties of the text and logo part, which both contain several small, non–connected components and also the fact that these parts occur most often in certain parts of the image. Text and logos are also most often in white or a very light grey level. If a logo was detected in the upper region, the logo part was filled with black pixels. The removal of further structures such as text was done through smoothing followed by an edge detection, and thresholding to remove structures of low intensity. Then, parts smaller than a certain size (including most of the text) can be removed and a bounding box can be put around the remaining object for indexing and retrieval. Besides separately treating the logo we also had to treat grey squares separately that occur in the bottom right part of several images. Otherwise, these structures were too large to be removed by the automatic algorithm.

Fig. 2. Images after the removal of logos and text.

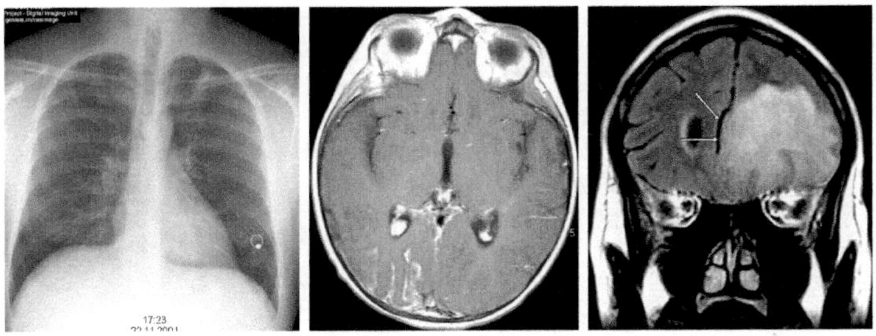

This delivered very good results in a set of 500 images that we controlled manually. 204 of the 500 had significant parts around the objects removed accurately. In 185 images, no removal was necessary. This means that in 80% of the cases the result was satisfying. In 105 images, not everything but only part was removed. This is often due to large structure such as letters indicating left and right on x–rays. Still, these images were not worse than beforehand, with respect to indexing but often better. In only 6 images, too much was removed, which is below 1%, and in general nothing of importance was removed. The only problem occurs on chest x–rays where part of the bottom was removed, which did actually not contain any information relevant for the diagnosis. No other images had significant parts being removed by error. This low rate of erroneous removal was one of the important goals of the project. The errors are due to the very slow changes in these images in the bottom area. For the diagnosis, these problems do not make any difference as the bottom part does in this case not contain any relevant information. For all the simple image modifications we use the Insight Tool Kit (www.itk.org) performing the following steps:

- removal of grey squares in the bottom right part;
- detection and removal of university logo in the upper part (thresholding, white pixel count before and after an erosion, filling of region with black if value in a certain range);
- smoothing with a median filter;
- edge detection, thresholding, dilatation, removal of small objects, erosion;
- bounding box and cropping of the background.

The results of this process can be seen in Figure 2 showing the same as Figure 1.

3 Influence on the Retrieval Quality

When removing logos and text fields from the images before indexation for retrieval, we can focus the search by image content much more on the important structures for retrieval. Background information might in some case lead to seemingly good results because images of the exactly same machine have very similar

Fig. 3. Retrieval with an image before and after logo and text removal.

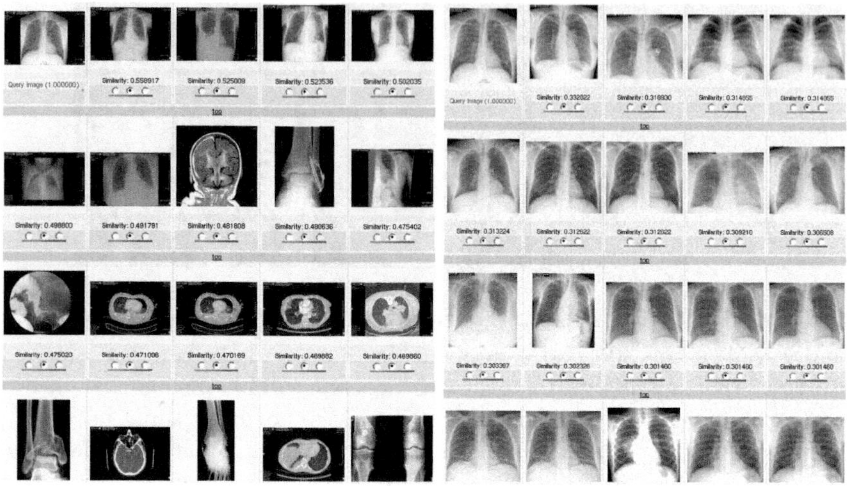

background information. Still, this is not the part the we would like to retrieve visually and is rather retrieval by chance.

Figure 3 shows an example query with the original image and the treated image. We can see that the original leads to five good retrieval results, which have the same black background frame. The treated image leads to much better retrieval results as all retrieved 20 images are chest x–rays. For the retrieval of the images we use medGIFT that is based on the GNU Image Finding Tool GIFT (www.gnu.org/software/gift). The database that we indexed is that of the imageCLEF (ir.shef.ac.uk/imageclef2004) image retrieval competition.

4 Conclusion

Image retrieval on varied databases of unrestricted PACS data or medical teaching files, which are too varied for general object segmentation, can profit from an image pre–treatment such as background removal when problems of noise in the background are identified. Manual intervention is prohibitively expensive when analysing thousands of images so a fully automatic algorithm needs to be employed. Our algorithm is simple and robust. Not all texts and logos are entirely removed but we only have a very small number of images where too much of the image was removed, which is important. The retrieval results were rarely degraded but delivered generally much better results. Especially when employing relevance feedback, the retrieval quality became better. A quantitative analysis of retrieval results is still needed to identify images where retrieval quality became better and task where the quality degraded. We are also working on optimising the algorithm to improve quality of removal for the images with remaining text parts. The entire software and the image database are available as open source (itk, GIFT) so results can easily be reproduced.

References

1. Smeulders AWM, Worring M, Santini S, Gupta A, Jain R. Content–Based Image Retrieval at the end of the early years. IEEE Transactions on Pattern Analysis and Machine Intelligence 2000;22 No 12:1349–1380.
2. Lowe HJ, Antipov I, Hersh W, Smith CArnott. Towards knowledge–based retrieval of Medical Images. The role of semantic indexing, Image content representation and Knowledge–Based retrieval. In: Proceedings of the Annual Symposium of the American Society for Medical Informatics (AMIA). Nashville, TN, USA; 1998. p. 882–886.
3. Tagare HD, Jaffe C, Duncan J. Medical Image Databases: A Content–Based Retrieval Approach. Journal of the American Medical Informatics Association 1997;4(3):184–198.
4. Müller H, Michoux N, Bandon D, Geissbuhler A. A review of content–based image retrieval systems in medicine – clinical benefits and future directions. International Journal of Medical Informatics 2004;73:1–23.
5. Lehmann TM, Güld MO, Thies C, Spitzer K, Keysers D, Ney H, et al. Content–Based Image Retrieval in Medical Applications. Methods of Information in Medicine 2004;43:354–361.
6. Müller H, Rosset A, Vallée JP, Geissbuhler A. Integrating Content–based visual access methods into a medical case database. In: Proceedings of the Medical Informatics Europe Conference (MIE 2003). St. Malo, France; 2003.
7. Aisen AM, Broderick LS, Winer-Muram H, Brodley CE, Kak AC, Pavlopoulou C, et al. Automated Storage and Retrieval of Thin–Section CT Images to Assist Diagnosis: System Description and Preliminary Assessment. Radiology 2003;228:265–270.
8. Chen D, Odobez JM, Thiran JP. A localization/verification scheme for finding text in images and video frames based on contrats independent features and machine learning methods. Signal Processing: Image Communication 2004;19:205–217.

De-noising MRI Data – An Iterative Method for Filter Parameter Optimization

Joaquin Castellanos[1], Karl Rohr[2], Thomas Tolxdorff[3] and Gudrun Wagenknecht[1]

[1]Central Institute for Electronics, Research Center Jülich, 52425 Jülich
[2]Div. Intelligent Bioinformatics Systems, University of Heidelberg and DKFZ Heidelberg, 69120 Heidelberg
[3]Institute of Medical Informatics, Biostatistics and Epidemiology, Charité - University Medicine Berlin, 12200 Berlin
Email: j.castellanos@fz-juelich.de

Abstract In this paper an automatic parameter optimization method for anisotropic diffusion filters used to de-noise MR images is presented. This method is based on the incorporation of the filtering process into a closed-loop system where the monitoring of the image improvement is realized indirectly. The optimization is driven by comparing the characteristics of the suppressed noise to those from the assumed noise model at the optimum point. In order to verify the methods performance, experimental results obtained with this method are presented together with the results obtained by Median and k-Nearest Neighbor filters.

1 Introduction

High-resolution MR images are often affected by noise that results in undesired intensity overlapping of represented tissues, making posterior segmentation and classification difficult. Traditional noise-reduction linear filters, such as Mean or Gaussian filters do not acknowledge the boundaries produced between regions with different intensities. This results in the smoothing of these edges and the elimination of sharp details. As a result, the produced images are blurred and diffuse. Anisotropic diffusion filters overcome these shortcomings by adjusting its diffusion strengths as a function of the local gradient magnitude. This approach results in the reduction of the noise while the edges are preserved. The integration of such filters into a closed-loop system will open the possibility to adjust the filter parameters according to the intermediate results, improving the performance of these methods.

2 State of the Art

Anisotropic diffusion filters were introduced by Perona and Malik based on the scale-space theory [1]. They proposed two diffusion functions to adjust the diffusion strength according to the region boundaries. Additional diffusion functions were proposed by Black et. al. [2] and Weickert [3]. For all of these functions the main parameters that control the behavior of the smoothing process are the *diffusion factor* and the *number of iterations*. The *diffusion factor* determines the level of gradient intensity at which the filter maximizes its diffusion. For de-noising applications, this *diffusion factor* needs to be adjusted in accordance to the noise level. The estimation of the noise is usually performed by applying some statistical methods that search for global characteristics or by hand-picking some homogeneous areas and measuring the local variance.

The adjustment of the *number of iterations* is frequently made by hand, but can also be estimated using an auto-stop criterion. Namely, the program can consider the number of pixel (voxel) modifications occurred between the two last iterations, an approach that also depends on the selection of the diffusion factor. Obviously, an optimal selection of these parameters is crucial for a successful reduction of the noise.

3 Main Contribution

An automatic method is presented that produces an optimized estimate of the two main filter parameters. This optimization is achieved by integrating the filtering process into a closed-loop system, where the results of the filtering are analyzed in order to adjust the parameters before the next iteration of the loop. Because of the inherent difficulties in objectively determining the improvement of the image without the use of references, an indirect monitoring method has been conceived. This method compares the characteristics of the suppressed noise against the expected characteristics of the noise at the optimum.

4 Methods

Three basic modules compose the close-loop system, the *de-noising filters*, the *evaluations method* and the *adjustment rules* (Fig. 1a). The *de-noising filters* module contains several anisotropic diffusion functions (e.g., PMAD2) to process the data. A second set of these filters were also implemented following the biased anisotropic formulation proposed by Nordström [4]. (e.g., PMAD2_bias). All these functions were implemented considering a regularized (smoothed) version of the gradient.

The *evaluation method* was designed to produce the required feedback information about the improvement or degradation of the processed image. In contrast to other techniques, such as *image compression*, de-noising techniques do not have access to un-corrupted references, which could be used to control the process by minimizing the error between the resulting and the reference images. The proposed evaluation method uses the residual information obtained by subtracting the original image from the resulting one in order to analyze their characteristics (Figure 1a). An assumption is made that when an optimal parameterization has been achieved, the residual image will contain only the part of the image that corresponds to the noise. Thus, it would be possible to identify

Fig. 1. a) Schematic representation of the closed-loop system; b) some results from the anisotropic filter and from the residual image. The three examples correspond to a lightly smoothed, near optimum smoothed and heavily smoothed MR image; c) results of the evaluation function.

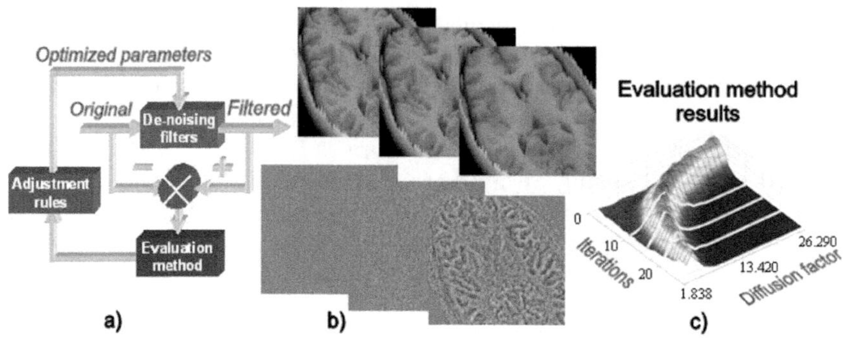

this point because the characteristics of the noise in magnitude MR images are sufficiently known [5]. In this case, it is expected to obtain Rice distributed noise with homogeneous intensity across the entire data set. If large texture variations are present in this image, this means that either the image is not filtered enough or that the image was strongly smoothed and some anatomical structures have started to emerge in this residual picture (Figure 1b).

Three main steps compose the *evaluation module.* The first step contains a local variance operator that measures the variance with a 3x3 kernel at each point of the residual image in order to produce a picture of the noise. In the second step, the histogram of this noise is calculated to extract the distribution of the obtained variance values. Finally, in the last step, an evaluation function [6] produces the feedback value based on the maximum height, full width and symmetry of the histogram. This feedback value becomes large when the local variance of the differential image has a maximum height and a minimum width. By plotting the results of this function a surface is generated (Fig. 1c). Here the pairs *diffusion factor-number of iterations* corresponding to the maximum values in the figure are considered to be close to the optimal parameters.

The *adjustment rules* module was implemented to avoid the evaluation of each combination of parameters on the surface while searching for the optimum. These rules take samples of the surface (represented as white lines in Fig. 1c) by fixing the *number of iterations* and examining the results of the *evaluation function* along the *diffusion factor* axis. The optimum *diffusion factor* value of each sample is obtained through a successive approximation scheme, which determines the new *diffusion factor* based on its actual and previous values and on the corresponding results produced by the *evaluation function.* The sampling process is repeated several times changing the *number of iterations.* From the obtained parameters of the samples, the median *diffusion factor* value and its respective *number of iterations* are taken to finally process the image. This iterative schema permits to reduce the searching time with respect to the complete plotting of the surface around 4 times.

Fig. 2. a) original image, b) corrupted image with Rician noise (σ=18.330), c) results from the anisotropic filter (PMAD2) using 10 iterations and 10.938 as *diffusion factor*, d) results from the k-Nearest Neighbor filter.

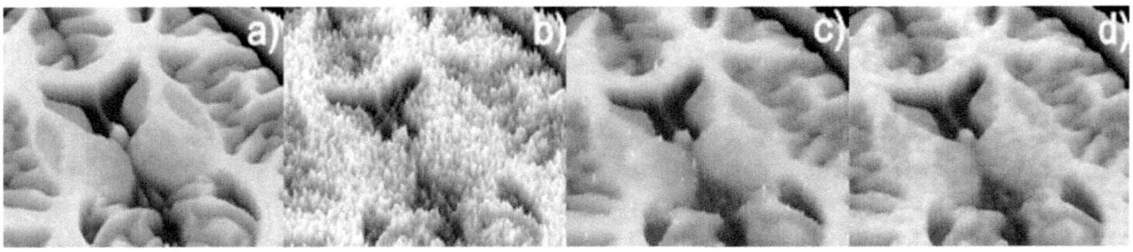

5 Results

In order to evaluate the proposed method, a group of corrupted data sets with increasing noise intensity was prepared. These data sets represent different overlapping levels between the most significant brain tissues (cerebrospinal fluid, gray and white matter). The reference image was an averaged real image taken from the MNI database [7] and the simulated Rician noise was generated following the model $x = \sqrt{((a + n1(\sigma))^2 + (n2(\sigma))^2)}$, where **a** is the original image and $\mathbf{n1}(\sigma)$ and $\mathbf{n2}(\sigma)$ are two independent 3D images with zero-mean Gaussian-distributed noise. The standard deviations (σ) used to produce three noisy data sets were 9.166, 13.749 and 18.330.

These data sets were processed with the proposed optimization method using the second Perona-Malik function PMAD2 and PMAD2_bias. The same data sets were also processed using a Median filter (1 iteration) and a k-Nearest Neighbor (KNN) filter with k=14 (3 iterations). In all the cases, the data was processed considering a 26 voxel neighborhood. In Figure 2, some results are presented. Here, the PMAD2 filter produces a good approximation of the original image but some speckle noise has not been reduced. The KNN filter also produces good results, though less smooth in comparison with the anisotropic filter.

The corrupted data and the results were evaluated using the mean-absolute error (MAE), the root-mean-square error (RMSE), the signal-to-noise ratio (SNR), the peak signal-to-noise ratio (PSNR) and the structural similarity index (SSIM) [8]. Table 1 resumes the results obtained. In the first line of each section, the values corresponding to the corrupted image are presented as a reference. The MAE and RMSE indicators, as usual, deliver smaller values when the image is closer to the reference, on the contrary, the SNR, PSNR and the SSIM produces larger values when the similarity between the images is large. In all three cases the automatic parameterization of the PMAD2 filter produces the best results. The results obtained with the k-Nearest Neighbor were the second best at medium and large noise levels, only outperformed by the PMAD2_bias in the lower noise-level case. The results of the Median filter were always inferior.

Table 1. Experimental results obtained comparing the original MNI data set against the corrupted and processed images.

MNI data set		MAE	RMSE	SNR	PSNR	SSIM
σ=9.166	Data + noise	10.0040	11.7578	21.8225	37.3934	0.9453
	PMAD2	6.9734	7.5798	23.7292	39.3001	0.9784
	PMAD2-Bias	7.4531	8.2321	23.3706	38.9416	0.9716
	KNN	7.5586	8.3694	23.2988	38.8698	0.9702
	Median	8.4830	9.4823	22.7566	38.3275	0.9604
σ=13.749	Data + noise	14.9891	17.6222	20.0651	35.6361	0.8863
	PMAD2	10.3752	11.3314	21.9829	37.5538	0.9477
	PMAD2-Bias	11.6387	12.9623	21.3989	36.9698	0.9314
	KNN	11.2986	12.6254	21.5133	37.0842	0.9338
	Median	12.4390	13.9867	21.0686	36.6395	0.9202
σ=18.330	Data + noise	19.4649	23.4785	18.8190	34.3900	0.8145
	PMAD2	14.2163	15.7418	20.5552	36.1261	0.9017
	PMAD2-Bias	15.8457	17.7252	20.0398	35.6108	0.8804
	KNN	15.1200	17.0076	20.2193	35.7902	0.8882
	Median	16.4562	18.5450	19.8435	35.4144	0.8718

6 Discussion

The definition of the procedure to evaluate the filtering results is based on the characteristics of the expected noise model and therefore, enables the implementation of a closed-loop system to automatically optimize the filter parameters. The obtained results, when compared to those obtained with the Median and k-Nearest Neighbor filters, indicate that our method is not only viable but also produces better results. In the near future, we intend to incorporate adaptive versions of the anisotropic diffusion filters into the *de-noising filters* module. These filters will additionally adjust the *diffusion factor* according to the time (number of filter iterations) and to the local homogeneity characteristics of the image. In addition, we plan to optimize the behavior of the evaluation method according to the Rician noise model. We expect these measures to increase the robustness and performance of the method.

References

1. Perona P, Malik J. Scale-space and Edge detection using anisotropic diffusion. IEEE Trans In Pattern Analysis and Machine Intelligence 1990;12(7):629–639.
2. Black M, Sapiro G, et al. Robust Anisotropic Diffusion. IEEE Trans Image Processing 1998;7(3):421–432.
3. Weickert J. Anisotropic Diffusion in Image Processing. ECMI. Teubner; 1998.
4. Nordström N. Biased anisotropic diffusion - A unified regularization and diffusion approach to edge detection. In: 1st European Conf. on Comp. Vision; 1990. p. 18–27.
5. Sijbers J. Signal and Noise Estimation from MR Images. Phd. thesis. University of Antwerp; 1998.
6. Castellanos J, Wagenknecht G, Tolxdorff T. Advances of a 3D noise supression method for MRI data. In: Tagungsband 2. Remagener Physiktage. VDE; 2004.
7. Collins DL, Neelin P, Evans AC, et al. Automatic 3D registration of MR volumetric data in standardized talairach space. J Comput Assist Tomogr 1994;18(2):192–205.
8. Wang Z, Bovik A, Sheikh HR. Structural similarity based image quality assessment. In: Digital Video Image Quality and Perceptual Coding. Marcel Dekker series in Signal Processing and Communications; 2004.

Adaptive Rasterreduktion durch spektrale Ausblendung in Aufnahmen von flexiblen Endoskopen

Christian Winter[1,2], Stephan Rupp[2], Christian Münzenmayer[2], Klaus Spinnler[2], Heinz Gerhäuser[1,2] und Thomas Wittenberg[2]

[1]Lehrstuhl für Informationstechnik, Erlangen
[2]Fraunhofer-Institut für Integrierte Schaltungen IIS, Erlangen
Email: winter@like.e-technik.uni-erlangen.de

Zusammenfassung. Neue Verfahren in der medizinischen Diagnostik und Therapie machen den Einsatz von Fiberskopen mittlerweile unverzichtbar. Diese Endoskope zeichnen sich aus durch einen flexiblen Bildleiter, der aufgrund seiner begrenzten Faseranzahl zu einer Unter- und Überabtastung der Bildinformation zwischen Szene und Sensor (Auge) beiträgt. Daraus resultiert eine wabenförmige Struktur, die über dem betrachteten oder aufgezeichneten Bild liegt. Um die Weiterverarbeitung für Computeranwendungen nicht zu beeinträchtigen, wird dieser Effekt durch eine spektrale Nachverarbeitung der Aufnahmen reduziert. Der vorliegende Beitrag beschreibt Voraussetzungen und Theorie zur optimalen Rekonstruktion der Bilddaten aus fiberskopischen Aufnahmen und vergleicht die Ergebnisse bei konkreter Anwendung.

1 Problemstellung

In vielen Bereichen der medizinischen Diagnostik, Behandlung und Forschung spielen halbstarre und biegsame Endoskope (sog. „Fiberskope") aufgrund ihrer Flexibilität und geringen Arbeitsdurchmesser eine bedeutende Rolle. Der flexible Bildleiter aktueller Fiberskope besteht typischerweise aus einem geordnetem Glasfaserbündel oder ist aus Quarz gefertigt. Hochwertige Glasfaserbündel zeigen entsprechend ihrer Kern-Mantel-Struktur in ihrer Anordnung eine bildweite Homogenität und besitzen klare Bildpunkte mit einer ausgeprägten dunklen Umrandung, der sog. „Wabenstruktur" (siehe Abb. 1). Im Querschnitt eines Quarzbildleiters hingegen können einzelne Fasern unregelmäßige Querschnitte aufweisen und verschiedene Flächenabschnitte eine unterschiedliche Orientierung in der Anordnung besitzen (siehe Abb. 3).

Die bei der faseroptischen Übertragung durch Unter- und Überabtastung (siehe Abschnitt 4) hervorgerufene Rasterstruktur kann zwar bei kleiner Apertur vom menschlichen Auge kompensiert werden, führt jedoch bei der Weiterverarbeitung der Bilddaten mit Computern zwecks Rekonstruktion zu erheblichen Fehlern.

Dieser Beitrag wendet die Theorie des Nyquist-Shannon-Abtasttheorems (vgl. [1]) auf Abbildungen mit Glasfasersystemen an, beschreibt darauf aufbauend ein adaptives Verfahren, um geeignete Filter zur optimalen Eliminierung der

Abb. 1. Typische Abbildung durch ein Fiberskop (links). Stark vergrößerte Ausschnitte zeigen homogene Wabenstruktur bei Verwendung eines Glasfaser-Endoskops.

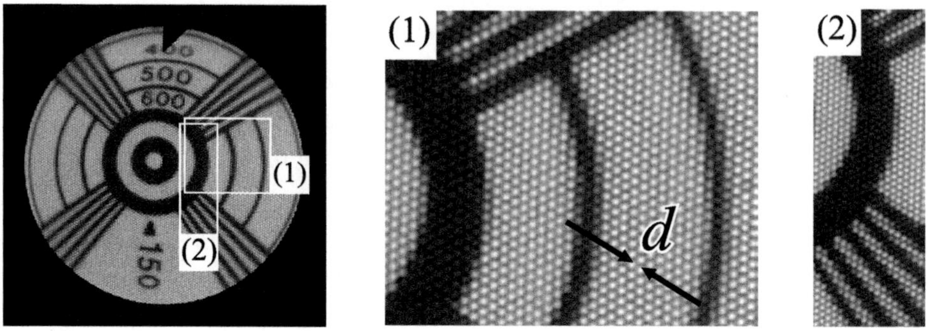

Raster-Struktur automatisch zu erstellen und präsentiert die Wirkungsweise an konkreten Aufnahmen.

2 Stand der Forschung

Zur Reduktion der Rasterstruktur in Bildleitersystemen mit Glasfaser-Technik wurde 1993 von Eikelmann, Keller und Pfeifer ein Verfahren [2] vorgestellt, welches die automatische, bildgestützte Zuordnung von Eingangs- zu Ausgangsglasfasern beschreibt. Bröcher stellte darauf aufbauend einen Interpolationsalgorithmus [3] vor, der die Intensität einer jeden Faser gemäß ihres Flächenanteils auf ein Raster verteilt. Das Verfahren zeigt klare visuelle Ergebnisse und eignet sich besonders zur Kompensation von Produktionsfehlern oder Beschädigungen im Glasfaserstrang, die sich durch Ausfälle einzelner Glasfasern auszeichnen (sog. „Faserbruch“). Allerdings ist die Detektion und Indizierung der Glasfasermittelpunkte auf dem Sensorbild mit erheblichem Rechenaufwand verbunden. Außerdem muss davon ausgegangen werden, dass sich die Anordnung von Sensor und Bildleiter nach der automatischen Zuordnung nicht verändert. Diese Voraussetzung kann im realen Einsatz während einer Diagnose bzw. Therapie kaum gewährleistet werden, weshalb die aufwändige Kalibrierung regelmäßig wiederholt werden müsste.

In der Literatur finden sich noch weitere Ansätze, die unerwünschte Wabenstruktur zu entfernen. Zu nennen sind dabei parametrisierte Rechteck-Filter, Bandpass-Strukturen, Gausspyramiden, sowie mehrdimensionale Diffusionsansätze [4]. Letztere wurden für eine spezielle physikalische Anwendung zur Strömungsmessung entwickelt und können daher nur bedingt für die vorliegende Anwendung übertragen werden. Zudem beruhen die dargelegten Verfahren stets auf einer manuellen Einstellung der notwendigen Parameter und sind damit zur automatisierten Anwendung der Algorithmik wenig geeignet.

3 Fortschritt durch den Beitrag

Im Rahmen eines Forschungsprojekts zur Rekonstruktion von komplexen Hohlräumen aus monokularen fiberskopischen Ansichten [5] ist das Ziel der digitalen Vorverarbeitung des Bildmaterials zum einen die Verbesserung des subjektiven Empfindens beim Betrachten der Aufnahmen. Zum anderen soll die Bild-Informationen für beabsichtigte Rekonstruktionsaufgaben mit Computern optimiert werden. Dabei spielen korrespondierende Merkmale eine große Rolle, deren Erkennung durch hochfrequente Anteile der Wabenstruktur in Aufnahmen von Fiberskopen behindert wird. Insbesondere führen falsch dimensionierte Filter zu einer unnötigen Abschwächung wichtiger Details im Bild.

Mit diesem Beitrag wird deshalb das Nyquist-Shannon-Abtasttheorem aufgegriffen und unter angegebenen Randbedingungen ein theoretisches Optimum für die Bildfilterung entwickelt. Die darauf aufbauende adaptive Filter-Generierung ist in der Lage, unabhängig von bautechnischen Parametern eines flexiblen fiberskopischen Bildleitersystems, wie Arbeitsdurchmesser, Faseranzahl oder Struktur eines Bildleiterbündels die Bildqualität sowohl für den visuellen Einsatz, als auch für die sich anschließende Algorithmik zu optimieren.

4 Methoden

Die Darstellung einer Bildszene $b(x, y)$ durch ein flexibles Endoskop auf einem Videosensor muss in zweierlei Hinsicht als Abtastung betrachtet werden. Einerseits wird die übertragene Bildinformation einer betrachteten Szene durch den Bildleiter von der Anzahl der meist regelmäßig angeordneten Fasern und deren Abstand d untereinander begrenzt (Unterabtastung). Andererseits besitzt auch der Sensor nur eine endliche Auflösung mit der Pixelbreite als Gitterkonstante, die allerdings deutlich feiner ist als die des Bildleiters (Überabtastung).

Übliche Glasfasern übertragen jeweils genau einen Helligkeitswert vom Objekt zum Okular bzw. zum Sensor. Aus einer periodischen Anordnung der Fasern im Abstand d resultiert im Fourierspektrum ein Frequenz-Anteil an der Stelle $f_{\text{Struktur}} = 1/d$ (siehe Abb. 2). Der niederfrequente Anteil des übertragenen Bildes erstreckt sich um den Mittelpunkt des Spektrums (Gleichanteil). Gemäß dem Nyquist-Shannon-Abtasttheorem darf dessen maximale Frequenz f_0 die halbe Abtastfrequenz (nämlich durch das Raster der Glasfasern) nicht überschreiten, um bei der Abtastung keine Verluste zu erleiden: $f_0 = \frac{f_{\text{Struktur}}}{2}$.

Die Spektralbereiche von Bild und Wabenmuster können in diesem Fall idealer Weise mit einer im 2-dimensionalen zum Kreis erweiterten Rechteckfunktion mit der Grenzfrequenz f_0 getrennt werden. Ein entsprechender Masken-Filter kann automatisch aus der spektralen Darstellung eines Referenzbildes $b_r(x, y)$ generiert werden (Operator $\mathcal{M}$). Das resultierende Bild $b'(x, y)$ berechnet sich somit aus

$$\begin{aligned} b'(x, y) &= \mathcal{F}^{-1}(\mathcal{F}(b(x, y)) \cdot m(i, j)) \\ m(i, j) &= \mathcal{M}(\mathcal{F}(b_r(x, y))) \qquad \text{mit} \quad m \in \{0, 1\}. \end{aligned}$$

Abb. 2. Fourierspektrum der endoskopischen Aufnahme aus Abb. 1 (links). Die Hexagonal-Struktur der Glasfasern führt hier zu einer radial-symmetrischen Anordnung von sechs Frequenzbereichen. Generierte Sternmaske zur spektralen Ausblendung der Wabenstruktur (Mitte). Aufbereiteter Ausschnitt der vergrößerten Darstellung (2) aus Abb. 1 (rechts).

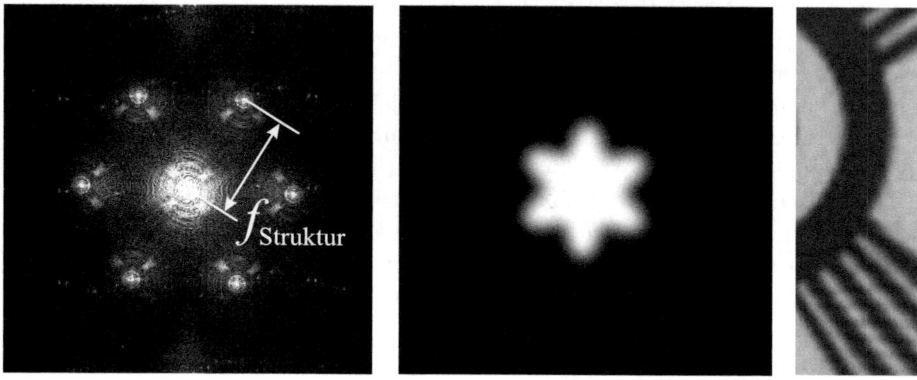

Zur Eliminierung der homogenen Wabenstruktur in Aufnahmen von Glasfaserendoskopen wurde zusätzlich eine rotations-variante Form der Maske in Form eines sechs-zackigen Sterns (Abb. 2) entworfen, welche die gleiche mittlere Grenzfrequenz f_0 aufweist, wie die zugrundeliegende Kreismaske. Damit wird die konzentrierte Anordnung von Frequenzanteilen einer bildweit regelmäßigen Wabenstruktur adäquat berücksichtigt. Für den sternförmigen Maskentyp wurde außerdem eine geglättete Version mit „weichen" Übergängen (m im Intervall $[0, 1]$) an den Grenzfrequenzen untersucht.

5 Ergebnisse

Das beschriebene Verfahren wurde an mehreren hundert Aufnahmen (8-Bit-Graustufen) verschiedener Fiberskope evaluiert. Abbildung 3 vergleicht zwei Aufnahmen aus Quarzfaser-Endoskopen, die jeweils nach dem in Abschnitt 4 beschriebenen Verfahren (Adaptive Rasterreduktion durch spektrale Ausblendung) gefiltert wurden. An Aufnahmen mit Glasfaser-Endoskopen zeigten geglättete sternförmige Masken die besten Resultate nach subjektiver Einschätzung.

Mit dem beschriebenen Ansatz kann die technisch bedingte Überlagerung einer Wabenstruktur in Aufnahmen mit flexiblen Endoskopen im informationstheoretischen Sinne bestmöglich reduziert werden. Auch für rein visuelle Anwendungen im klinischen Alltag bietet das Verfahren eine viel versprechende Vorverarbeitung der Bilddaten. Für die adaptive Generierung entsprechender Filter werden die aktuelle Konfiguration und Parameter des eingesetzten Endoskops durch Auswerten eines Referenzspektrums berücksichtigt.

Abb. 3. Aufnahme eines Testkörpers (USAF-Chart) durch ein flexibles Fiberskop mit Quarz-Bildleiter, links vor, rechts nach adaptiver Rasterreduktion durch spektrale Ausblendung.

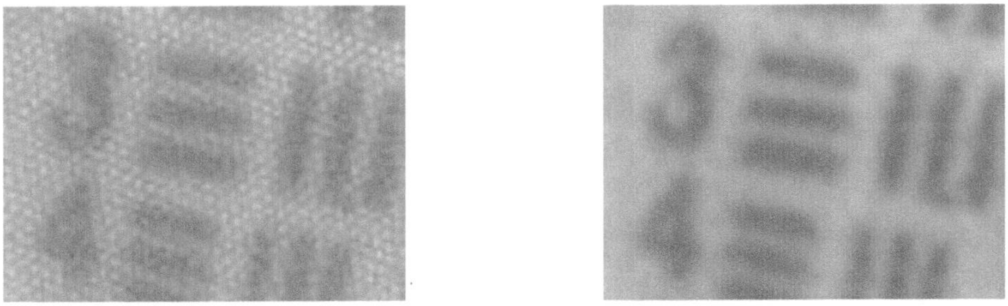

6 Diskussion

Die erzielten Ergebnisse lassen darauf hoffen, dass sich der vorgestellte Ansatz zur Reduktion der Wabenstruktur in Aufnahmen von Fiberskopen bewährt, sowohl für den direkten visuellen Einsatz im medizinischen Umfeld als auch für die elektronische Weiterverarbeitung im Rahmen der angestrebten Module für eine dreidimensionale Rekonstruktion von Hohlräumen [5]. Das subjektive Empfinden muss qualitativ noch in einer größeren klinischen Studie durch Fachpersonal beurteilt werden. Nach Fertigstellung und Integration von Modulen zur Extraktion und Analyse von Bildmerkmalen werden auch Aussagen zur Leistungsfähigkeit der Algorithmik hinsichtlich der 3-D-Rekonstruktion möglich sein.

Von optischer Seite her sollte überprüft werden, ob die Bandbegrenzung des Eingangsbildes gemäß dem Abtasttheorem nach Shannon eingehalten wird oder zu deren Gewährleistung ein entsprechender Diffus-Filter notwendig ist. Des Weiteren steht eine umfassende Untersuchung bevor, inwieweit sich eine Kalibrierung und Entzerrung der Sensordaten auf das verwendete Referenzspektrum auswirkt.

Danksagung. Diese Arbeit wurde im Rahmen des Sonderforschungsbereichs 603 (TP A7) und dem Graduiertenkolleg 244 von der Deutschen Forschungsgemeinschaft gefördert.

Literaturverzeichnis

1. Girod B, Rabenstein R, Stenger A. Einführung in die Systemtheorie. Teubner, Stuttgart; 1997.
2. Eikelmann E, Keller S, Pfeifer T. Verfahren zur Darstellung eines in ein Lichtleiterbündel eingekoppelten Bildes. Patentschrift DE 43 45 278 C2; 1993.
3. Bröcher B. Berichte aus der Produktionstechnik. Shaker, Aachen; 2000.
4. Janßen Ch. Ein miniaturisiertes Endoskop-Stereomesssystem zur Strömungsvisualisierung in Kiesbetten. Diplomarbeit, Universität Heidelberg; 2000.
5. Winter Ch, Spinnler K, Wittenberg Th. 5 Jahre Lehrstuhl für Informationstechnik mit dem Schwerpunkt Kommunikationselektronik. H Gerhäuser (Hrsg.); 2004. p. 111–120.

Line Detection in Strongly Noise-Corrupted Images

Dietmar Kunz and Bernhard Schweiger

Institut für Medien- und Phototechnik
Fachhochschule Köln, Betzdorfer Str. 2, 50679 Köln
Email: dietmar.kunz@fh-koeln.de

Abstract A novel method for detection of thin lines in strongly noise-corrupted images is presented. The method can be applied e.g. for guide wire detection in X-ray fluoroscopy sequences. In a first step, the responses of a set of angular separable filters are calculated and the maximum of the filter responses is taken. Application of a subsampling scheme allows to reduce the computational effort. In a second step, a flood filling algorithm is used to eliminate worm-like artifacts arising from random line structures in the noise. Depending on the line curvature, signal-to-noise ratio (SNR) improvements of 27 dB have been achieved.

1 Introduction

Detecting thin lines in strongly noise-corrupted images represents a very difficult task in image processing. In medical image processing, this problem arises for example in noise reduction and contrast enhancement of X-ray fluoroscopy sequences. In particular, guide wires have to be made or maintained visible to support the examining physician in cardio-vascular catheter interventions. This implies that such guide wires can be distinguished from surrounding tissue despite of their small area and poor contrast.

For a particular point being recognized as part of a thin line, it has to differ significantly from its environment after appropriate filtering. Significant differences, however, can only be expected if the applied filter kernel is optimally matched to the – unknown – orientation of the line. This requires a whole set of filter kernels and hence a high computational effort. Therefore, computer-efficient methods are needed to improve the signal-to-noise ratio (SNR).

Guide wire detection is mainly discussed in medical imaging literature under the aspect of enhanced functionality such as position control. As far as image preprocessing is concerned [1], filtering mostly restricts to the application of derivatives of an isotropic, separable kernel. Such filters are not only able to detect lines but also to identify their orientation e.g. by estimating eigenvalues and eigenvectors of the Hessian matrix. However, their applicability for detecting thin lines in very noisy images is limited since the support of the filter kernel is still isotropic.

In image processing literature, filtering with highly orientation-selective filters has been examined in depth in connection with steerable filters [2]. Steerable

Fig. 1. Examples of spectra **a, b, c** and filter kernels **d, e, f** for an angular tuning to $\phi_k = \pi/8$. The first two examples (a, b, d, e) are derived using $A(\phi)$ of eq. (1) with $n = 7$ and $n = 15$, last (c, f)for $B(\phi)$ of eq. (2) with $n = 7$.

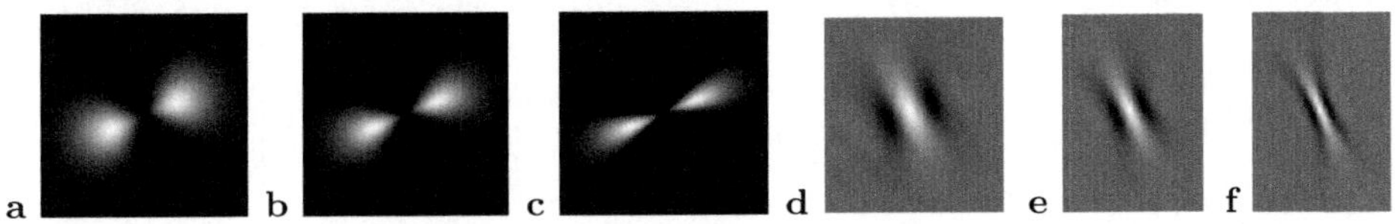

filters allow to calculate a filter response for an arbitrary orientation by linear combination of the responses of a set of basis filters. The angular selectivity of the filters is coupled to the number of basis filters, i.e. increased selectivity implies an increased number of filters and accordingly increased computational effort. So far, the question how to reduce this effort e.g. by appropriate subsampling has not been addressed. Moreover, little is known about how to combine filter responses in order to detect thin straight or curved lines.

In our paper, we present a novel method for detecting thin lines in strongly noise-corrupted images. It consists of the application of a set of orientation-selective anisotropic filters and of the combination of their responses to identify thin continuous lines. To limit the computational effort, a subsampling scheme is used taking into account the orientation of each kernel.

2 Method

2.1 Filter Design

In a first step, the members of the filter set are constructed in frequency domain. The transfer functions are separable in polar coordinates. A fixed DoG (difference of Gaussians) is used as radial component. The angular component selects a particular angular range. The $n + 1$ members of a filter set are obtained by equidistantly shifting the the angular component. In this paper, we use

$$A_k^n(\phi) = |\cos^n(\phi - \phi_k)| \tag{1}$$

similar to [3] or, with a higher selectivity,

$$B_k^n(\phi) = \begin{cases} \cos^2(\frac{n+1}{2}(\phi - \phi_k)) & \text{if } |\phi - \phi_k + l\pi| < \pi/(n+1), l = 0, 1 \\ 0 & \text{otherwise} \end{cases} , \tag{2}$$

both with $\phi_k = \pi k/(n+1), k = 0, \ldots, n$. Experiments have been carried out with $n = 7$ and $n = 15$ (Fig. 1).

The filter kernels are obtained by approximating the calculated transfer functions in spatial domain. To reduce the filter kernel size, coefficients below a threshold are omitted. In a second step, the coefficients are slightly adjusted to re-establish a zero DC response.

Table 1. Subsampling pattern for different filter orientations. Observe that subsampling always takes place in or almost in low pass orientation

Filter orientation	$]-\pi/8, \pi/8]$	$]\pi/8, 3\pi/8]$	$]3\pi/8, 5\pi/8]$	$]5\pi/8, 7\pi/8]$
subsampling scheme	1 0 1 0 1 0 1 0 1 0 1 0 1 0 1 0	1 1 0 0 0 1 1 0 0 0 1 1 1 0 0 1	1 1 1 1 0 0 0 0 1 1 1 1 0 0 0 0	1 1 0 0 1 0 0 1 0 0 1 1 0 1 1 0

The resulting FIR kernels are thin and elongated and show in one direction a symmetric high pass (second derivative) and in the other a low pass characteristic (Fig. 1). The low pass characteristic allows to sub-sample each of the filter responses without violating the sampling theorem. The number of regular sub-sampling schemes is, however, limited. For a subsampling by a factor of two there are only four possibilities (see Tab. 1).

2.2 Line Point Identification

To find points potentially located on a thin line, the filter kernels are applied to the image resulting for each pixel in a vector of responses. These responses now have to be combined to obtain an indication whether a point belongs to a line or not. For bright lines – the situation in X-ray when high radiation is displayed dark – the maximum of all responses turned out to be the best approach. One advantage was that taking the maximum avoided effects due to the negative filter side lobes for points near but not on a line. This scalar maximum filter response provides an indicator for a point being located on a line. This indicator reacts, however, not only on the actual line but also on random structures in noise thus producing worm-like artifacts.

2.3 Flood Fill Algorithm

The main difference between random line structures and real lines such as guide wires is that real lines form structures that can be followed over more than a few pixels. Taking only a simple threshold for distinguishing between lines and noise is not sufficient since also real lines are concealed by noise of about the same magnitude at least at some locations. Therefore, the resulting filter response of section 2.2 was subjected to a post-processing. The algorithm starts at the point with maximum filter response which is assumed to be located on the line. Alternatively, all points above a threshold are taken as starting points. The intensity of each point is now set the maximum value for which the point and the starting point can be connected by a path never falling below that value. The idea behind this approach can be seen when thinking of the intensities as a landscape where low means high values in our context. Now starting at the lowest point, the landscape is filled with water.

Fig. 2. Processing results. **a** Original image with a SNR of 10 dB. **b** Zoom into a. **c** Processing result for the filter set of eq. (1) with $n = 15$. **d** Result of subsequent modified flood fill algorithm.

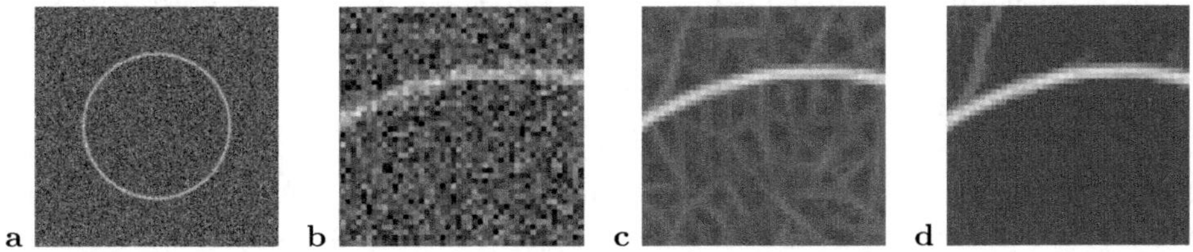

The flood fill algorithm can be further improved by making use of the fact that the curvature of a line is limited. Hence the line orientation will not differ too much between adjacent parts of the same line object. This leads to a *modified* flood fill method in which in contrast to the preceding *isotropic* approach the water flow can only take place if the angular tunings of the individual filter causing the maximum filter response are not too far apart.

3 Results

The method has been tested on artificial images and on individual frames from an X-ray fluoroscopy sequence. The artificial images are 1 pixel wide circle shaped lines with Gaussian line profile and a radius of 10–60 pixels. On these images, white Gaussian noise was added ending with a SNR of 10 dB. SNR improvement has been taken as quantitative measure for algorithm performance.

The fluoroscopy sequence shows a cardiovascular examination. A guide wire can be seen moving with the heart beat. Since here no noise-free reference images are available the noise level has been replaced in the SNR calculation by the high frequency image power outside of the guide wire, neglecting the high frequency image signal and the low pass characteristic of X-ray quantum noise.

First, the impact of different filter kernels has been studied. The first step provides a SNR improvement of 11–14 dB (radius = 60 pixel), with higher values for increasing angular resolution. For the same angular resolution, the more selective function (eq. (2)) shows better SNR but stronger response variations along the circle than the one of eq. (1). Similar SNR improvements are obtained for the guide wire images. Fig. 2 shows the original artificial image and the result of this processing step.

Subsampling by a factor of 2 reduces the filter calculation effort by the same factor without any significant change in the results.

Table 2 shows the SNR improvement of the filter response maximum and on the further improved by the isotropic and modified flood filling post processing. As expected, the performance decreases with decreasing radius (increasing curvature). The worm-like artifacts were significantly reduced by the flood-fill post-processing. Moreover, the SNR improvement increased for the modified flood fill algorithm by another 13 dB leading to an overall SNR improvement in case of

Table 2. Performance of the algorithm on the artificial images for different circle radii.

Radius	SNR orig.	SNR maximum filter	SNR flood isotropic	SNR flood modified
60 pixel	10.39 dB	23.63 dB	25.17 dB	37.18 dB
30 pixel	10.41 dB	23.24 dB	25.12 dB	26.52 dB
20 pixel	10.82 dB	22.71 dB	24.91 dB	25.67 dB
10 pixel	10.43 dB	19.08 dB	21.40 dB	22.26 dB

Fig. 3. Result for the X-ray fluoroscopy image. **a** Original image. **b** result of the maximum filter response. **c** result of the modified flood filling algorithm.

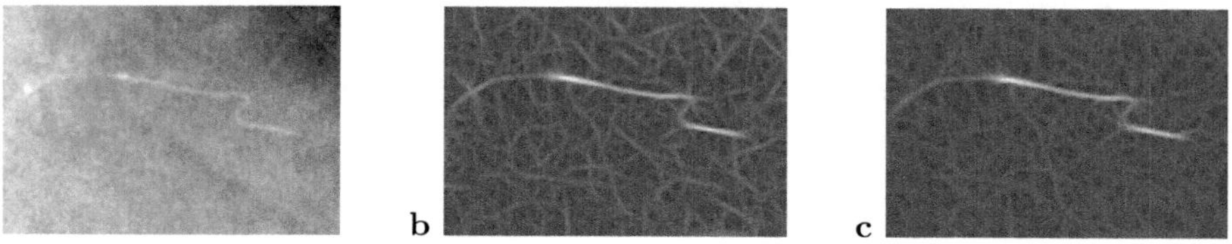

a b c

the 60-pixel-radius circle of 27 dB. In case of the X-ray example, an overall SNR improvement of 21 dB was achieved. Visually, the guide wire becomes clearly distinguishable from the surrounding tissue (Fig. 3).

4 Discussion

The method described in this paper can be used wherever thin lines are to be discriminated from its surrounding in noisy images. In context of medical imaging, the method can be applied to detect and selectively enhance guide wires in X-ray fluoroscopy images. For a clinical application, the approach has to be integrated into the corresponding image acquisition and processing system to provide benefits for the examining physician. As an example, one may think of selective highlighting of the guide wire. Together with specific algorithms for enhancement of other medically relevant details the method may be used to reduce X-ray dose while keeping the available relevant information in the images unchanged.

References

1. Baert, Niessen, et al. Guide wire tracking during endovascular interventions. In: Proc. MCCAI 2000; 2000. p. 727–734.
2. Freeman WT, Adelson EH. The Design and Use of Steerable Filters. IEEE Trans PAMI 1991;13(9):891–906.
3. Karasaridis A, Simoncelli E. A filter design technique for Steerable Pyramid image transforms. In: Proc. ICASSP; 1996.

Noise Reduction with Edge Preservation by Multiscale Analysis of Medical X-Ray Image Sequences

Marc Hensel[1], Ulf Brummund[1], Thomas Pralow[2] and Rolf-Rainer Grigat[1]

[1]Vision Systems, TU Hamburg-Harburg, D-21079 Hamburg
[2]General X-Ray, Philips Medical Systems, D-22335 Hamburg
Email: marc.hensel@tu-harburg.de

Abstract Real-time visualization of digital X-ray image sequences requires the reduction of severe noise while preserving diagnostic details. We introduce a noise reduction method for X-ray image sequences using products of Laplacian pyramid coefficients. The method features SNR improvement comparable to the Wiener filter, however, being superior in the preservation of fine structures and generating a more stable image impression in sequences.

1 Introduction

In medical diagnosis digital X-ray image sequences have important applications, e.g. in angiography. In order to keep radiation exposure of medical staff and patients as low as possible, very low radiation doses are used, resulting in severe noise that must be reduced with image processing methods in real-time. At the same time, diagnostic details must be preserved, thus, an efficient reduction of strong noise while preserving fine image structures is required.

Originating from MR imaging, the multiscale products noise reduction technique by Bao and Zhang [1, 2] is known. Current methods to process X-ray image sequences contain a multiscale decomposition as well, which, among other things, is used to enhance image contrast [3]. However, a decomposition in form of the Laplacian pyramid [4] is used while the method of Bao and Zhang is based on non-decimating wavelets. Moreover, Bao and Zhang apply their method to MRI data that has properties significantly different from digital X-ray image sequences.

In this context we identified the task, staring from the method of Bao and Zhang, to develop a noise reduction method for X-ray image sequences based on multiscale products of the Laplacian pyramid. By utilizing the Laplacian pyramid already available in the image processing pipeline no additional cost in time or memory demands is required to generate the decomposition. Additionally, the resulting adaptive non-linear spatial filter is to be extended by temporal filtering, as in our experience pure spatial filtering leads to an unbalanced and unstable image impression in sequences [5].

2 State-of-the-Art

Known related methods perform a thresholding of high-frequency components. They feature poor separation of structure and noise and therefore tend to blur edges in the filtered images.

Whereas Bao and Zhang exploit that structure and noise evolve differently across the scales due to their negative and positive Lipschitz regularities, respectively [6, 7]. Structure is represented by significant signal across the scales while noise amplitudes decrease rapid toward low frequencies. Hence, it is possible to separate structure and noise e.g. by multiplying coefficients of different scales and thresholding of coefficient products of adjacent scales.

Multiscale coefficient product methods known to us are based on non-decimating wavelets [1, 2]. Therefore, they do not treat the difficulty of adapting data sizes of different levels for the multiplication and do not regard the specific properties of the Laplacian pyramid levels. Whereas algorithms based on the Laplacian pyramid merely perform a simple thresholding of the single levels, but do not combine the coefficients of different levels [8].

3 Methods

The Gaussian-Laplacian pyramid is a decomposition of an image in frequency bands. Noise and fine structures are situated predominantly in the lower levels L_0 and L_1 of the Laplacian pyramid, which contain the high frequencies, while coarse structures are located in the upper pyramid layers.

Adjacent Laplacian levels are combined to products $L_0 \odot L_1$ and $L_1 \odot L_2$ and the corresponding coefficients of the pyramid layers L_0 and L_1 are classified into *signal* and *noise* by thresholding the products. In this context, $L_k \odot L_{k+1}$ denotes the multiplication by components, $A \otimes B$, of two layers transformed to the same size by an operation still to define. In the subsequent image reconstruction from the pyramid, the components representing noise are weighted significantly lower than coefficients representing signal, whereby noise is reduced in the reconstructed image.

Apart from the value of the threshold applied to the coefficient product, the degree of filtering is in particular depending on the minimum and maximum coefficient weights in the reconstruction. By attenuating coefficients classified as noise instead of setting these to zero, even fine structures that have wrongly been classified as noise are partially preserved. In the same way, the noise superposed on structures is smoothed by slightly reducing coefficients classified as representing signal.

The primal difficulty when developing the method was intense impulse noise remaining in the filtered image (fig. 1), which we were able to reduce significantly by several modifications to the method. Apart from introducing linear weighting with a minimum and maximum weight, this was achieved above all by forming products in the adjacent level $k + 1$

$$L_k \odot L_{k+1} = REDUCE(L_k) \otimes L_{k+1} \tag{1}$$

Fig. 1. Original image detail (left), remaining impulse noise in the unmodified method (middle), processed with the proposed method (right).

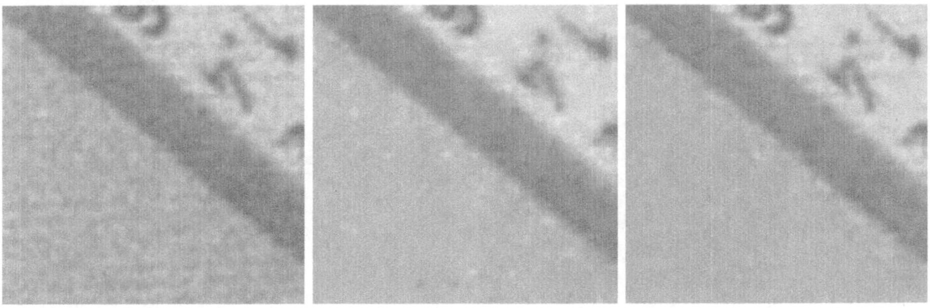

and interpolating the resulting weights W_{k+1} to the size of the pyramid level k, i.e. the level that is to be weighted,

$$W_{k+1,1} = EXPAND(\ W_{k+1}\ ) = EXPAND(\ f(L_k \odot L_{k+1})\ ) \tag{2}$$

with the *EXPAND* and *REDUCE* operations according to [4] and a weight function f. The modified Laplace levels $\tilde{L}_k$ used for reconstruction are given by:

$$\tilde{L}_k = W_{k+1,1} \otimes L_k \tag{3}$$

As noise in low-dose X-ray images is inherent signal-dependent, a signal-dependent threshold determination has been implemented, leading to further significant improvement of the noise reduction. The threshold is determined against a noise estimation based on a noise model developed specifically for the X-ray image sequences used.

Even without temporal filtering the method generates a comparatively steady image impression. This was further improved considerably by the controllable weighted averaging of temporal neighboring pixels, i.e. pixels at same locations (x, y), of the reconstructed images. To prevent artifacts, temporal filtering is applied in image regions without significant motion, only.

4 Results

The presented method has been compared to Wiener and binomial filters up to 9×9 pixel. For these methods, clinical X-ray sequences as well as an artificial sequence have been evaluated objectively and subjectively. The signal-to-noise ratio (SNR) was 20.3–32.8 dB in the clinical sequences and 14.58 dB in the sequence created artificially and superposed with Poisson-distributed noise. To begin with, the results for the artificial sequence are presented as the undisturbed signal is known and no noise estimation is required in this case.

While fine structures were considerably degraded and the SNR was improved only by approximately 5.03 dB in binomial filtering, the SNR improvement when applying Wiener filtering and the presented method was on a comparable high

Fig. 2. Original image detail (left), processed with the proposed method (right).

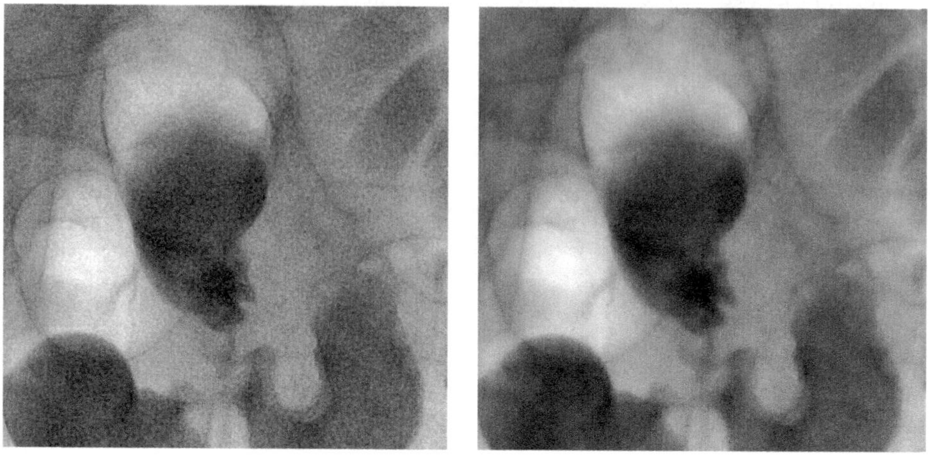

level of 11.12 dB and 11.90 dB (without temporal filtering) or 12.66 dB (with temporal filtering), respectively. However, the presented method features a much higher stability of 22.6% (without temporal filtering) and 40.3% (with temporal filtering) compared to 1.3% in Wiener filtering. Alike, applied to clinical sequences, the presented method and Wiener filtering led to a comparable SNR improvement in the range 4.2–10.8 dB, depending on the sequence analyzed.

The subjective evaluation yielded excellent results for the presented method (fig. 2 and 3) as well as Wiener filtering. In both methods, areas are considerably smoothed and even though notable noise remains at edges, these are well preserved. However, the presented method features somewhat superior smoothing while simultaneously preserving structures. Moreover, a far more balanced and stable image impression is generated when viewing sequences instead of single images. This was to be expected regarding the high stability of the method.

5 Discussion

The method of Bao and Zhang based on wavelet decomposition and MRI data has been adapted for Laplacian pyramids and harnessed for X-ray image sequence applications. The presented method can be integrated in techniques already based on Laplacian pyramids with low additional complexity. Hence, the important constraint of real-time processing remains fulfilled and real-time noise reduction with preservation of important diagnostic details has been achieved.

The direct adaptation of the method led to artifacts that we were able to reduce significantly. The separation of signal and noise by coefficient products can now be used for noise reduction of X-ray images exhibiting severe noise. Due to the already high temporal stability a simple temporal filter can be applied, further improving the stable image impression in sequences. Significant gray value differences between temporal adjacent pixels are with high probability due to motion. Therefore, complex motion detection can be omitted.

Fig. 3. Original image detail (left), processed with the proposed method (right).

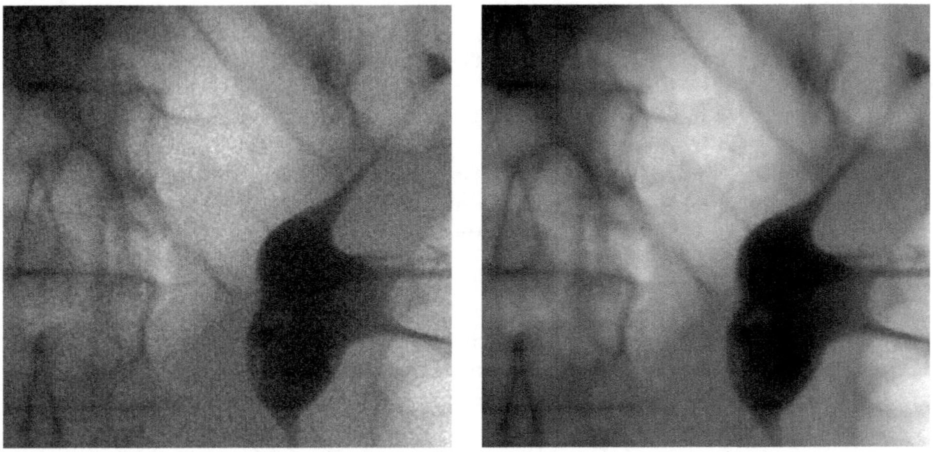

The evaluation of various X-ray image sequences showed a SNR improvement comparable to Wiener filtering. However, even without temporal filtering the multiscale approach leads to a far more stable image impression in sequences. In general, advances in noise reduction bear the prospect of reducing radiation doses while keeping the image quality constant.

References

1. Bao P, Zhang L. Noise Reduction for Magnetic Resonance Images via Adaptive Multiscale Products Thresholding. IEEE Trans Med Imaging 2003;22(9):1089–1099.
2. Pižurica A, Philips W, Lemahieu I, et al. A Versatile Wavelet Domain Noise Filtration Technique for Medical Imaging. IEEE Trans Med Imaging 2003;22(3):323–331.
3. Dippel S, Stahl M, Wiemker R, et al. Multiscale Contrast Enhancement for Radiographies: Laplacian Pyramid Versus Fast Wavelet Transform. IEEE Trans Med Imaging 2002;21(4):343–353.
4. Burt PJ, Adelson EH. The Laplacian Pyramid as a compact image code. IEEE Trans Communications 1983;COM-31(4):532–540.
5. Hensel M, Wiesner G, Kuhrmann B, et al. Motion Detection for Adaptive Spatio-Temporal Filtering of Medical X-Ray Image Sequences. In: Procs BVM; 2005. .
6. Sadler BM, Swami A. Analysis of Multiscale Products for Step Detection and Estimation. IEEE Trans Information Theory 1999;45(3):1043–1051.
7. Mallat S, Hwang WL. Characterization of signals from multiscale edges. IEEE Trans PAMI 1992;14:710–732.
8. Kunz D, Eck K, Fillbrandt H, et al. A Nonlinear Multi-Resolution Gradient Adaptive Filter for Medical Images. In: SPIE Medical Imaging, San Diego, CA. vol. 5032; 2003. p. 732–742.

Markerbasierte Erstellung von Gesichtsmodellen

Georg Eggers[1], Chrakhan Barzanji[2] und Rüdiger Marmulla[1]

[1]Klinik für Mund-, Kiefer- und Gesichtschirurgie,
Im Neuenheimer Feld 400, 69120 Heidelberg
[2]Fachhochschule Mannheim, Hochschule für Technik und Gestaltung,
68163 Mannheim
Email: georg.eggers@med.uni-heidelberg.de

Zusammenfassung. Der Vergleich prä- und postoperativer Abbildungen des Patienten ist eine Standardmethode zur Qualitätskontrolle in der Chirurgie. Bei plastischen Eingriffen im Kopfbereich ist die Standardmethode die zweidimensionale Photographie mit beschränkter Beurteilbarkeit des operativen Ergebnisses. Mit Laser-Oberflächenscans können hingegen 3-Dimensionale Modelle des Patienten erstellt werden. Eine Methode, um aus einzelnen Oberflächenscans aus verschiedenen Richtungen ein Modell des Gesichts zu erstellen, wird präsentiert.

1 Einleitung

Standardmethode der Qualitätskontrolle in der Mund-Kiefer-Gesichtschirurgie ist der vergleich prä- und postoperativ erhobener Photographien. Diese Methode ist weithin etabliert, und bei geringen Kosten durchführbar. Allerdings ist keine objektive Beurteilung eines operativen Ergebnisses möglich. Dazu fehlt zum einen die 3-dimensionale Information. Zum anderen beeinflussen Faktoren wie Belichtung, wechselnder Teint des Patienten, wechselnde Perspektive der Aufnahme oder der Hintergrund den Eindruck des Bildes.

Sind 3-dimensionale Informationen über das operative Ergebnis erforderlich, so wird auf die Methoden der Volumenbildgebung, wie z.B. die Magnet Resonanz Tomographie (MRT) zurückgegriffen. Eine relativ neue Alternative ist der Einsatz von Apparaten zur Oberflächenvermessung. Der Einsatz von Laser-Oberflächenscannern erlaubt die schnelle und genaue 3-dimensionale objektive Erfassung der Oberfläche des Gesichts eines Patienten [1]. Für die Darstellung komplexer Körperoberflächen wie sie das menschliche Gesicht darstellt, sind allerdings mehrere Scans aus verschiedenen Richtungen erforderlich, um Abschattungen, die bei einzelnen Scans auftreten, auszufüllen.

Das Zusammensetzen dieser Scans kann auf verschieden Art und Weise erfolgen: Entweder ist die Transformation des Scanners bekannt, wie z.B. beim Cyberware-Scanner, der den Scanner um den fixierten Patienten führt, oder die Teilscans können mittels Surface-Matching der überlappenden Anteile zusammengesetzt werden. Beide Methoden efordern aber erheblichen apparativen oder Nachbearbeitungsaufwand. Ziel dieser Studie war, eine einfache markerbasierte Methode des Zusammenfügens der Teilscans zu erproben.

Abb. 1. Farbcodierter Laser-Oberflächenscan. Die reflektierenden Markerkugeln heben sich von der übrigen Oberfläche ab und können so aufgrund ihrer Helligkeit identifiziert werden.

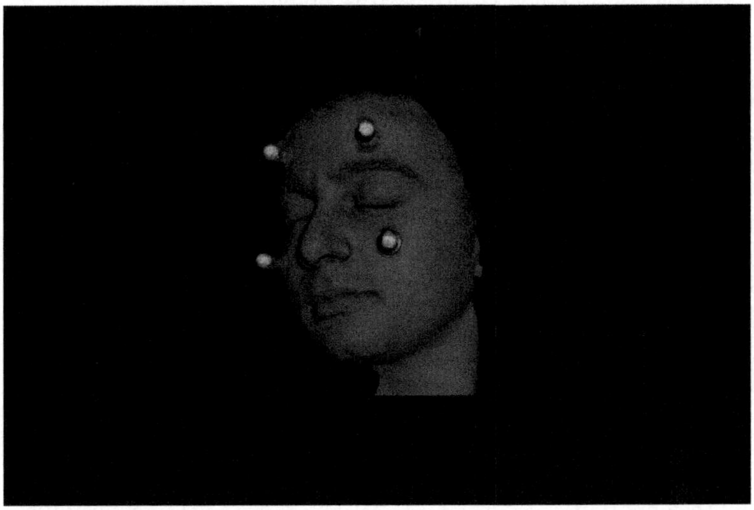

2 Materialien und Methoden

Vor der Durchführung der Laserscans wurden auf der Gesichtshaut des Patienten vier sphärische reflektierende Marker angebracht. Die Untersuchungen erfolgten mit einem 3D-Laser Scanner Vivid 900 (Minolta Co., Osaka, Japan). Für ein vollständiges Modell des Gesichts wurden stets zwei Scans durchgeführt, von schräg vorne rechts bzw. links. Die Bilddaten wurden auf eine Compact-Flash Karte geschrieben. Die weitere Bildanalyse, Registrierung und Visualisierung erfolgte auf einem herkömmlichen Personal Computer mit einer selbstentwickelten Software unter C++ unter Benutzung des Visualisation Toolkit (Kitware Inc., Clifton Park, NY, USA) [2]. Nach Durchführung der Oberflächenscans wurden die Markerregionen anhand der Helligkeitsinformation aus den Oberflächendaten extrahiert (Abb. 1). Da die Marker kugelförmig waren, kamen sie im Oberflächenscan stets als Halbkugel zur Darstellung. Es erfolgte die Errechnung der Markermittelpunkte über einen Kugelfit und das Errechnen der Transformationsmatrix zwischen den Markerpositionen in den verschiedenen Scans. Abschliessend wurden die Scans anhand dieser Transformationsmatrix zusammengesetzt und das vollständige Gesichtsmodell wurde erstellt und die Marker automatisch aus dem Netz eliminiert.

3 Ergebnisse

Das System erlaubte die automatische Erstellung der Gesichtsmodelle aus Einzelscans ohne weitere Interaktion durch den Nutzer. Aus den Helligkeitswerten der

Abb. 2. Zusammensetzung der Laser-Oberflächenscans. Die reflektierenden Markerkugeln wurden nach dem Fitten der Mittelpunkte aus dem Datensatz eliminiert (Oben rechts und oben links). Der zusammengesetzte Datensatz repräsentiert ein bis auf die Markerpositionen vollständiges Gesicht (Mitte unten).

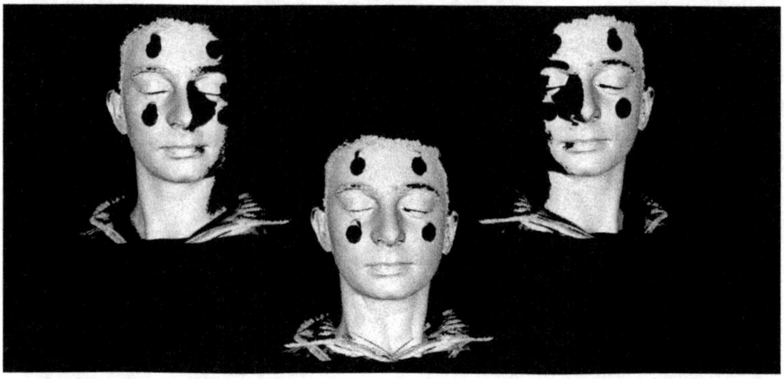

akquirierten Oberflächennetze konnten die Regionen der Markerkugeln ermittelt werden, und die Teilscans anhand der aus den Kugeloberflächen gefitteten Mittelpunkte gematcht werden (Abb. 2). Die Untersuchung bezüglich der Genauigkeit der Transformation ergaben submillimetrische Werte.

4 Diskussion

3D-Laser Surface Scanning ist eine nicht-invasive und schnelle Untersuchungsmethode. Im Gegensatz zu den herkömmlichen Methoden, die zur dreidimensionalen Oberflächenerfassung herangezogen wurden, wie CT oder MRT, ist die Untersuchung mit geringerem Aufwand und geringeren Kosten verbunden. Zudem ist die lokale Auflösung und Genauigkeit der Oberflächendarstellung höher.

Der Nachteil der Methode, dass mehrere Scans erst zu einem vollständigen Modell zusammengesetzt werden müssen, wird durch den hier angestellten Ansatz in einfacher und klinisch praktikabler Art und Weise gelöst.

Durch die Eliminierung der Marker aus dem Oberflächennetz wird vermieden, dass an diesen Stellen ein fehlerhaftes, weil nicht auf der tatsächlichen Hautoberfläche basierendes, Gesichtsmodell präsentiert wird. Allerdings ist an den Stellen, wo die Marker aufgeklebt wurden, das Gesichtsmodell unvollständig. Dieses ist bei der Platzierung der Marker zu bedenken.

Literaturverzeichnis

1. Soncul M, Bamber MA. The optical surface scan as an alternative to the cephalograph for soft tissue analysis for orthognathic surgery. Int J Adult Orthodon Orthognath Surg 1999;14(4):277–283.
2. Schroeder W, Martin K, Lorensen W. The Visualization Toolkit, An Object-Oriented Approach To 3D Graphics. Kitare Inc. Clifton Park, New York; 2003.

Bedeutung der hochauflösenden 16- und 64-Zeilen-Computertomographie für die Diagnostik von Orbitawandfrakturen

Jürgen Hoffmann[1], Carsten Westendorff[1], Christian Adam[1], Florian Dammann[2] und Siegmar Reinert[1]

[1]Klinik und Poliklinik für Mund-, Kiefer- und Gesichtschirurgie, Universitätsklinikum Tübingen, 72076 Tübingen
[2]Abteilung für Radiologische Diagnostik, Radiologische Universitätsklinik, Universitätsklinikum Tübingen, 72076 Tübingen
Email: juergen.hoffmann@uni-tuebingen.de

Zusammenfassung. Orbitabodenfrakturen treten isoliert oder im Zusammenhang mit Mittelgesichtsfrakturen auf. Eine Beurteilung war bis vor wenigen Jahren allein durch eine operative Exploration möglich. Die Mehrzeilencomputertomographie (MSCT) hat sich als neuer Standard etabliert. Für die Differentialdiagnostik von Orbitawandfrakturen ist Kombination unterschiedlicher computertomographischer Schichtebenen unerlässlich. In einer klinischen Studie wurden bei 75 Patienten mit Orbitawandfrakturen nach einem standardisierten Untersuchungsprotokoll die 1-Zeilen-CT in primär koronarer Schichtführung mit der 16- und 64-Zeilen-CT mit primär axialen Schichten und sekundär rekonstruierten koronaren und sagittalen Ebenen im Sinne eines "blinded readings" verglichen. Beim 16-Zeilen-CT wurde in den sagittalen Rekonstruktionen von unabhängigen Untersuchern in 80% das gleiche Frakturausmaß klassifiziert, in koronaren Schichten gab es in 75,6% vollständige Übereinstimmungen. Die CT-Interpretation stimmte bei den sagittalen Schichten in 69% und bei den koronaren Schichten in 61% mit den intraoperativ gefundenen Frakturkonstellationen überein. Eine falschnegative Interpretation mit Unterschätzung des Frakturausmaßes fand sich in 7,4% der sagittalen und 20,8% der koronaren Bilddaten. Die sekundären Rekonstruktionen des MSCT übertrafen bei weitem die der primären Schichten im 1-Zeilen-CT bei gleichzeitig geringerer Strahlendosis und Artefaktbildung. Beim Vergleich der Ergebnisse des 16- und 64-Zeilen-CT zeigte sich ausschließlich eine Reduktion der auftretenden Bewegungsartefakte, eine weitere Verbesserung der Bilddatenqualität war nicht feststellbar.

1 Einleitung

Orbitabodenfrakturen treten entweder isoliert oder im Zusammenhang mit mehr oder weniger komplexen Mittelgesichtsfrakturen auf. Bis vor einigen Jahren war eine Beurteilung nur durch die operative Exploration möglich [1]. Operative

Abb. 1. Koronare Darstellung 16-Zeilen-CT

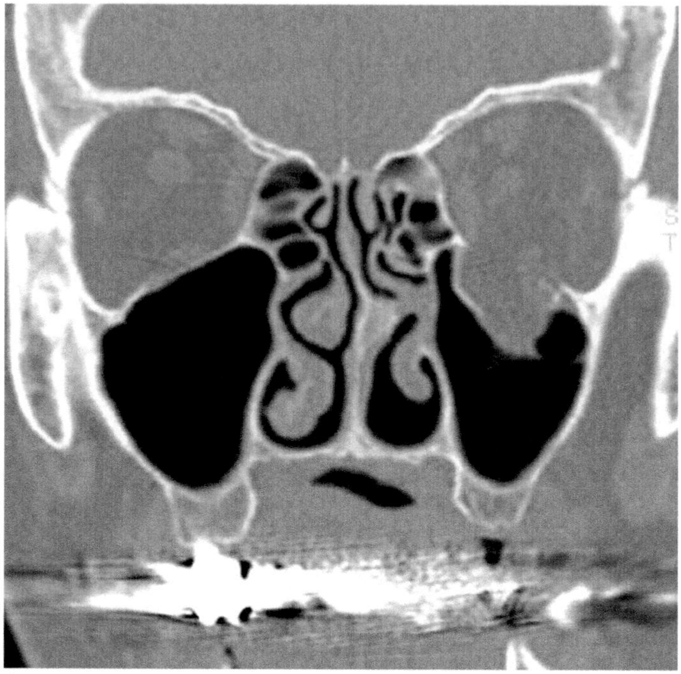

Zugänge durch die Gesichtshaut sind mit einer möglichen Narbenbildung und möglichen Veränderungen der Lidstellung erforderlich. En- und Ektropia sind schwerwiegende Komplikationen derartiger Eingriffe [2].

In den letzten Jahren hat sich die Mehrzeilencomputertomographie als neuer Standard etabliert [3-7]. Diese erlaubt nicht nur eine erhebliche Reduktion der Strahlenbelastung des Patienten, sondern auch die Rekonstruktion der in einer Raumebene erhobenen Daten zur Darstellung der Zielregion in mehreren Projektionen. Für die Differentialdiagnostik von Orbitawandfrakturen ist die Kombination mehrerer Ebenen unerlässlich. So sollte der Orbitaboden sowohl in der koronaren als auch in der sagittalen Projektion visualisiert werden. Für die Darstellung der medialen Orbitawand ist eine axiale Rekonstruktion sinnvoll. Um die Möglichkeiten der Rekonstruktionen, welche die hochauflösende Multislice-Computertomographie (MSCT) bietet, zu prüfen, wurde in einer klinischen Untersuchung die 1-Zeilen-CT in primär koronarer Schichtführung mit der 16-Zeilen- sowie mit der 64-Zeilen-CT mit primär axialen Schichten und sekundär rekonstruierten koronaren und sagittalen Ebenen verglichen. Damit sollte die Bedeutung dieser Techniken für eine häufige Verletzung mit hohem Anspruch an eine gute Darstellung dünner knöcherner Strukturen analysiert werden.

Abb. 2. Koronare Darstellung 1-Zeilen CT

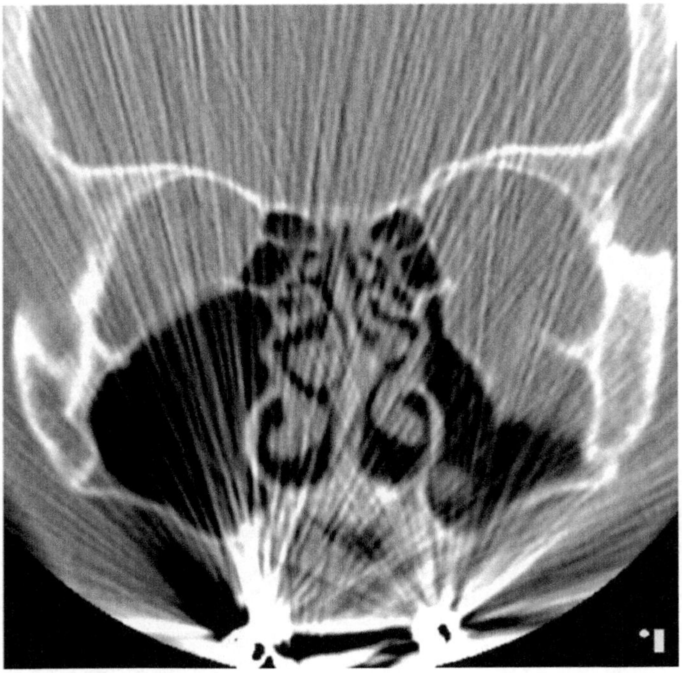

2 Material und Methoden

Bei 75 Patienten mit Orbitawandfrakturen wurden die radiologischen Bewertungen mit den intraoperativen Befunden (Fragmentstellung, Frakturlinienverlauf, Fragmentdislokation, Herniation peribulbären Gewebes) verglichen.

Die radiologische Untersuchung erfolgte mit 1-Zeilen-CT (Tomoscan AV, Philips, Schichtdicke 2 mm, Table Advancement 3 mm, 100 mAs, 33,3 s Scan Duration) bzw. 16- Zeilen- und 64-Zeilen-Computertomographen (**Abb. 1-3**) (Siemens Somatom Sensation 16 sowie 64, 16/64x0,75 mm Schichtdicke, Table Advancement 12 mm, 100 mAs, 8,3 s Scan Duration) nach einem standardisierten Untersuchungsprotokoll. Die vergleichende Auswertung der CT-Bilder wurde von Radiologen und Chirurgen im Sinne eines "blinded reading" und ohne Kenntnis der klinischen Dokumentation durchgeführt.

3 Ergebnisse

Unabhängige Untersucher klassifizierten dabei in sagittalen Rekonstruktionen in 80% dasselbe Frakturausmaß, in koronaren Schichten gab es in 75,6% vollständige Übereinstimmungen. Die CT-Interpretation stimmte in den sagittalen Schichten in 69% und in den koronaren Schichten in 61% mit den intraoperativ gefundenen Frakturkonstellationen überein. Eine falsch-negative Interpretati-

Abb. 3. Sagittale Darstellung 16-Zeilen CT

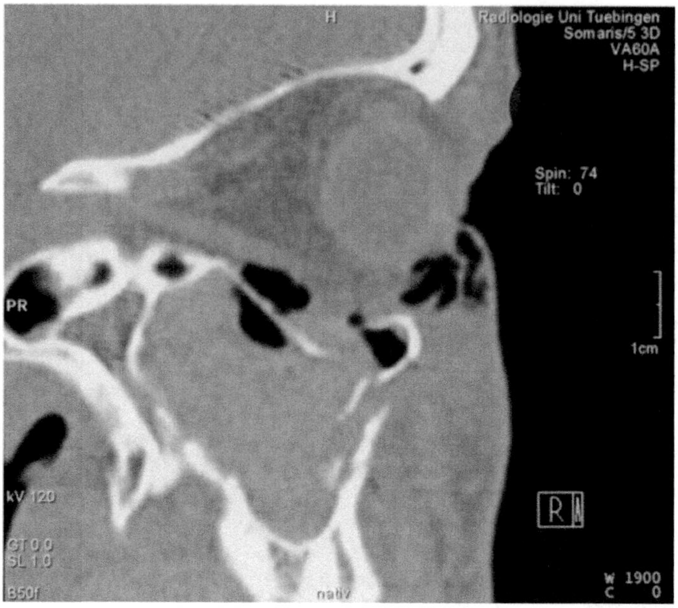

on mit Unterschätzung des Frakturausmaßes fand sich in 7,4% der sagittalen und 20,8% der koronaren Bilddaten. Die sekundären Rekonstruktionen des MSCT übertrafen bei weitem die der primären Schichten im 1-Zeilen-CT bei gleichzeitig geringerer Strahlendosis und Artefaktbildung. Beim Vergleich der Ergebnisse von Untersuchungen mit dem 16- und 64-Zeilencomputertomographen zeigte sich ausschliesslich eine Reduktion der v.a. bei Patienten mit geringer Compliance auftretenden Bewegungsartefakte, eine weitere Verbesserung der Bilddatenqualität war nicht feststellbar.

4 Diskussion

Aus primär axialen Ebenen des MSCT können unter Nutzung der hochauflösenden CT präzise sagittale und koronare Reformationen durchgeführt werden. Die sagittalen Rekonstruktionen liefern hilfreiche Zusatzinformationen zum Frakturausmaß insbesondere im Bereich des Orbitabodens sowie Orbitadaches. Deshalb können und sollten Mittelgesichtsfrakturen mit minimaler Schichtdicke und maximaler Anzahl rekonstruierter Schichten untersucht werden, um bei der Differentialdiagnostik von Orbitawandfrakturen eine 2. Ebene zur Verfügung zu haben.

Die Aufnahmezeit eines 1-zeiligen CT wird durch den Gebrauch eines 16- und 64-Zeilen-CT deutlich unterboten. Ein Unterschied in der Aufnahmequalität eines 64-Zeilen-CT gegenüber einem 16-Zeilen-CT lässt sich nicht feststellen. Mit die Bildqualität beeinträchtigenden Bewegungsartefakten ist bei einer

Aufnahmedauer von deutlich weniger als 10 Sekunden im Kiefer-, Gesichtsbereich nicht zu rechnen. Ein weiterer Vorteil ist demnach durch den Gebrauch eines 64-Zeilen-CT gegenüber einem 16-Zeilen-CT nicht zu erwarten.

Durch die verbesserte Bildgebung mit der Möglichkeit der Rekonstruktion qualitativ hochwertiger Darstellungsebenen ist eine verbesserte Differentialdiagnostik und eine befundspezifische Therapieplanung möglich.

Literaturverzeichnis

1. Lynham AJ, Monsour FN, Chapman P. Management of orbitozygomatic fractures. ANZ J Surg 2002;72(5):364–366.
2. Patel PC, Sobota BT, Patel NM, Grenne JS, Millman B. Comparison of transconjunctival versus subciliary approaches for orbital fractures: a review of 60 cases. J Craniomaxillofac Trauma 1998;4(1):17–21.
3. Lee HJ, Jilani M, Frohman L, Baker S. CT of orbital trauma. Emerg Radiol 2004;10(4):264–268.
4. Ng P, Chu C, Young N, Soo M. Imaging of orbital floor fractures. Australas Radiol 1996;40(3):264–268.
5. Ploder O, Klug C, Backfrieder W, Voracek M, Czerny C, Tschabitscher M. 2D- and 3D-based measurements of orbital floor fractures from CT scans. J Craniomaxillofac Surg 2002;30(3):153–159.
6. Rake PA, Rake SA, Swift JQ, Schubert W. A single reformatted oblique sagittal view as an adjunct to coronal computed tomography for the evaluation of orbital floor fractures. J Oral Maxillofacial Surg 2004;62(4):456–459.
7. Rozylo-Kalinowska I. The influence of application of 3D CT reconstruction on classification of maxillofacial fractures. Ann Univ Mariae Curie Sklodowska 2002;57(2):549–555.

Motion Detection for Adaptive Spatio-temporal Filtering of Medical X-Ray Image Sequences

Marc Hensel[1], Gordon Wiesner[1], Bernd Kuhrmann[2], Thomas Pralow[2] and Rolf-Rainer Grigat[1]

[1]Vision Systems, TU Hamburg-Harburg, D-21079 Hamburg
[2]General X-Ray, Philips Medical Systems, D-22335 Hamburg
Email: marc.hensel@tu-harburg.de

Abstract Spatio-temporal filters are used to improve the quality of X-ray image sequences exhibiting severe noise in real-time. The spatial and temporal ratios have to be adapted locally in order to avoid artifacts. We propose a method processing the positive and negative pixel values of difference images independently in order to detect regions dominated by motion and single pixels dominated by noise. In the context of noise-adaptive binarization using Euler numbers, the influence of noise and motion on Euler curves is investigated.

1 Introduction

X-ray image sequences visualized in real-time play an important role in clinical applications as e.g. angiography, where medical instruments are navigated or the flow of contrast agents is observed. As patients and medical staff are exposed to radiation over a long period during examinations, the radiation doses used are very low resulting in low image quality possessing severe noise.

The use of digital sequences enables us to apply image processing algorithms like multiscale analysis [1] or spatio-temporal filtering for noise reduction in real-time. In our experience, temporal filtering, e.g. by averaging several images, has proven to be essential for a stable image impression when viewing a sequence. However, temporal filtering in the presence of object motion causes distractive artifacts. Therefore, moving structures must be detected in order to reduce the ratio of temporal filtering at these structures. The task is complicated significantly by severe signal-dependent noise, because fluctuations at a given pixel location over time might be mistaken for changes due to motion.

The objective of the presented work was local adaptive motion detection using binary difference images and the usage of motion detection to control the spatial and temporal ratios of an averaging noise reduction filter.

2 State-of-the-Art

Temporal recursive filters are common for noise reduction of X-ray image sequences possessing severe noise. Temporal filtering improves subjective image quality in regions without strong motion significantly. While the preservation of static structures is superior to spatial filters of comparable complexity, artifacts due to motion, e.g. motion shadows, are a challenge.

As motion generates large signal values in difference images, the method applied so far is based on gray value differences of the current image and the previous filtered image. For each pixel it is estimated to what extend the difference is due to noise or to motion. A signal-dependent noise estimation is used to take into account the high degree of signal-dependency of the noise. The estimated motion probability having a smooth transition between *motion* and *noise* is used to control the spatial and temporal ratios of the filter at a given pixel [2]. Although the method has low complexity and adopts to the signal-dependency of the noise, the estimation of the motion probability on a pixel basis not taking into account the local neighborhood produces artifacts as e.g. fringed edges and salt-and-pepper noise.

The method proposed in this paper works with binary images. The noise-adaptive determination of binarization thresholds is based on the topological term Euler number. Rosin and Ellis [3] introduced Euler corners to determine appropriate thresholds from Euler curves, i.e. the Euler number of a binary image as function of the threshold used in the binarization process.

3 Methods

A locally adaptive spatio-temporal recursive filter is given by

$$f_{st}(x,y,t) = [1-\alpha(x,y,t)] \cdot f_{st}(x,y,t-1) + \alpha(x,y,t) \cdot f_s(x,y,t) \tag{1}$$

with spatial filtered images $f_s(x,y,t)$, spatio-temporal filtered images $f_{st}(x,y,t)$, and a weighting term $\alpha(x,y,t) \in [0,1]$ controlling the ratio of spatial and temporal filtering. $\alpha(x,y,t)=0$ and $\alpha(x,y,t)=1$ correspond to temporal or spatial filtering only, respectively. At a given pixel, $\alpha(x,y,t)$ is chosen depending on whether the pixel has been classified as motion, noise, or none of the previous.

3.1 Algorithm

The proposed method can be divided into four steps:

1. Independent binarization of the positive and negative ranges in a difference image. This yields *two* binary images representing positive and negative fluctuations from one image to the subsequent image.
2. Postprocessing of the binary images generating *four* binary images. Each of the two binary input images is split into an image representing significant motion and an image representing strong noise.
3. Combination of the two motion or noise images to one motion or noise image, respectively.
4. Assignment $\alpha(x,y,t) \in \{\alpha_{motion}, \alpha_{noise}, \alpha_{else}\}$ depending on the binary motion and noise masks.

Fig. 1. Example image taken from a sequence (left), continuous difference image with positive (blue) and negative (red) ranges (right).

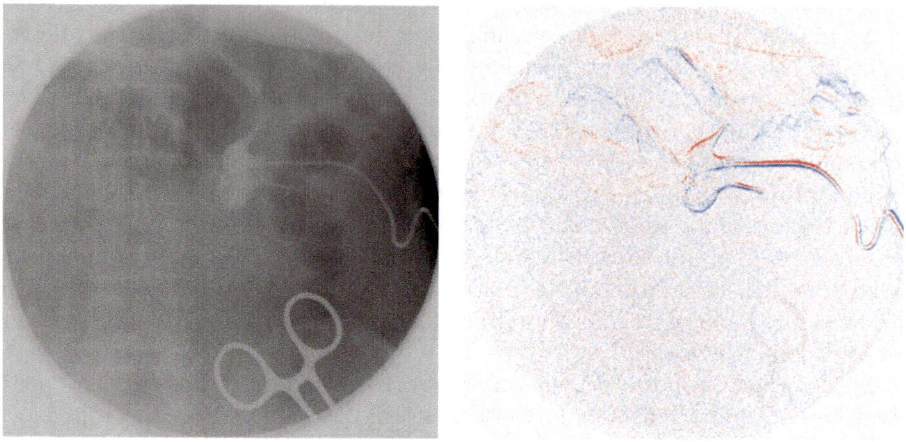

3.2 Binarization

Figure 1 shows the positive and negative ranges of a difference image. The ranges are thresholded independently generating two binary images I^+ and I^-. Thresholds are determined adaptive to the signal-dependent noise using Euler numbers $E = N_{obj} - N_{hole}$, with N_{obj} the number of N8 objects and N_{hole} the number of N4 holes in the objects. To achieve local adaptive binarization, the image is segmented into blocks and thresholds are determined for each block. Measurements are taken to avoid blocking artifacts.

3.3 Postprocessing and Classification

The binary images I^+ and I^- contain pixels of high fluctuation, i.e. pixels representing significant motion as well as pixels representing strong noise. Postprocessing based on morphological operations splits each binary image into an image representing motion and noise, respectively (fig. 2). The resulting masks are combined to a motion image $I_{motion} = I^+_{motion} \vee I^-_{motion}$ and a noise image $I_{noise} = I^+_{noise} \vee I^-_{noise}$ with $I_{motion} \cap I_{noise} = \emptyset$. Finally, $\alpha(x, y, t)$ is mapped to one of the constant values α_{motion}, α_{noise}, and α_{else}, depending on $I_{motion}(x, y)$ and $I_{noise}(x, y)$, and the image is filtered using equation (1).

4 Results

For the evaluation of the proposed method, X-ray sequences showing a mechanical test object in motion and clinical examinations were available. The parameters were optimized using theoretical considerations, artificially created sequences containing noise, and the above mentioned X-ray image sequences.

Fig. 2. Positive binary image I^+ before postprocessing (left), pixels classified as significant motion I^+_{motion} (middle) and strong noise I^+_{noise} (right). Note that static structures and objects, e.g. the instrument in the lower right, are clearly visible in the noise image. This is not due to motion, but illustrates the signal-dependency of the noise.

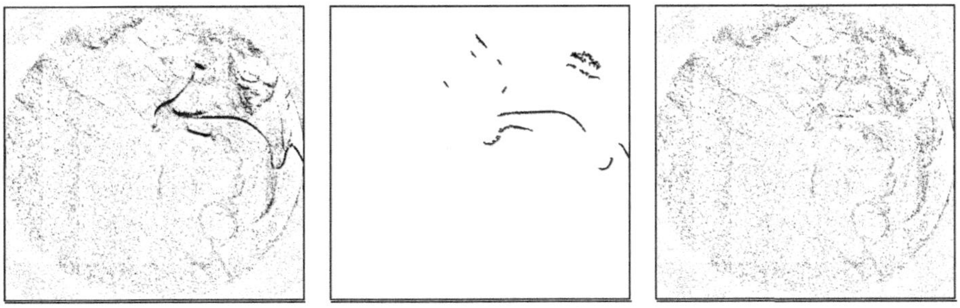

It has shown that the independent processing of positive and negative difference image ranges significantly improves the detection and discrimination of pixel fluctuations due to motion and noise. Motion is observed as connected objects in the positive *or* the negative binary image I^+ or I^-. Noise generates a mixture of positive and negative values that, contrarily to thresholding absolute difference values and using one binary image, does not form objects of significant size in the positive or negative binary image (fig. 2).

Euler numbers proved suitable for threshold determination and can be calculated efficiently with numerical complexity $O(n)$. Our experiments confirmed our expected interrelation of the Euler curve and the remaining noise in a binary image. The general form of the Euler curve is shown in figure 3. Noise basically affects the position of the maximum and the width of the curve, but not the maximum value. Image block size mainly affects the maximum Euler number linearly. Therefore, the block size should be chosen to contain preferably homogeneous regions, i.e. regions disturbed by comparable signal-dependent noise.

Our experiments indicate that motion inside a block leads to an Euler curve composed approximately of the superposition of the basic Euler curve and curves shifted by the absolute of the motion vector (fig. 3). As a result, the basic curve is broadened and disturbed by additional peaks. Therefore, Euler corners [3] are not suited for the given task. Instead, the threshold is determined by the Euler number $E_t = p \cdot \max\{E(t)\}$ with a fixed percentage $p \in [0, 1]$. Evaluating artificial sequences with added Poisson-distributed noise, we found the optimum threshold at $p \approx 0.25$ without and $p \approx 0.7$ with postprocessing. In the latter, about 98% of the pixels representing motion were classified correctly.

5 Discussion

The presented binarization method has proven to be suited for motion detection in X-ray image sequences exhibiting severe signal-dependent noise. Postprocessing further improves motion detection and additionally produces a binary mask of pixels representing strong noise. In particular the independent processing of

Fig. 3. Euler corner method (left): The threshold is determined by the point of maximum distance to the line through the maximum and the first drop to zero. Influence of motion (right): Motion creates additional peaks disturbing the results of the Euler corner method. Peak sizes depend on the ratio of motion in the image block.

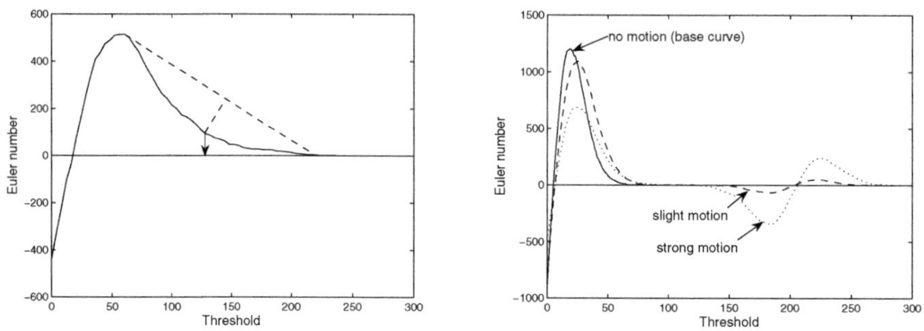

positive and negative instead of absolute difference values and combination of the results was of significance for the achieved quality of the binary motion and noise masks. Regarding neighborhoods instead of isolated pixels enables us to recognize motion as structure and noise as isolated small objects in the difference images, both removing significant artifacts of the method used so far.

An interrelation of noise-adaptive binarization and Euler numbers was established. In sequences containing motion and severe noise, the Euler number as function of the threshold can be used to determine a threshold suited to separate noise from significant motion. Noise estimation is not required as adaptation to noise levels takes place by the impact of the thresholds on the resulting images.

Subjective image quality of processed clinical sequences has improved significantly over large image areas and sequences seem more stable compared to motion detection on a pixel basis. Problems remain in image blocks dominated by motion. Introducing further classes in classification might solve the problem.

The presented method uses computational efficient binary algorithms suited for real-time applications. The improvements in noise reduction hold the potential to reduce radiation doses, and therefore exposure of medical staff and patients, while keeping the image quality constant.

References

1. Hensel M, Brummund U, Pralow T, Grigat RR. Noise Reduction with Edge Preservation by Multiscale Analysis of Medical X-Ray Image Sequences. In: Procs BVM; 2005.
2. Aufrichtig R, Wilson DL. X-Ray Fluoroscopy Spatio-Temporal Filtering with Object Detection. IEEE Trans Med Imaging 1995;14(4):733–746.
3. Rosin PL, Ellis T. Image Difference Threshold Strategies and Shadow Detection. In: Proc British Machine Vision Conference; 1995. p. 347–356.

Functional Atlas of the Rat Brain

Automatic Structure Assignment for Evaluation of BOLD fMRI

Andreas Hess[1], Silke Kreitz and Kay Brune[2]

[1]Institute for Experimental Pharmacology and Toxicology
[2]Doerenkamp Professor for Innovations in Animal and Consumer Protection
FAU Erlangen Nuremberg, Fahrstrasse 17, 91054 Erlangen
Email: andreas.hess@pharmakologie.uni-erlangen.de

Abstract For functional mapping of human brain activity the Talairach atlas provides the spatial reference system for structure identification of activated spots. No such common reference system exists for fMRI studies on animals. Therefore, the aim of this study was to establish a set of different image processing algorithms in order to generate for a given stimulation paradigm a functional standard atlas of the rat brain. The goal, which should be achieved, was an automatic identification and structure assignment of activated voxel groups based on such a labelled standard atlas. Due to the smooth brain structure of rodents even basic affine registration techniques greatly reduce the interindividual variations in brains and activated structures and allowed precise identification and labelling of the activated structures.

1 Introduction

For functional mapping of human brain activity the Talairach atlas provides the spatial reference system for structure identification of activated spots. Altough controversially discussed no such common reference system exists for fMRI studies on animals like rats or mices. Nevertheless such a spatial reference would be very helpful in evaluating the different activity spots. We established such a spatial reference system in rat fMRI experiments studying the effect of different analgesics on heat pain processing. Even today there is a continuous demand for development of novel analgesics to provide relief from different types of pain. Since traditional behavioral pain examinations are unlikeable for the animal as well as subjective, fMRI would significantly improve objective measurements of analgesic effects. Nowadays only a few groups perform fMRI studies on animals [1,2] compared to the numerous centres of human brain imaging. So far only Schweinhardt et al. [3] addressed the template spatial normalisation for anatomical MR rat images. To our knowledge no spatial normalisation approach for fMRI datasets exists for animal research. However, we do believe that this topic will be addressed in the near future particular for two reasons. First, the number of dedicated animal MRI scanners is strongly increasing and second due to the need of functionally characterising genetically manipulated mice a high demand

Fig. 1. Inset left showing the average of one anatomical slice before alignment, inset right after alignment.

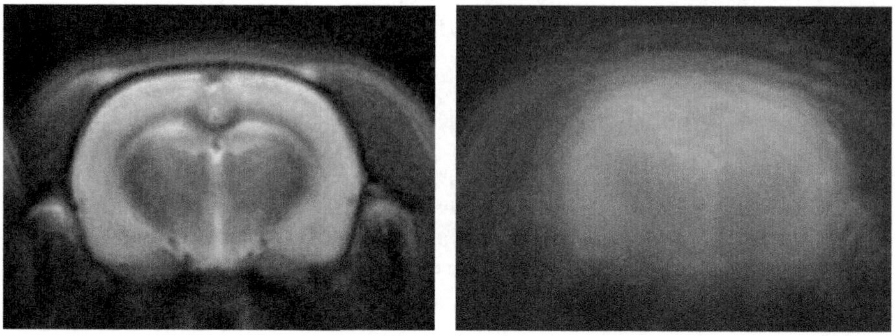

will be created for matching individual functional datasets to spatial reference systems (e.g. wild type). A few groups already started to build pure anatomical brain databases of different knock-out mices based on single datasets. On the other hand, we could already prove the usefulness of geometric normalisation procedures for functional imaging experiments in animals using dedicated warping procedures on functional autoradiography animal datasets [4]. Therefore, the aim of this study was to establish a set of different image processing algorithms in order to generate for a given stimulation paradigm a functional standard atlas of the rat. The goal, which should be achieved, was an automatic identification and structure assignment of activated voxel groups based on such a labelled standard atlas as it is done in human studies by the Talairach reference system.

2 Material and Methods

FMRI was performed on a 4.7 T BRUKER Biospec scanner with a free bore of 40cm, equipped with an actively RF-decoupled coil system. A 3 cm surface coil, located directly above the head to maximize the signal-to-noise-ratio, was used as a receiver coil. The scanning procedure started with the acquisition of T2 weighted spin echo coronal anatomical reference images (slice thickness 1mm, field of view 35x35 mm, matrix 256x128, TR 2800 ms, TEeff 77 ms) using a rapid acquisition relaxation enhanced sequence (RARE). Functional images were acquired using Echo Planar Technique (EPI). A functional series of 1800 sets of 20 axial EPI images (field of view 25mmx25mm, matrix 64x64, TR 2000 ms, TEef 23.4 ms, slice thickness 0.5 mm) was recorded. The initial 120 scans covered a 4 minutes period without any stimulation, and the following five 60 scans covered first 2 minutes of stimulation. The next 60 scans covered the second 2 minutes no-stimulation period and so on. Finally, a set of anatomical scans with a high spatial resolution in the same area as the functional set was acquired with GEFI (matrix 256x256, TR 400ms, TE =18 ms, number of averages 8). The stimulation of the left hindpaw of 300 g SD rats (n = 54) was performed using the MRI-ThS1-2ch, which is a computer controlled peltier heating and cooling device. The stimulation system does not introduce any disturbances in the MR scanning and is also not influenced by the gradient pulses. At the beginning of each of the 4 stimulation cycle the peltier element was switched on for 20 sec. With a computer adjustable current resulting in temperatures of 35, 40, 45 and 50 degree C at the end of the 20 sec.

Functional analysis was performed using BrainVoyager 2000 (V 4.8.5.0) or our MRIan respectively at threshold for the p-values >= 0.15. By doing so the activated voxels in the complete brain were obtained. First, the voxel groups were manually identified as certain brain structures and accordingly labelled. From each voxel group the centroid was determined. Next, the anatomical scans were corrected for field inhomogeneity by an iterative homomorphic filtering algorithm. The inhomogeneity is due to imaging the brain with a surface coil. Afterwards, the brains could be automatically segmented by a classical segmentation approach as introduced by Höhn et al. 1988 with minor modifications for animal brains. Based on these binary brain masks an affine transformation matrix was obtained for registering the individual brains into a common reference system. This transformation matrix was applied to the anatomical scans as well as a downscaled version to the functional datasets (correlation coefficients or p-value matrix). In result the anatomical as well as the functional images were brought into register by affine transformations. The quality of the alignment was statistically evaluated by several coefficients. The geometrical match of different brain parts (cortex, cerebellum, thalamus, hippocampus, striatum) was evaluated by structure specific (manual segmentation) volume of overlap indices and geometrical variance or probability maps. Correlation coefficients were determined in order to obtain a grey value based intra-modality estimate of the registration goodness. Mean average brains of anatomy and functional labelling were obtained by averaging across the registered datasets. Most important for us was the visual inspection of small activated structures of the thalamus or e.g. hypothalamus in the resulting average datasets.

3 Results

The single fMRI experiments revealed various brain areas, already known to be involved in sensory and pain processing (somatosensory cortex, hippocampus, cingulate cortex, insular cortex, hypothalamus, periaquaeductal grey and small nuclei in the thalamus). Figure 1 demonstrates the effect of the alignment procedure comparing the average of a single anatomical slice across all 54 experiments of this study before and after the alignment procedure. Clearly one can see that only in the average across the aligned slices (Fig. 1 right side) brain structures can be identified.

The main result presented here is shown in Figure 2. Here for each brain structure, which was manually labelled, the average centroid (only x and y for better visualisation) is plotted. The x and y error bars mark the standard deviation of the centroid position across all experiments. As can be seen for each voxel group the cross is smaller after alignment indicating a more confined spa-

Fig. 2. Top: showing the averaged centroids and their standard deviations (x and y coordinates) per activated brain structure before and after alignment. Bottom left side shows these averaged structures after alignment in a 3d surface visualisation. Bottom right shows a representation of all centroids and their standard deviation from top as ellipsoids in space. Note that all structures are separated from each other.

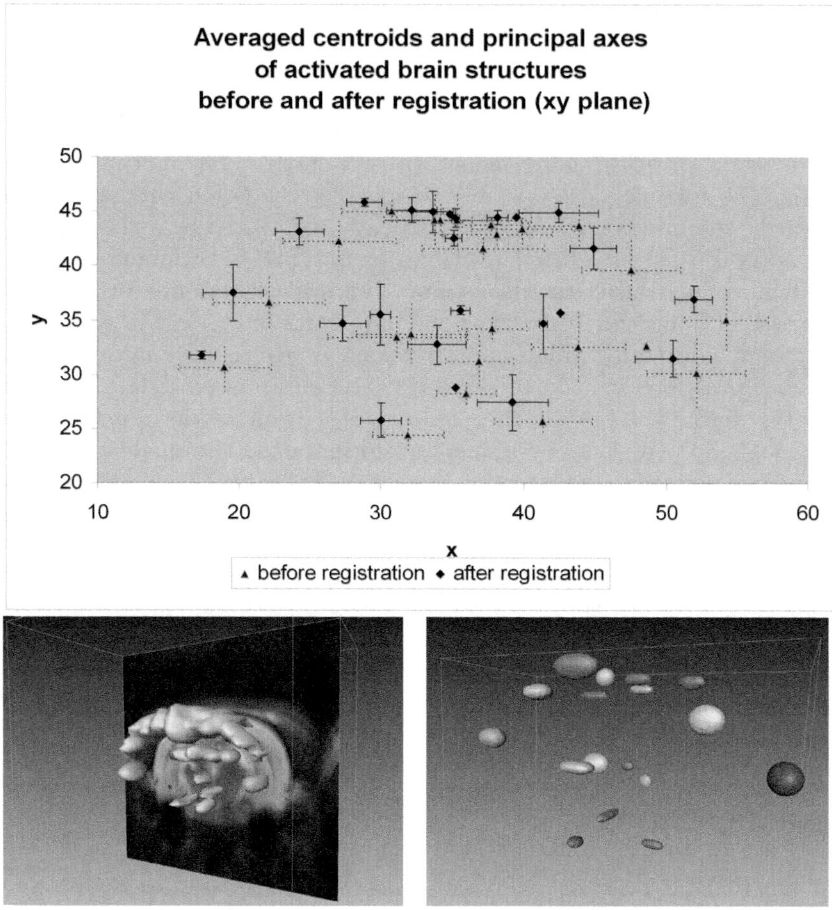

tial description of the brain structure. During the alignment the mean position of the activated areas were shifted on average 3.84 voxels in x, 2.45 in y and 3.47 in z direction which is up to 16% of the image resolution. After the fit the standard deviation of the centroid position was 1.4 pixels in x, 1.5 in y and 0.95 voxels in z direction. This is a reduction on average of 63.58%.

As the most important result we found that after the alignment procedure no spatial overlap remained between any two voxel groups. The only exception was the cingulated cortex which was separated in 2 different parts. Moreover, the high registration quality allows identification of the small thalamic structures on the averaged dataset. This indicates that the labelled brain structures can be uniquely identified. Consequently activated voxel groups of a single measurement can now be automatically labelled after registering this measurement into the functional atlas of the rat brain.

4 Discussion and Outlook

We conclude that even by affine transformation brain datasets of rats a functional standard brain or atlas can be generated with a spatial accuracy of 1 to 2 voxels reducing the standard deviation after registration of about 63%. Future studies will evaluate, if this can be further optimized by non-affine registration like warping procedures. Moreover, by using functional standard atlases which can easily be generated out of given experimental groups a more precise and dynamic analysis tool for automatic structure assignment of activated brain regions in animal research may be established.

References

1. Hess A, Stiller D, Kaulisch T, et al. New insights into the hemodynamic blood oxygenation level-dependent response through combination of functional magnetic resonance imaging and optical recording in gerbil barrel cortex. J Neurosci 2000;20:3328–3338.
2. Tuor UI, Malisza K, Foniok T, Papadimitropoulos R, Jarmasz M, Somorjai R, et al. Functional magnetic resonance imaging in rats subjected to intense electrical and noxious chemical stimulation of the forepaw. Pain 2000;87:315–324.
3. Schweinhardt P, Fransson P, Olson L, Spenger C, Andersson JL. A template for spatial normalisation of MR images of the rat brain. J Neurosci Methods 2003;129(2):105–113.
4. Pielot R, Scholz M, Obermayer K, Scheich H, Gundelfinger ED, Hess A. A new point-based warping method for enhanced and simplified analysis of functional brain image data. J Neurosci 2003;19(4):1716–1729.

Vollautomatische Extraktion der Präparationsgrenze für zahnärztliche Restaurationen aus 3D-Messdaten von Kiefermodellen

Volker Ahlers[1], Paul Weigl[1] und Hartmut Schachtzabel[2]

[1]Poliklinik für Zahnärztliche Prothetik, Klinikum der J. W. Goethe-Universität, Theodor-Stern-Kai 7, 60590 Frankfurt am Main
[2]Institut für Mathematik, Universität Potsdam, Postfach 601553, 14415 Potsdam
Email: v.ahlers@med.uni-frankfurt.de

Zusammenfassung. Die CAD/CAM-basierte Herstellung von Zahnersatz ermöglicht die effiziente Verarbeitung hochwertiger keramischer Materialien; sie basiert auf 3D-Messdaten der präparierten Kiefersituation. Die vorliegende Arbeit beschreibt ein Verfahren zur vollautomatischen Extraktion der Präparationsgrenze (der unteren Grenzlinie zwischen Zahnersatz und präpariertem Zahnstumpf). Das Verfahren kombiniert mehrere Algorithmen zur Konturfindung und nutzt einen Klassifikator, um aus den verschiedenen Ergebnissen die korrekte Präparationsgrenze zu bestimmen. Da sich die Algorithmen stark voneinander unterscheiden, z. B. kontur- oder flächenbasiert sind, wird eine hohe Erfolgsrate für die verschiedensten Arten von Präparationen erzielt.

1 Einleitung

Verfahren zur CAD/CAM-basierten Herstellung von Zahnersatz werden seit den neunziger Jahren des zwanzigsten Jahrhunderts intensiv erforscht und entwickelt. Ein Grund dafür ist der Wunsch, Zahnersatz effizienter und kostengünstiger herzustellen. Darüber hinaus verlangen jedoch auch neue, vor allem keramische Materialien nach innovativen Fertigungsmethoden, da sie nicht wie Edelmetalle gegossen werden können. Ein Höchstmaß an Festigkeit, Biokompatibilität und Ästhetik bietet HIP-Zirkonoxid-Keramik, die in gesintertem Zustand fräsend verarbeitet wird.

Die typische Prozesskette eines zahnmedizinischen CAD/CAM-Systems sieht wie folgt aus: Von einem Abdruck der präparierten, d. h. beschliffenen Zähne wird ein Gipsmodell hergestellt (siehe Abb. 1), das mit Hilfe eines 3D-Scanners digitalisiert wird. Basierend auf den 3D-Messdaten wird in einem CAD-System der Zahnersatz konstruiert. Anschließend wird in einem CAM-Modul die Fertigung vorbereitet, die dann mit einer CNC-Fräsmaschine durchgeführt wird.

Von zentraler Wichtigkeit für alle zahnmedizinischen CAD/CAM-Verfahren ist ein exakter Abschluss des Zahnersatzes an den präparierten Zähnen. So darf zwischen dem unteren Rand einer Krone und dem beschliffenen Zahnstumpf keine Lücke existieren, da sonst die Gefahr besteht, dass Krankheitserreger zwischen Krone und Zahnstumpf gelangen. Die Kurve, die den Abschluss zwischen

Abb. 1. Gipsmodell mit zwei präparierten Zahnstümpfen und einer Lücke zur Konstruktion einer dreigliedrigen Brücke. Am linken Zahnstumpf ist zur Veranschaulichung die Präparationsgrenze eingezeichnet.

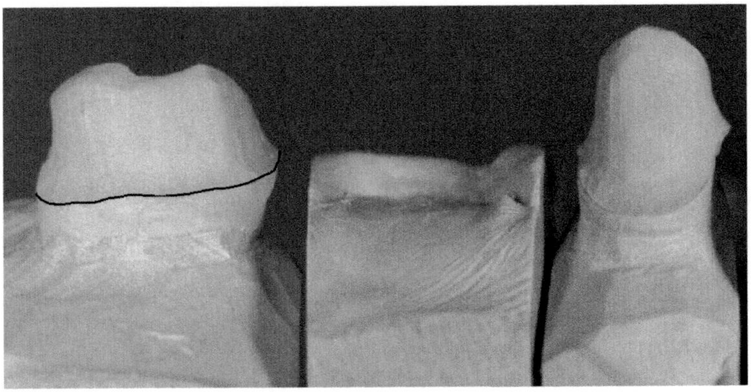

Zahnersatz und präpariertem Zahn beschreibt, wird als Präparationsgrenze bezeichnet (siehe Abb. 1). Diese kann entweder interaktiv oder automatisch aus den 3D-Messdaten bestimmt werden.

2 Stand der Technik

Die derzeit auf dem Markt befindlichen zahnmedizinischen CAD/CAM-Systeme erfordern ein hohes Maß an Interaktion durch den Benutzer; auch die Präparationsgrenze muss zumeist am Bildschirm definiert werden [1, 2]. Einige Systeme schlagen nach Definition eines oder mehrerer Startpunkte eine Präparationsgrenze vor, die durch den Benutzer korrigiert werden kann. Andere Systeme verlangen eine spezielle, z. B. farbliche Markierung der Präparationsgrenze im Gipsmodell.

3 Wesentlicher Fortschritt durch den Beitrag

Um eine effiziente Konstruktion des Zahnersatzes zu ermöglichen, ist es erstrebenswert, den Anteil an Interaktion mit dem Benutzer zu minimieren. Insbesondere die Erkennung der Präparationsgrenze ist ein Schritt, der vollautomatisch durchgeführt werden kann. Unser im Folgenden beschriebenes Verfahren leistet dies für präparierte Zahnstümpfe, ohne dass der Benutzer Startwerte vorgeben oder die Präparationsgrenze im Modell markieren muss.

Da CAD/CAM-Systeme zur automatischen Herstellung von Zahnersatz nicht direkt am Patienten eingesetzt werden, ist eine Zertifizierung der Software und ihrer Algorithmen nach dem Medizinproduktegesetz unkritisch. Der Zahntechniker hat die Gelegenheit zur manuellen Nachbearbeitung des automatisch produzierten Zahnersatzes, und die endgültige Entscheidung, ob der Zahnersatz eingesetzt wird, trifft stets der behandelnde Zahnarzt. Auf der Materialseite steht eine große Auswahl an zertifizierten Keramiken und Metallen zur Verfügung.

Abb. 2. Grauwertdarstellung des gemeinsamen Höhenprofils eines Zahnstumpfes und seiner beiden Nachbarzähne. Hellere Pixel entsprechen größeren z-Werten, weiß eingezeichnet sind die Pfade zur Trennung der Kieferelemente.

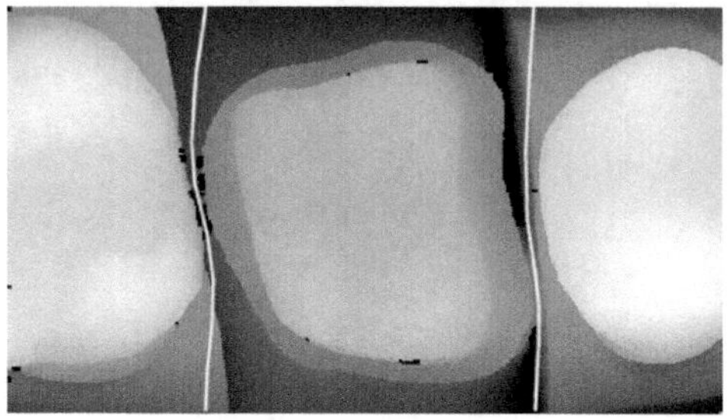

4 Methoden

4.1 Vorverarbeitung

Zunächst wird aus den 3D-Messdaten ein $2\frac{1}{2}$-dimensionales Höhenprofil berechnet, dessen z-Richtung die Einschubrichtung ist, in der der Zahnersatz später auf den Zahnstumpf geschoben wird. Sofern die einzelnen Kieferelemente (Stümpfe, Lücken, Nachbarzähne, siehe Abb. 1) gemeinsam vermessen wurden, werden sie anschließend getrennt. Dazu werden mit Hilfe des A*-Algorithmus [3] Pfade mit minimalem z-Wert zwischen den Kieferelementen gesucht (siehe Abb. 2).

Im Höhenprofil eines Stumpfes erscheint die Präparationsgrenze als Sprung der z-Koordinate und kann mit Hilfe von Bildverarbeitungsmethoden extrahiert werden. Dazu werden zunächst mit Sobel-Filtern Gradientenbilder erzeugt, in denen anschließend mögliche Startwerte auf den vorhandenen Konturen gesucht werden. Da diese Startpunktsuche vollautomatisch erfolgt, nutzt sie anwendungsspezifisches Vorwissen über die Ausdehnung und Lage der Präparationsgrenze.

4.2 Konturfindung

Durch Anwendung verschiedener Konturalgorithmen werden mehrere potentielle Präparationsgrenzen bestimmt. Dabei wird Vorwissen über die mögliche Form, Größe und Lage der Präparationsgrenze genutzt.

Im Einzelnen werden fünf Algorithmen verwendet. Eine Konturverfolgung im Gradientenbild erfolgt auf zwei Arten: Der jeweils nächste Konturpunkt wird im ersten Algorithmus bevorzugt senkrecht zum lokalen Gradientenvektor gesucht [4], im zweiten Algorithmus senkrecht zum lokalen Radiusvektor, d. h. zur Verbindung zwischen dem aktuellen Konturpunkt und dem Stumpfmittelpunkt. Der dritte Algorithmus verwendet aktive Konturen (*Snakes*), für die mit Hilfe eines Optimierungsverfahrens (*Simulated Annealing*) das Minimum einer Kostenfunktion bestimmt wird, die sich aus der Krümmung der Kontur und ihrer Nähe zu großen Werten des Gradientenbetrages zusammensetzt [5]. Der bereits erwähnte A*-Algorithmus zur Suche eines optimalen Pfades zwischen

Abb. 3. (a) Grauwertdarstellung des Höhenprofils eines Zahnstumpfes und der vollautomatisch extrahierten Präparationsgrenze. (b) 3D-Darstellung desselben Zahnstumpfes. (c) CAD-Geometrie der vollautomatisch konstruierten Zahnkrone mit schwarz eingezeichneter Präparationsgrenze.

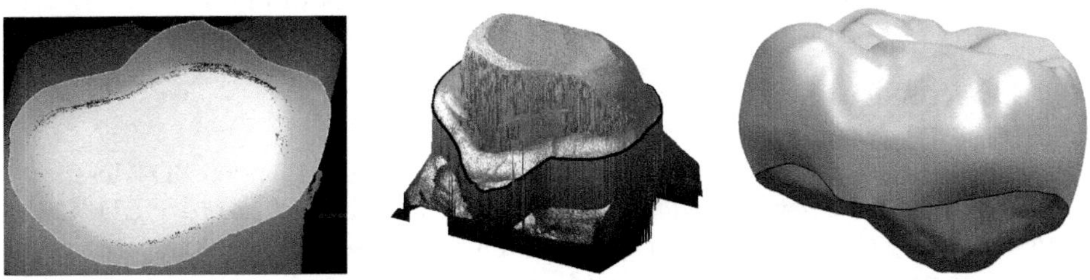

(a) (b) (c)

zwei gegenüberliegenden Punkten der Kontur bildet den vierten Algorithmus [3]. Grundlage des fünften Algorithmus ist schließlich ein Flächenwachstumsverfahren (*Region Growing*) [4, 6], das vom Mittelpunkt des Zahnstumpfes aus sukzessiv benachbarte Pixel aggregiert, bis eine Kante von vorgegebener Höhe erreicht ist.

4.3 Klassifikation

Schließlich entscheidet eine Hierarchie von Klassifikatoren anhand von verschiedenen Merkmalen der gefundenen potentiellen Präparationsgrenzen, welche von ihnen korrekt ist. Verwendete Merkmale der Präparationsgrenze sind Länge, absolute Ausdehnung in x-, y- und z-Richtung, Aspektverhältnis der Ausdehnung in x- und y-Richtung, Abstand vom höchsten Punkt des Zahnstumpfes, Größe der Ableitung der z-Koordinate nach dem Kurvenparameter.

Zunächst werden durch Vergleich der Merkmalswerte mit Minimal- und Maximalwerten grob falsche Präparationsgrenzen ausgesondert. Anschließend werden die verbliebenen Präparationsgrenzen mit Hilfe eines Entscheidungsbaumes auf ihre Korrektheit geprüft [7]. Im letzten Schritt wird eine *Support Vector Machine* zur endgültigen Klassifikation verwendet [8].

Das Training der Klassifikatoren erfolgt durch maschinelle Lernverfahren (C4.5- und Perceptron-Algorithmus [7, 8]). Dazu werden die von den einzelnen Algorithmen gefundenen Präparationsgrenzen durch Zahntechniker bezüglich ihrer Korrektheit bewertet.

5 Ergebnisse

Zur Kontrolle des Ergebnisses der Extraktion vergleicht der Zahntechniker die 3D-Darstellung des Zahnstumpfes und der Präparationsgrenze mit dem Gipsmodell. Abbildung 3 zeigt die vollautomatisch extrahierte Präparationsgrenze eines Zahnstumpfes in drei verschiedenen Ansichten.

Aktuell erreicht das Verfahren in der Anwendung auf reale klinische Präparationen eine Erfolgsquote von 95 %. Außer von der Qualität der Messdaten ist der Erfolg des Verfahrens in erster Linie abhängig von einer deutlichen Freilegung der Präparationsgrenze im Gipsmodell: Dazu entfernt der Zahntechniker Gips unterhalb der Präparationsgrenze durch Beschleifen des Modells.

6 Diskussion

Die vollautomatische Extraktion der Präparationsgrenze aus den 3D-Messdaten präparierter Zähne ist ein wichtiger Baustein für eine effiziente CAD/CAM-Konstruktion von Zahnersatz. Die Kombination verschiedener Konturalgorithmen mit einer anschließenden Klassifikation ermöglicht dies, ohne dass der Benutzer Startpunkte definieren oder die Präparationsgrenze im Gipsmodell speziell markieren muss.

Zum derzeitigen Zeitpunkt beschränkt sich unser Verfahren auf die Extraktion der Präparationsgrenzen präparierter Zahnstümpfe für Kronen und Brücken. Eine Erweiterung auf Inlay-Präparationen ist geplant, erfordert jedoch wegen der anders geformten Präparationsgrenzen einige Änderungen an den verwendeten Algorithmen und einen eigenen Klassifikator.

Literaturverzeichnis

1. Mehl A, Hickel R. Current State of Development and Perspectives of Machine-based Production Methods for Dental Restorations. Int J Comput Dent 1999;2:9–35.
2. van der Zel JM. Heutige CAD/CAM-Systeme im Vergleich. Quintessenz Zahntech 1999;25:193–204.
3. Neugebauer PJ. Interactive Segmentation of Dentistry Range Images in CIM Systems for the Construction of Ceramic Inlays using Edge Tracing. In: Procs CAR. Springer, Berlin; 1995. p. 969–976.
4. Lehmann TM, Oberschelp W, Pelikan E, Repges R. Bildverarbeitung für die Medizin. Springer, Berlin; 1997.
5. Rückert D. Segmentation and Tracking in Cardiovascular MR Images Using Geometrically Deformable Models and Templates. Ph.D. thesis. Imperial College London; 1997.
6. Beller M, Stotzka R, Gemmeke H. Merkmalsgesteuerte Segmentierung in der medizinischen Mustererkennung. In: Procs BVM. Springer, Berlin; 2004. p. 184–188.
7. Quinlan JR. C4.5. Programs for Machine Learning. Morgan Kaufmann, San Mateo; 1993.
8. Duda RO, Hart PE, Stork DG. Pattern Classification. 2nd ed. Wiley, New York; 2001.

Automatisierte Segmentierung der Seitenventrikel des menschlichen Gehirns aus kernspintomographischen Datensätzen

Ralf Schönmeyer[1,2], David Prvulovic[1,2], Anna Rotarska-Jagiela[1,2], Kathrin Dallmann[1,2], Corinna Haenschel[1,2], Maria Athelogou[3] und David E.J. Linden[1,2,4]

[1]Brain Imaging Center, Universität Frankfurt am Main, Schleusenweg 2-16, 60528 Frankfurt am Main
[2]Labor für Neurophysiologie und Neuroimaging, Universitätsklinikum Frankfurt Zentrum der Psychiatrie, Heinrich-Hoffmann-Str. 10, 60528 Frankfurt am Main
[3]Definiens AG, Trappentreustrasse 1, 80339 München
[4]School of Psychology, University of Wales, LL57 2AS Bangor, U.K.
Email: schoenmeyer@bic.uni-frankfurt.de

Zusammenfassung. Volumetrische Maße des menschlichen Ventrikelsystems sind ein wichtiger Bestandteil zur Beurteilung des Krankheitsverlaufs bei neurodegenerativen Krankheiten, wie z.B der Alzheimerschen Demenz (AD). In dieser Arbeit wird ein Segmentierungs-Algorithmus vorgestellt, der die Lage und das Volumen der Seitenventrikel des menschlichen Gehirns automatisch bestimmen kann, so daß Zeit- und Arbeitsaufwand manueller Segmentierungen stark reduziert werden. Die verwendeten Algorithmen verfolgen dabei einen regelbasierten und objektorientieren Ansatz, der hier erstmals für die Verwendung von 3D-Daten angepaßt und evaluiert wurde. Die zugrundeliegenden 20 Datensätze entstammen einer AD-Studie, wobei 10 Datensätze von 5 Experten zum Vergleich manuell segmentiert wurden. Die erzielten Ergebnisse liegen im Bereich der Inter-Rater-Variabilität, und der voll-automatische Algorithmus scheitert nur in 1/20 der Fälle.

1 Einleitung

Durch die immer größere Verfügbarkeit der Kernspintomographie (MRT) für die klinische Diagnostik und Forschung wird es zunehmend wichtiger, die gewünschten Informationen aus den anfallenden Datenmengen weitestgehend automatisiert zu gewinnen. In vielen Studien von Demenzerkrankungen, wie der Alzheimer-Krankheit, gilt dabei das zentrale Interesse strukturellen Veränderungen des Gehirns. Dabei sind volumetrische Maße des Ventrikelsystems von großer Bedeutung, da diese zusammen mit anderen Parametern in statistische Modelle zur Beurteilung des Krankheitsverlaufs von Demenzerkrankungen einfließen. In dieser Arbeit wird eine Methode vorgestellt, die das Volumen der menschlichen Seitenventrikel automatisiert aus anatomischen MRT-Daten bestimmen kann und sich dabei eine regelbasierte Technologie zur objektorientierten Bildanalyse zu Nutze macht.

2 Stand der Forschung

Nach wie vor beruhen volumetrische Messungen in Studien von Demenzerkrankungen wesentlich auf der manuellen Segmentierung [1]. Oft kommen auch halbautomatische Verfahren zum Einsatz, die die Vorgänge unterstützen [2][3]. Die Studien, die sich mit automatisierter Segmentierung beschäftigen, führen bei der Extraktion des 3. und 4. Ventrikels meist Nebenbedingungen in Form von Koordinatengrenzen ein, da die Komplexität dieser Strukturen mit bisherigen Verfahren nicht ausreichend akkurat gehandhabt werden kann [4][5]. Deswegen beschränken sich auch die in diesem Artikel beschriebenen Verfahren auf die Untersuchung der Seitenventrikel. Mit Hilfe des verwendeten objektorientierten Konzepts sind jedoch im weiteren Verlauf der zugrundeliegenden Promotionsarbeit Erweiterungen für weitere Strukturen geplant und in Entwicklung.

3 Methoden

Die Methoden werden im Kern mit Hilfe der Cognition-Network-Technology der Firma Definiens AG, München modelliert [6]. Es kommt das Produkt *Cellenger 4.0* zum Einsatz, welches in seiner kommerziellen Variante zur 2D-Bildanalyse im biomedizinischen Bereich, wie z.B. der automatisierten Auswertung von Gewebeschnitten, eingesetzt wird [7]. Mit dieser Software lassen sich flexibel u.a. Klassifikations-, thresholding-, region-growing- und Morphometrie-Methoden zusammenstellen und selektiv auf Objekte im Bildraum anwenden. Um 3D-Daten verarbeiten zu können, wurde das Cellenger-Programm in einen modularen Workflow eingebettet, der die erforderlichen 2D-Schnitte aus dem 3D-Datenvolumen zuführt (Abb. 1). Durch sogenannte Regelsätze werden im Cellenger die Bildanalyse-Operationen gesteuert. Der Ablauf des Workflows geschieht mit Hilfe der Programmiersprache Perl vollständig automatisiert. Die Verarbeitungsschritte für die Segmentierung der Seitenventrikel sind in drei Module aufgeteilt, in denen jeweils ein Regelsatz arbeitet, die im folgenden kurz skizziert werden. Im ersten Modul wird der zu untersuchende 3D-Datensatz transversal von superior nach inferior durchlaufen. Dabei wird das erste Vorkommen der oberen Grenze der Seitenventrikel gefunden (Abb. 2(a)). Die gesuchten Objekte charakterisieren sich dabei u.a. durch genügend dunkle und aufrecht stehende annähernde Ellipsen einer bestimmten Größe, von denen genau zwei nicht zu unähnliche auf gleicher Höhe in der Nähe des Bildzentrums anzutreffen sein müssen (Abb. 2(b)). Diese klassifizierte Region wird dann in einem zweiten Durchgang, der die Daten koronar von der Mittelebene aus jeweils nach posterior bzw. anterior durchläuft, als seed für ein modifiziertes region-growing verwendet (Abb. 2(c) und (d)). Schließlich wird in einem dritten Modul, welches an Sagittalschnitten von der Mittelebene in beide Richtungen seitwärts arbeitet, ausgehend von den bisher gefundenen Teilen der Seitenventrikel im wesentlichen ein gerichtetes region-growing ausgeführt, das insbesondere die verbleibenden Unter- und Hinterhörner der Seitenventrikel ergänzt (Abb. 2(e)).

Abb. 1. Aufbau eines Moduls: jeweils drei benachbarte Schichten werden aus einem Anatomie- und einem Klassifikations-Volumendatensatz extrahiert und der Cellenger-Software zugeführt. Das Ergebnis der Analyse wird in die Klassifikationsdaten, zurückgeschrieben, um im nächsten Verarbeitungsschritt zur Verfügung zu stehen. In dieser Arbeit kommen drei solcher Module hintereinanderausgeführt für jeweils alle transversalen, koronaren und sagittalen Schichten zum Einsatz.

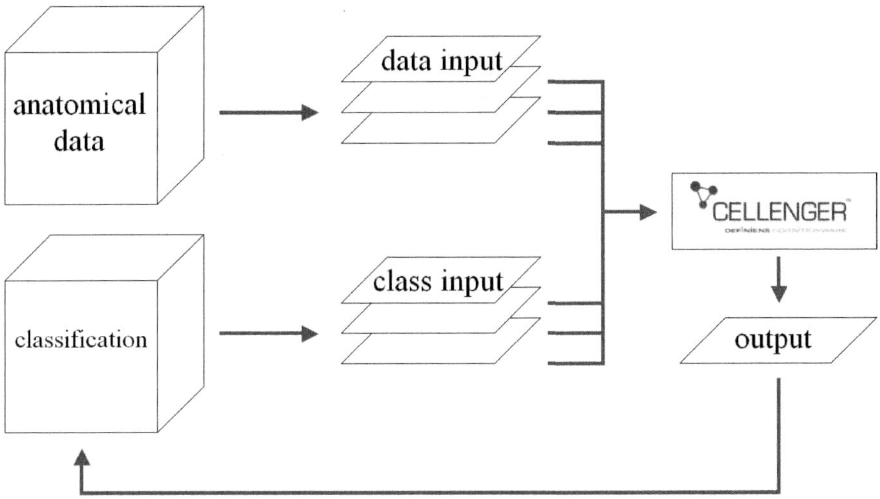

4 Ergebnisse

Mit dieser Versuchsanordnung wurden 20 Datensätze aus einer aktuellen Studie mit Alzheimer- und MCI (mild cognitive impairment)-Patienten, sowie mit jungen und alten Kontrollprobanden untersucht. Die Daten stammen dabei aus MPRAGE (magnetization-prepared rapid acquisition gradient echo-Sequenz)-Messungen eines 3 Tesla-Kernspintomographen (Siemens Magnetom Trio, TR = 2000 [ms], TE = 2.6 [ms], flip angle = 15 [deg], base resolution: 256x256 bei 160 slices, Voxelgröße: 1x1x1 $[mm]^3$, Dauer: 7 Minuten), die ohne Filterung zur weiteren Verarbeitung und Koregistrierung von fMRT-Daten in die AC (commissura anterior)-PC (commissura posterior)-Achse rotiert wurden. Obwohl bei jeder Messung die selbe Sequenz benutzt wurde, weisen die Daten die bei solchen klinischen Studien unvermeidbaren starken Qualitätsunterschiede hinsichtlich Kontrast und Rauschen auf. Bei 19 der 20 Datensätze arbeitet das Verfahren wie erwartet. Zehn dieser Datensätze wurden nun zur Evaluation von 5 Experten manuell segmentiert und danach u.a. die overlay-metric nach [8] als Abstandsmaß berechnet. Tabelle 1 zeigt die erzielten Ergebnisse und führt zum Vergleich auch die Variabilität der Rater untereinander auf. Als Mittelwert zu allen Ratern ergibt sich eine overlay-metric von 0.90 mit einer Standardabweichung von 0.017. Die größte Übereinstimmung beträgt 0.95 und die schlechteste 0.82.

Abb. 2. Erstes Vorkommen der Seitenventrikel im transversalen Durchgang (a) ohne und (b) mit Klassifikation. (c) Klassifikation des transversalen Durchgangs in koronarer Ansicht und (d) nach dem koronaren Durchgang. (e) 3D-Rekonstruktion der Ventrikel nach Ablauf des Verfahrens.

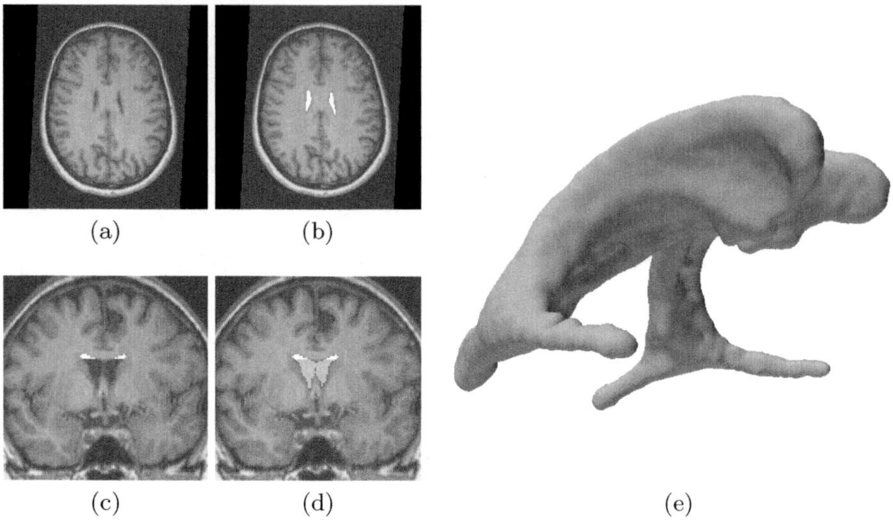

5 Diskussion

In anderen Studien werden bei (halb-)automatischen Segmentierungen der Seitenventrikel teilweise bessere Werte für die overlay-metric von ca. 0.95 erzielt [4][5]. Dies ist mitunter auf die Qualität einer homogeneren Ausgangsdatenbasis und auf eine Optimierung der verwendeten Algorithmen auf die Ergebnisse eines Raters zurückzuführen. In dieser Arbeit ist das Potential der Segmentierung insbesondere im 2. und 3. Modul noch nicht ausgeschöpft. Die dort verwendeten region-growing- und watershed-transformation-Operationen verstehen sich eher als Machbarkeitsstudie für die Verwendung der 2D-Cellenger-Technologie für 3D-Daten. Im ersten Modul, der wissensbasierten Suche der oberen Spitzen der Seitenventrikel, kommen die Stärken der Network-Cognition-Technologie viel eher zum Tragen. Hier wird sehr robust bei allen 20 Datensätzen nur der gewünschte Teil klassifiziert. Die Robustheit zeigt sich auch darin, dass dieser Arbeitsschritt auch bei Daten, die vorher nicht in die AC-PC-Achse rotiert wurden - also ohne jedes manuelle Preprocessing, bei 19 von 20 Datensätzen korrekt arbeitet. Zusammenfassend lässt sich sagen, dass in dieser Arbeit Verfahren beschrieben werden, die im Rahmen einer Alzheimer-Studie unter Verwendung der Cognition-Network-Technology die menschlichen Seitenventrikel robust und genügend akkurat automatisiert segmentieren. Es konnte dabei gezeigt werden, dass die verwendete Technologie auch bei 3D-Daten eingesetzt werden kann und durch das objektorientierte Konzept noch Potential für Detailverbesserungen und Erweiterungen auf weitere Hirnstrukturen vorhanden ist.

Tabelle 1. Aufstellung der overlay metric und Falsch-Positiv- bzw. Falsch-Negativ-Anteile (grau hinterlegt) am overlay-Volumen zwischen 5 manuellen Ratern und dem automatischen Verfahren. Die Angaben sind Mittelwerte aus Datensätzen von 10 Probanden, bzw. Patienten.

				overlay metric: mean (standard deviation)		
	rater 1	rater 2	rater 3	rater 4	rater 5	automatic
rater 1	-	0,91 (0,023)	0,90 (0,023)	0,89 (0,025)	0,88 (0,036)	0,89 (0,035)
rater 2	(0,14 | 0,08)	-	0,90 (0,022)	0,91 (0,011)	0,89 (0,020)	0,90 (0,027)
rater 3	(0,16 | 0,07)	(0,12 | 0,10)	-	0,90 (0,023)	0,87 (0,040)	0,87 (0,042)
rater 4	(0,09 | 0,16)	(0,05 | 0,16)	(0,06 | 0,17)	-	0,90 (0,023)	0,91 (0,029)
rater 5	(0,09 | 0,20)	(0,06 | 0,19)	(0,05 | 0,26)	(0,06 | 0,17)	-	0,91 (0,028)
automatic	(0,19 | 0,07)	(0,18 | 0,04)	(0,25 | 0,05)	(0,11 | 0,08)	(0,10 | 0,10)	-
	volume ratio: (false positive | false negativ)					

6 Danksagung

Die Autoren danken der Alzheimer Forschung Initiative e.V. für die finanzielle Unterstützung. Das Brain Imaging Center Frankfurt am Main wird gefördert durch das Bundesministerium für Bildung und Forschung (DLR 01GO0203).

Literaturverzeichnis

1. Mungas D, Jagust WJ, Reed BR, et al. MRI predictors of cognition in subcortical ischemic vascular desease and Alzheimers's disease. Neurology 2001;57(57):2229–2235.
2. Gaser C, Nenadic I, Buchsbaun BR, et al. Deformation-Based Morphometry and Its Relation to Conventional Volumetry of Brain Lateral Ventricles in MRI. NeuroImage 2001;13(13):1140–1145.
3. Hahn HK, Rexilius J, Schlüter M, et al. Fast and Robust Quantification of Parahippocal Atrophy via Temporal Horn Index. In: Procs BVM; 2004. p. 371–375.
4. Schnack HG, Pol HEHulshoff, Baaré WFC, et al. Automatic Segmentation of the Ventricular System from MR Images of the Human Brain. NeuroImage 2001;14(14):95–104.
5. Xia Y, Hu Q, Aziz A, Nowinski WL. A knowledge-driven algorithm for a rapid and automatic extraction of the human cerebral ventricular system from MR neuroimages. NeuroImage 2004;21(21):269–282.
6. Definiens. http://www.definiens.com; 2004.
7. Schäpe A, Urbani M, Leiderer R, Athelogou M. Fraktal hierarchische, prozeß- und objektbasierte Bildanalyse. In: Procs BVM; 2003. p. 206–210.
8. Zijdenbos AP, Dawant BM, Margolin RA, Palmer AC. Morphometric analysis of white matter lesions in MR images. IEEE Trans Med Imaging 1994;13(13):716–724.

Anwendung eines semi-automatischen Algorithmus zur Segmentierung des Mastoid für die OP-Planung an der lateralen Schädelbasis

Florian Dammann[1], Erwin Schwaderer[1], Zein Salah[2], Markus Kastner[1], Marcus M. Maassen[3] und Dirk Bartz[2]

[1]Universitätsklinik Tübingen, Abt. für Radiologische Diagnostik, Hoppe-Seyler-Strasse 3, 72076 Tübingen
[2]WSI/GRIS – VCM, Universität Tübingen, Sand 14, 72076 Tübingen
[3]Universitätsklinik Tübingen, Klinik für Hals-, Nasen-, Ohrenheilkunde Elfriede-Aulhorn-Strasse 5, 72076 Tübingen Email: florian.dammann@med.uni-tuebingen.de

Zusammenfassung. Bildgestützte 3-dimensionale Operationsplanungen für die laterale Schädelbasis beruhen derzeit auf einer manuellen Bearbeitung von CT-Schichtdaten. Diese ist sehr zeitaufwändig und erfordert eine hohe Anwenderexpertise. In der vorgestellten Studie habe wir einen neu entwickelten semiautomatischen Algorithmus zur Segmentierung einer Felsenbeinaushöhlung in CT-Datensätzen in einer ersten klinischen Anwendung auf Robustheit, Ergebnisqualität und Zeiteffizienz untersucht und für einen Einsatz in der Klinik optimiert. Alle Datensätze waren mit dem Algorithmus problemlos zu bearbeiten. Der Zeitaufwand für ein qualitativ hochwertiges Ergebnis konnte im Vergleich zum bisherigen Vorgehen auf ein Drittel reduziert werden. Der semiautomatische Algorithmus scheint damit gut geeignet, eine Vereinfachung und Beschleunigung des OP-Planungsprozesses zu ermöglichen.

1 Problemstellung

Eine Mastoidektomie, also eine operative Entfernung der schaumzellenhaltigen Knochenanteile des Felsenbeins an der seitlichen Schädelbasis, ist ein chirurgisches Standardverfahren, das sowohl zur Behandlung von Erkrankungen als auch zur Einbringung vollständig implantierbarer medizinischer Geräte in diesem Bereich durchgeführt wird. Aufgrund der individuell sehr unterschiedlichen anatomischen Verhältnisse ist eine zuverlässige präoperative Planung erforderlich. Für eine Implantationsplanung ist dabei sowohl ein ausreichendes Platzangebot am definitiven Ort des Implantats als auch die Eignung des Zugangsweges zu überprüfen. Eine wesentliche Grundlage für eine zuverlässige Planung besteht in der Bestimmung der maximal möglichen Größe und Form der Knochenaushöhlung. Diese ist durch die knöchernen Grenzen des Felsenbeins und die Lage von lebenswichtigen anatomischen Strukturen definiert.

Abb. 1. Benutzerschnittstelle zur semiautomatischen Felsenbeinsegmentierung. Grün umrandet: automatische Arbeitsschritte; gelb umrandet: Tools zur manuellen Korrektur.

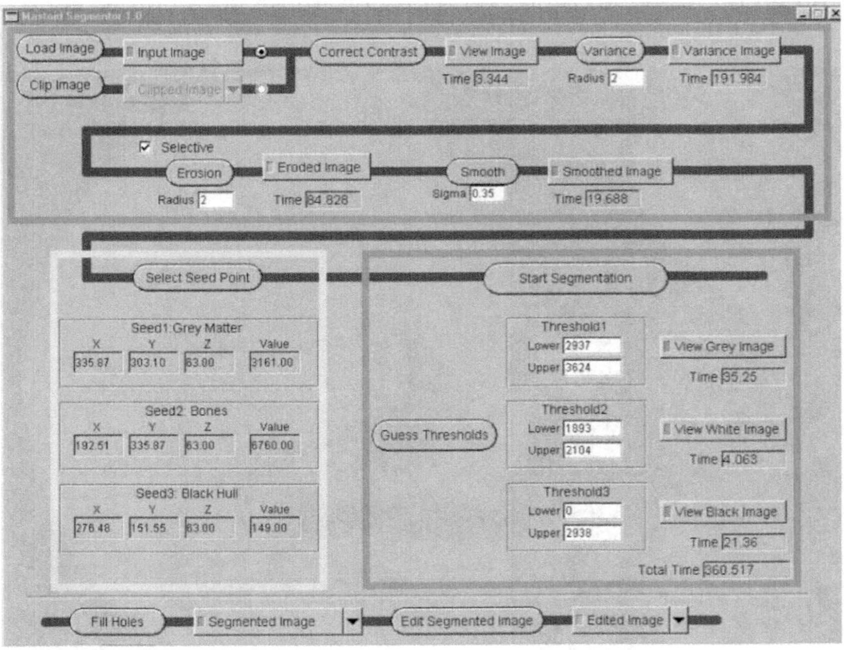

2 Stand der Forschung

Eine dreidimensionale CT-basierte Operationsplanung hat sich als zuverlässigste und aussagekräftigste Methode für den o.g. Zweck bewährt [1]. Grundlage ist bislang eine manuelle schichtweise Segmentierung der Mastoidstrukturen im CT-Datensatz. Diese Methode zeichnet sich zwar durch eine hohe Vorhersagezuverlässigkeit der Mastoidaushöhlung aus, ist aber sehr zeitaufwendig und erfordert eine besondere Expertiese hinsichtlich der anatomischen Detailstrukturen [2].

3 Wesentlicher Fortschritt durch den Beitrag

Deshalb haben wir einen semiautomatischen Algorithmus entwickelt, der bei gleicher anatomischer Vorhersagegenauigkeit des Operationsergebnisses (Größe und Lage der erzielbaren Mastoidektomie-Höhle) eine Vereinfachung und Beschleunigung des OP-Planungsprozesses ermöglichen soll [3]. In einer ersten klinischen Anwendung soll die prototypische Softwareentwicklung auf Robustheit, Ergebnisqualität und Zeiteffizienz untersucht und für einen Einsatz in der Klinik optimiert werden.

Abb. 2. In den vorverarbeiteten CT-Datensätzen werden nach Saatpunktplatzierung automatisch drei unterschiedliche Kompartimente extrahiert: a) spongiöser Knochen im Felsenbein; b) Weichteilstrukturen einschließlich subcutanen Fetts und intracranieller Strukturen; c) kortikaler Knochen des Felsenbeins und der Kalotte. D) zeigt nach Fusion von a)-c) das zusammengefasste Segmentierungsergebnis.

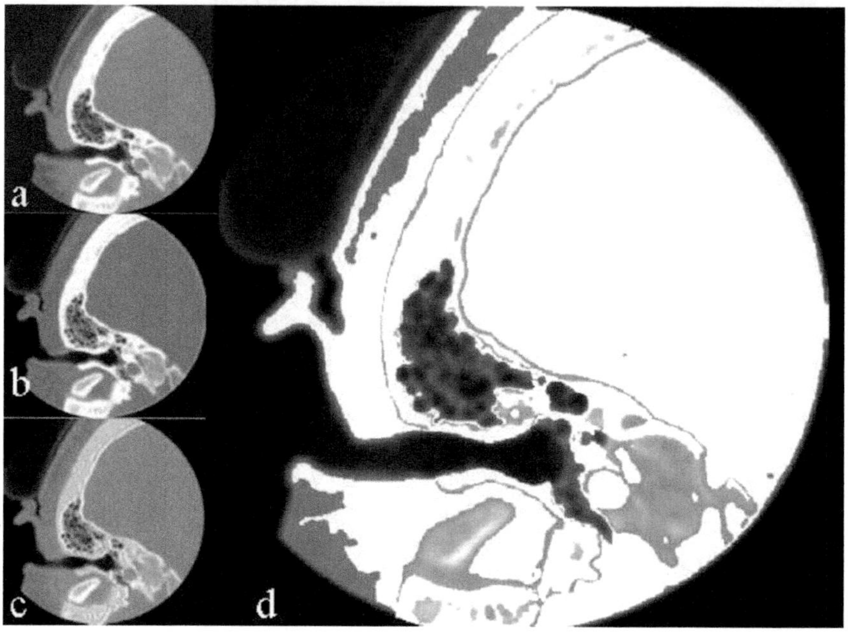

4 Methoden

Präoperative CT-Datensätze von 15 Patienten, bei denen eine Mastoidektomie zum Einsetzen eines voll implantierbaren Hörgerätes durchgeführt werden sollte, wurden für eine Operationssimulation und Planung verwendet. Hierzu wurde eine Aushöhlung des Felsenbeins in den CT-Datensätzen ("virtuelle Mastoidektomie") zunächst manuell schichtweise von einem erfahrenen Radiologen und einem Otochirurgen durchgeführt. Unabhängig hiervon wendeten wir den von uns entwickelten semiautomatischen Algorithmus zur Mastoidsegmentierung auf die selben CT-Datensätze an (Abb. 1). Hierbei wurde in einer automatischen Vorverarbeitung der spongiöse Anteil des Mastoid nach Kontrastverstärkung durch morphologische Erosion entfernt. Verbleibende Strukturen wurden mit rekursiver Gaussscher Glättung gefiltert. Anschließend wurden die Mastoidkonturen durch eine Abfolge von schwellenwertbasierten region growing Schritten extrahiert (Abb. 2). Fallweise verbleibendes Leakage oder Ungenauigkeiten konnten mit speziellen semiautomatischen Werkzeugen (life wire, Leakage schliessen) korrigiert werden (Abb. 3). Zum Schluss erfolgte ein lokales Entfernen der Schädelkalotte zur Öffung der segmentierten Mastoidhöhle nach aussen.

Abb. 3. Semimanuelle Korrektur a) Lücken aufspüren und schliessen; b) Konturanpassung mit life wires".

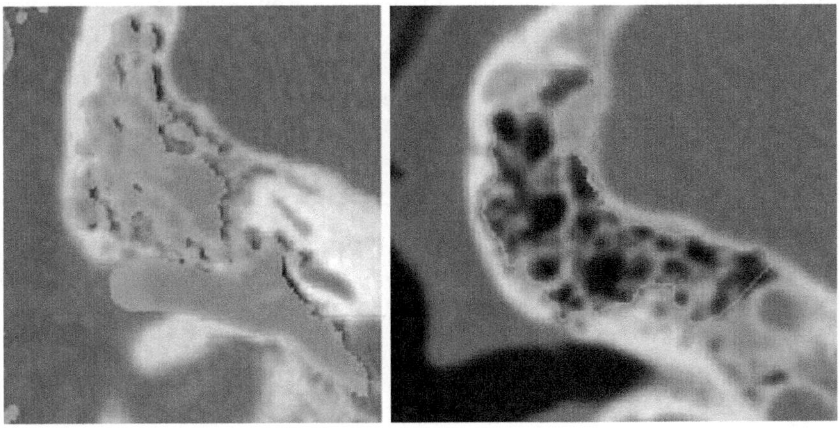

Die Resultate der manuellen und der semiautomatischen Segmentierung wurden sowohl zweidimensional durch eine schichtweise Überblendung als auch dreidimensional quantitativ durch einen softwarebasierten Oberflächenvergleich verglichen. Der Zeitaufwand wurde sowohl für die manuelle als auch für die einzelnen Schritte der semiautomatischen Segmentierung notiert.

5 Ergebnisse

Das semiautomatische Segmentierungverfahren des Mastoid zeichnete sich in allen 15 Fällen durch eine stabile Funktion und eine einfache, intuitive Bedienbarkeit aus. Der Zeitaufwand betrug für die manuelle Segmentierung im Mittel 45 min., beim semiautomatischen Verfahren dagegen nur 17 min (min. 15 min, max. 19 min). Dabei erforderte die automatische Vorverarbeitung im Mittel 3'20", der anschließende interaktiv-semiautomatische Anteil 13'42".

Das semiautomatische Segmentierungsverfahren konnte die schaumzellenhaltigen Anteile des Mastoid weitgehend vollständig erfassen. In einigen Fällen wurde jedoch die Knochenlamelle zum Cerebrum nicht erkannt und die Dura durchstossen. Teils wurden auch Innenohrstrukturen arodiert, so dass hier kritische Organstrukturen fälschlicherweise nicht respektiert wurden. Diese Stellen konnten jedoch durch die Anwendung der semiautomatisch-interaktiven Werkzeuge in dem o.a. Zeitaufwand vollständig korrigiert werden.

6 Diskussion

Der präzisen Segmentierung des Mastoids in präoperativen CT-Datensätzen kommt eine Schlüsselfunktion für eine zuverlässige bildbasierte Planung von

Eingriffen an der lateralen Schädelbasis zu. Erstmals wurde hierfür ein semiautomatischer Segmentierungsalgorithmus entwickelt, der sich in der vorgestellten klinischen Anwendung bewährt hat und den Zeitaufwand im Vergleich zur herkömmlichen manuellen Segmentierung beträchtlich reduzieren konnte. Dies erleichert wesentlich eine Anwendung der Op-Planung im klinischen Umfeld, wo sie zur Implantationssimulation, für die intraoperative Navigation und auch direkt zur Ansteuerung mechanotronischer Operationshilfen genutzt werden kann.

7 Danksagung

Gefördert durch die Deutsche Forschungsgemeinschaft im SPP 1124 „Medizinische Navigation und Robotik“ (DFG Nr. MA 1458/2).

Literaturverzeichnis

1. Maassen M, Lehner R, Dammann F, Lüdtke R, Zenner HP. Der Stellenwert der konventionellen Röntgendiagnostik nach Schüller sowie der Computertomographie des Felsenbeins bei der präoperativen Diagnostik des Tübinger implantierbaren Kochleaverstärkers. HNO 1998;46:220–227.
2. Dammann F, Bode A, Schwaderer E, Schaich M, Heuschmid M, Maassen M. Computer-aided surgical planning for implantation of hearing aids based on CT data in a VR environment. RadioGraphics 2001;21:183–190.
3. Salah Z, Bartz D, Schwaderer E, Dammann F, Maassen M, Strasser W. Segmenting the mastoid: allocating space in the head for a hearing aid implantation. In: Procs BVM; 2004. p. 45–49.

A Fast and Accurate Approach for the Segmentation of the Paranasal Sinus

Zein Salah[1], Dirk Bartz[1], Florian Dammann[2], Erwin Schwaderer[2], Marcus M. Maassen[3] and Wolfgang Straßer[1]

[1]WSI/GRIS - VCM, University of Tübingen, Sand 14, 72076 Tübingen, Germany
[2]University Hospital, Department of Radiology, Hoppe-Seyler-Straße 3, 72076 Tübingen, Germany
[3]University Hospital, Department of ENT, Elfriede-Aulhorn-Straße 5, 72076 Tübingen, Germany
Email: salah@gris.uni-tuebingen.de

Abstract Recently, functional endoscopic sinus surgery became state of the art in the surgical treatment of endonasal pathology. For a more accurate access planning including 3D measures of the cavity, especially in complex cases of tumor diseases, segmentation of the paranasal sinus can be very useful. Unfortunately, this structure is quite complicated and difficult to segment. In our contribution, we propose a semi-automatic segmentation pipeline that significantly reduces the total processing time and the required interaction.

1 Introduction and Related Work

Minimally-invasive interventions of the paranasal sinus are frequent surgical procedures. While in many cases an extensive pre-operative intervention planning is not really necessary, it becomes desirable in complicated patient cases, and is currently done based on the inspection of the acquired CT data of the paranasal sinus. For a more accurate access planning including 3D measures of the cavity, especially in complex cases of tumor diseases, segmentation of the paranasal sinus can be very useful. Moreover, a computer aided system that allows the determination of the volume of the nasofrontal duct and the determination if the duct is open or not may supply future rhinologists with valuable diagnostic information for patient treatment. In addition, the segmentation of the endonasal cavities can be regarded as an extremely useful technology in future approaches using mechatronic assisted, navigation-controlled procedures in endonasal sinus surgery.

Unfortunately, this structure of the paranasal sinus is quite complicated and difficult to segment, so that contour-based segmentation approaches like the live-wire [1] are very tedious and time-consuming due to the required per-slice user-interaction. Therefore, some methods have been proposed to avoid interactively computing contours at every slice, examples are interpolation [2] and adaptive propagation [3]. However, such methods have limited usability when the targeted

Fig. 1. Overview of the segmentation process: (a) a slice from the preprocessed volume, (b) marked soft tissue (c) segmented bones, (d). segmentation of the paranasal sinus, including leaking regions.

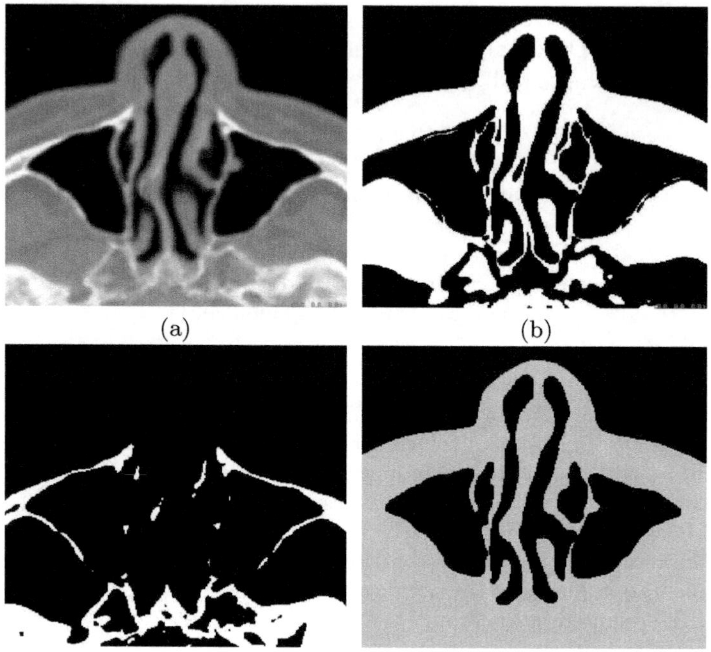

(a) (b) (c) (d)

organ (like the paranasal sinus) exhibits rapid shape changes between slices. Slice-oriented methods for segmenting the antrum boundary of the paranasal sinus still include much interaction[4, 5]. For a faster segmentation, 3D-oriented approaches are usually preferable. Region Growing (RG) techniques are among the most common approaches. Seeded Region Growing presented in [6] and its improved version [7] both exploited the conventional RG algorithm, where the criteria of similarity of pixels is applied. They start with a small number of user-chosen seeds and group them into regions. In [8], the applicability of virtual endoscopy in the region of the nose and paranasal sinuses was evaluated on the basis of volume-rendered spiral CT data.

Due to the mentioned complex anatomical structure of the Paranasal sinus, which renders an automatic segmentation procedure virtually impossible, we are aiming at segmentation procedure that requires as little as possible user interaction in order to reduce expensive clinician time. Our approach is mainly based on numerous data enhancement and segmentation filters of ITK [9]. We also included a viewer for the exploration, visual evaluation, and comparison of different segmentation results. Furthermore, we included a post-processing tool for further correction and refinement of the segmentation, mainly to simplify the

Fig. 2. Three slices from a segmented paranasal sinus.

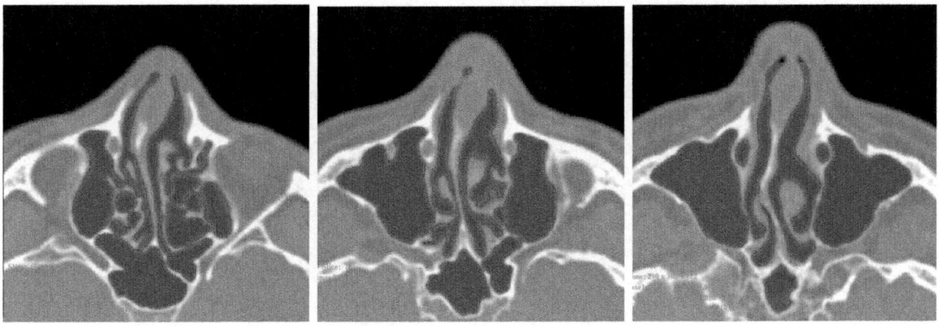

removal of incorrectly segmented regions. In comparison to other methods, our approach reduces the total processing time to approximately 10min, and even more important, the interaction time to few minutes.

2 Segmentation Method

The main part of our segmentation process is based on the adaptation of our mastoid segmentation procedure [10]. The approach is based on multi-slice CT scans of the head, focusing on the paranasal sinus region. This region contains several membrane-like structures, Affected by partial volume effects, which renders the segmentation as a non-trivial process.

After defining the region of interest, we begin with a preprocessing step in which the contrast of the input dataset is first enhanced. Poor contrasts are usually caused by existing metal parts (tooth implants or other implantats) that appear in extremely high intensities relative to the actual anatomical structures. Contrast enhancement is performed using *windowing*. Datasets are then denoised by an *edge-preserving* smoothing filter (e.g. Gradient Anisotropic Diffusion). The use of such smoothing is preferable, since traditional blurring approaches tend to resolve thin, sharp structures that are important in our case.

A first-phase segmentation is performed using 3D region growing that successively merges neighboring voxel of a seed voxel(s) that meet a specified intensity threshold criterion. We first apply this region growing process to highlight the soft tissue (medium Hounsfield intensities) and mark bone structures accordingly (Figure 1b and c respectively). This will ensure that these structure are maintained, when we segment the sinus. Finally the paranasal hull is extracted (Figure 1d). By examining the data histogram for intensity ranges, where the frequency distribution abruptly changes, threshold values needed for the region growing filters are estimated.

The first-phase segmentation usually leaks into parts that do not belong to the sinus (due to the nature of the region-growing filters). For example, it leaks into the mouth and out of the nose holes. This is shown in Figure 1d, where all the black region, including the outside part, was included by the segmentation.

Fig. 3. (a) RAO-view of a 3D reconstruction of the air space of a paranasal sinus, (b) virtual endoscopy of Rhinoscopia Posterior.

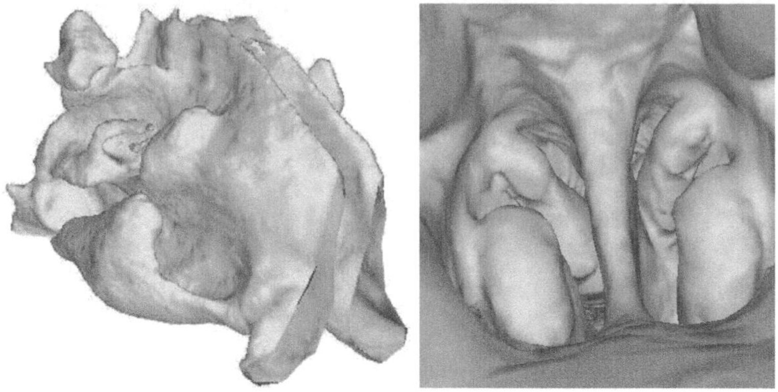

(a) (b)

To overcome this problem, we use a post-processing tool that detect the leakage regions by generating a path (centerline) from a source point in the sinus and a destination point in the leaked region. An oblique cutting plan is then placed at the location where the cross section across the centerline reveals the narrowest connection.

3 Results

We tested our system by processing several patient datasets. The segmentation results of our procedure were evaluated visually using a special slice-oriented viewer that allows the viewing, visual evaluation, and comparison of different segmentation results by aligning slices of the data volume with multiple semi-transparent, colored slices (overlays) of segmented data. Some results of the segmentation are shown in Figure 2.

Three-dimensional reconstructions of the segmentation results were helpful for several diagnostic purposes; for example, the determination of the volume of the nasofrontal duct and determination if the duct is open. In Figure 3a, a RAO-view (Right Anterior Oblique) of a 3D reconstruction, where the CT was taken during a severe inflammation. Note that the nasofrontal duct is not included by the segmentation, due to the blockage. We also provided an endoscopy view, which allows for a flexible walk-through of the sinus cavities. A snapshot of the virtual endoscopy of Rhinoscopia Posterior is shown in Figure 3b.

Applied on an extracted region of interest (about 250x250x200), the segmentation process requires one to three minutes on a 1.2 GHz AMD PC. However, complex correction/refinement sessions involve more user interaction. For the dataset that we processed, the total time ranged between five and ten minutes.

4 Discussion

In this contribution, we propose an efficient procedure for the segmentation of the paranasal sinus that requires only very limited user-interaction and reduces the total processing time significantly. A complete segmentation session, including possible refinement/correction, ranges between five and ten minutes.

In addition to some diagnostic purposes, this segmentation is applicable for several clinical application such as computer aided or navigated and robotic assisted surgery of the paranasal sinus. Based on this segmentation technique, we provide a paranasal visualization tool with a 3D overview and endoscopic view.

Acknowledgment

This work has been supported by the German Academic Exchange Service (DAAD) and the DFG focus program 1124 on "Medical Navigation and Robotics".

References

1. Mortensen E, Barret W. Intelligent Scissors for Image Composition. In: Procs ACM Siggraph 1995; 1995. p. 191–198.
2. Schenk A, Prause G, Peitgen HO. Local Cost Computation for Efficient Segmentation of 3D Objects with LiveWire. In: Procs SPIE Medical Imaging, Vol 4322; 2001. p. 1357–1364.
3. Salah Z, Orman J, Bartz D. Live-Wire Revisited. In: Procs BVM; 2005. (to appear).
4. Apelt D, Preim B, Hahn H, et al. Bildanalyse und Visualisierung für die Planung von Nasennebenhöhlen-Operationen. In: Procs BVM; 2004. p. 194–198.
5. Hertel I, Strauss G, Apelt D, et al. Surgical Segmentation for Preoperative Planning in Paranasal Sinus Surgery. In: Procs CARS; 2004.
6. Adams R, Bischof L. Seeded Region Growing. IEEE Trans on PAMI 1994;16(6):641–647.
7. Mehnert A, Jackway P. An Improved Seeded Region Growing Algorithm. Pattern Recognition Letters 1997;18(10):1065–1071.
8. Rogalla P, Nischwitz A, Gottschalk S, et al. Virtual Endoscopy of the Nose and Paranasal Sinuses. European Radiology 1998;8(6):946–950.
9. ITK. National Library of Medicine, Insight Segmentation and Registration Toolkit (ITK). [online] Available: http://www.itk.org; Rel. 1.8.
10. Salah Z, Bartz D, Schwaderer E, et al. Segmenting the Mastoid: Allocating Space in the Head for a Hearing Aid Implantation. In: Procs BVM; 2004. p. 45–49.

Interaktive Segmentierung von Hirninfarkten mittels Snake-Verfahren

Karsten Ehrig, Jürgen Braun und Thomas Tolxdorff

Institut für Medizinische Informatik, Biometrie und Epidemiologie,
Charité – Universitätsmedizin Berlin, Campus Benjamin Franklin
Email: {karsten.ehrig,juergen.braun}@charite.de

Zusammenfassung. Klinisches Bildmaterial wurde zur Diagnoseunterstützung mit zwei unterschiedlichen, interaktiven Snake-Verfahren verarbeitet, um die Eignung des Verfahrens für Standard MR-Bilddaten zu quantifizieren. Hierzu wurden beide Snake-Verfahren in das Bildverarbeitungs- und -analyseprogramm ImageJ integriert. Die Adaptation der Parameter erfolgte anhand ausgewählter Datensätze, die eine größtmögliche Variation der zu analysierenden Pathologie wiedergaben. Die Quantifizierung erfolgte für alle Datensätze durch statistische Auswertungen mit Hilfe von Referenzdaten, die unabhängig durch manuelle Segmentierung von einem Spezialisten festgelegt wurden. Im Vergleich der Snake-Verfahren mit einer automatischen, histogrammbasierten Segmentierung zeigte sich eine hoch signifikant bessere Sensitivität bei unveränderter Spezifität.

1 Einleitung

Als Folge der stetigen Entwicklung neuer und schnellerer Aufnahmemethoden in der Magnetresonanztomographie (MRT) zur Ermittlung funktioneller oder physiologischer Eigenschaften, wachsen die anfallenden Datenmengen stark an. Den Radiologen obliegt im allgemeinen die Aufgabe, die stetig steigende Informationsmenge zu analysieren. Zur Diagnoseunterstützung wurden in der vorliegenden Arbeit erstmals Snake-Verfahren zur interaktiven Segmentierung von Hirninfarkten auf der Grundlage klinischen MRT-Bildmaterials eingesetzt. Es handelt sich um ein klassisches, auf dem ursprünglichen Algorithmus von Kass et al. basierendes Verfahren [1] und ein auf kubischen Splines beruhendes Snake-Verfahren (SplineSnake, [2]). Die Validierung erfolgte mit Hilfe eines von einem unabhängigen Spezialisten für die umfangreichen Daten definierten Referenzdatensatzes und statistischen Auswertungen. Dies ermöglichte einen objektiven Vergleich zwischen den Snake-Verfahren und den auf identischem Datenmaterial beruhenden Ergebnissen eines automatischen Segmentierungsverfahrens [3].

2 Problemstellung

Die Problemstellung beruht in der Verbesserung der Segmentierung von Hirninfarkten mittels interaktiver Snake-Verfahren auf der Grundlage von umfangreichem, unter klinischen Bedingungen aufgenommenem MRT-Bildmaterial, der

Validation und dem objektiven Vergleich der Ergebnisse mit anderen Segmentierungsverfahren.

3 Stand der Forschung

Zur Diagnoseunterstützung wurden eine Vielzahl halbautomatischer (interaktiver) und automatisierter (benutzerunabhängiger) Segmentierungsverfahren entwickelt [4, 5, 6, 7]. Der klinische Hintergrund der vorliegenden Arbeit besteht in der diagnoseunterstützenden Segmentierung humaner Hirninfarkte, für die erstmals interaktiv steuerbare Snake-Verfahren eingesetzt werden. Die Grundlagen für Snake-Verfahren wurden 1988 von Kass et al. beschrieben [1]. 1994 wurden erste Anwendungen von Snake-Verfahren zur medizinischen Bildanalyse von Porrill et al. durchgeführt [8]. Verschiedene klinische Anwendungen folgten unter anderem in der Sonographie [9], Kardiologie [10] und Radiologie [11]. Um einen erfolgreichen praktischen Einsatz im klinischen Umfeld zu gewährleisten, stehen bei der vorgestellten Anwendung hohe Sensitivität und Spezifität gegen einen von einem Experten unabhängig definierten Referenzdatensatz, gepaart mit minimaler Nutzerinteraktion, im Vordergrund.

4 Wesentlicher Fortschritt durch den Beitrag

Auf der Grundlage umfangreichen, klinisch relevanten Datenmaterials, für den unabhängig von einem Spezialisten durch manuelle Segmentierung ein Referenzdatensatz für Hirninfarktregionen definiert wurde, konnten interaktive und automatische Segmentierungsverfahren validiert, objektiv miteinander verglichen, und erste Konsequenzen für den praktischen Einsatz abgeleitet werden.

5 Methoden

Zur Segmentierung mit Snake-Verfahren wurden das klassische Snake-Verfahren nach von Kass et al. [1] und ein modifiziertes, auf kubischen Splines (SplineSnake) beruhendes Snake-Verfahren [2] implementiert. Als Programmplattform zur Integration beider Snake-Verfahren mit einer universellen Plug-in Technologie diente das Java Programm ImageJ [12]. Das Bildmaterial bestand aus T2-gewichteten und diffusionsgewichteten (DW) MRT-Bildern sowie daraus berechneten Bildern des apparenten Diffusionskoeffizienten (ADC). Die Optimierung des klassischen Snake-Verfahrens auf die Bilddaten wurde anhand der Snake-Parameter Linienbildenergie und Kantenbildenergie durchgeführt. Beim SplineSnake-Verfahren erfolgte die Optimierung über die Wichtung von gradientenbasierter und regionenbasierter Bildenergie. Die Ermittlung von universell auf das gesamte Bildmaterial anwendbaren Programmparametern erfolgte unter Berücksichtigung der vielfältigen Hirninfarkterscheinungsformen anhand fünf charakteristischer Datensätze. Dies waren (1) ein Cortexinfarkt, (2) ein kleinflächiger zusammenhängender Infarkt, (3) ein kleinflächiger verstreuter Infarkt,

Abb. 1. Testdatensätze (diffusionsgewichtete Aufnahmen) zur Optimierung der Snake-Verfahren. Die segmentierten Infarkte sind jeweils durch Linien abgegrenzt. Bild (1) wurde mit dem klassischen Snake-Verfahren und Bilder (2)-(5) mit dem SplineSnake-Verfahren ausgewertet.

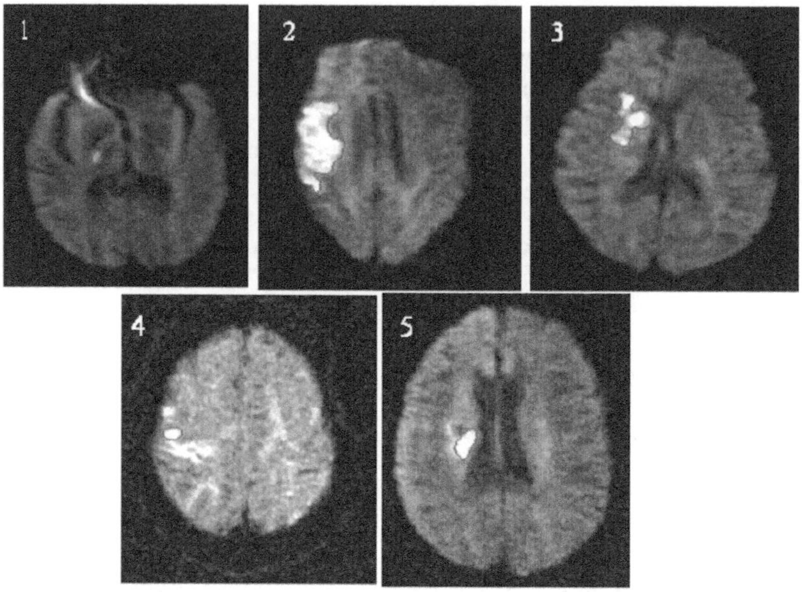

(4) ein ausgedehnter Mediainfarkt und (5) ein akuter Hirninfarkt bei gleichzeitig vorliegendem chronischen Infarkt. Der Referenzdatensatz für die Analyse der Infarkte wurde unabhängig von einem Radiologen durch manuelle Segmentierung festgelegt. Die Güte der Segmentierung wurde anhand von Sensitivität, Spezifität, positivem und negativem Vorhersagewert gegen den Referenzdatensatz quantifiziert. Als statistischer Test wurde der T-Test für gepaarte Stichproben verwendet. Es wurden insgesamt 28 Patienten (13 weiblich und 15 männlich) an einem 1,5 T Magnetom Vision Tomographen (Siemens, Erlangen) mit einer Standardkopfspule untersucht. Das Untersuchungsprotokoll bestand aus T1-, T2- und diffusionsgewichteten Aufnahmen. Die Untersuchungsdauer betrug ca. 15 min. Das Durchschnittsalter der Patienten beim Infarkteintritt betrug 64.28 $\pm$ 12,67 Jahre. Das durchschnittliche Infarktalter betrug 4,95 $\pm$ 3,31 Tage. Für die Untersuchungen lag die Einwilligung der Ethikkommission vor, die Einwilligung der Patienten erfolgte schriftlich nach umfassender Aufklärung.

6 Ergebnisse

Anhand der 5 Testdatensätze konnten für das klassische Snake-Verfahren optimale Parametereinstellungen für die Linien- und Kantenbildenergie gefunden werden. Für das SplineSnake-Verfahren wurden die besten Ergebnisse für eine rein gradientenbasierte Bildenergie ermittelt. Abb. 1 zeigt ausgewählte Schich-

Tabelle 1. Vergleich des klassischen Snake Verfahrens mit dem SplineSnake Verfahren. posVH: positiver Vorhersagewert, negVH: negativer Vorhersagewert.

Parameter	klassischer Snake	SplineSnake	Sign.
Sensitivität	0,75 ± 0,12	0,82 ± 0,12	<0,001
Spezifität	0,9987 ± 0,0012	0,9988 ± 0,0013	0,929
posVH	0,77 ± 0,13	0,80 ± 0,13	0,035
negVH	0,9986 ± 0,0015	0,9989 ± 0,0012	<0,001

Tabelle 2. Vergleich der automatischen histogrammbasierten Segmentierung mit dem klassischen Snake Verfahren und dem SplineSnake Verfahren. posVH: positiver Vorhersagewert, negVH: negativer Vorhersagewert. Sign.[1]: Signifikanz im Vergleich der automatische Segmentierung mit dem klassischen Snake, Sign.[2]: Signifikanz im Vergleich der automatischen Segmentierung mit dem SplineSnake Verfahren.

Parameter	autom. Segmentierung	klassischer Snake	Sign.[1]	SplineSnake	Sign.[2]
Sensitivität	0,59 ± 0,20	0,75 ± 0,12	<0,001	0,83 ± 0,11	<0,001
Spezifität	0,9999 ± 0,0090	0,9988 ± 0,0013	0,242	0,9988 ± 0,0012	0,219
posVH	0,80 ± 0,21	0,78 ± 0,13	0,761	0,82 ± 0,11	0,359
negVH	0,9932 ± 0,0350	0,9985 ± 0,0016	0,233	0,9989 ± 0,0012	0,198

ten der Testdatensätze mit Markierung der Infarktareale durch Snake-Verfahren. Insgesamt wurden zum Vergleich der beiden Snake-Verfahren 78 Schichten gegen den Referenzdatensatz ausgewertet (siehe Tabelle 1). Das SplineSnake-Verfahren ist in der Sensitivität als auch im positiven Vorhersagewert signifikant besser als das klassische Snake-Verfahren. Beide Snake-Verfahren wurden zusätzlich mit 64 übereinstimmenden Schichtdatensätzen mit den Ergebnissen einer automatischen, histogrammbasierten Segmentierung verglichen (siehe Tabelle 2). Klassisches Snake-Verfahren und SplineSnake-Verfahren sind in der Sensitivität signifikant besser als die automatische Segmentierung.

7 Diskussion

Bezüglich der eingesetzten Snake-Verfahren war das optimierte SplineSnake Verfahren signifikant besser als das klassische Snake-Verfahren. Ursachen hierfür liegen zum einen in der gekrümmten, den anatomischen Verhältnissen besser angepaßten Segmentierungsgrenze und zum anderen in der besseren Kantenfindung durch die Verwendung der gradientenbasierten Bildenergie, für die sich in den DW-Bilddaten sehr kontrastreich abgrenzenden Infarkte. Die Ursache für die hoch signifikant kleinere Sensitivität bei hoher Spezifität der histogrammbasierten Segmentierung im Vergleich zu beiden Snake-Verfahren ist in der Tatsache begründet, daß die Infarkte mit der histogrammbasierten Segmentierung im Regelfall zu klein segmentiert werden. Hinsichtlich der Sensitivität ist die Segmentierung mittels Snake-Verfahren der automatischen histogrammbasierten Segmentierung vorzuziehen. Bei der Spezifität gibt es keine signifikanten

Unterschiede zwischen den einzelnen Methoden. Insgesamt zeigt sich, dass die Segmentierung mittels Snake-Verfahren eine robuste Methode zur Segmentierung von medizinischem Bildmaterial ist. Die Nutzerinteraktion der interaktiven Snake-Verfahren wurde durch die Ermittlung von jeweils universell einsetzbaren Programmparametern auf ein Minimum reduziert. Einem Zeitaufwand von 1s pro Schicht bei der Segmentierung mit dem automatischen Verfahren stehen 10s pro Schicht mit den interaktiven Snake-Verfahren gegenüber. In Konsequenz für die praktische Anwendung eignet sich das schnellere automatische Verfahren aufgrund seiner vergleichbar hohen Spezifität zum Screening großer Datenmengen, das SplineSnake-Verfahren ist vorteilhaft zu detaillierten Analysen einsetzbar. Unter Erweiterung der Funktionalität der interaktiven Snake-Verfahren auf die selbstständige Erkennung einer initialen ROI besteht die Möglichkeit zur weiteren Automatisierung und Objektivierung.

Literaturverzeichnis

1. Kass M, Witkin A, Terzopoulos D. Snakes: active contour models. International Journal of Computer Vision 1988;1:321–331.
2. Jacob M, Blu T, Unser M. A Unifying Approach and Interface for Spline-Based Snakes. In: Proceedings of the SPIE International Symposium on Medical Imaging (4322); 2001. p. 340–347.
3. Braun J, Bernarding J, Koennecke HC, Wolf KJ, Tolxdorff T. Feature-based, Automated Segmentation of Cerebral Infarct Patterns Using T2-and Diffusion-weighted Imaging. Comput Methods Biomech Biomed Engin 2002;5:411–420.
4. Atkins MS, Mackiewich BT. Fully automatic segmentation of the brain in MRI. IEEE Trans Med Imaging 1988;17(1):98–107.
5. Bezdek JC, Hall LO, Clarke LP. Review of MR image segmentation techniques using pattern recognition. Med Phys 1993;20(4):1033–1048.
6. Clarke LP, Velthuizen RP, Phuphanich S, Schellenberg JD, Arrington JA, Silbiger M. MRI: stability of three supervised segmentation techniques. Magn Reson Imaging 1993;11(1):95–106.
7. Pham DL, Xu C, Prince JL. Current methods in medical image segmentation. Annu Rev Biomed Eng 2000;2:315–337.
8. Porill J, Ivins J. A semiautomitic tool for 3-D medical image analysis using active contour models. Medical Informatics 1994;19(1):81–90.
9. Chen CM, Lu HH. An adaptive snake model for ultrasound image segmentation: modified trimmed mean filter, ramp integration and adaptive weighting parameters. Ultrason Imaging 2000;22(4):214–236.
10. Jacob G, Noble JA, Behrenbruch C, Kelion AD, Banning AP. A shape-space-based approach to tracking myocardial borders and quantifying regional left-ventricular function applied in echocardiography. IEEE Trans Med Imaging 2002;21(3):226–238.
11. Yezzi A, Kichenassamy S, Kumar A, Olven P, Tannenbaum A. A geometric snake model for segmentation of medical imagery. IEEE Trans Med Imaging 1997;16(2):199–209.
12. Rasband W. ImageJ – Image Processing and Analysis in Java – Version 1.30. National Institut of Health, USA, http://rsb.info.nih.gov/ij; 2003.

Adaptive Model-Based Segmentation of Human Vessels from 3D MRA and CTA Data

Stefan Wörz and Karl Rohr

University of Heidelberg and DKFZ Heidelberg,
iBioS, Biomedical Computer Vision Group,
Im Neuenheimer Feld 580, 69120 Heidelberg, Germany
Email: {s.woerz, k.rohr}@dkfz.de

Abstract We introduce an adaptive model fitting approach for the segmentation of human vessels from 3D images. The shape and size of the region-of-interest (ROI) used for model fitting are automatically adapted to the local width, curvature, and orientation of the vessel to increase the robustness and accuracy of model fitting. In conjunction with our previously proposed cylindrical model, the new adaptive approach has been successfully applied to segment vessels from 3D MRA and CTA images. Our experiments show that the adaptive approach yields superior segmentation results compared to approaches based on a fixed size ROI.

1 Introduction

Segmentation and quantification of vessels from 3D medical images is crucial for diagnosis, treatment, and surgical planning. In clinical practice, images of the human vascular system are acquired using different imaging modalities, for example, 3D magnetic resonance angiography (MRA) or computed tomography angiography (CTA). However, the segmentation of vessels from 3D medical images is difficult and challenging for several reasons: The width of vessels depends on the type of vessel, the width typically varies along vessels, the images are noisy, and the boundaries between the vessels and surrounding tissues are locally difficult to recognize, in particular, when considering curved 3D structures.

Previous work on the segmentation of vessels from 3D image data can be divided into two main classes of approaches, one based on differential measures (e.g., [1]) and the other based on deformable models (e.g., [2]). The main disadvantage of differential measures is that only local image information is taken into account. On the other hand, approaches based on deformable models generally exploit *contour* information of the anatomical structures. While these approaches include more global information in comparison to differential approaches, only 2D or 3D contours are taken into account. Alternatively, deformable models using *intensity* models have been suggested (e.g., [3, 4]). In comparison to previous contour-based models more image information is taken into account to improve the robustness and accuracy of the segmentation result. With these approaches a fitting scheme is employed where the model is directly fitted to the image intensities within region-of-interests (ROIs). However, these approaches use ROIs with a *fixed* size along the whole vessel. This can lead to inaccurate estimates of the vessel's width for two reasons. First, the width of vessels generally varies along the vessel and therefore a fixed size ROI is not optimal for the whole vessel. If the ROI is too large it might contain neighboring structures which negatively influence the accuracy. On the other hand, if the ROI is too small the estimated results are not reliable. Second, the curvature of vessels also often varies along a vessel. As these approaches are based on straight models (e.g., straight cylinder segments) they can only approximate curved structures (by using a ROI in axial direction along the cylinder). Again, using a fixed size ROI is not optimal for the whole vessel, i.e. if the ROI is too large the model cannot well approximate the curved vessel, and if the ROI is too small the model is more sensitive to noise.

We have developed a new adaptive model fitting approach where the size and shape of the ROI are automatically *adapted* to the local width, curvature, and orientation of the vessel. We propose two independent schemes. First, the ROI size in axial direction (along the vessel) is adapted to the local curvature of the vessel, i.e. an increasing curvature along the vessel results in a shortening of the ROI and vice versa. As a result, the ROI in axial direction is reduced to allow a good approximation of a curved vessel but can also be extended to include more image information to decrease the influence of noise in case of low curvature parts. Second, the ROI size in orthogonal direction is adapted to the local width of the vessel, i.e. an increasing width along the vessel results in an increasing width of the ROI and vice versa. As a result, the vessel is always well inside the ROI but neighboring structures are excluded as much as possible.

2 Adaptive Size and Shape of the ROI

To segment vessels from 3D image data we utilize an incremental process that starts from a given point of the vessel and proceeds along a certain direction. In each increment, the parameters of a vessel segment (radius R, contrast a, image blur σ, 3D position $\mathbf{x}_0$, and 3D orientation $\boldsymbol{\alpha}$) are determined by fitting a 3D parametric intensity model to the image intensities within a 3D ROI. Here, we use the cylindrical model $g_{M,Cylinder}$ proposed in [4] that is an approximation of a Gaussian smoothed cylinder and is well-suited for vessels of small, medium, and large sizes. Initial parameters for the fitting process are determined from the estimated parameters of the previous segment using a Kalman filter.

We adapt the size and shape of the 3D ROI based on the initial parameters of the current vessel segment. For each segment, a local coordinate system is defined where the origin and orientation are given by the 3D position and orientation of the vessel segment (see Fig. 1, left). In this coordinate system, the z-axis is pointing along the vessel (axial) and the x- and y-axes are pointing orthogonal to the vessel. Adaptive model fitting is realized using a spherical ROI and, in addition, applying a weighting function to the voxels inside the ROI. As weighting function we use a Gaussian where the argument is given by the z-coordinate of a voxel in the local coordinate system, i.e. $w(x, y, z) = \exp\left(-z^2 / \left(2\sigma_w^2\right)\right)$. The weighting function emphasizes voxels closer to the xy-plane at the origin and

Fig. 1. 2D sketch of a curved vessel with decreasing width along the vessel and the adapted ROI for three segments (left). In addition, a 2D section of the 3D weighting function $w(x, y, z)$ for a ROI radius of $R_{ROI} = 10$ voxels and a standard deviation of $\sigma_w = 4$ voxels is shown (center). The sketch on the right shows the centerline of a curved vessel (bold arc) as well as two estimated positions $\mathbf{x}_1$ and $\mathbf{x}_2$ along with their orientations $\mathbf{v}_1$ and $\mathbf{v}_2$. The distance d and the change of direction δ as well as the radius R_κ defining the curvature κ of the arc are marked.

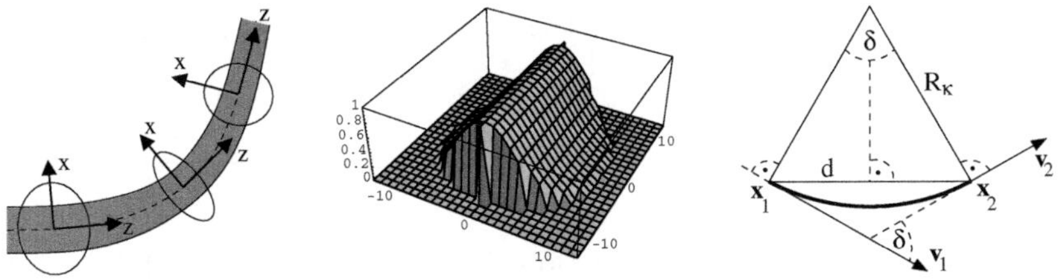

reduces the influence of voxels further away, resulting in an effective shortening of the ROI in axial direction (see Fig. 1, center). Thus, the ROI has an ellipsoidal (discus-like) shape. The shortening itself is controlled by the standard deviation σ_w of the Gaussian function, which is adapted to the local vessel curvature κ using

$$\sigma_w = c_{\sigma_w} + c_\kappa / \kappa \tag{1}$$

with constants c_{σ_w} and c_κ, where σ_w is restricted to a certain interval. This adaptation results in an optimal axial length of the ROI w.r.t. vessels of varying curvature. Here, the curvature κ is estimated based on the fitting results of the previous two vessel segments at positions $\mathbf{x}_1$ and $\mathbf{x}_2$ (see Fig. 1, right). The change of direction δ between the estimated (normalized) orientations $\mathbf{v}_1$ and $\mathbf{v}_2$ is given by $\delta = \arccos(\langle \mathbf{v}_1, \mathbf{v}_2 \rangle)$ where $\langle \cdot, \cdot \rangle$ denotes the inner product. Using the Euclidean distance d between $\mathbf{x}_1$ and $\mathbf{x}_2$, κ computes to $\kappa = R_\kappa^{-1} = 2\, d^{-1} \sin(\delta/2)$. The second adaptation mechanism is achieved by controlling the size of the spherical ROI itself. The radius R_{ROI} of the sphere is adapted to the local vessel radius R and image blur σ by

$$R_{ROI} = \lfloor c_R\, R + c_\sigma\, \sigma + c + 0.5 \rfloor \tag{2}$$

using constants c_R, c_σ, and c, and the floor function $\lfloor \cdot \rfloor$. This results in an optimal orthogonal ROI size, and thus we can cope with vessels of varying width.

3 Experimental Results

We have applied our new adaptive model fitting approach using a large spectrum of different 3D synthetic images as well as 3D MRA and CTA images.

First, we determined values for the constants in (2) that yield optimal adaptations of the ROI size. We created 168 different synthetic images of straight cylinders by varying the radius ($R = 1, \ldots, 7$ voxels), the image blur ($\sigma = 0.5, 1, \ldots, 3$ voxels), and the noise level. For each cylinder, we used 6 different ROI radii,

Fig. 2. The differences of the estimated radius (mean, minimum, and maximum for 110 to 224 segments) and the true radius $R = 3$ voxels of the cylindrical cross section of a torus are shown for different torus radii R_κ using a fixed size ROI (left) and an adaptive ROI (right). The dashed lines highlight the error interval of ± 0.1 voxels.

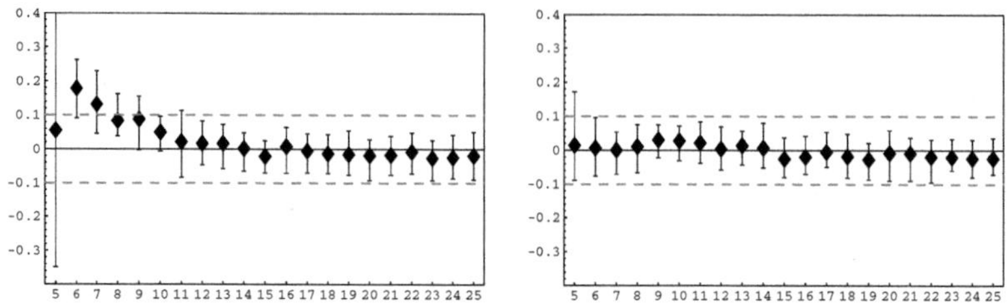

thus we conducted about 1000 experiments. Here, we did not apply the weighting function. From the segmentation results (not shown here) it turned out that $c_R = 1$, $c_\sigma = 2$, and $c = 2$ give accurate estimates in nearly all experiments.

Second, we determined values for the constants in (1) that result in optimal adaptations of the ROI shape. We created 315 different synthetic images of tori by varying the torus radius ($R_\kappa = 5, \ldots, 25$ voxels, i.e. $\kappa = 0.2, \ldots, 0.04$), the radius of the cylindrical cross-section ($R = 1, \ldots, 5$ voxels), and the noise level. For each torus, we used 16 different standard deviations of the weighting function ($\sigma_w = 0.5, 1, \ldots, 8$ voxels), thus we conducted about 5000 experiments. The segmentation results suggest that $c_{\sigma_w} = -8/3$ and $c_\kappa = 2/3$ in combination with $2 \leq \sigma_w \leq 6$ yield accurate fitting results. For example, Fig. 2 summarizes the segmentation results of 21 tori for different torus radii R_κ. Shown are the errors of the estimated radius R using a fixed size (left) as well as an adaptive ROI (right) for vessel segmentation. It can be seen that the adaptive ROI yields quite accurate results and significantly improves the accuracy of the estimated radius for larger curvatures (particularly see the *left part* of both diagrams).

Third, we carried out experiments based on 205 synthetic images containing different tubular structures of varying width and curvature (i.e. 3D spirals and cylinders with a variable radius along the cylinder). We found that the new approach is quite robust against noise and produces significantly more accurate results in comparison to the previous approach. For example, Fig. 3 shows the segmentation result of a screw-like 3D spiral with a radius of $R = 2$ voxels (left). In addition, the estimated radius along the spiral is shown for a fixed size (grey) as well as an adaptive ROI (black). It turns out that using an adaptive ROI yields accurate results, i.e. the maximal error of the estimated radius is below 0.11 voxels for the first four windings and below 0.26 voxels for the last part (where the curvature is very large). In contrast, the previous approach yields a maximal error of up to 0.39 voxels for the first four windings, and is not able to fully segment the last part (errors up to 0.7 voxels for the segmented part).

Finally, from the experiments based on real 3D images it turns out that the adaptive approach successfully segments and quantifies arteries of different sizes and high curvatures. For example, Fig. 4 shows the segmentation results of the aorta (MRA, left) and of arteries of the thorax (CTA, right).

Fig. 3. Segmentation result of a screw-like 3D spiral with radius $R = 2$ (left). The right diagram shows the estimated radius for about 480 voxels along the spiral for a fixed size ROI (grey) and an adaptive ROI (black). The vertical lines separate the windings.

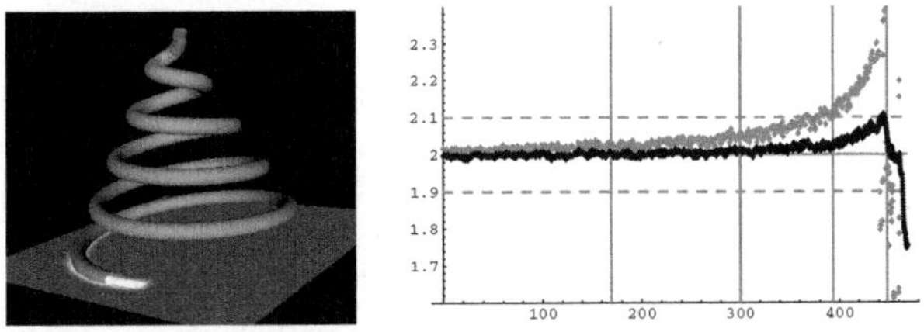

Fig. 4. Segmentation results of applying the new approach to the aorta (MRA, left) and to thorax arteries (CTA, right). For visualization we used 3D Slicer (SPL, Boston).

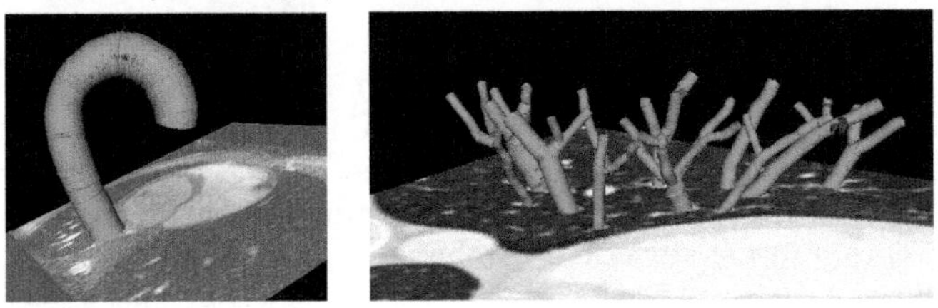

4 Discussion

We introduced a new adaptive model fitting approach for fitting a cylindrical intensity model to tubular structures. Experiments using synthetic and real 3D images show that the approach is quite robust against noise and produces significantly more accurate results for tubular structures of varying width and curvature in comparison to the previous approach using a fixed size ROI. The approach is well-suited for vessels of small, medium, and large widths as well as for vessels with varying width and curvature along the vessel.

Acknowledgement. The MRA image of the thorax has kindly been provided by Philips Research Laboratories Hamburg. The CTA image of the thorax is courtesy of Dr. med. T. Maier and Dr. C. Lienerth, Gemeinschaftspraxis Radiologie, Frankfurt/Main.

References

1. Krissian K, Malandain G, Ayache N, Vaillant R, Trousset Y. Model Based Detection of Tubular Structures in 3D Images. CVIU 2000;80(2):130–171.
2. Frangi AF, Niessen WJ, Hoogeveen RM, *et al.* Model-Based Quantitation of 3D Magnetic Resonance Angiographic Images. T-MI 1999;18(10):946–956.
3. Noordmans HJ, Smeulders AWM. High accuracy tracking of 2D/3D curved line structures by consecutive cross-section matching. PRL 1998;19(1):97–111.
4. Wörz S, Rohr K. A New 3D Parametric Intensity Model for Accurate Segmentation and Quantification of Human Vessels. In: MICCAI'04; 2004. p. 491–499.

Formbasierte Segmentierung des Bronchialbaumes

Florian Jäger[1], Joachim Hornegger[1] und Eckhart Georg Hahn[2]

[1]Lehrstuhl für Mustererkennung,
Friedrich-Alexander-Universität Erlangen-Nürnberg,
{jaeger,hornegger}@informatik.uni-erlangen.de
[2]Lehrstuhl für Innere Medizin I,
Friedrich-Alexander-Universität Erlangen-Nürnberg,
eckhart.hahn@med1.imed.uni-erlangen.de.

Zusammenfassung. Die Diagnose der *Chronischen Obstruktiven Lungenerkrankung* (COPD) spielt eine wichtige Rolle im derzeitigen medizinischen Alltag. Dabei beschreibt COPD morphologische Veränderungen der Atemwege, wie z.B. Bronchialwandverdickung, und/oder des Lungengewebes. Für die klinische Erprobung neu entwickelter Medikamente wird ein einfach zu verwendendes Werkzeug benötigt, mit dessen Hilfe die Atemwege zuverlässig und mit hoher Genauigkeit segmentiert werden können. Diese Arbeit befasst sich mit einem Teilbereich eines solchen Werkzeugs, der 3D Segmentierung des Bronchialbaumes aus CT Thorax Aufnahmen. Hierfür wird ein neuer Ansatz, die formbasierte Segmentierung, vorgestellt und mit Inkrementellem Regionenwachstum und einer auf Markov Zufallsfelder basierten Segmentierung verglichen.

1 Einleitung

Die Atmung ist ein lebensnotwendiger Prozess. Aus diesem Grunde stellen Krankheiten, die diese betreffen, eine große Beeinträchtigung der Lebensqualität dar. COPD ist eine weit verbreitete Lungenerkrankung und nimmt mit jährlich über 2,74 Millionen Todesfällen Rang vier unter den zehn häufigsten Todesursachen ein. Damit ist die Diagnose und Behandlung der COPD von großem medizinischen und ökonomischen Interesse. Mit der Weiterentwicklung von Mehrschicht CT Geräten (MSCT) in den letzten Jahren und der damit verbundenen Verbesserung der Zeit- und Ortsauflösung, ergibt sich die Möglichkeit kleine lokale Veränderungen innerhalb der Lunge präzise zu vermessen. Dadurch können auch die Dicke der Bronchialwand in CT Volumen quantifiziert werden, dessen zeitliche Veränderung ein Hauptmerkmal der COPD darstellt. Derzeitige Methoden zur Vermessung der Bronchialgeometrie sind auf Luftwege, deren zentralen Achsen senkrecht zu der Bildebene verlaufen, beschränkt. Damit sind Messungen nur im unteren und oberen Bereich der Lunge möglich, da die Bronchien in axialen Schichtbildern nur dort dieser Bedingung genügen. Wünschenswert wäre eine Segmentierung des Bronchialbaumes mit dessen Hilfe an einer beliebigen Position ein MPR, welches senkrecht zu der zentralen Achse des betrachteten Luftweges steht, extrahiert werden kann.

2 Wesentlicher Fortschritt durch den Beitrag

Die genauere Betrachtung der Segmentierungsergebnisse von bestehenden Methoden zur Extrahierung des Bronchialbaumes aus CT Thorax Aufnahmen offenbart, dass große Bereiche des Baumes nicht segmentiert wurden, obwohl diese visuell eindeutig zu erkennen sind. Allerdings verwenden die meisten Methoden hauptsächlich Wissen, welches aus den Grauwerten einer lokalen Umgebung innerhalb des Volumens berechnet wurde und lassen *a-priori* Wissen über die Form der Luftwege größtenteils außer Acht. Beispiele für derartige Algorithmen sind Inkrementelles Regionenwachstum [1] und Markov Zufallsfelder basierte Segmentierung [2]. In dieser Arbeit wird ein Algorithmus vorgestellt mittels dessen Ergebnisse vorangegangener Segmentierungen verbessert werden können. Dazu wird *a-priori* Wissen angewendet, wie beispielsweise die Form der Luftwege senkrecht zu den zentralen Achsen und die lokal nahezu konstante Richtung der Luftwege, um die Bronchien weiter verfolgen zu können.

3 Methoden

Der in dieser Arbeit vorgestellte Algorithmus basiert auf der Analyse der Form der Bronchialwand in zu den zentralen Achsen orthogonalen MPRs. Hierbei ist die Wand in der Regel kreisförmig, in der Praxis allerdings ellipsoid. Für die Formanalyse werden Ellipsen betrachtet, welche durch im voraus detektierte Punkte der inneren Bronchialwand gelegt werden. Dazu wird einerseits die Methode der kleinsten Fehlerquadrate [3], zur Einpassung der Ellipsen, und andererseits die Methode der halben Maxima (*Half-Max*) [4], zur Bestimmung der inneren Bronchialwand, verwendet. Hierfür müssen die Ergebnisse der vorangegangenen Segmentierung zunächst skelettiert [1], und die daraus erhaltene Punktmenge in ein 3D Modell der zentralen Achsen des Bronchialbaumes kovertiert, werden [5]. In Abhängigkeit der erhaltenen Form der Ellipse wird ein einfacher Schritt entlang der zentralen Achse unternommen, eine Bifurkation behandelt oder der Algorithmus auf Grund einer potentiellen Fehldetektion abgebrochen. Der Formfaktor r, mit dessen Hilfe die drei Fälle unterschieden werden, wird von dem Verhältnis der beiden Achsen der Ellipse abgeleitet. Für den Parameter r gilt $0 \leq r \leq 1$.

Im idealen Fall ist die Form der innere Bronchialwand ein Kreis und damit das Verhältnis der beiden Achsen gleich eins. In der Realität hingegen tritt dies kaum ein. Deshalb wird angenommen, dass es sich um keine Verzweigung handelt, wenn $r > r_c$ ist, wobei r_c eine Konstante darstellt. Hierbei wird zunächst ein MPR, welches senkrecht zu der zentralen Achse des betrachteten Astes steht, berechnet. Die Richtung der Achse wird hierbei mit $\boldsymbol{d}_{i-1}$ und deren Position mit $\boldsymbol{t}_i$ bezeichnet. In dem MPR wird im Folgenden eine Reihe von Punkten $\boldsymbol{x}_i$ der inneren Bronchialwand bestimmt. Die hierfür verwendete Methode basiert auf *Ray Casting* [4]. Zur Bestimmung der Eigenschaften der inneren Bronchialwand wird eine Ellipse durch die Punkte $\boldsymbol{x}_i$ gelegt. Im weiteren werden vor allem das Zentrum $\boldsymbol{c}_i$ der Ellipse und die beiden Brennpunkte $\boldsymbol{f}_1$ und $\boldsymbol{f}_2$ benötigt. Aus dem Schwerpunkt der Ellipse, welche das Zentrum der Bronchie darstellt, und dem Vector $\boldsymbol{t}_i$ kann mittels

$$\boldsymbol{t}_u = \boldsymbol{c}_i - \boldsymbol{t}_i \tag{1}$$

der Vector $\boldsymbol{t}_u$ berechnet werden, welcher dem Fehler der Schätzung entspricht. Damit kann mit

$$\boldsymbol{d}_i = \boldsymbol{d}_{i-1} + \alpha \boldsymbol{t}_u, \tag{2}$$

die Richtung der zentralen Achse neu bestimmt werden. Durch α und der Annahme, dass die Richtung der Luftwege sich lokal nicht signifikant ändert, wenn eine kleine Schrittweite s verwendet wird, können potentielle Segmentierungsfehler kompensiert werden. Nach der Normierung des Richtungsvektors $\boldsymbol{d}_i$ kann erneut ein MPR extrahiert, in diesem erneut eine Ellipse bestimmt und der Formparameter r berechnet werden. Abschließend wird eine Schätzung des weiteren Verlaufs der zentralen Achse des betrachteten Luftweges durch

$$\boldsymbol{t}_{i+1} = \boldsymbol{c}_i + s\boldsymbol{d}_i \tag{3}$$

vorgenommen und der Iterationenzähler i wird erhöht. Die einzelnen Schritte des Algorithmus sind in Abbildung 1 dargestellt.

Falls $r > r_c$ gilt, werden die soeben erklärten Schritte erneut durchgeführt. Bei $r_c \geq r > r_f$ wird angenommen, dass eine Bifurkation vorliegt. Hierbei bezeichnet das Skalar r_f die Grenze für eine Fehldetektion der inneren Bronchialwand. In diesem Fall werden die geschätzten Zentren der beiden Luftwege getrennt betrachtet. Als Zentren werden die beiden Mittelpunkte zwischen den Brennpunkten und dem Schwerpunkt der Ellipse benutzt. Diese können mittels

$$\boldsymbol{c}_i^1 = \boldsymbol{c}_i + \frac{1}{2}(\boldsymbol{f}_1 - \boldsymbol{c}_i) \text{ und } \boldsymbol{c}_i^2 = \boldsymbol{c}_i + \frac{1}{2}(\boldsymbol{f}_2 - \boldsymbol{c}_i) \text{ mit} \tag{4}$$

$$\boldsymbol{f}_1 = \boldsymbol{c}_i + \sqrt{a^2 - b^2}\boldsymbol{h}_1 \text{ und } \boldsymbol{f}_2 = \boldsymbol{c}_i - \sqrt{a^2 - b^2}\boldsymbol{h}_1 \tag{5}$$

bestimmt werden. $\boldsymbol{h}_1$ bezeichnet die große Achse der Ellipse und $2a$ und $2b$ entsprechen der Länge der beiden Achsen. Beide Zentren müssen solange getrennt betrachtet werden, bis bei beiden entweder keine Bifurkation mehr bestimmt wurde, oder eine sich als Fehldetektion erweist.

Falls der Formfaktor r kleiner gleich der Konstanten r_f ist, wird eine Fehlsegmentierung des Luftweges angenommen: die Segmentierung befindet sich nicht mehr innerhalb des Bronchialbaumes. Allerdings ist es auch möglich, dass die innere Bronchialwand falsch detektiert wurde oder die geschätzte Richtung $\boldsymbol{d}_i$ von der tatsächlichen zu weit abweicht. Experimente lassen den Schluss zu, dass r als alleiniges Abbruchkriterium keine zufriedenstellende Ergebnisse liefert. Um dem entgegenzuwirken wurden als weitere Kriterien die geschätzte Veränderung der Größe der Bronchien und die Länge des Fehlervektors $\boldsymbol{t}_u$ betrachtet.

4 Ergebnisse und Diskussion

Um die verschiedenen Ansätze (Inkrementelles Regionenwachstum [1], Markov Zufallsfelder [2], Formbasierte Segmentierung [5]) vergleichen zu können, muss

Abb. 1. In den Abbildungen (a)-(d) sind die Schritte des Algorithmus für $i = 0$, $\alpha = 1$ und $s = 1$ dargestellt. In (e) und (f) sind Zustände höherer Iterationen illustriert.

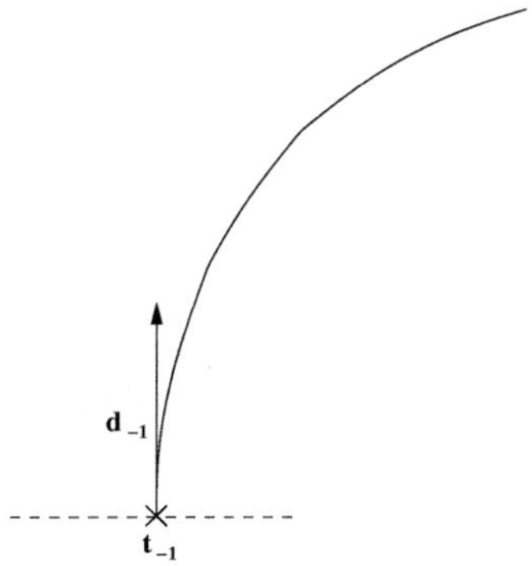

(a) Initialisierung des Algorithmus mit $\boldsymbol{t}_{-1}$ (Endpunkt des betrachteten Astes) und seiner Richtung $\boldsymbol{d}_{-1}$.

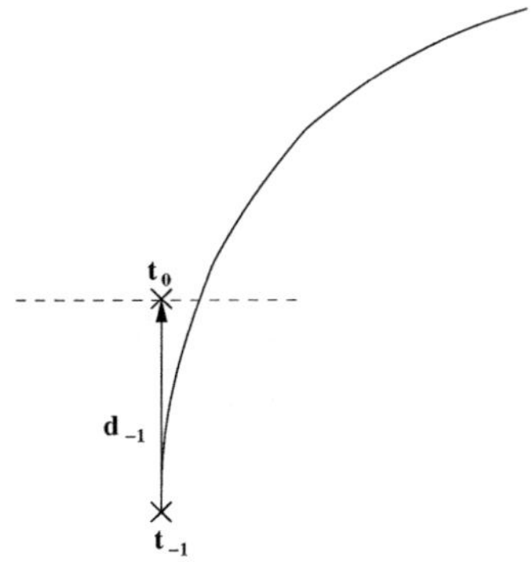

(b) $i = 0$: Der Vektor $\boldsymbol{t}_0$ repräsentiert die geschätzte Position der zentralen Achse.

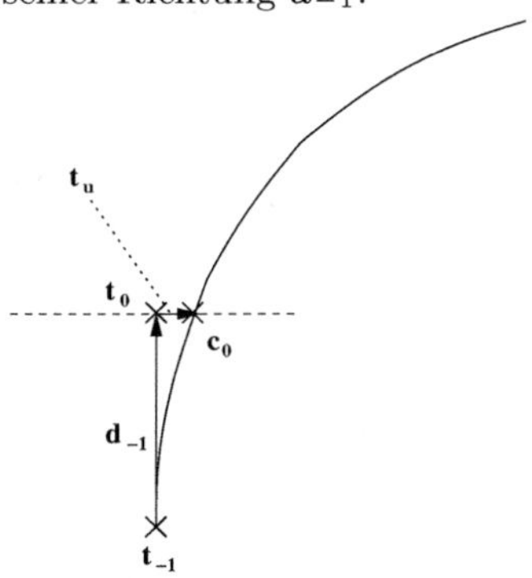

(c) $i = 0$: Schätzung des Zentrums $\boldsymbol{c}_0$ der Bronchie und Berechnung des Fehlervektors $\boldsymbol{t}_u$.

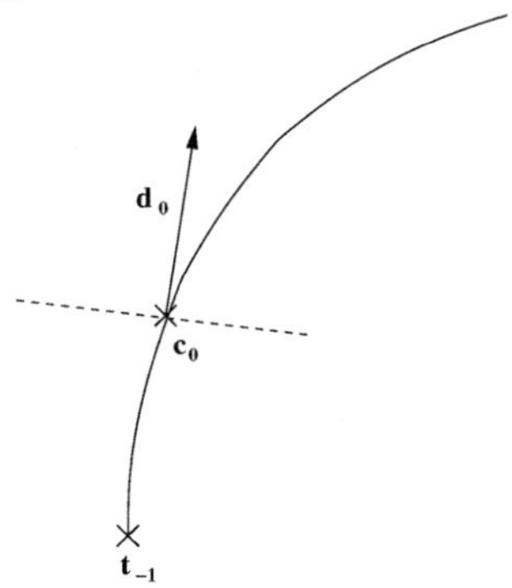

(d) $i = 0$: Mit $\boldsymbol{d}_{-1}$ und $\boldsymbol{t}_u$ kann die Richtung $\boldsymbol{d}_0$ der zentralen Achse geschätzt werden.

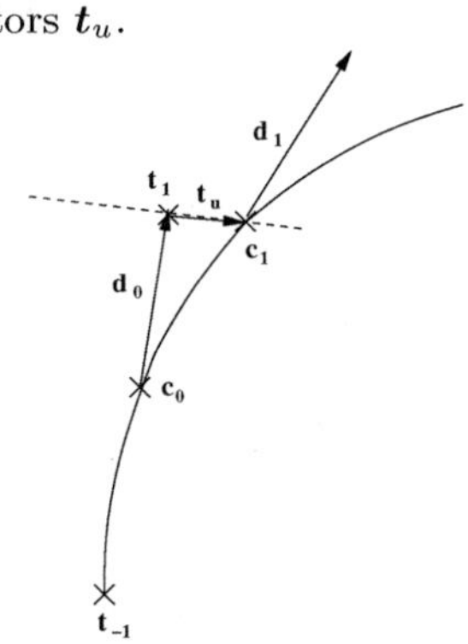

(e) $i = 1$: Nach der Berechnung der neuen Richtung.

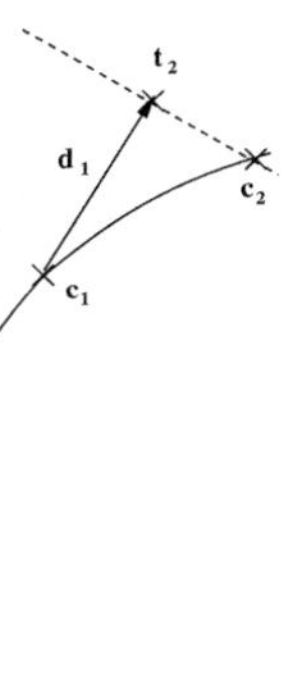

(f) $i = 2$: Nach dem Ausschneiden des ersten MPRs.

Abb. 2. Beispiel für die Segmentierung des rechten Oberlappenbronchus (*RUB*) durch Inkrementelles Regionenwachstum (links), einen Markov Zufallsfelder basierten Ansatz (mitte) und Formbasierter Segmentierung (rechts).

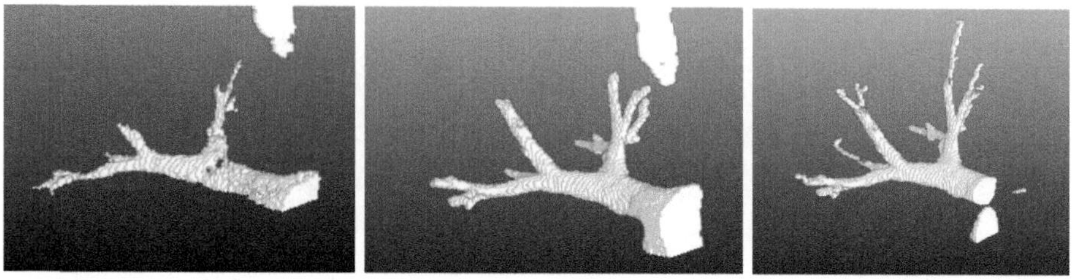

die Qualität aller segmentierten Äste betrachtet werden. Auf Grund der Komplexität dieser Aufgabe wurde ein Segmentbronchus (*RB3*) stellvertretend für den gesamten Baum untersucht. *RB3* eignet sich besonders, da die von ihm ausgehenden Verzweigungen in alle Richtungen verlaufen und somit den gesamten Baum gut repräsentiert. In Abbildung 2 ist das Ergebnis der Segmentierung eines Datensatzes dargestellt. Als Maß der Güte wurde den Ästen einer von vier Werten zugewiesen. Diese sind im einzelnen nicht (0), ansatzweise (1), größtenteils (2) und komplett (3) erkannt. Da die CT Volumen auf verschiedenen CT Systemen mit unterschiedlichen Aufnameparametern erstellt wurden, wurde nicht die absolute Güte (= Summe der Güte aller Äste), sondern die relative Verbesserung betrachtet. Im Falle der Formbasierten Segmentierung resultiert dies in einer relativen Verbesserung der Segmentierung des *RB3* um ca. 46 %, im Vergleich zu dem Markov Zufallsfelder basierten Ansatz, und 89 %, im Vergleich zu Inkrementellem Regionenwachstum. Das Ziel der Verbesserung der Segmentierung des Bronchialbaumes wurde erreicht. Allerdings treten bei dem hier vorgestellten Ansatz noch diverse Probleme, vor allem bei der Detektion und Verarbeitung von Bifurkationen auf. Diese können aber durch genauere Bestimmung der Form der Luftwege, z.B. durch aktive Konturen, zukünftig gelöst werden. Weiterhin empfiehlt sich unter Umständen eine Schrittweitenkontrolle.

Literaturverzeichnis

1. Selle D. Analysis of vessel structures in medical volume data for the computer-aided planning of surgical interventions. Phd thesis. Univ. Bremen; 2000.
2. Fetita C, Prêteux F. Quantitative 3D CT bronchography. In: Proceedings IEEE International Symposium on Biomedical Imaging (ISBI'02), Washington DC; 2002.
3. Fitzgibbon AW, Pilu M, Fisher RB. Direct Least Square Fitting of Ellipses. IEEE Transactions on Pattern Analysis and Machine Intelligence 1999;21(5):476–480.
4. D'Souza ND, et al. ASAP: Interactive Quantification of 2D Airway Geometry. In: Procs SPIE Conf Medical Imaging. Vol. 2709. Newport Beach, CA; 1996.
5. Jäger F. Functional Evaluation of Airway Thickening in the Diagnostic Context of Chronic Obstructive Pulmonary Disease. Masters thesis (Diplomarbeit). Friedrich-Alexander-Universität Erlangen-Nürnberg; 2004.

Model-Based Segmentation of Anatomical Structures in MR Images of the Head and Neck Area

Marcelo G. Bacher[1,2], Vladimir Pekar[1] and Michael R. Kaus[1]

[1]Philips Research Laboratories, Sector Technical Systems,
Röntgenstrasse 24-26, 22335 Hamburg
[2]University of Applied Sciences Mannheim, Institute of Digital Signal Processing,
Windeckstrasse 110, 68163 Mannheim
Email: {marcelo.bacher, vladimir.pekar, michael.kaus}@philips.com

Abstract Contouring of the target and risk anatomy is one of the most time consuming procedures in radiotherapy planning (RTP). The main imaging modality used in RTP is the computer tomography (CT), where the application of automated segmentation methods in certain treatment areas, such as head and neck, is difficult due to insufficient soft tissue contrast. Magnetic resonance imaging (MRI) generates images with better soft tissue contrast, and it is expected that MRI will be more extensively used in RTP. Owing to the image formation principles, the feature variability of MR data is much higher compared to CT. In this paper, we present an approach that combines a model- based segmentation method with the pattern classification framework to segment organs in MR images of the head and neck area. A validation study demonstrates that the proposed approach is feasible for the organs tested.

1 Introduction

The determination of the treatment parameters in radiation therapy planning (RTP) requires the contouring of the patient's anatomy. This task is usually carried out manually, which is tedious, does not guarantee reproducible results and is currently one of the most time-consuming procedures in RTP. Therefore, the development of fast and robust automated segmentation tools is crucial for improving the RTP process. However, this task is difficult, in particular due to high organ variability, noise in the images and in special due to insufficient soft tissue contrast in computer tomography (CT) images, which is the main imaging modality in RTP. The goal of developing 3D model-based segmentation methods was to compensate for the insufficient image information by using prior knowledge. Among the model-based segmentation approaches which are of special interest for RTP applications one can mention sectored snakes [1], deformable m-reps [2], and shape constrained deformable models [3]. Although being generic, these methods were specifically tuned to use CT data features. Nevertheless, their application is difficult for certain treatment areas, such as head and neck, owing to soft tissue structures which are poorly visible in CT. Compared with CT, magnetic resonance imaging (MRI) provides a much better soft tissue resolution, and it is expected that MRI will be more extensively used in RTP. However, due to the image formation characteristics (e.g. protocol), the anatomical structures in MRI present a substantial spatial variability of their features. The proposed approach combines, analogously to the method presented in [2], the advantages of using prior shape knowledge and the pattern classification framework to model the spatial feature variability along the boundaries of the organs. A validation study for the risk organs in the head and neck area demonstrates the feasibility of the proposed method to segment complex anatomical structures in 3D MR datasets.

2 Method

In our approach, deformable organ models are represented by triangulated surface meshes. The models include prior knowledge by integrating statistical point distribution models (PDM) which consist of a mean organ shape with a set of variation modes obtained by principal component analysis of a training set [3]. The proposed approach is based on a learning process that requires reference information in form of manually segmented anatomical structures, referred as ground truth masks. The method consists of four steps: (i) preprocessing of data, (ii) feature extraction, (iii) clustering process, and (iv) deformable model adaptation. The preprocessing step is needed to remove the background noise. This is achieved by computing the grey value histogram of the MR volume, where the background noise is represented as a Rayleigh distribution in the low intensity range of the histogram. This noise distribution is removed by automatically selecting a gray value threshold, which is computed by the optimization method presented in [4]. Next, the deformable model corresponding to the organ of interest is adapted towards the surface of the ground truth superposed to the corresponding training image as described in [3]. The deformable model adaptation is carried out by searching the strong gradient between the mask and the rest of the image. After the deformable model adaptation, the original MR image corresponding to the ground truth is filtered with a low pass Gaussian filter, and the feature extraction is carried out by acquiring feature profiles $\mathbf{p}_i$ passing perpendicular to the deformable model triangles on all images to be used for learning:

$$\mathbf{p}_i = F(\hat{\mathbf{x}}_i + j\mathbf{n}_i\delta), \; j = -l, \ldots, l, \tag{1}$$

where $\mathbf{n}_i$ is the unit normal vector at the i-th triangle, $\hat{\mathbf{x}}_i$ is the triangle barycenter and δ is the step size in mm, and $2l+1$ is the profile length. Each acquired feature profile is normalized independently to have the zero mean value and a unit variance. The investigated feature functions $F(\mathbf{x})$ were the intensity value, gradient projection and Gabor filter bank response, where three frequencies were empirically selected to be $\sqrt{2}$, $2\sqrt{2}$ and $4\sqrt{2}$, and the deviation was $\sigma = 0.6/f$ to avoid redundancies in the responses. After the acquisition of the feature profiles, they are clustered to model the surface of anatomical structures; this means, the resulting clusters should categorize areas of the anatomical structure on the basis of image features. Due to its simplicity and computational efficiency, the k-means clustering algorithm was chosen. A normalized cross-correlation measure between the profile and the mean profile is used to achieve shift invariant matching between the deformable model boundary and the organ boundary during the profile classification process. In order to account for possible segmentation inaccuracies after the triangular mesh adaptation to the ground truth masks, the similarity measure is computed within a confidence interval γ.

The determination of the initial number of clusters is carried out as follows. The clustering method is repeated several times for a different number of clusters. Two dispersion functions are computed afterwards: $JWSS_C$ and $JBSS_C$. The first function measures the data dispersion within a cluster:

$$JWSS_C = \sum_{k=1}^{C} \sum_{\mathbf{p}_i \in k} [1 - \max r(\mathbf{p}_i, \bar{\mathbf{p}}_k)]^2, \qquad (2)$$

where C is the number of clusters, $\mathbf{p}_i$ is a feature profile belonging to the cluster k, $\bar{\mathbf{p}}_k$ is the mean profile corresponding to the cluster k, $r(.,.)$ is the cross-correlation function, and $\max r(.,.)$ is the maximum cross-correlation value within the confidence interval. The second function measures the dispersion of the mean profiles:

$$JBSS_C = \frac{\sum_{t=1}^{T} \left\{ \sum_{i=1}^{V} [1 - \max r(\mathbf{p}_i, \bar{\mathbf{p}})]^2 \right\} - JWSS_C}{\sum_{t=1}^{T} \left\{ \sum_{i=1}^{V} [1 - \max r(\mathbf{p}_i, \bar{\mathbf{p}})]^2 \right\}}, \qquad (3)$$

where $\bar{\mathbf{p}}$ is the mean profile computed over all acquired feature profiles, T is the number of training images, and V is the number of triangles. The initial number of clusters is a trade-off between the dispersion within and between the clusters. After the cluster means are computed, each triangle of the deformable model is assigned to a cluster according to the similarity between the feature profile and the cluster mean.

The computed cluster means model the spatial feature variability along the anatomical structure. Therefore, it is expected that this model represents the investigated object in all training images. In order to quantify how well the model represents the anatomical structure using a particular feature function, the feature profiles are separated w.r.t. the images they stemmed and their labels are ordered in a vector in a way that each index corresponds to a triangle in the mesh. After that, the percentage of the label coincidences in the vectors is computed. The feature function is accepted to be used for segmentation if this measure lies above a certain threshold. The "goodness" of the cluster means is assessed by computing within the confidence interval the maximum cross-correlation value between the cluster means and the corresponding feature profiles in each training image. If the average maximum cross- correlation value is below a certain threshold, the number of clusters can be changed according to the dispersion functions. As a result of clustering, homogeneous sectors on the deformable model corresponding to specific feature profile means are specified.

Table 1. Mean and maximum distance error between the deformable model and the manual reference segmentation. All values are given in millimeters.

Organ	Image	Feature function	Profile length	Number of clusters	Initialization mean / max	30 Iterations mean / max
Eye	MR 1	Gray value	13	4	7.12 / 11.59	0.75 / 3.26
Eye	MR 2	Gray value	13	4	7.13 / 12.28	1.12 / 3.26
Eye	MR 3	Gray value	13	4	7.44 / 11.44	1.16 / 3.35
Brain stem	MR 1	Gabor response	8	3	4.71 / 9.68	1.00 / 5.70
Brain stem	MR 2	Gabor response	8	3	6.07 / 13.40	1.25 / 5.06
Brain stem	MR 3	Gabor response	8	3	6.63 / 20.10	2.03 / 10.36
Brain cord	MR 1	Gradient projection	13	4	3.27 / 6.82	0.53 / 1.82
Brain cord	MR 2	Gradient projection	13	4	3.38 / 8.53	1.40 / 7.50
Brain cord	MR 3	Gradient projection	13	4	4.26 / 11.17	1.36 / 8.44
Cerebellum	MR 1	Gray value (*)	20	3	6.79 / 18.31	2.22 / 8.95
Cerebellum	MR 2	Gray value (*)	20	3	4.71 / 14.06	1.34 / 6.32
Cerebellum	MR 3	Gray value (*)	20	3	4.54 / 13.06	1.70 / 6.77
Brain	MR 1	Gabor response	32	3	9.48 / 20.00	1.90 / 6.56
Brain	MR 2	Gabor response	32	3	9.06 / 26.88	2.26 / 8.95
Brain	MR 3	Gabor response	32	3	8.56 / 22.58	2.21 / 9.69

(*) Due to the high spatial variability of the cerebellum and to the spatial variability of the surrounding anatomical structures, an alternative method for collecting the feature profiles was used that only considered the feature values inside the cerebellum.

During deformable model adaptation, at each triangle of the deformable model a feature profile is acquired and then compared with the corresponding cluster mean by computing the cross-correlation value. If the maximum cross-correlation value within the confidence interval is equal to or higher than the value obtained during the training phase, an attraction point is delivered for reconfiguring the deformable model as described in [3].

3 Results

The proposed segmentation method was tested on three 3D MR datasets taken from patients with brain cancer, where the eyes, brain stem, brain cord, cerebellum and brain were segmented. The image dimensions were 256x256x124, where the geometrical voxel dimensions were 1.07 mm x 1.07 mm x 0.67 mm. For acquiring the training data as well as for segmentation, a constant confidence interval γ of 1mm was selected. The validation was carried out as follows: (i) a 3D MR image that was not used for learning (leave-one-out test) was loaded, (ii) the background noise was removed, (iii) the corresponding deformable model was loaded and manually positioned close to the anatomical structure to be segmented, and (iv) 30 iterations of the deformable model adaptation algorithm were applied. The validation results of fully automated segmentation after 30 iterations of the algorithm are presented in Table 1.

In all investigated organs, three initial clusters were selected to represent the number of different feature regions as a trade-off between the dispersion functions and taking into account that a small set of training images was available. For the eye and brain cord modeling, the number of clusters could be increased, which indicated that a more specific model could be obtained. During modeling, several feature profile lengths were tested, where the criteria for choosing a particular profile length were: (i) a sufficient amount of information about the object of interest taking into account its shape variability and the neighboring structures was collected, and (ii) the acquired feature profiles that had opposite spatial positions in the deformable model did not overlap with each other. Each segmentation process including the image preprocessing step and deformable model adaptation (30 iterations) took less than 45 seconds on a 2.4 GHz Dell workstation. The average segmentation error was in the order of 1-2 mm for the organs tested. In the clinical use, the remaining problematic areas can be corrected by using, e.g. manual manipulation tools [5].

4 Conclusions and Future Work

The presented approach uses the principles of statistical pattern classification to model the spatial feature variability of anatomical structures and combines them with shape constrained deformable modes to address the segmentation of MR data. A validation study has been carried out to segment the eyes, brain stem, brain cord, cerebellum and brain. Despite the lack of a representative set of reference images, the achieved results show that the proposed approach is able to quickly and accurately (with 1-2 mm mean error) segment complex anatomical structures in MR images of the head and can, therefore, be potentially applied in RTP based on MR data.

In future work, we plan to address the validity of the proposed algorithm from the statistical perspective by using more data, and also to demonstrate its feasibility in other treatment areas. A more extensive study of different feature functions can be done to investigate the possibility of obtaining a better model of the spatial feature variability.

References

1. Fenster SD, Kender JR. Sectored snakes: Evaluating learned-energy segmentations. In: Procs Int Conf Computer Vision (ICCV'98); 1998. p. 420–426.
2. Stough J, Pizer S, Chaney E, Rao M. Clustering on image boundary regions for deformable model segmentation. In: Procs Int Symp Biomedical Imaging (ISBI'04); 2004. p. 436–439.
3. Pekar V, McNutt TR, Kaus MR. Automated model-based organ delineation for radiotherapy planning in prostatic region. Int J Radiation Oncology Biol Phys 2004;60(3):973–980.
4. Brummer ME, Mersereau RM, Eisner RL, Lewine RRJ. Automatic detection of brain contours in MRI data sets. IEEE Trans Medical Imaging 1993;12(2):153–166.
5. Timinger H, Pekar V, von Berg J, Dietmayer K, Kaus MR. Integration of interactive corrections to model-based segmentation algorithms. In: Procs BVM; 2003. p. 171–175.

Automatische, modellbasierte Segmentierung subkortikaler Areale aus MRT-Daten des menschlichen Gehirns: Erste Ergebnisse

Hendrik Belitz[1], Karl Rohr[2], Heinrich Müller[3] und Gudrun Wagenknecht[1]

[1]Zentralinstitut für Elektronik, Forschungszentrum Jülich GmbH, 52425 Jülich
[2]Abt. Intelligente Bioinformatik Systeme, Universität Heidelberg und DKFZ Heidelberg, D-69120 Heidelberg
[3]Lehrstuhl Informatik VII, Universität Dortmund, 44221 Dortmund
Email: h.belitz@fz-juelich.de

Zusammenfassung. In diesem Beitrag wird ein System zur zweidimensionalen Segmentierung subkortikaler Regionen vorgestellt. Erste Ergebnisse werden anhand von realen Schichtbilddaten und Phantomen präsentiert und eine Erweiterung des Modells auf ein 3D-Verfahren diskutiert. Das sequentiell arbeitende Verfahren verwendet eine Gewebeklassifikation und gradientenvektorflussbasierte aktive Konturmodelle, um den Bildraum bezüglich der gesuchten Strukturen zu partitionieren und diese dann zu segmentieren.

1 Einleitung

In MRT-Bilddaten des menschlichen Gehirns sind die subkortikalen Bereiche, in diesem Fall vor allem die Basalganglien, aufgrund ihrer Grauwertcharakteristik kaum von ihrer Umgebung abgrenzbar (vgl. Abb. 1). Eindeutige Regionengrenzen können deshalb allein auf Basis der Bildinformation oft nicht generiert werden. Durch Einbringen von topologischem und geometrischem Vorwissen ist jedoch eine automatische, modellbasierte Segmentierung und Klassifikation der gesuchten Areale denkbar.

2 Stand der Forschung

Die Segmentierung der Basalganglien aus MRT-Datensätzen erfolgt in Forschung und klinischer Anwendung heutzutage oft immer noch schichtweise und von Hand. Semiautomatische Verfahren können dabei den Segmentierungsprozess signifikant beschleunigen. Sie sind jedoch für den nahezu vollautomatischen Einsatz nur sehr begrenzt geeignet. Automatische, rein bildbasierte Methoden dagegen sind oft nicht in der Lage, die sich nur unzureichend von der umgebenden, weißen Substanz abgrenzenden subkortikalen Areale des Gehirns zu segmentieren.

Abb. 1. Schicht des MNI-Datensatzes [1] mit hervorgehobenen Basalganglien

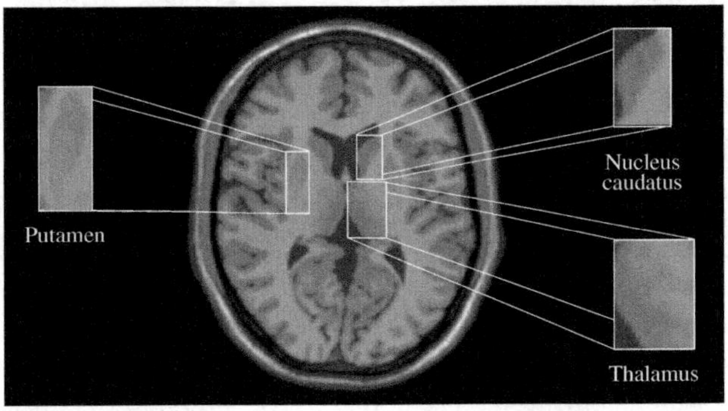

3 Wesentlicher Fortschritt durch den Beitrag

Das vorliegende prototypische System soll eine weitestgehend automatische Segmentierung der Basalganglien aus einem MRT-Datensatz ermöglichen. Dies wird unter anderem durch Einbringen von topologischem und geometrischem Vorwissen erreicht. Das Vorwissen erlaubt eine Interpolation der Regionengrenzen in Bereichen, in denen die Bildinformation allein nicht für eine sinnvolle Segmentierung ausreicht. Der eigentliche Segmentierungsprozess verläuft vollautomatisch, der Benutzer muss lediglich das Vorwissen und einige Modellparameter im Vorfeld festlegen.

4 Methoden

Das entwickelte prototypische System realisiert eine serielle Verarbeitungspipeline für zweidimensionale, transversale Schichtdaten (wie in Abb. 2a beispielhaft dargestellt), die sich in die Module *Vorverarbeitung, Partitionierung* und *Segmentierung* unterteilen lässt.

Im Vorverarbeitungsschritt kommt eine Artefaktreduktion zum Einsatz, sofern das Bildmaterial diese erfordern sollte.

Die Partitionierung trennt die *Regionen des Interesses (ROI)* voneinander und schließt für die Segmentierung uninteressante Regionen des Bildes von weiteren Arbeitsschritten aus. Dieser Schritt kann die Laufzeit der Segmentierung positiv beeinflussen, da durch ihn die Größe des zu durchsuchenden Bildraumes drastisch verringert wird. Zudem erhöht die Trennung der *ROIs* die Stabilität des Segmentierungsmodells. Die Partitionierung verwendet zum einen eine Gewebeklassifikation aller Bildpixel durch ein überwacht lernendes neuronales Netz und einen wissensbasierten *Peeling*-Algorithmus [2] (wie in Abb. 2b für die weiße Substanz dargestellt). Zum anderen dient als Eingangsdatum der Gradient eines zuvor bestimmten Kantenbildes. Dieses Vektorfeld wird mittels eines *generalisierten Gradienten-Vektorfluss-Verfahrens (GGVF)* [3] diffundiert. Die entste-

Abb. 2. Eingangsdatum, Zwischenschritte und resultierende Partitionierung des Bildes

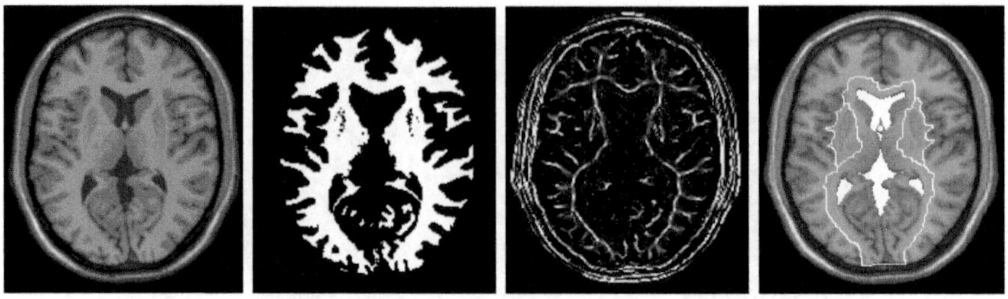

(a) (b) (c) (d)

henden Diffusionsfronten benachbarter Objekte treffen dabei aufeinander und bilden *lokale Inhomogenitäten*, das heißt, stark voneinander abweichende Vektorenrichtungen, im resultierenden Feld. Mittels eines Operators können diese Inhomogenitäten extrahiert werden, wie in Abb. 2c dargestellt. Aus dem so gewonnenen Inhomogenitätsprofil und der zuvor bestimmten Klassifikationsmaske kann nun eine sinnvolle Bildunterteilung gewonnen werden (vgl. Abb. 2d). Weitere Details zum Verfahren der Partitionierung können [4] entnommen werden.

Die eigentliche Segmentierung verwendet ein deformierbares aktives Konturmodell in Form eines mit [5] vergleichbaren diskreten Partikelsystems. Dieses wird als Polygon interpretiert, wobei die Stützpunkte des Polygons durch die Partikel gegeben sind. Das Modell ist adaptiv diskretisierbar, das heißt, mit einer Veränderung der Polygongröße werden neue Partikel eingefügt oder Partikel gelöscht, so dass immer eine durchschnittliche Partikeldistanz und somit eine annähernd konstante Diskretisierungsrate gewährleistet wird. Die einzelnen Partikel werden durch gewichtete Kräfteterme verschoben, die das Vorwissen sowie den Bildeinfluß repräsentieren. Im Idealfall konvergiert das Modell gegen die gesuchte Bildstruktur und liefert so die gesuchte Segmentierung.

5 Ergebnisse

Die Segmentierungsergebnisse für zwei beispielhaft ausgewählte Schichten des MNI-Datensatzes [1] sind in den Abbildungen 3a und b dargestellt. Die Ermittlung eines sinnvollen Goldstandards für die gegebene Problemstellung dagegen ist sehr schwierig; das Verfahren wird deshalb anhand von künstlich erzeugten Phantomen evaluiert. Diese Phantome werden aus geometrischen Primitiven erzeugt und bilden den subkortikalen Bereich exemplarischer Hirnschichten grob nach. Die eindeutige Definition der Phantome erlaubt eine einfache Extraktion von Referenzkonturen und somit eine Evaluation auf Basis von verschiedenen Diskrepanzmaßen, die nach den in [6] und [7] vorgestellten Kriterien ausgewählt wurden. Um Bildartefakte und realitätsnahe anatomische Grauwertvariabilitäten zu simulieren, werden die Regionen der Phantome mit einem linearen Grauwertverlauf stetig in die umgebende weiße Substanz überführt und zusätzlich die Phantome als Ganzes mit einem additiven Gaußschen Rauschen

Abb. 3. Segmentierung zweier Schichten des MNI-Datensatzes und künstlich erzeugte Phantome.

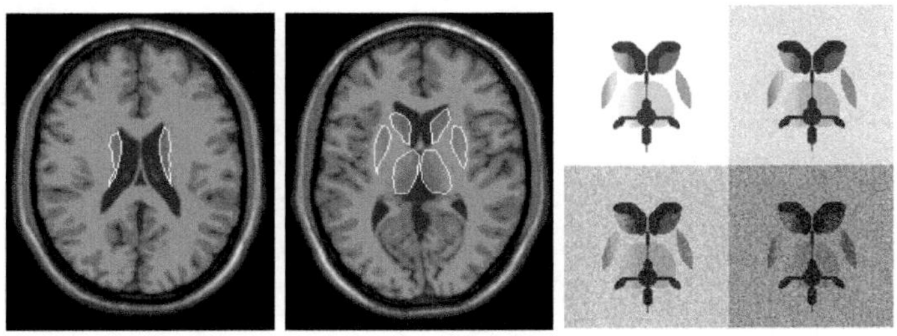

(a) (b) (c)

verschiedener Standardabweichung überlagert (vgl. Abb 3c, lineare Grauwertverläufe sind in der linken Hälfte des Phantoms zu sehen). Das vorgestellte Verfahren wird für verschiedene Diskretisierungsraten des Modells angewendet und die resultierenden Segmentierungsergebnisse über mehrere Diskrepanzmaße *(Hausdorff-Distanz, Dice-Koeffizient, Mittlere Oberflächendistanz* und *die Zahl falsch segmentierter Pixel*) mit den Referenzkonturen verglichen. Die Evaluation erlaubt es, Aussagen über die Segmentierungsqualität in Abhängigkeit von vorhandenen Grauwertverläufen und Rauschniveaus der Eingangsdaten sowie der Diskretisierungsrate des Modells zu machen. Exemplarisch ist die Auswertung der Mittleren Oberflächendistanz für die Segmentierung der Putamen-Region in Abb. 4 dargestellt. Die nachfolgenden Ergebnisse bestätigen sich auch unter Verwendung der übrigen Diskrepanzmaße [4].

Gegenüber schwachem Rauschen zeigt sich das Verfahren relativ unempfindlich. Grauwertverläufe in den gesuchten Regionen haben in diesem Fall nur sehr begrenzten Einfluss auf die Qualität der Ergebnisse. Ebenso zeigt sich hier eine gewisse Unempfindlichkeit gegenüber der Wahl der Diskretisierungsrate des Verfahrens. Hohe Rauschniveaus dagegen verschlechtern das Ergebnis deutlich. Zudem sind bei starkem Rauschen deutliche Unterschiede in der Segmentierungsqualität zwischen den Regionen mit und ohne Grauwertverlauf auszumachen. Bei hohen Rauschniveaus zeigt sich auch eine starke Abhängigkeit von der Diskretisierungsrate. Zu klein gewählte Raten führen zu rauschbedingten Oszillationen der Kontur, die durch die internen Glattheitskräfte nicht mehr kompensiert werden können. Schlechtere Diskretisierungsraten erfassen zwar weniger Details, liefern aber stabilere Ergebnisse.

6 Diskussion

Die Evaluationsergebnisse sowie die qualitative Beurteilung exemplarisch durchgeführter Segmentierungen auf realem Datenmaterial haben gezeigt, dass das beschriebene Verfahren gut zur Lösung der gegebenen Aufgabenstellung geeignet ist. Probleme können entstehen, falls die Bilddaten von schlechter Qualität sind. Eine gute Artefaktreduktion im Vorfeld ist somit erforderlich.

Abb. 4. Evaluationsergebnisse für das Putamen-Phantom am Beispiel der mittleren Oberflächendistanz

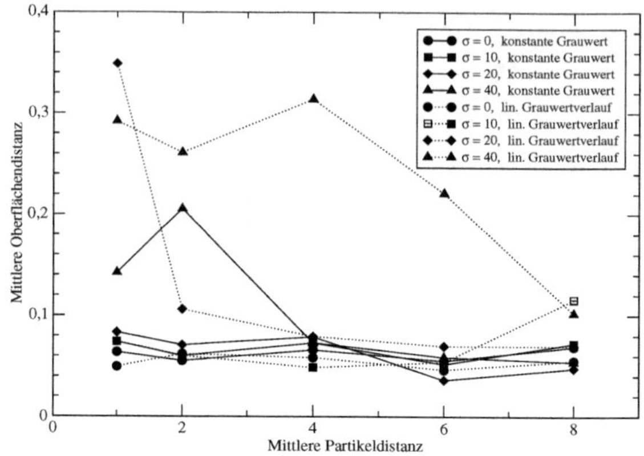

Das nun angestrebte Hauptziel ist die vollständige Entwicklung und Realisierung eines Systems, welches direkt auf den dreidimensionalen Volumendaten arbeiten kann. Dieser Ansatz ist gegenüber einer schichtweisen Abarbeitung, wie sie derzeit möglich ist und in der Praxis oft eingesetzt wird, zu bevorzugen. Dabei ist unter anderem die komplexe Geometrie und Konnektivität der gesuchten subkortikalen Strukturen im Dreidimensionalen zu beachten.

Literaturverzeichnis

1. Collins DL, Neelin P, Evans AC, et al. Automatic 3D registration of MR volumetric data in standardized talairach space. J Comput Assist Tomogr 1994;18(2):192–205.
2. Wagenknecht G. Entwicklung eines Verfahrens zur Generierung individueller 3D-Regions of Interest-Atlanten des menschlichen Gehirns aus MRT-Bilddaten zur quantitativen Analyse koregistrierter funktioneller ECT-Bilddaten. Dissertation. RWTH Aachen; 2002.
3. Xu C, Prince J. Generalized gradient vector flow external forces for active contours. Signal Processing 1998;71(2):131–139.
4. Belitz H, Wagenknecht G, Müller H. Modellbasierte Segmentierung von MRT-Daten des menschlichen Gehirns. In: Procs Remagener Physiktage. VDE; 2004. p. Im Druck.
5. Lobregt S, Viergever MA. A Discrete Dynamic Contour Model. IEEE Trans Med Imaging 1991;14(1):12–24.
6. Zhang YJ. A survey on evaluation methods for image segmentation. Pattern recognition 1996;29(8):1335–1346.
7. Heimann T, Thorn M, Kunert T, et al. Empirische Vergleichsmaße für die Evaluation von Segmentierungsergebnissen. In: Procs BVM. Informatik Aktuell. Springer, Berlin; 2004. p. 165–169.

Semi-automatic Segmentation of the Left Ventricle in CINE MR Datasets by Linked Radial Active Model (LRAM)

Michael Schildt[1], Regina Pohle[2], Kay Brune[3] and Andreas Hess[3]

[1]Leibniz Institute for Neurobiology, Department Auditory Learning & Speech, Brenneckestr. 6, 39118 Magdeburg
[2]Otto-von-Guericke University, Dept. of Simulation & Graphics, Magdeburg
[3]Friedrich-Alexander University, Institute for Experimental Pharmacology and Toxicology, Erlangen-Nuremberg
Email: Michael.Schildt@ifn-magdeburg.de

Abstract Heart failures (cardiac infarction) are of increasing importance due to increasing life expectation. For clinical diagnosis parameters for the condition of hearts are needed and can be derived automatically by imaging processing. In this work we present an efficient method to segment the left ventricle (LV) in heart MR data from rats using two linked active contour models working in a spherical coordinate system. The initial model used for the active contour scheme is generated from user given points by a radial interpolation algorithm. The model was developed on healthy heart data and was tested on 15 different data sets and the results are presented.

1 Introduction

Heart failures (cardiac infarction) are of increasing importance due to increasing life expectation of humans. Experimental animal research in this field focuses on stem cells or engineered heart tissue to re-increase the myocardial function after an infarct. In vivo investigations of the heart anatomy and function can be best performed with MRI. This technique provides good tissue contrast, high spatial resolution, and sufficient time resolution. Using so called CINE MRI the heart motion can be imaged as a sequence of images during the heart beating cycle. Most parameters, established for evaluation of the heart function in the clinical routine (estimated elliptic model etc.) are suboptimal mainly because normally the heart is not fully evaluated in 3D. This is so, because the evaluation is done manually and time consuming already in 2D. Therefore, we developed semi-automatic algorithms to perform 2D as well as 3D + time = 4D segmentation of MRI datasets of healthy and infarcted rat hearts. The approach uses linked radial active contours, one for the heart outline (epicard) and one for the left ventricle (endocard).

Recently much attention in segmentation research is given to active models especially for heart segmentation [1, 2]. All approaches have to deal with the relative low SNR, artefacts common for MRI of moving organs, and the huge interindividual variability. An interesting approach is the statistical active contour scheme, STACS by Plupitiwirjaweh [3]. It is a hybrid method combining region and model based information by extending the energy minimizing function of the active contour to find a reasonable segmentation. Advantages are full automatic execution and good convergence even with imprecise initial contours as well as the robustness due to incorporation of edge, region and model information. But the algorithm is computational expensive (complex region based information) and the approach published only deals with single 2D slices. Therefore, we proposed the Linked Radial Active Model (LRAM) to overcome the problems mentioned. Herein we first cut down the calculation time by performing all calculations in the polar system at the same time ideally suited for rounded structures like the heart. The LRAM is a combination of two active surfaces interacting in a spherical coordinate system which can be used for segmentation in 3D. Initial models are obtained by semi-automatic polar interpolation of a few manually placed starting points for the epicard and the endocard. The energy-function of the classical snake is extended with a linking term for connecting both contours and a term for shape information. The segmentation results are comparable to manual segmentation of trained persons.

2 Material and Methods

The heart scans of healthy and infarcted rats where obtained on a 4.7 T BRUKER Biospec 47/40. The CINE sequence used was: matrix 256 x 256, FOV 6 x6 cm, slice thickness 1.05 mm, TR = 30 ms, TEef = 3.5 ms, NEX 4, 13 to 22 slices per volume. Heart short axis slices were place based on reference scans and 4D heart datasets were obtained imaging slice wise through the heart (scan time about 1,5 h/rat). Since the rats (some severe heart infarcts) are under anaesthesia and should be measured repetitively the scan time was limited resulting in suboptimal image quality. The algorithm was tested on six healthy, four infarcted and five not classified rat heart data.

3 Algorithm

For initialization few points for the epicard and endocard are placed manually in three slices (Fig. 1 a). The initial contour is approximated by a radial interpolation scheme (Fig. 1 b) which is done for a number of equally spaced contour points by linear interpolation of the angle and the radius of the nearest user defined points in a polar coordinate system defined by the centroid of the user points. The points have to be set on the first and last slice containing the left ventricle as well as on one middle slice. For the third dimension another quadric interpolation is calculated between the corresponding contour points of two corresponding contours resulting in two 3d meshes (Fig. 1 c).

Next, the active contour algorithm is initialized with these two models by fitting an initial super elliptic model as described in [4] but without the free

Fig. 1. Example for user input (a) and radial interpolation result in 2d (b) and 3d (c)

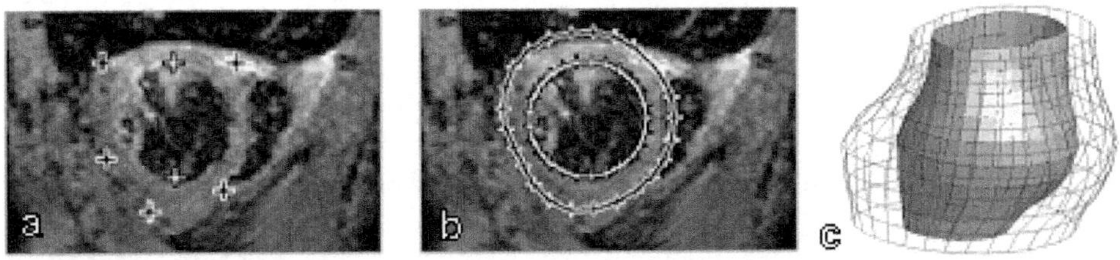

form transformation capabilities. Now in an iterative greedy scheme the surfaces are optimized until the model energy is minimized or other abort condition (e.g. maximal number of iterations, minimal number of moved points) are reached.

During this process the contour points order is permuted every iteration to exclude systematic errors. The model energy is a combination of the inner and outer energies of the epicard and endocard surfaces and the linking energy in spherical coordinates.

$$\begin{aligned} E_{LRAM} &= E_{RAM}^{Endo} + E_{RAM}^{Epi} + E_{Link} \\ E_{RAM}^{Endo/Epi} &= w_1 E_{Smooth} + w_2 E_{SE} + w_3 E_{Grad} \\ E_{Link} &= w_4 E_{Dist}^{global} + w_5 E_{Dist}^{local} + w_6 E_{Homogen} \end{aligned} \quad (1)$$

The energy for a surface is described by its smoothness which is minimal if all radii in a 4 neighbourhood of contour points are equal to the actual contour point. The energy related to the fitted super ellipsoid is calculated in its implicit form being minimal with all contour points lying on the ellipsoid. The third term often called outer energy uses gradient information to look for edges but could be replaced with any suitable function. The polar coordinate system with fixed angles reduces the gradient to lines from the centroids through the control points because control points are only allowed to move in these directions. The last term linking energy measures the distance of the two surfaces as the difference from the local and global average distance. To evaluate the space between the contour points of epicard and endocard the sum of gradients between them is build.

The segmentation error was obtained by comparing LRAM segmentation and manual segmentations to one single manual segmentation for each dataset. It is defined as the total sum of distances between corresponding points of the manual and automatic segmentations.

4 Results

It is well known that pre-processing of data is useful to get rid of many problems related to noise and artefacts in the data. Although different pre-processing strategies were tested, no significant improvement compared to the raw data was obtained. Though, the transformation from Cartesian to spherical space does some basic filtering by bilinear interpolation.

The number of control points has major effect on the results and a good choice in our hands is 30 to 50 points per contour per slice. Although the endocard is smaller its contour often needed more points to get the best segmentation performance. This can be explained by smaller details in the shape of the endocard.

Seven trained persons independently segmented one healthy and one infarcted heart. For the healthy heart the mean error across all subjects is about 1.5 ± 1.5 pixels. For the infarcted heart the mean segmentation error and standard deviation was just 1 pixel. The manual segmentation for infarcted hearts is better compared to the healthy hearts.

The segmentation behaviour of the LRAM mainly depends their initialisation and the weights for the energies. Variations of a single weight did not result in significant differences in segmentation (mean error always within 1-2 for inner slices and 3-4 for outer slices with infarcts), variations of more parameters did (details not shown here). On the other hand different initialization show stronger but alos minor effect on the final model. The mean error across different initializations was between 1 and 4 and the standard deviation 1 to 2. Repeating the segmentation with the same initialization obviously resulted not in identical but quite similar results.

Fig. 2 summarizes the direct comparison of all seven manual segmentations and the LRAM algorithm. In all cases better segmentation results were obtained in middle slices and worse results in the infarct areas (slices 8-11). Comparing LRAM and manual segmentation LRAM slightly performs better for healthy hearts. For the infarcted hearts the performance of LRAM was worse. The LRAM segmentation at different times of the beating cycle revealed slightly better results for diastolic compared to systolic phases. The LRAM approach is faster compared to manual segmentation and shows fast convergence behaviour already after 10-15 iterations. For one volume the user needs about 5 minutes to set initial points and the algorithm needs about 18-22 minutes (1 GHz Athlon, non optimized code). For manual segmentation the time was about 40-50 minutes.

5 Discussion and Outlook

We could show that LRAM incorporating geometric a priori knowledge (superellipsoid model, geometric constrains between the linked snakes) results in semi-automatic, robust and fast segmentations of the rat heart even for the low SNR MRI images here (limitations in acquisition time). Handling the geometry in a spherical coordinate system resulted in efficient algorithms especially suited for round objects. Linking snakes increased the overall segmentation stability considerably.

Fig. 2. Comparison of manual segmentation and LRAM for healthy and ischemic data

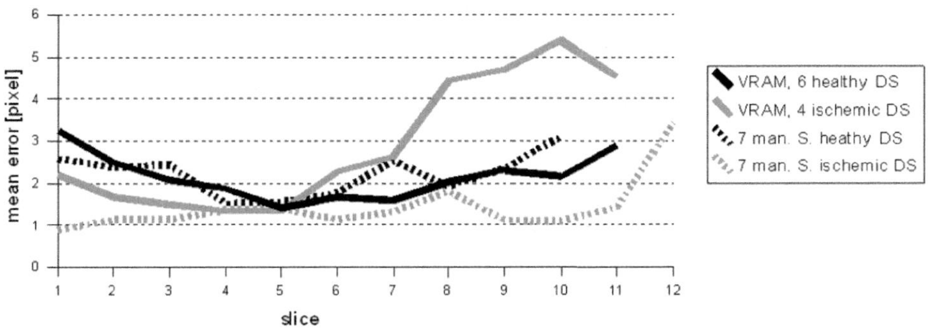

The reliability of LRAM segmentation is comparable to manual segmentation, even better for healthy but slightly worse for infarcted hearts. This might be due to fact that the parameterisation for the LRAM was developed for healthy hearts. It has to be adapted to the infarcted hearts by emphasizing local geometric aspects e.g. less wall thickness in the infarct region.

Because all datasets contained incomplete left ventricles (LV) the interpolation scheme resulting in open meshes works well. For datasets with complete heart and LV it needs to be modified to give closed model.

Up to now the temporal aspect of the data, the beating of the heart volume, is treated by sequential segmentation of the single volumes. By adding a time dimension to the model the adaptive optimisation of the geometry can be extend over the time domain ensuring corresponding contour points in space and time.

The energy term of LRAM might be extended by factors for acceleration and/or direction of movement. To minimize the user input for initialisation a statistically derived model could be established. Extending the linking with contours for the pericard or the right ventricle might increase the overall segmentation robustness.

References

1. Chen CW, Huang TS, Arrott M. Modeling, Analysis, and Visualization of Left Ventricle Shape and Motion by Hierarchical Decomposition. IEEE Transactions on Pattern Analysis and Machine Intelligence 1994;16(4):342–356.
2. Rueckert D, Burger P. Shape-based Segmentation and Tracking in 4D Cardiac MR Images. In: Lecture Notes in Computer Science. vol. 1205. Springer-Verlag; 1997.
3. Pluempitiwiriyawej C. Cardiac MR Image Segmentation: STACS, A New Active Contour Scheme. Ph.D. thesis. Carnegie Mellon University, Pittsburgh, PA 15213; 2003.
4. Bardinet E, Cohen LD, Ayache N. A parametric deformable model to fit unstructured 3d data. Computer Vision and Image Understanding 1998;71(1):39–54.

Klinische Anwendung verschiedener Segmentierungsverfahren in der Live-3D Echokardiographie

Evaluation im Vergleich zum MRT

Sibylle Mottl-Link[1], Waldemar Hosch[2], Ivo Wolf[3], Mark Hastenteufel[3], Tina Schwarz[3], Hans-Peter Meinzer[3], Siegfried Hagl[1] und Raffaele De Simone[1]

[1]Herzchirurgische Klinik, Universität Heidelberg, 69120 Heidelberg
[2] Radiologische Klinik, Universität Heidelberg, 69120 Heidelberg
[3]Abteilung für Medizinische und Biologische Informatik,
Deutsches Krebsforschungszentrum, 69120 Heidelberg
Email: s.link@dkfz.de

Zusammenfassung. Die linke Herzfunktion wurde mittels handelsüblicher Software zur manuellen (CardioView, Tomtec) und semi-automatischen Segmentierung (4D-LV-Analysis, Tomtec) bei 30 Patienten vor Herzoperation untersucht. Analysiert wurden linksventrikuläre Volumina und Ejektionsfraktionen in Live-3D Echokardiographiedaten im Vergleich zur Magnetresonanztomographie. Beim Handling und der Genauigkeit schnitt die manuelle Segmentierung besser ab als die semi-automatische. Der Grund hierfür lag in der Notwendigkeit des Setzens multipler Landmarken beim semi-automatischen Verfahren sowie an der rauschintensiven Ultraschall-Bildqualität vor allem in der Diastole. Nach semiautomatischer Segmentierung wäre somit eine Nachkorrektur durch einen erfahrenen Untersucher notwendig. Zur Ökonomisierung des Prozessablaufs wird eine Umkehr der Reihenfolge von manueller und automatischer Komponente empfohlen.

1 Einleitung

Im Vergleich zu bisherigen rotationellen [1] oder freihand 3-dimensionalen [2] Ultraschallverfahren zeichnet die Live-3D Echokardiographie ein kontinuierlicher, pyramidenförmiger Datensatz aus, der anders als bisher keine Informationslücken aufweist [3]. Die dadurch gegebene Möglichkeit des beliebigen Einstellens virtueller Ebenen im 3-D+t Datensatz erleichtert dem Untersucher die Auswahl optimaler Ansichten zur Endokardabgrenzung. Die Auswurffraktion der linken Herzkammer wird nach Bestimmung der linksventrikulären Volumina in der Systole bzw. der Diastole errechnet.

Bisherige Veröffentlichungen berichteten sowohl für die manuelle als auch für die semi-automatische Segmentierung von exzellenten Korrelationen im Vergleich zu Ergebnissen der Magnetresonanztomographie (MRT) [4-5]. Allerdings erfolgte ein Ausschluss aller Patienten mit „schlechter Schallqualität". Die Segmentierung erfolgte lediglich durch Echokardiographie-Experten, nicht jedoch durch wenig oder nicht geübte Untersucher. Darüber hinaus wurde die automatische Endokardkonturdetektion (4D-LV-Analysis, Tomtec) so oft nachkorrigiert und wiederholt, bis für den Experten zufrieden stellende Ergebnisse erzielt wurden. Bisher wurde jedoch nicht untersucht, wie die Ergebnisse der semi-automatischen Segmentierung ohne Nachkorrektur ausfallen und in welchem Bereich bzw. Umfang Nachkorrekturen durch den Untersucher notwendig sind. Zwei kommerziell erhältliche Segmentierungsverfahren für die manuelle bzw. semi-automatische Endokardabgrenzung zur Bestimmung der linksventrikulären Funktion mittels nicht-invasiver Live-3D Echokardiographie wurden in Hinblick auf Handhabung und Genauigkeit im klinischen Alltag getestet.

Von diesen klinischen Erfahrungen werden Kenntnisse erwartet, die wegweisend für die Neuentwicklungen von Segmentierungsverfahren für Ultraschalldaten sein können.

2 Methoden

Bei 30 Patienten vor Herzoperation wurde jeweils eine Magnetresonanztomographie und eine Untersuchung mittels Live-3D Echokardiographie durchgeführt. Die handelsübliche Software CardioView (Tomtec, Unterschleisheim) zur manuel-len Segmentierung (MANU) und 4D-LV-Analysis (Tomtec, Unterschleisheim) zur semi-automatischen Segmentierung (AUTO) der Endokardgrenzen wurde zur Bestimmung der linksventrikulären endsystolischen (ESV) und enddiastolischen Volumina (EDV), sowie der Ejektionsfraktion (EF) verwendet. Beide Systeme erlauben die Segmentierung auf multiplanar rekonstruierten Schichten, die durch ein Schwenken der virtuellen Ultraschallpyramide definiert werden. Bei der automatischen Endokard-Konturfindung (AUTO) ist zunächst das Setzen der Landmarken für die Mitralklappe, Aortenklappe und Apex, sowie für den Mitralannulus in allen vier rotationell rekonstruierten Schichten sowohl in der Diastole als auch in der Systole nötig. Anhand der Eingaben zum Mitralannulus und des Apex wurde vom System jeweils eine Ellipse vorgeschlagen, von der aus sich eine automatische Kontur an das Endokard anlegte (Abb. 1). Diese wurde nicht manuell nachkorrigiert. Die semi-automatische Segmentierung der Endokardgrenzen erfolgte durch 3 verschiedene Untersucher, die sich hinsichtlich ihres Erfahrungslevels in der Echokardiographie unterschieden.

In Gegensatz dazu wurde bei der manuellen Segmentierung (MANU) die Endokardkontur durch das Nachzeichnen des Endokards in vier rotationellen Schichten bestimmt (Abb. 2).

3 Ergebnisse

Die Rekonstruktionszeit nach Datentransfer mittels MANU (2 min $\pm$ 11 s) war signifikant ($p<0.001$) kleiner als die mittels AUTO (3 min 36 s $\pm$ 18 s).

Abb. 1. Arbeitsschritte für die semi-automatische Segmentierung mittels 4D-LV-Analysis mit Setzen der Landmarken, Generierung von Ellipsen, automatischer Konturfindung und 3-dimensionalem Ergebnis.

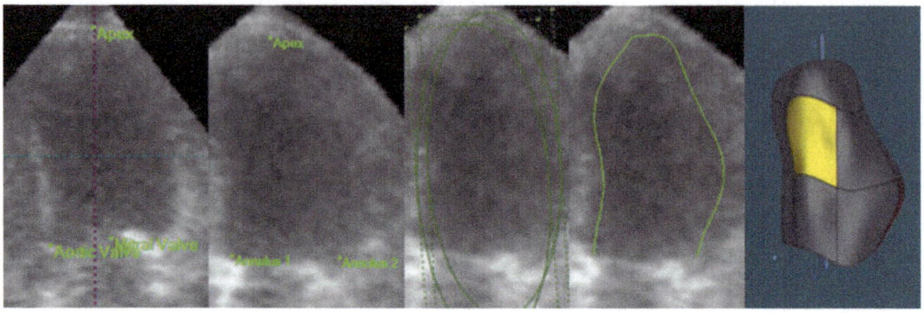

Abb. 2. Manuelle Segmentierung in vertikalen, rotationellen Schichten mittels CardioView. *Unten links:* Ergebnis der manuellen Segmentierungsschritte in der horizontalen Schicht. *Unten rechts*: Ergebnis der Systole (blau) und Diastole (rot)

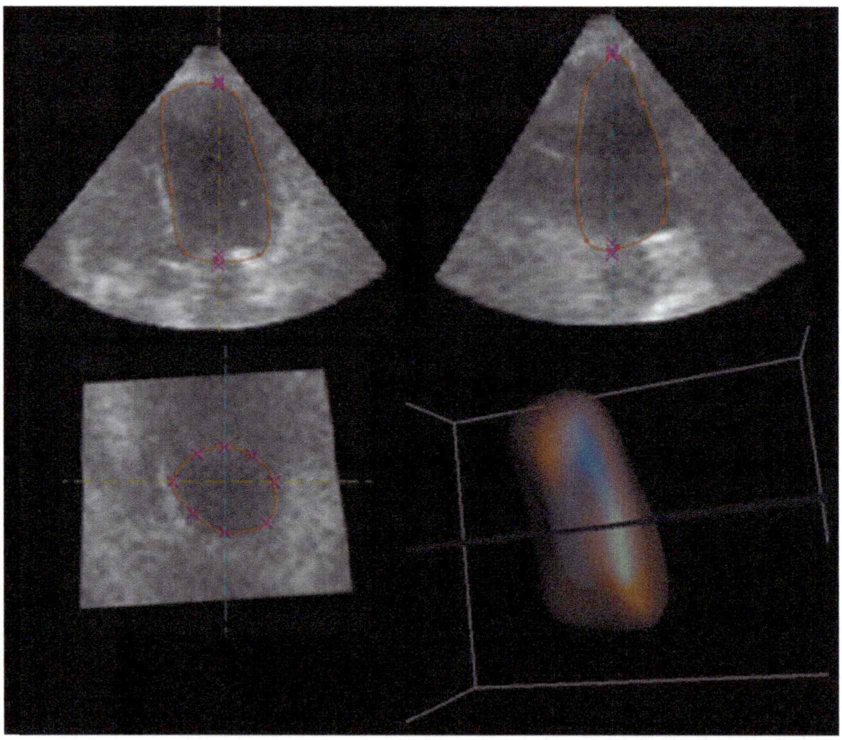

Darüber hinaus zeigte MANU (r=0.9, p<0.001, SEE= 1.2%) bessere Korrelationen und Genauigkeiten (Abb. 3) für die Ejektionsfraktion (EF) als AUTO (r=0.33, p=0.07, SEE=2.8%). Im Vergleich zum MRT wurde die EF bei AUTO (Mean/SD diff. -16.6 $\pm$ 15%) mehr unterschätzt als mittels MANU (Mean/SD

Abb. 3. *Oben:* manuelle Segmentierung (MANU) *Unten:* semi-automatische Segmentierung (AUTO) *Links:* Korrelation der Ejektionsfraktion zwischen MRT und Live-3D Echokardiographie (3DEcho) *Mitte und rechts:* Differenzen gegen Mittelwerte von endsystolischen bzw. enddiastolischen Volumina mittels MRT und 3DEcho nach Bland-Altmann

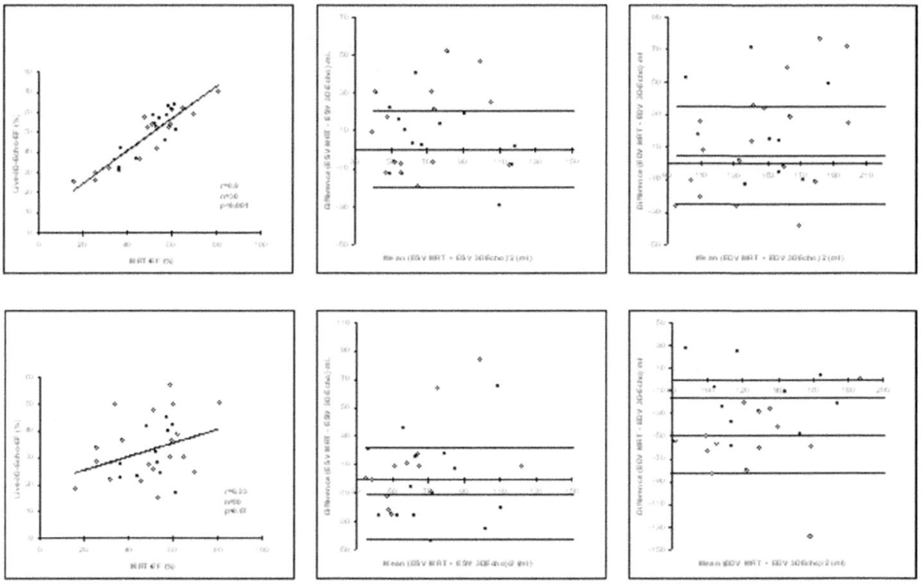

diff. -0.9 ± 6.3%). Dies lag an einer deutlichen Unterschätzung des enddiastolischen Volumens mittels AUTO im Vergleich zum endsystolischen Volumen. Insgesamt war die Bestimmung der Volumina (Abb. 3) bei MANU (Mean/SD diff. ESV. 0.5 ± 32.6 ml; EDV: 4.8 ± 47.2 ml) genauer als bei AUTO (Mean/SD diff. ESV. -10.5 ± 51.3 ml; EDV: -49.4 ± 52.8 ml).

Im Gegensatz zur bekannten Untersucherabhängigkeit der manuellen Segmentierung, zeigte die semi-automatische ohne manuelle Nachkorrektur für alle Untersucher ähnliche ungenaue Ergebnisse vor allem des enddiastolischen Volumens (wenig erfahrener Untersucher: Mean/SD diff. ESV. – 3.5 ± 54.6 ml; EDV: -34.3 ± 59.8 ml / unerfahrener Untersucher: Mean/SD diff. ESV. – 0.85 ± 60 ml; EDV: -34.9 ± 64.1 ml).

4 Diskussion

In Hinblick auf das praktische Handling inklusive Rekonstruktionszeit, sowie auf die Genauigkeit von Volumina und Ejektionsfraktion schnitt die manuelle Segmentierung besser als die semi-automatische ab. Allerdings erlaubt die manuelle Segmentierung mittels CardioView keine Analyse der Zeiträume zwischen Diastole und Systole und keine Analyse verschiedener Wandareale, wie sie nach semi-automatischer Segmentierung möglich wäre. Die Analyse regionaler Wandbewegungsstörungen sind jedoch insbesondere bei der Beurteilung des Nutzens von chirurgischen Interventionen sowie der Schrittmachertherapie von entscheidender klinischer Relevanz. [6,7]

Umständlich an der semi-automatischen Segmentierung war die Erfordernis des Setzens der Landmarken in allen Schichten, sowie jeweils in Diastole und Systole. Das Hauptproblem der semi-automatischen Segmentierung liegt jedoch in der Enddiastole. Hier erfährt das Herz seine größte Ausdehnung, wobei die Endokardgrenzen von Rauschartefakten überlagert werden. Diese haben zum einen die Ursache in der Überlagerung durch die mit Luft gefüllte Lunge, zum anderen durch Ungenauigkeiten im äußersten Randbereich der Ultraschallpyramide.

Nach semi-automatischer Segmentierung ist also insbesondere in der Diastole eine manuelle Nachkorrektur durch den erfahrenen Untersucher notwendig. Zur Ökonomisierung des Prozessablaufs wäre eine Umorganisation im Segmentierungsablauf wie beispielsweise die Umkehr der Reihenfolge von manueller und automatischer Komponente denkbar.

Danksagung. Dieses Projekt wurde durch die Deutsche Forschungsgemeinschaft mit Mitteln des Sonderforschungsbereiches 414, Teilprojekt H1 finanziert.

Literaturverzeichnis

1. Acar P, Maunoury C, Antonietti T, Bonnet D, Sidi D, Kachaner J. Left ventricular ejection fraction in children measured by three-dimensional echocardiography using a new transthoracic integrated 3D-probe: A comparison with equilibrium radionuclide angiography. Eur Heart J 1998;19:1583–1588.
2. Hibberd MG, Chuang ML, Beaudin RA, Riley MF, Mooney MG, Fearnside JT, et al. Accuracy of three-dimensional echocardiography with unrestricted selection of imaging planes for measurement of left ventricular volumes and ejection fraction. Am Heart J 2000;140(3):469–475.
3. Wang XF, Deng YB, Nanda NC, Deng J, Miller AP, Xie MX. Live three-dimensional echocardiography: imaging principles and clinical application. Echocardiography 2003;20(7):593–604.
4. Kuhl HP, Schreckenberg M, Rulands D, Katoh M, Schafer W, Schummers G, et al. High-resolution transthoracic real-time three-dimensional echocardiography: quantitation of cardiac volumes and function using semi-automatic border detection and comparison with cardiac magnetic resonance imaging. J Am Coll Cardiol 2004;43(11):2083–2090.
5. Jenkins C, Bricknell K, Hanekom L, Marwick TH. Reproducibility and accuracy of echocardiographic measurements of left ventricular parameters using real-time three-dimensional echocardiography. J Am Coll Cardiol 2004;44(4):878–886.
6. van der Heide JA, Mannaerts HF, Spruijt HJ, van Campen LM, de Cock C, Visser CA, et al. Noninvasive mapping of left ventricular electromechanical asynchrony by three-dimensional echocardiography and semi-automatic contour detection. Am J Cardiol 2004;94(11):1449–1453.
7. Krenning BJ, Szili-Torok T, Voormolen MM, Theuns DA, Jordaens LJ, Lancee CT, et al. Guiding and optimization of resynchronization therapy with dynamic three-dimensional echocardiography and segmental volume-time curves: a feasibility study. Eur J Heart Fail 2004;6(5):619–625.

4D-Segmentierung des linken Ventrikels basierend auf Region Growing und einer speziellen Bildaufbereitung angewendet auf CT, MR und U/S

Christian Dold[1], Stefan Wesarg[1], Evelyn A. Firle[1] und Mathias Seitel[2]

[1]Fraunhofer Institut für Graphische Datenverarbeitung, Abteilung Cognitive Computing and Medical Imaging, Fraunhoferstr.5, 64283 Darmstadt
[2]GE India Technology Centre Pvt. Ltd., 122, EPIP, Phase 2, Hoodi Village, Whitefield Road, Bangalore 560 066, India
Email: Christian.dold@igd.fraunhofer.de

Zusammenfassung. Es wurde eine Softwareplattform entwickelt, die 4D-Datensätze von CT-, MR- und Ultraschalldaten segmentieren kann. Dabei ist sie sehr leicht zu bedienen und auf die unterschiedlichen Modalitäten anpassbar. Bei der Herzanalyse wird enorm viel Zeit gespart, da lediglich die Region-of-Interest, ein Seedpunkt und die Ober-/Untergrenze des Grauwertes angegeben werden muß, um eine 4D-Segmentierung vorzunehmen. Die Daten müssen nicht, wie üblich, in der Kurzachsenaufnahme zur Verfügung stehen, da sie beliebig vom Radiologen mit der Software ausgerichtet werden können. Auch ist das Ergebnis nicht mehr von der zu bedienenden Person abhängig, sondern reproduzierbar.

1 Einleitung

Die globale linksventrikuläre Größe und Masse ist für die Diagnose und Prognose für Patienten mit Herzerkrankung sehr wichtig. Die Herzwandbewegung, Myokarddickenänderung und die regionale Ejektionsfraktion sind für die Beurteilung einer Ischämie unabdingbar. Die exakte Analyse des linken Ventrikels spielt somit eine entscheidende Rolle bei der Herzanalyse. Basierend auf MR-, CT- oder Ultraschalldaten werden in Kliniken Diagnosen erstellt, die weitreichende Folgen für den Patienten haben können. Das Volumen des linken Ventrikels wird bis heute mit Fehlerquoten von 5-10% ermittelt. Hauptgrund hierfür sind zum einen die unterschiedlichen Methoden und Modalitäten, aber auch andererseits die Variationen bei einer manuellen Segmentierung. Zudem wird mit der Papillarmuskulatur nicht einheitlich verfahren, da dazu modernste und teure Softwaretools notwendig sind, die sich nur große Herzzentren leisten. Diese Tools haben das Problem der linken Ventrikel-Segmentierung nur bedingt gelöst. Laut Aussage von Radiologen gibt es oft falsche Ergebnisse, und eine Kurzachsenaufnahme wird vorausgesetzt. Ist diese Aufnahme nicht vorhanden, muß eine neue erstellt werden. Es ist wünschenswert, dass man sowohl CT-, MR- als auch Ultraschall

Abb. 1. Pipeline der Segmentierung

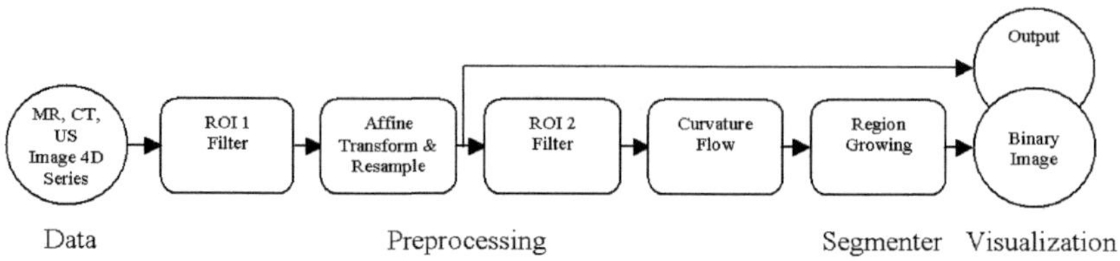

4D-Herzdatensätze reproduzierbar und leicht bedienbar analysieren kann. Zudem sollte sich die Software nach den Vorgaben der American Heart Association (AHA) [1] richten.

2 Stand der Forschung

Einige kommerzielle Tools zur Analyse des linken Ventrikels und der Herzwand sind auf dem Markt verfügbar. Sie benutzen meist eine Bildaufbereitung, einen komplexen Algorithmus zur Segmentierung und das a priori Wissen des Radiologen, um das Volumen des linken Ventrikels zu ermitteln. Zur Segmentierung gibt es verschiedene Ansätze wie z.B. Region Growing [2], Level Sets [3] und modellbasierte Segmentierung [4]. Da Region Growing nur auf den Grauwerten basiert, ist es sehr einfach zu bedienen und enorm schnell. Level Sets benötigen eine Startkontur und verwenden Differential-Gleichungen, um sich iterativ der Anatomie anzupassen. Modellbasierte Segmentierungen benutzen z.B. ein Modell des linken Ventrikels als Ausgangsform und deformieren sich solange, bis die inneren und äußeren Kräfte möglichst gering sind. Bei den beiden letzten Methoden hängt die Einstellung der Parameter stark vom Bildmaterial ab und ist nur von Spezialisten in der Bildverarbeitung schnell bedienbar. Dank der letzten Entwicklungen im MR-Bereich [5, 6, 7, 8] (atemgetriggerte Aufnahme, Mehrkanal Empfangsspulen, stärkeres Gradientensystem und parallel imaging) und CT-Bereich [9] (Mehrzeilen-CT, schnellere Rotation) sind die Bilddaten deutlich besser geworden. Vor allem hat die Auflösung in z-Richtung deutlich zugenommen. Dank der Reduktion von Bildartefakten durch diese besseren Aufnahmetechniken werden zur Segmentierung einfachere, übersichtliche und leicht zu bedienende Algorithmen wieder interessant, die nicht zwei-, sondern drei- oder sogar vierdimensional (3D+Zeit) arbeiten und dabei sehr schnell und vielseitig verwendbar sind.

3 Methoden

Die Open-Source-Toolkits ITK, VTK und wxWidgets dienten als Basis bei der Entwicklung der Softwareplattform. Die vorhandenen 4D-Daten im Dicom- oder MetaImage (MHD)-Format werden in der richtigen zeitlichen Folge geladen. Bei

Abb. 2. Links eine manuelle Segmentierung des Myokards, die meist nur ohne Berücksichtigung der Papillarmuskeln (Zeitaufwand) möglich ist. Deutlich sind die Unterschiede zur semi-automatischen Methode sichtbar, bei der die Papillarmuskeln nicht zum Volumen zählen.

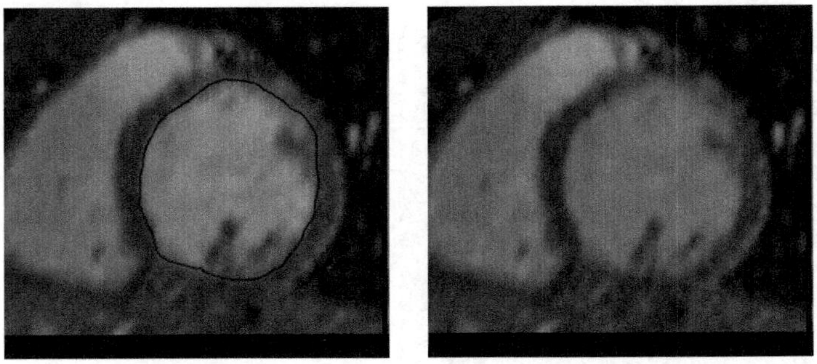

(a) Manuell (b) Automatisch

den CT-Datensätzen wurden jeweils nur sechs der 24 Herzphasen geladen und segmentiert, weil das Laden des kompletten CT-Datensatzes (3,1 GB) eine 64 Bit Speicheradressierung voraussetzt. Mit einer affinen Transformation kann der Datensatz entsprechend den AHA-Empfehlungen richtig ausgerichtet werden [10]. Dazu wird ein Oblique Cut in das Volumen gelegt, die Pfeilspitze am Apex bzw. das Ende des Pfeils im Zentrum des linken Ventrikels ausgerichtet und die Rotationsmatrix der affinen Transformation übergeben. Eine lineare Interpolation erzeugt nun kubische Voxels, bevor der Benutzer die Region-of-Interest (ROI 2) festlegt. Hierzu wird ein Widget auf dem 3D-Volumen angezeigt. Der Radiologe kann für jede Herzphase separat bestimmen, wo sich die Mitralklappe im Volumen befindet. Eine Mausinteraktion unterstützt ihn dabei. Das Rauschen in den Datensätzen wird mit einem Curvature-Flow-Filter verringert, der sämtliche Kanteninformationen erhält, einzelne Intensitätswerte als Rauschen erkennt und diese eliminiert. Bereiche mit hoher Krümmung werden dabei schneller unscharf als Bereiche mit geringerer Krümmung. Zur eigentlichen Segmentierung ist vom Bediener ein Seedpunkt im linken Ventrikel zu setzen. Dieser wird auf alle 3D-Volumina extrahiert. Zur Ermittlung der Grauwertintensitäten klickt der Bediener mit der Maus auf den hellsten Bereich des Segmentierungsvolumens und anschließend auf den Myokardbereich, der etwas dunkler ist. Die so ermittelten Grauwerte erscheinen auf der Bedienoberfläche und werden als Ober- und Untergrenze für den Region Growing Algorithmus benutzt. Das Ergebnis wird nun als binary Image dem Output Image der affinen Transformation überlagert. Zur Berechnung der Volumina dient die Anzahl der kubischen Voxels im binary Image. Das größte/kleinste Volumen wird nach der Segmentierung erkannt und als diastolischer/systolischer Wert angenommen.

Abb. 3. Akkumuliertes regionales Volumen der einzelnen Herzsegmente (links) und Volumenänderung des linken Ventrikels bei einem Herzschlag (rechts).

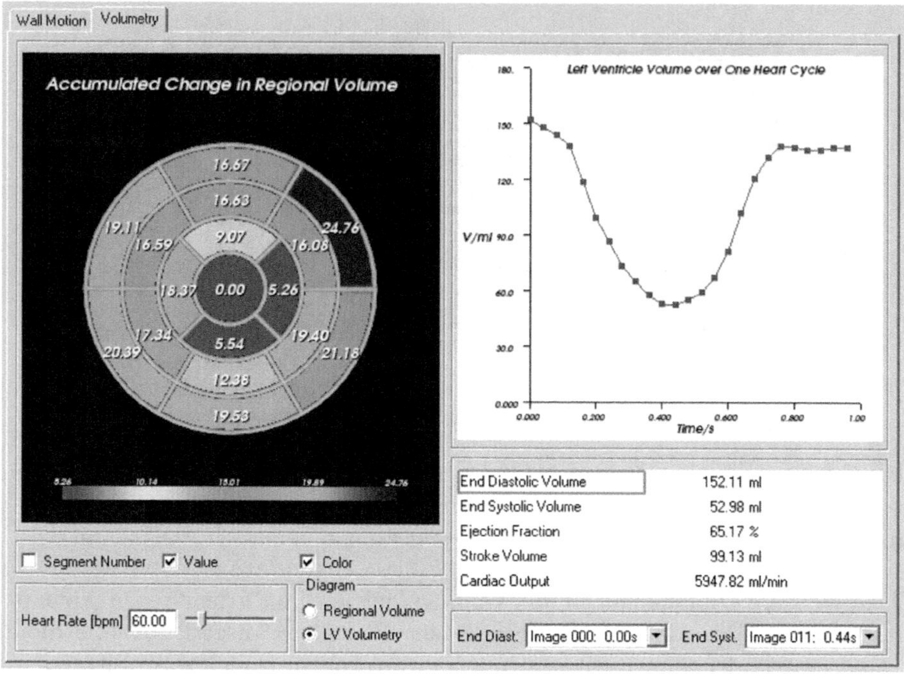

4 Ergebnisse

Die Software wurde an acht klinischen MRI-Datensätzen (1,5 Tesla Sequenz: Balanced FFE), zwei Ultraschalldatensätzen (Transösophageal Echokardiogramm) und zwei CT-Datensätzen (16 Zeilen) getestet. Zur Bewertung der Ergebnisse wurde die manuelle Segmentierung der MR-Datensätze herangezogen und mit der vorgestellten semi-automatischen Methode verglichen.

Hierbei wurde auf das Verhältnis des endsystolischen und enddiastolischen Wertes, auch ejection fraction (EF) genannt, eingegangen. Da in der manuellen Methode die Papillarmuskulatur nicht berücksichtigt wurde, gab es die zu erwartenden Abweichungen bei der EF. Ein Vergleich des Zeitaufwandes der manuellen und der semi-automatischen Segmentierung ergab, dass die manuelle Segmentierung um den Faktor 30 bis 45 länger dauert. Zudem war die Reproduzierbarkeit bei der semi-automatischen Methode sehr hoch. Die Radiologen waren nach einer Einarbeitungszeit von insgesamt einer Stunde in der Lage, die Software zu bedienen bzw. auch pathologisch schwierige Datensätze zu beurteilen.

5 Diskussion

Die vorgestellte Segmentierung stellt einen alternativen Ansatz für die anschließende Analyse des linken Ventrikels dar. Eine klinische Evaluation der Software findet bereits statt. Noch nicht vollständig gelöst ist das Auffinden der Mitralklappe, die nicht immer in den MR-Datensätzen erkennbar ist. Beim Entwurf der Software wurde größter Wert auf eine einfache Bedienung gelegt. Die ständigen Rückmeldungen der Radiologen machten es möglich, eine Software zu entwerfen, die im medizinischen Alltag schnell eingeführt bzw. genutzt werden kann. Eine Herzwandanalyse nach AHA-Richtlinien ist auf Knopfdruck am Ende der Segmentierung möglich [11]. Eine Herzwanddickenerfassung, Berechnung des Myokardvolumens und eine Aussage über die Rotationsbewegung des linken Ventrikels sind gerade in Arbeit.

6 Danksagung

Die Forschungsarbeit ist Teil des IST (Information Society Technologies) Programms und wurde von der EU unter dem Namen MRI-MARCB gefördert.

Literaturverzeichnis

1. Cerqueira MD, Weissman NJ, Dilsizian V, et al. Standardized Myocardial Segmentation and Nomenclature for Tomographic Imaging of the Heart. American Heart Association, Inc.; 2002. `http://www.circulationaha.org`.
2. Zucker S, et al. Region Growing: Childhood and adolesence. Comput Graphics Image Proc 1976;5:382–399.
3. JASethian. Level Set Methods and Fast Marching Methods. Cambridge University Press; 1996.
4. Kaus RMichael, von Berg J, Weese J, et al. Automated segmentation of the left ventricle in cardiac MRI. Med Image Anal 2004;8(3):245–254.
5. Weiger M, Pruessmann KP, Boesiger P. Cardiac real-time Imaging using SENSE. Magn Reson Med 2000;43:177–184.
6. Pruessmann KP, Weiger M, Scheidegger MB, Boesiger P. SENSE: sensitivity encoding for fast MRI. Magn Reson Med 1999;42:952–962.
7. Pruessmann KP, Weiger M, Boesiger P. Sensitivity Encoded Cardiac MRI. J Cardiovasc Magn Reson 2001;3(1):1–9.
8. Sodickson DK, Manning WJ. Simultaneous Acquisition of Spatial Harmonics (SMASH): Fast Imaging with Radiofrequency Coil Arrays. Magn Reson Med 1997;38(4):591–603.
9. Klingenbeck-Regn K, Flohr T, Ohnesorge B, et al. Strategies for Cardiac CT Imaging. J Cardiovasc Magn Reson 2002;18(2):143–151.
10. Wesarg S, Seitel M, Firle EA, Dold C. AHA Conform Visualization of Conventionally Acquired Cardiac CT Data Using the Toolkits ITK and VTK. In: Computer Assisted Radiology and Surgery; 2004. p. 1096–1101.
11. Wesarg S, Dold C, Firle EA, Tadge T. Analyse des linken Ventrikels nach AHA-Richtlinien unter Verwendung von VTK. In: Bildverarbeitung für die Medizin; 2005.

Automatische Generierung dynamischer 3D-Modelle zur Segmentierung des linken Ventrikels in 3D-SPECT-Daten

Lars Dornheim und Klaus D. Tönnies

Institut für Simulation und Graphik,
Otto-von-Guericke-Universität Magdeburg

Zusammenfassung. Zur anatomischen Segmentierung des linken Ventrikels (LV) in 3D-SPECT-Daten ist gerade bei einer Infarktschädigung des LV Modellwissen erforderlich, um die vorhandenen Lücken in den funktionellen Daten zu überbrücken. Die Segmentierung mit *dynamischen 3D-Modellen* setzt ein entsprechendes Modell voraus, dessen manuelle Erstellung zu aufwändig wäre. Wir stellen ein mehrstufiges Verfahren vor, mit dem erstmals innerhalb weniger Sekunden dynamische 3D-Modelle aus (z. B. handsegmentierten) Beispielen beliebiger anatomischer Strukturen erzeugt werden können. Mittels verschiedener Generierungsparameter (Sensor-Dichte, Vernetzungsgrad, etc.) kann direkt Einfluss auf die Modellerzeugung genommen werden, so dass verschiedene Arten von Modellen generiert werden können. Diese automatisch generierten Modelle ermöglichten eine robuste, exakte und schnelle Segmentierung des LV in pathologischen 3D-SPECT-Daten.

1 Einführung

Zur quantitativen Bestimmung der Infarktschädigung des linken Ventrikels (LV) können 3D-SPECT-Aufnahmen verwendet werden, indem ein geeignetes Modell der Anatomie an die funktionelle Information angepasst wird. Gerade bei pathologischen Veränderungen gibt es jedoch große Diskrepanzen zwischen den funktionellen Bildern und der Anatomie des LV, was durch ein geeignetes Modell der Geometrie des LV ausgeglichen werden muss (Abb. 2(a)). Modelle, die Bildanpassung, Glattheitsbedingungen und strukturelle Eigenschaften integrieren, könnten die Suche nach solchen Strukturen, die nur teilweise durch die Daten gestützt sind, adäquat unterstützen.

Die Generierung eines solchen 3D-Modells ist jedoch aufwändig und mußte bisher, wie Pohle in [1] ausführt, durch Benutzerinteraktion erfolgen, weshalb in der Regel nur verhältnismäßig einfache Modelle verwendet wurden, deren Anpassung an die Daten oft ungenau oder fehlerhaft war.

2 Stand der Forschung

Es gibt kaum automatische modellbasierte 3D-Ansätze zur Segmentierung. Sie basieren durchweg auf *impliziten Modellen* (z. B. [2]) oder *einfachen 3D-Oberflächen* (z. B. [3]), die wenig mit der zu modellierenden Anatomie zu tun haben.

Eine automatische Generierung von 3D-Modellen beschränkt sich auf die initiale Anpassung reiner Oberflächennetze an zu segmentierende bzw. zu rekonstruierende Objekte in Volumendaten (z. B. [4]). Dabei wird kein Modellwissen dauerhaft in den Modellen verankert, auf das auch bei der Segmentierung anderer, ähnlich gearteter Strukturen zurückgegriffen werden könnte.

3 Automatische Modellgenerierung

Unser generiertes dynamisches 3D-Modell ist ein um Richtungs- und Winkelinformationen erweitertes Feder-Masse-Modell, das von Dornheim in [5] eingeführt wurde. Es bleibt im Gegensatz zu herkömmlichen Feder-Masse-Modellen bei guter Performanz auch im 3D-Fall schon mit sehr wenigen Federverbindungen stabil und kollabiert auch bei stärksten Störungen nicht. Daher muß die Modellerzeugung auch nicht unter der Maßgabe einer starken Vernetzung erfolgen.

Das Modell kann aus verschiedenen Gruppen von vernetzten Sensoren gleichen Typs bestehen, die zusammenhängende Teilstrukturen der zu modellierenden Struktur darstellen. Diese Teilstrukturen können Begrenzungen der Struktur oder innere und äußere Bereiche ähnlicher Intensität sein.

Für den LV in SPECT-Daten werden 3 Teilstrukturen benötigt:

1. die helle Wand des LV (durchblutete Muskeln)
2. der dunkle Bereich im Inneren des LV
3. die Begrenzung der hellen Wand des LV

Das Modell wird aus einer vorgegebenen Segmentierung (z. B. händisch gewonnen) automatisch erzeugt. Da in dieser Segmentierung nur die Strukturen für die helle LV-Wand bzw. deren Rand erkennbar sind, muss der innere Bereich des segmentierten LV markiert werden. Das geschieht durch Subtraktion des LV von seiner konvexen Hülle (Abb. 2(b)).

Die Sensorgruppen für die einzelnen Teilstrukturen werden separat erzeugt.

Zunächst werden im jeweiligen Segment (Teilstruktur 1 bzw. 2) die als *Intensitätssensoren* wirkenden Massepunkte mit erhöhter Dichte gleichmäßig verteilt. Nach ihrer Generierung werden die Sensoren solange jeweils in den Schwerpunkt aller Sensoren einer vorgegebenen Umgebung um sie verschoben und mit gleich positionierten Sensoren verschmolzen, bis keine weitere Veränderung eintritt. Die Größe dieser Umgebung hängt von der vorgegebenen Sensordichte ab.

Die so erzeugten Sensoren werden räumlich Delaunay-trianguliert, wobei die Kanten der Triangulation die späteren Federn sind. Anschließend wird die viel zu hohe Zahl dieser Federn so reduziert, dass nur noch Sensoren miteinander verbunden sind, die sich in unmittelbarer räumlicher Nachbarschaft (spezifiziert

Abb. 1. LV-SPECT-Daten und Handsegmentierung

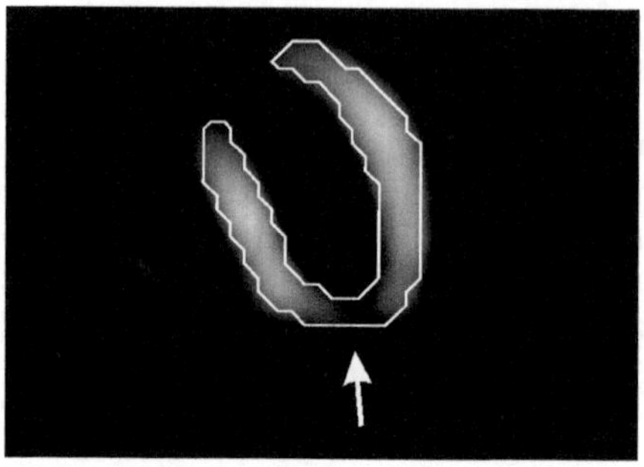

(a) LV-SPECT-Daten mit Handsegmentierung (weißer Umriß) und infarktbedingter Lücke (Pfeil)

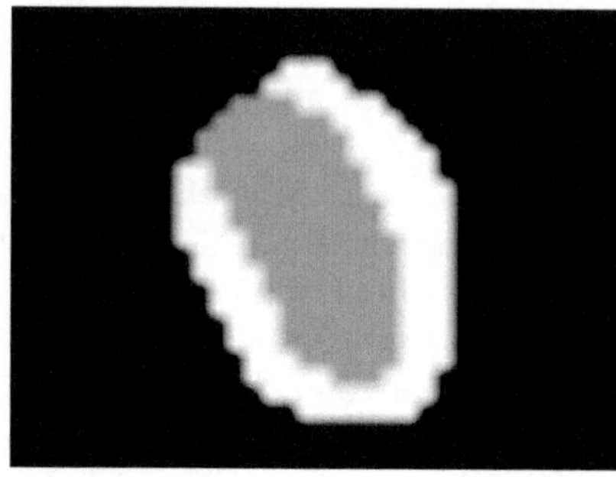

(b) Handsegmentierung (weiß) mit markiertem Inneren (grau)

durch eine obere Abstandsschranke) zueinander befinden. Dem liegt die Annahme zugrunde, dass die Korrelation zwischen dem Verhalten zweier Sensoren mit ihrem Abstand abnimmt.

Die *Begrenzungssensoren* werden ausgehend von der Iso-Oberfläche der zu modellierenden Struktur erzeugt. Die Iso-Oberfläche ist ein trianguliertes Polygonnetz aus Sensoren und Federn, sowie den von ihnen eingeschlossenen Randflächen und wurde aus der vorgegebenen Segmentierung erzeugt.

Das Polygonnetz der Iso-Oberfläche enthält jedoch zu viele Sensoren und Federn und muß möglichst formerhaltend vereinfacht werden. Eine der zur Zeit vielversprechendsten Methoden für diesen Zweck ist die formerhaltende Polygonnetzvereinfachung mittels Quadric Error Metrics nach [6].

Das Polygonnetz der Iso-Oberfläche wird dieser Vereinfachung wiederholt unterzogen, bis sich die gewünschte minimale Sensordichte einstellt. Da diese Methode zu Visualisierungszwecken konzipiert wurde, können in ebenen Bereichen der Randfläche starke Inhomogenitäten (große Lücken) im Sensorgitter entstehen, die durch Einfügen zusätzlicher Sensoren in den Schwerpunkt zu großer Randflächen mit daran anschließender Retriangulisierung dieser Bereiche bis zur minimalen Sensordichte wieder aufgefüllt werden.

Die Sensorgruppen werden entsprechend den durch sie dargestellten Bereichen der Struktur räumlich angeordnet und lokal untereinander durch 1:n-Verbindungen vernetzt. Beim Modell des LV werden dabei alle Intensitätssensoren der LV-Wand mit den jeweils n nächsten Intensitätssensoren des LV-Inneren und alle LV-Rand-Sensoren mit den m nächsten Intensitätssensoren der LV-Wand vernetzt. Für andere zu modellierende Strukturen sind auch andere Arten der lokalen Vernetzung verschiedener Sensorgruppen denkbar, so dass z. B. nur räumlich benachbarte äußere Sensoren der verschiedenen Gruppen miteinander verknüpft werden.

Abb. 2. Automatisch generiertes Modell

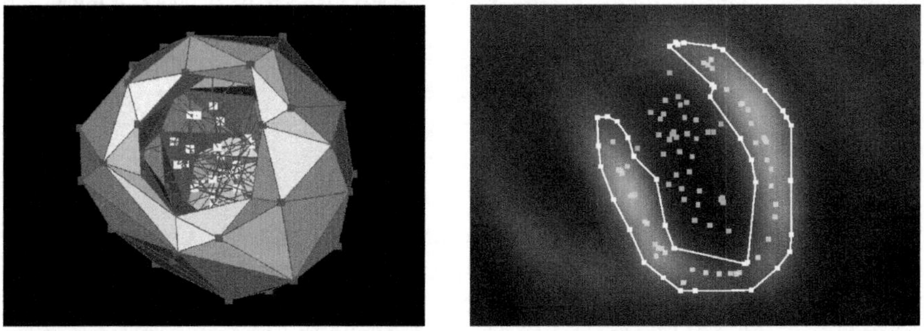

(a) 3D-Ansicht eines automatisch generierten LV-Modells

(b) LV-Segmentierung mittels automatisch generiertem Modell

Zum Schluß werden die Ruhelängen und relativen Richtungen der Federn bestimmt. Sie ergeben sich aus ihrer Länge und Richtung zu diesem Zeitpunkt.

4 Ergebnisse und Diskussion

Mittels des vorgestellten Verfahrens konnten dynamische 3D-Modelle aus einer einzigen Handsegmentierung innerhalb sehr kurzer Zeit (z. B. einige Sekunden für einige Hundert Sensoren) erstellt werden.

Durch solch ein aus einer Handsegmentierung eines LV generiertes Modell wurde die anatomische Struktur des LV adäquat modelliert (Abb. 3(a)) und daraus resultierend erfolgreich automatisch in einer Serie von 3D-SPECT-Daten verschiedener Patienten segmentiert (37 Aufnahmen von 21 verschiedenen Personen). Dabei wurden insbesondere auch große, infarktbedingte Lücken in den Herzwänden automatisch durch das Modell anatomisch ausreichend genau rekonstruiert. Gleichzeitig war das Modell in der Lage, sich dort lokal den Daten anzupassen, wo Anatomie und Funktion übereinstimmten. Abb. 3(b) zeigt die erfolgreiche Anpassung eines automatisch generierten Modells in einer Schicht.

Zur quantitativen Beurteilung unserer Ergebnisse lagen uns von 3 Datensätzen Handsegmentierungen (z. B. Abb. 2(a)) als Goldstandard vor. Tabelle 1 zeigt verschiedene Evaluierungsmaße unserer Segmentierungsergebnisse auf diesen Datensätzen im Vergleich zum Goldstandard. Datensatz 3 ist dabei der Datensatz, auf dem das für alle drei Datensätze verwendete Modell generiert wurde.

In praktischen Experimenten war eine 1:1-Sensor-Verknüpfung im Bereich der Sensorgruppenvernetzung (statt der oben genannten 1:n-Verknüpfung) für die Modellstabilität hinreichend. Diese Tatsache ist direkt in der Verwendung der erweiterten, stabilen Feder-Masse-Modelle aus [5] begründet. Somit wiesen die Modelle eine minimale Komplexität auf, die zur hohen Geschwindigkeit der kompletten Segmentierung (unter einer Minute auf Standard-PCs) beitrug.

Tabelle 1. Segmentierungsgüte bezüglich des Goldstandards

Datensatz	Übersegmentierung	Untersegmentierung	Hausdorff-Abst.	Mittl. Oberfl.-Abst.
1	14,58 %	13,65 %	2,24 Voxel	0,46 Voxel
2	20,73 %	8,06 %	2,24 Voxel	0,41 Voxel
3	10,26 %	21,35 %	2,83 Voxel	0,43 Voxel

Die guten Segmentierungsergebnisse hängen eng mit der Qualität des dynamischen Modells zusammen. Es beschreibt die zu segmentierenden Strukturen mit nur sehr wenigen Elementen (Sensoren und Federn) formgenau und räumlich ausgewogen. Dadurch bietet es gegenüber vergleichbar leistungsfähigen, manuell erzeugten Modellen neben der bedeutend schnelleren und für den Benutzer einfacheren Generierung auch eine vermutlich simplere, aber doch adäquate Strukturbeschreibung, des zu segmentierenden Objektes.

Im Verlauf der Arbeiten hat sich herausgestellt, dass diese Modellerzeugung sehr allgemein anwendbar ist, da sie kaum Anforderungen an die Art der zu segmentierenden Strukturen stellt. Aus beliebigen 2D- oder 3D-Beispielsegmentierungen können schnell passende Modelle für beliebige Strukturen erzeugt werden.

Zukünftig ist neben der Untersuchung des Einflusses der automatischen Modellgenerierung auf die Segmentierung anderer Strukturen vor allem von Interesse, wie das Modellwissen aus verschiedenen Beispielen der gleichen Klasse von Objekten in einem automatisch generierten Modell zusammengefaßt werden kann, so dass neben der grundlegenden Form der Klasse auch die Varianzen der Form der Objekte innerhalb der Klasse modelliert werden.

Literaturverzeichnis

1. Pohle R. Computerunterstütze Bildanalyse zur Auswertung medizinischer Bilddaten. Habilitationsschrift. Fakultät für Informatik, Otto-von-Guericke-Universität Magdeburg; 2004.
2. Pohle R, Wegner M, Tönnies KD, Celler A. Segmentierung des linken Ventrikels in 4D-dSPECT-Daten mittels Frei-Form-Deformation von Superellipsoiden. In: Proc. of the BVM. vol. 116 of Informatik Aktuell. Springer; 2004.
3. McInerney T, Terzopoulos D. A Finite Element Model for 3D Shape Reconstruction and Nonrigid Motion Tracking. In: Proc. of the ICCV'93; 1993.
4. Delingette H. Initialization of Deformable Models from 3D Data. In: Proc. of the ICCV'98; 1998.
5. Dornheim L. Generierung und Dynamik physikalisch basierter 3D-Modelle zur Segmentierung des linken Ventrikels in SPECT-Daten. Diplomarbeit. Fakultät für Informatik, Otto-von-Guericke-Universität Magdeburg; 2005.
6. Garland M, Heckbert PS. Surface Simplification Using Quadric Error Metrics. Computer Graphics 1997;31(Annual Conference Series):209–216.

Simplex-Mesh Based Surface Reconstruction and Representation of Tubular Structures

Alexander Bornik, Bernhard Reitinger and Reinhard Beichel

[1]Institute for Computer Graphics and Vision,
Graz University of Technology, A-8010 Graz, Austria
Email: bornik@icg.tu-graz.ac.at

Abstract Modelling and reconstruction of tubular objects from graph representations is frequently needed in medical visualization. The constructed geometrical models need to be consistent and compact at the same time for interactive applications. In this paper we present a new method for generating compact topologically consistent 2-manifold surfaces of branching tubular objects. The proposed two-stage approach based on deformable simplex-meshes can handle higher order furcations.

1 Introduction

Many anatomical structures like vessels or airway segments are of tubular type. Technically speeking arrangements of such structures like the portal vein tree inside the liver or airway trees are highly complex and heavily branched objects. New algorithms are able to detect even very thin tubular structures [1] in e.g. CT images, leading to graph representations, which are not directly suitable for high-quality visualization in medical applications such as surgical planning.

Rendering of boundary representation is well supported by graphics hardware. However, one has to ensure that the surface model is consistent. There must not be gaps or self-intersections in the model. In case the model is a polygonal or triangular mesh, it should be a 2-manifold. The mesh must be adaptive to account for changing tube radii. The overall primitive count should be small, while still accurately representing small geometrical details.

The presented work was done in the context of a research project with the goal to develop a virtual liver surgery planning system [2]. The planning system provides surgeons and radiologists with tools to carry out planning and staging of liver tumor resections in a virtual reality (VR) environment. This also involves visualization of surface models of the portal vein inside the liver. The graphical representation in the VR system needs to be compact in order to meet the real-time requirement, while still providing the physicians with the correct topological information needed for planning a surgical intervention.

2 Related Work

The probably most popular surface reconstruction algorithm is the Marching Cubes (MC)[3], which is frequently used in the medical context. However, it relies on input data given as a hexahedral grid. It is not adaptive and produces complex geometry. For VR applications mesh compression must be employed, introducing processing overhead. Staircase artifacts produced by MC must be removed using filtering techniques. Connectivity problems for 26-connected structures, which are not acceptable in surgical planning, require a modified algorithm [4]. Besides the MC there are generic algorithms involving deformable models directly [5], which is time consuming for tubular objects. A second class of algorithms involves surface tiling from cross-sections and algorithms connecting tubular objects to a single model [6, 7, 8]. Most of these algorithms have problems representing furcations of higher order correctly, some do not support changing radii along branches. An algorithm related to our can be found in [9], however the technical solution is different. Since the approach is not based on a deformable model, mesh refinement is not possible. An approach mainly focussing on rendering performance, not mesh consistency, can be found in [10].

3 Methods

The proposed algorithm generates compact surfaces representations of branched tubular objects. It can handle bifurcations, trifurcations and higher order furcations. The output mesh is topologically consistent, meaning that the output is a single 2-manifold mesh. Geometrically our approach is based on a simplex mesh structure [5]. The mesh for the tubular object is constructed in two stages:

1. *An initial mesh is constructed* connecting cross-section polygons along the input graph. This step produces a single 2-manifold mesh.
2. *Mesh Refinement* based on simplex meshes as deformable model, improves the visual quality of the produced mesh, especially in the vicinity of furcations.

3.1 Input Data and Preprocessing

We use a directed acyclic graph data structure as input data for mesh initialization. The nodes of the graph are either branching points or endpoints. Each node stores its location, local radius, cross-section normal and connected links. Links (branches) store their endpoints, direction and a list of intermediate centerline points with cross-section radii and normals. This data is provided by a vessel-mining approach [1]. Since a deformable model is employed in the second stage of our algorithm, limiting to circular cross-sections during the initialization is possible without loss of generality.

There is no restriction on the radii. Consequently, spheres spanned by neighboring centerline points and radii can intersect. Sometimes a whole child branch is located within the circumscribed sphere of its parent. Our algorithm requires input data to be free from such cases. Preprocessing by thinning leads to initial meshes almost free of visual artifacts, since possibly overlapping cross-sections are removed. Thinning also makes initial meshes compact, because the number of remaining cross-sections directly influences the number of mesh polygons.

Fig. 1. (a) Polygon insertion in 2D (b) Polygon insertion in 3D: additional vertices are placed at the barycenter.

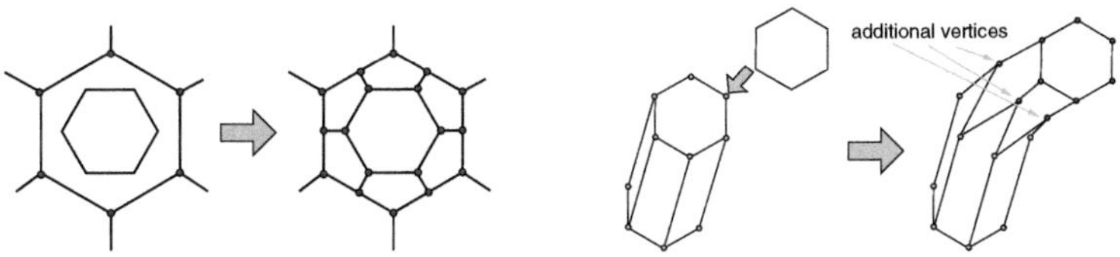

(a) (b)

3.2 Initial Mesh Setup

The initial mesh is set up by traversing input data in a breadth-first-search manner starting with a simplex mesh cylinder at the root node.

Connection of Cross-Sections. Further cross-sections of the root branch are connected to the existing geometry at the top polygon. This is achieved by connecting each vertex of the cross-section polygon to the existing geometry as shown in Figure 1(a). For maximum visual quality, polygons are oriented so that the overall connection distance is minimized. The visual quality can be improved by placing the additional vertices at the barycenter of the triangles formed by the base edge of the polygon to connect to and the connecting cross-section vertex. Figure 1(b) shows a 3D example.

Connection of Branches. When starting a new branch the optimum polygon is found among a number polygons located in the vicinity of the the branching point, the *hot spot region* polygons. When a polygon is to be connected to a branching point, normal vectors for all the polygons of the hot spot regions are calculated using a singular value decomposition, since simplex mesh polygons are not necessarily planar. The best polygon is found maximizing a criterion based on the distance between the inserted cross-section and the hot spot region polygons and the corresponding normal vectors. Figure 2 shows the branch connection operation in detail.

3.3 Mesh Deformation

The overall visual quality of the mesh and particularly the quality near high order furcations is improved using the simplex mesh as a deformable model. Each vertex is displaced based on internal regularizing forces and external forces pulling the mesh towards some boundary. Since deformation can cause degenerated polygons, simplex meshes provide operations to restructure themselves according to different criteria by splitting or merging polygons. More details on simplex meshes can be found in [5]. External forces are calculated either towards sampling points defined by the cross-section radii of the input graph or, if

Fig. 2. (a) Simplex mesh of a tubular objec before connecting a new branch. The hot spot region is marked bright. (b) Mesh after the new branch has been added.

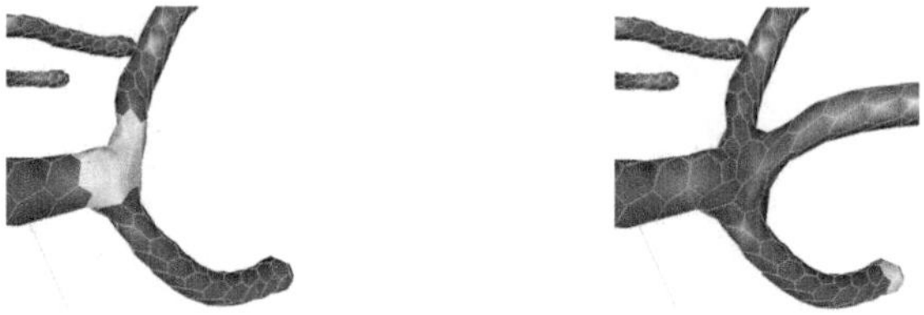

(a) (b)

Table 1. Results for test datasets: $\#b$: number of graph branches. $\#cs$: total number of cross-sections. $\#vtx$, $\#pol$: number of vertices/polygons. t_i: mesh initialization time in milliseconds. t_r time for one iteration in the refinement stage. n: number of iterations performed for the images in Figure 3.

DS	Description	#b	#cs	#vtx	#pol	t_i	t_r	n
1	Artificial	8	64	950	477	28	25	40
2	Human portal vein	693	2680	24199	48394	527	1738	10

a voxel-based segmentation is available, towards boundary voxels. Several iterations result in energy-minimizing geometrical changes, mainly near branching points. The visual quality increases.

4 Results

We have tested our algorithm with different types of medical datasets, including the vasculature of the liver, sheep and human airway trees and data from high-resolution scans of portal vein corrosion casts. Our approach produced consistent and visually appealing meshes in all cases. The number of polygons produced by our approach is the same order of magnitude as output produces by a MC approach followed by mesh filtering and simplification. Figure 3 and Table 1 show results including mesh complexity and timings for two datasets.

5 Conclusion

This paper presented an algorithm for generating compact consistent 2-manifold meshes of branched tubular objects based on contour-connection using simplex meshes. The visual quality of the output mesh is improved in an optional refinement step.

This work was supported by the Austrian Science Foundation (FWF) under grant P17066-N04.

Fig. 3. Results for the test datasets from Table 1: (a) Test dataset 1: Small artificial tubular dataset. (b) Test dataset 2: Human portal vein tree.

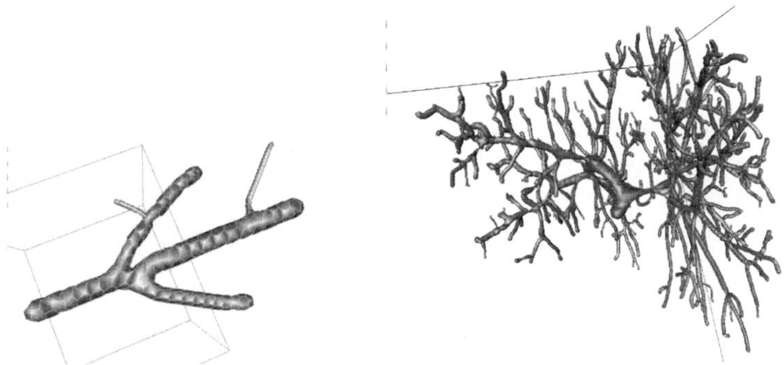

(a) (b)

References

1. Beichel R, Pock T, Janko Ch, et al. Liver segment approximation in CT data for surgical resection planning. In: Fitzpatrick JMichael, Sonka Milan, editors. In SPIE Medical Imaging '04. vol. 5370. San Diego: SPIE Press; 2004. p. 1435–1446.
2. Bornik A, Beichel R, Reitinger B, et al. Computer Aided Liver Surgery Planning: An Augmented Reality Approach. In: Jr RLGalloway, editor. In SPIE Medical Imaging '04. vol. 5029. SPIE Press; 2003. p. 395–406.
3. Lorensen WE, Cline HE. Marching cubes: A high resolution 3D surface construction algorithm. Computer Graphics 1987;21(4):163–169.
4. Lewiner T, Lopes H, Vieira AW, Tavares G. Efficient Implementation of Marching Cubes: Cases with Topological Guarantees. Journal of Graphics Tools 2003;8(2):1–15.
5. Delingette H. General Object Reconstruction Based on Simplex Meshes. International Journal on Computer Vision 1999;32(2):111–146.
6. Oliva JM, Perrin M, Coquillart S. 3D Reconstruction of Complex Polyhedral Shapes from Contours using a Simplified Generalized Voronoi Diagram. Computer Graphics Forum 1996;15(3):397–408.
7. Meyers D, Skinner S, Sloan K. Surfaces from contours. ACM Trans Graph 1992;11(3):228–258.
8. Lluch J, Vivó R, Monserrat C. Modelling tree structures using a single polygonal mesh. Graphical Models 2004;66(2):89–101.
9. Felkel P, Wegenkittl R, Bühler K. Surface Models of Tube Trees. In: Proceeding of the Computer Graphics International CGI'04; 2004.
10. Hahn HK, Preim B, Selle D, Peitgen HO. Visualization and interaction techniques for the exploration of vascular structures. In: Proceedings of the conference on Visualization '01. IEEE Computer Society; 2001. p. 395–402.

Local Distance Thresholds for Enhanced Aneurysm Labelling

Jan Bruijns

Philips Research Laboratories
Prof. Holstlaan 4, 5656 AA Eindhoven, The Netherlands
Email: Jan.Bruijns@philips.com

Abstract Volume representations of blood vessels acquired by 3D rotational angiography are very suitable for diagnosing an aneurysm. If the aneurysm volume is known, a physician may treat an aneurysm by filling it with coils or glue. We presented a fully-automatic aneurysm labelling method to compute this volume in a previous paper. The global distance thresholds of this method may result in an estimated aneurysm volume which is too large. We developed a method to derive local distance thresholds from the segmented vasculature. Application of these thresholds gives better estimates for the aneurysm volumes.

1 Problem

Volume representations of blood vessels acquired by 3D rotational angiography show a clear distinction in gray values between tissue and vessel voxels [1]. These volume representations are very suitable for diagnosing an aneurysm, a local widening of a vessel (see Fig. 1.1).

Physicians may treat an aneurysm by filling it either with coils or glue. Therefore, they need to know the volume of the aneurysm. In a previous paper [2] we described a method for fully-automatic labelling of the aneurysm voxels after which the volume is computed by counting these voxels (see Fig. 1.3).

Two global distance thresholds derived from the segmented vasculature (see Fig. 1.2) are used in this method. The *center threshold* is used to label the center voxels of the aneurysm, the *shell threshold* to label the voxels in the shell around the center part of the aneurysm. As explained in [2], in case of a spherical aneurysm the shell threshold should be equal to the center threshold.

In case of an elongated aneurysm we need a shell threshold greater than the center threshold to label the voxels in the far ends of this aneurysm. However, if a "normal" vessel part is connected to the short side of an elongated aneurysm, the vessel voxels at the start of such a "normal" vessel part will be labelled as aneurysm voxels because their distance to the center part of the aneurysm is less than this larger shell threshold. In this case the estimated aneurysm volume is too large. This larger threshold may also give errors for an almost spherical aneurysm as shown in Fig. 1.5 (the cross indicates the center of the aneurysm).

The problem is to label the vessel voxels in the far ends of an elongated aneurysm (requires a large shell threshold) without labelling the vessel voxels in the "normal" vessel parts connected to the short sides (requires a small shell threshold).

2 Related Work

Subasic et al. [3] use the level-set algorithm with a 3-D deformable model for segmentation of an abdominal aortic aneurysm from CTA images. Because their method is adjusted to the shape of the abdominal aorta, it cannot be used free from problems for an arbitrary aneurysm.

McLaughlin et al. [4] demarcate the extent of an intracranial aneurysm given a 3-D model of the vasculature. Local shape descriptors are grouped using a novel region-splitting algorithm. The method is used to estimate aneurysm volume. Results are presented for four clinical data sets.

Bruijne et al. [5] use model-based interactive segmentation of abdominal aortic aneurysms from CTA data and multi-spectral MR images. After manual delineation of the aneurysm sac in the first slice, the method automatically detects the contour in subsequent slices.

3 What Is New

To improve the accuracy of the estimated aneurysm volume, we have developed a method to derive fully-automatically local distance thresholds from the segmented vasculature. These thresholds represent a *tight bounding surface* around the aneurysm. This tight bounding surface is located just outside the aneurysm where it borders on tissue. Elsewhere it intersects the "normal" vessel parts as close to the aneurysm as possible.

4 Method

We use a few hundred rays, starting at the center of the aneurysm, going in all directions, to create the tight bounding surface. The normalized directions of these rays have been computed beforehand from an uniform triangulation of the unit sphere (see Fig. 1.4). The vectors from the center of the unit sphere to the triangle vertices give the normalized directions for the rays. Each vertex (ray) shares a number of triangles with other vertices (rays). These neighbor relations are also available.

For each ray a threshold is computed. This threshold defines a spherical surface section such that vessel voxels closer to this ray than to any other ray with a distance to the aneurysm center greater than this threshold are never classified as shell aneurysm voxels. The union of the spherical surface sections is our tight bounding surface.

Because the border vessel voxels (i.e. vessel voxels with at least one tissue voxel as neighbor) define the vessel surface completely, the border vessel voxels of the aneurysm are selected (how is explained in the sequel) to compute the thresholds.

The threshold of a ray of the tight bounding surface is computed from the distances to the aneurysm center of the selected border vessel voxels which are close enough to this ray. This threshold is equal to the weighted average of the distances of these border vessel voxels plus 2.3265 times the weighted standard deviation of these distances. The weights are derived from the gaps between the selected border vessel voxels and the ray. The factor 2.3265 corresponds in case of a Gaussian distribution to a probability of 1%.

The threshold of a ray without border vessel voxels is computed from its neighbor rays. If all its neighbor rays have also no border vessel voxels, the threshold of the closest ray with border vessel voxels is used.

Selection of the Border Vessel Voxels. Because the border vessel voxels of an aneurysm have normally a gray value gradient vector in the direction of the aneurysm center, only border vessel voxels for which the angle between this direction and the gradient vector is small enough (the *"convergent border vessel voxels"*) are selected.

But, a "normal" vessel part may also have convergent border vessel voxels. To exclude these convergent border vessel voxels, we create a blocking surface between the aneurysm and these border vessel voxels. For each blocking ray a threshold is computed. This threshold defines a spherical surface section such that convergent border vessel voxels closer to this blocking ray than to any other blocking ray with a distance to the aneurysm center greater than this threshold are never used for the tight bounding surface.

Because the side of a "normal" vessel part, closer to the aneurysm center, will have border vessel voxels with a gradient vector pointing away from the aneurysm center (the *"divergent border vessel voxels"*), these divergent border vessel voxels are used to create this blocking surface. The threshold of a blocking ray is equal to the weighted average of the distances of the divergent border vessel voxels which are close enough to this ray. The weights are derived from the gaps between these divergent border vessel voxels and the ray. The threshold of a blocking ray without enough (explained in the next paragraph) divergent border vessel voxels is set to a value greater than the greatest distance in the volume (implies no blocking by this ray).

Due to noise divergent border vessel voxels may be present on the aneurysm surface. To eliminate the influence of these sporadic erroneous border vessel voxels, a minimum number of divergent border vessel voxels is required for a blocking ray. This minimum number depends on the total number of voxels of the volume.

5 Results

To assess the local distance thresholds of the tight bounding surface, we used twenty-eight clinical aneurysm volumes (nine of them 256x256x256, the rest

128x128x128), acquired with the 3D Integris system [6]. The accuracy of the estimated aneurysm volumes was improved on average by 1.5%. For the segmented vasculature shown in Fig. 1.2, the result after iso-surface generation is shown in Fig. 1.5 if the aneurysm is labelled using the global shell threshold, and in Fig. 1.6 if the aneurysm is labelled using local distance thresholds. For this case the accuracy of the estimated aneurysm volume was improved by 6.0%.

6 Discussion

Using local distance thresholds instead of the global shell threshold gives better estimates for our clinical aneurysm volumes.

Possibly more important than these better estimates is the reduction of the erroneously labelled "normal" vessel parts in the pictures (compare Fig. 1.5 with Fig. 1.6). Indeed, a picture with a lot of "normal" vessel parts labelled as aneurysm increases the doubts about the accuracy of the aneurysm labelling method.

The tight bounding surface and the blocking surface, both defined on the same 3D ray star, offer an useful tool to include additional information about the boundary between the aneurysm and the connected "normal" vessel parts. We are currently developing algorithms to extract this kind of information from local shape properties.

In case of an aneurysm with a narrowing, the tight bounding surface may prevent labelling of the outer region behind the tissue gap. We detect this kind of regions after which cumulative labelling is applied. A tight bounding surface is created for each such region after which the vessel voxels inside this tight bounding surface are labelled as aneurysm voxels.

References

1. Kemkers R, Op de Beek J, Aerts H, Koppe R, Klotz E, Grasse M, et al. 3D-Rotational Angiography: First Clinical Application with use of a Standard Philips C-Arm System. In: Proc. CAR 98. Tokyo; 1998.
2. Bruijns J. Fully-Automatic Labelling of Aneurysm Voxels for Volume Estimation. In: Procs BVM; 2003. p. 51–55.
3. Subasic M, Loncaric S, Sorantin E. 3D image analysis of abdominal aortic aneurysm. In: Proc. SPIE: Medical Imaging: Image Processing, Volume 4322; 2001. p. 388–394.
4. McLaughlin RA, Noble JAlison. Demarcation of Aneurysms using the Seed and Cull Algorithm. In: Proc. MICCAI 2002. Tokyo, Japan; 2002. p. 419–426.
5. de Bruijne M, van Ginneken B, Viergever MA, Niessen WJ. Interactive segmentation of abdominal aortic aneurysms in CTA data. Med Image Anal 2004;8(2):127–138.
6. Nederland PhilipsMedicalSystems. INTEGRIS 3D-RA. Instructions for use. Release 2.2. Philips Medical Systems Nederland. Best, The Netherlands; 2001.

Fig. 1.

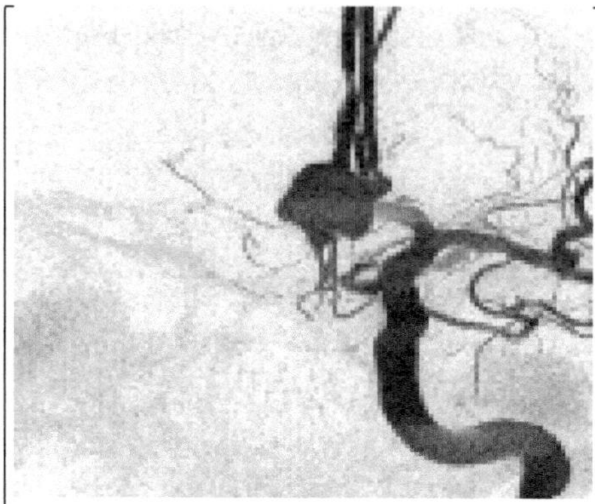

1: Gray value volume

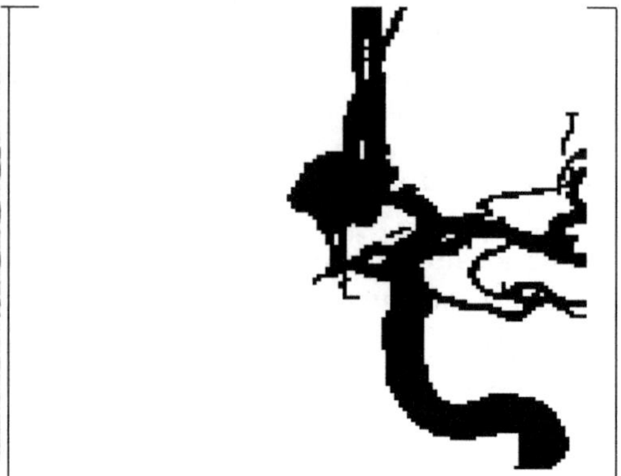

2: Segmented volume

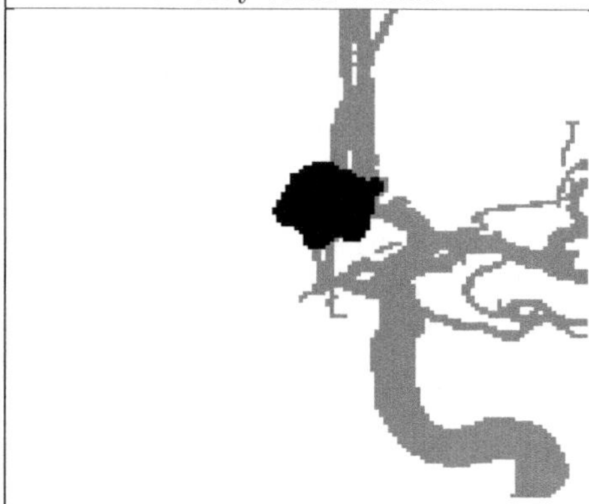

3: Labelled volume

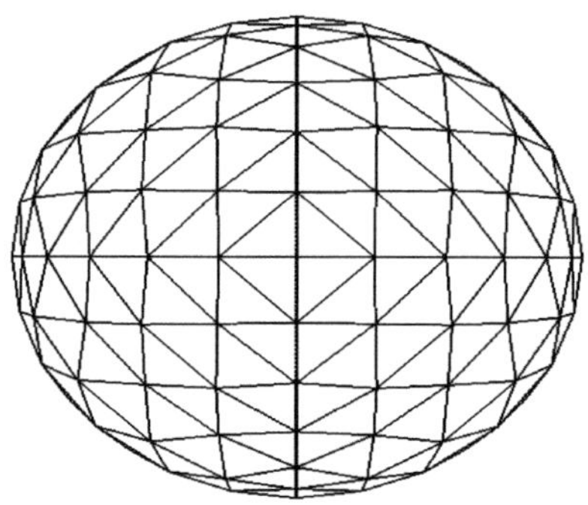

4: Ray sphere

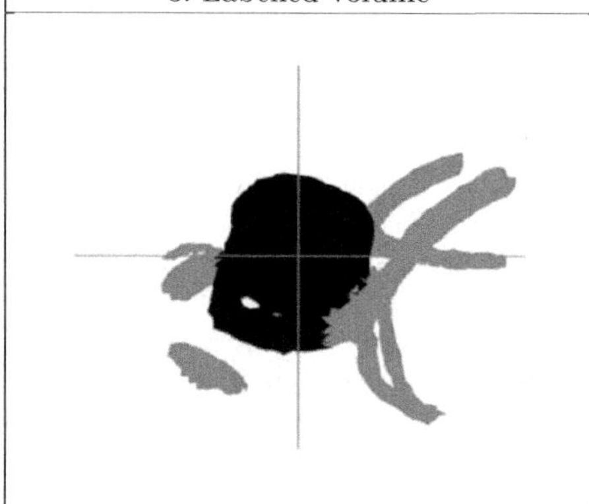

5: Aneurysm by the global shell threshold

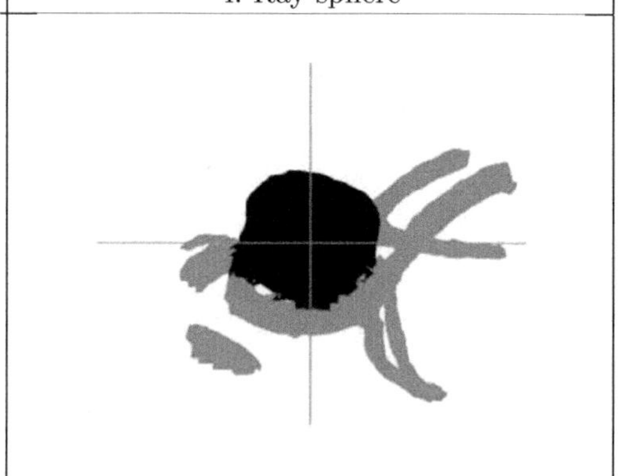

6: Aneurysm by the local distance thresholds

Semiautomatische Segmentierung individueller Zellen in Laser-Scanning-Microscopy Aufnahmen humaner Haut

Christian-Dennis Rahn und H. Siegfried Stiehl

Arbeitsbereich Kognitive Systeme,
Universität Hamburg, 22527 Hamburg
Email: rahn@informatik.uni-hamburg.de

Zusammenfassung. Es wird ein mehrstufiges Verfahren für die semiautomatische Segmentierung individueller Zellen aus Bildern des humanen Hautgewebes vorgestellt. Die zu segmentierenden Laserrastermikroskopie-Bilder zeigen einen geringen Kontrast und ein geringes Signal-Rausch-Verhältnis. Nach einer Vorverarbeitung werden die Bilder durch einen Voronoi-Graphen partitioniert. Die entstehenden Polygone entsprechen bereits grob den einzelnen Zellen. In diese Polygone werden B-Spline Kurven einbeschrieben, die mittels Aktiver Konturen den Bilddaten angepasst werden. Erste Experimente belegen die Eignung dieses Verfahrens.

1 Einleitung

Für die Charakterisierung des globalen Zustands eines biologischen Gewebes kann eine Charakterisierung der einzelnen Zellen des Gewebes notwendig sein. Erfolgt die Beurteilung des Gewebes z.B. aufgrund der Formen, die Zellen in Bilddaten zeigen, ist die Segmentierung einer signifikanten Anzahl von Zellen erforderlich.

In der vorliegenden Arbeit wird ein semi-automatisches Verfahren für die zweidimensionale Segmentierung individueller Keratinozyten in humanem Hautgewebe aus dreidimensionalen monochromen Laser-Scanning-Microscopy (LSM) Volumendaten vorgestellt. Die Bilddaten unterliegen aufgrund der sehr geringen detektierbaren Photonendichte bei der untersuchten Anwendung starkem Rauschen und zeigen eine nur geringe Dynamik der Bildintensität. Diese beiden Eigenschaften lassen die Zellen vielfach nicht als durch geschlossene Konturen umschlossene Objekte erscheinen. Zusätzlich unterliegen die Bilder einem starkem Schattierungseffekt. Eine Optimierung der Signalqualität bereits im Vorfeld der Bildaufnahme (z.B. durch die Verlängerung der Bildintegrationszeit) ist im vorliegenden Fall technisch nicht möglich bzw. wegen möglicher Beeinflussungen der Probe (*photo damage*) unerwünscht.

Abb. 1. LSM Beispielbilder der humanen Epidermis. Stratum Corneum (links), Stratum Spinosum (mitte), das mittlere Bild nach der beschriebenen Vorverarbeitung (rechts). Die Bildausschnitte entsprechen einer wahren Größe von $200\mu m \times 200\mu m$.

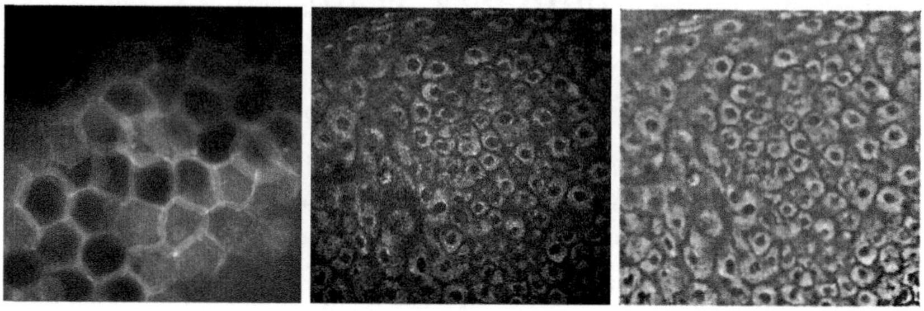

2 Methoden

2.1 Bildaufnahme

In dieser Arbeit werden LSM-Volumenbilddaten von Biopsieproben der humanen Epidermis verwendet. Die Proben wurden für einen möglichst guten Strukturerhalt ohne Kontrastierung (z.B. Immuno-Labeling) aufgenommen. Beispielbilder aus zwei unterschiedlichen epidermalen Schichten sind in Abb. 1 gezeigt. Gut erkennbar sind hier die sehr unterschiedlichen geometrischen Eigenschaften der jeweiligen Zellen in unterschiedlichen Schichten. Zusätzlich gibt es Unterschiede zwischen den Intensitätseigenschaften der Zellen des Stratum Corneums (SC) und denen der tieferliegenden Strata (S. Granulosum, S. Spinosum , S. Basale). Während im SC breite *ridges*, die hohe Intensität zeigen, die dunkel erscheinenden Zellen trennen, zeichnen sich die Zellen in den anderen Schichten als Objekte hoher Intensität vor dunklem Hintergrund ab.

Ein *voxel* entspricht bzgl. der Auflösung einem Volumen von $0.4\mu m \times 0.4\mu m \times 1\mu m$ in der Probe, die optische Auflösung ist etwas geringer. Das Gerät ist in der Lage tomographische Bildstapel zu generieren. In dieser Arbeit werden jedoch ausschliesslich 2-D Bilddaten behandelt.

2.2 Vorverarbeitung

Die untersuchten Bilddaten unterliegen den eingangs erwähnten Störungen, die nicht durch technische Massnahmen bereits im Vorfeld der Bildgewinnung minimiert werden können und daher nachträglich durch die folgenden Methoden reduziert werden.

Transformation der Rauschcharakteristik. Aufgrund einer sehr geringen Dichte der detektierten Photonen unterliegen die Bilder einem Poisson-Rauschen [1], und das das Rauschen ist daher abhängig von der lokalen Bildintensität. Eine Wurzel-Transformation der Intensitäten transformiert das Poisson-Rauschen in ein homogenes Gauß-Rauschen. Nach dieser Transformation beträgt das Signal-Rausch-Verhältnis bei den untersuchten Bildern ungefähr $SNR \approx 3$.

Rauschunterdrückung. Unter den gegebenen Randbedingungen ist für eine erfolgreiche Segmentierung eine Rauschunterdrückung notwendig. Weil zudem die Kontraste der Zellgrenzen in den Bildern nur wenig ausgeprägt sind, ist eine kantenerhaltende Filterung notwendig. Hierfür sind zwei Verfahren betrachtet worden: Ein einfaches Median-Filter und ein nichtlineares Diffusions-Filter. Es hat sich experimentel herausgestellt, dass das Median-Filter hier geringfügig bessere Ergebnisse für die anschliessende Segmentierung liefert.

Schattierungskorrektur. Bedingt durch die Geometrie der Optik des verwendeten Mikroskops unterliegen die erzeugten Bilder einer signifikanten Vignettierung, d.h. die Intensitäten nehmen vom Bildzentrum zu den Rändern hin stark ab. Mittels *homomorphic filtering* kann diese Schattierung effektiv reduziert werden. Um die Vignettierung im Bild I zu reduzieren, wird das folgende übliche Verfahren angewendet:

$$\hat{I} = \exp\left(\log(I) - \log(G_\sigma \star I)\right) \ , \tag{1}$$

wobei G_σ ein Gauß-Tiefpassfilterkern mit grosser Varianz σ^2 ist. Die Intensität im korrigierten Bild $\hat{I}$ ist im gesamten Bildbereich sehr homogen (vgl. Abb. 1, mitte und rechts).

2.3 Segmentierung

Voronoi-Partitionierung. Zuerst wird für jede Zelle im Bild ein zentraler Ort markiert. Dies geschieht bisher manuell, ist jedoch prinzipiell automatisierbar. Die markierten Orte werden für die Konstruktion eines Voronoi-Graphen verwendet. Die daraus resultierenden konvexen Polygone $\mathcal{P}_j$ stellen bereits eine grobe Segmentierung der Zellen dar (siehe [2, 3]).

Jedem Polygon $\mathcal{P}_j = \{P_0^{(j)}, \ldots, P_{N_j-1}^{(j)}\}$ wird nun eine approximierende B-Spline Kurve $\mathcal{C}_j$ einbeschrieben, wobei die Polygonecken $P_i^{(j)}$ als Stützpunkte der Kurve dienen. Typischerweise gilt für die Anzahl der Polygonecken bzw. Stützpunkte $5 \leq N_j \leq 8$.

B-Spline Kurven. Für die Darstellung einer Zellkontur werden geschlossene kubische, uniforme B-Spline Kurven verwendet, da diese besonders glatt und sehr effizient zu berechnen sind. Dadurch ergeben sich zudem Vereinfachungen für nachfolgende Schritte. Viele andere Verfahren (z.B. [4]) verwenden stattdessen diskrete Netze zur Darstellung einer Kontur.

Sei die Kontur $\mathcal{C}$ gegeben durch die Stützpunkte $P_0, \ldots, P_{N-1}$, dann setzt sich $\mathcal{C}$ aus N B-Spline-Segmenten $\mathcal{B}_j$ zusammen. Jedes Segment $\mathcal{B}_j$ wird dabei von den vier Stützpunkten $Q_i^{(j)} = P_{(j+i) \bmod N}$ für $0 \leq i < 4$ aufgespannt und ist definiert durch die Funktion

$$B^{(j)}(t) = G^{(j)} \cdot M_B \cdot (t^3, t^2, t, 1)^T \ , \quad 0 \leq t < 1 \ . \tag{2}$$

Die Matrix M_B besteht aus den üblichen B-Spline Basiskoeffizienten und $G^{(j)} = (Q_0^{(j)}\ Q_1^{(j)}\ Q_2^{(j)}\ Q_3^{(j)})$ ist die Geometriematrix für das Spline-Segment $\mathcal{B}_j$.

Aktive Konturen. Weil die Zellen in den gestörten Bildern nur selten geschlossene Konturen zeigen, wird ein Segmentierungsverfahren benötigt, welches die unterbrochenen Konturen genügend genau approximieren kann. Die von Kass et. al. ([5]) vorgeschlagenen *Snakes* erreichen dies in eleganter Weise: Eine parametrisch definierte Kontur $\mathcal{C}$ wird den Daten angepasst durch die Minimierung eines speziellen Energiefunktionals E:

$$E(\mathcal{C}) := E_{int} + E_{img} + E_{ext} \; . \tag{3}$$

Der Term für die interne Energie ist nur über die Form der Kontur definiert:

$$E_{int}(\mathcal{C}) := \oint_{\mathcal{C}} \alpha \cdot ||C_t||^2 + \beta \cdot ||C_{tt}||^2 \; dt \tag{4}$$

Hier bezeichnen die Indizes $_t$ und $_{tt}$ jeweils die erste und zweite Ableitung nach t, α und β sind Gewichtungskonstanten. Die B-Spline-Darstellung der Kontur $\mathcal{C}$ ermöglicht ein algebraisches Lösen der Gl. (4) zwecks einer numerisch stabilen und zeitlich effizienten Minimierung von Gl. (3). Der Datenterm E_{img} wird durch *sampling* des Gradientenbetragsbildes $||\nabla G_\sigma \star I||^2$ entlang der Kontur geschätzt. G_σ ist wieder ein Tiefpassfilter. Die externe Energie E_{ext} enthält zwei implizite Anteile: Die Option, die Kontur während der Iterierung interaktiv durch Verschieben der Stützpunkte zu beeinflussen, sowie *Balloon*-Kräfte F_i^B, die auf die Stützpunkte P_i mit konstanter Stärke γ radial nach aussen wirken.

3 Experimente

Die Abb. 2 zeigt beispielhafte Ergebnisse des beschriebenen mehrschrittigen Verfahrens. Die linke Teilabbildung demonstriert, dass bereits die Voronoi-Partitionierung von SC sehr gute Segmentierungsergebnisse liefern kann. In der Mitte sind die häufig den Zellkonturen bereits sehr ähnlichen Initialpositionen der Aktiven Konturen gezeigt. Kubische B-Spline-Kurven mit einer geringen Anzahl von Stützpunkten sind somit gut geeignet um die Kontur von Keratinozyten zu beschreiben. Rechts sind die Ergebnisse der semiautomatischen Segmentierung dargestellt. Um die Aktiven Konturen nicht in die falschen lokalen Minima konvergieren zu lassen, ist für einige Zellen ein (vom Aufwand her minimaler) interaktiver Eingriff notwendig.

Goldstandard. Die Ergebnisse von Experimenten, in denen Bilder durch mehrere Personen manuell segmentiert wurden, zeigen eine sehr grosse Variabilität und somit schlechte Reproduzierbarkeit der manuellen Segmentierung. Die Generierung eines Goldstandards aufgrund solcher Daten erscheint daher als nicht tragfähig. Somit steht ein Vergleich der Segmentierungsergebnisse des beschriebenen Verfahrens mit einem Goldstandard noch aus.

Abb. 2. Beispielergebnisse. Voronoi-Partitionierung im SC (links). Den Voronoi-Polygonen einbeschriebene B-Spline Konturen (mitte). Semiautomatisch segmentierte Zellen (links).

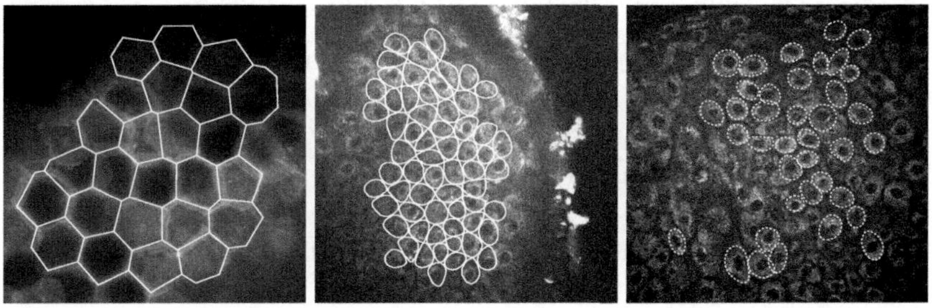

4 Zusammenfassung und Ausblick

Es wurde ein Verfahren vorgestellt, um aus stark gestörten LSM-Bilddaten die Konturen von einzelnen Zellen semiautomatisch zu segmentieren. Der nötige Interaktionsaufwand für den Benutzer zur Segmentierung vieler Zellen wurde stark reduziert. Das Verfahren startet mit einer Voronoi-Partitionierung des Bildbereichs. Die resultierenden Polygone entsprechen bereits grob den Formen der Zellen. Diesen Polygonen werden B-Spline-Kurven einbeschrieben, die anschliessend mittels eines Aktiven Konturen-Verfahrens den Bilddaten angepasst werden.

Für eine Validierung des Verfahrens muss ein Goldstandard generiert werden. Ausserdem ist eine Definition für E_{img} zu finden, die für Gl. (3) weniger lokale Minima aufweist. Weiterhin ist geplant, das beschriebene Verfahren von 2-D auf 3-D zu erweitern.

Danksagung. Wir danken der Firma Beiersdorf AG, Hamburg, für die freundliche finanzielle Unterstützung dieser Arbeit.

Literaturverzeichnis

1. Rahn CD. Laser Scanning Microscopy Flatfield Images Part I: Characterization of Noise Properties. Universität Hamburg, FB Informatik, AB KOGS; 2003.
2. Ginzkey B. Schätzung des Alternswandels der Hepatozytengrößen mittels Voronoidiagrammen. Dissertation. Medizin. Fakultät, University Leipzig; 1998.
3. Klemenčič A, Kovačič S, Pernuš F. Automated Segmentation of Muscle Fiber Images Using Active Contour Models. Cytometry 1998;32:317–326.
4. Svoboda D, Matula P. Tissue Reconstruction Based on Deformation of Dual Simplex Meshes. In: Nyström, et al., editors. DGCI. LNCS 2886. Springer, Berlin; 2003. p. 514–523.
5. Kass M, Witkin A, Terzopoulos D. Snakes: Active Contour Models. Int J Comp Vis 1987;p. 321–331.

Live-Wire Revisited

Zein Salah, Jasmina Orman and Dirk Bartz

WSI/GRIS – VCM, University of Tübingen,
Sand 14, 72076 Tübingen, Germany
Email: salah@gris.uni-tuebingen.de

Abstract The live-wire approach is an interactive, contour-based segmentation technique. Generally, the contour of a targeted object (anatomical structure) is built by interactively selecting control points and finding minimal-cost paths between them. By its very nature, this method is applicable only to 2D images. For the segmentation of 3D datasets (volumes), the interactive generation of live-wire contours has to be applied to each slice of the volume. This process can be quite tedious, due to the sometimes intensive user interaction. In this contribution, we propose adaptive propagation as an alternative to individually processing all image slices or shape-based interpolation of live-wire contours.

1 Introduction and Related Work

In the context of medical image segmentation, and due to object characteristics as well as image quality, a fully-automatic segmentation is in most cases not possible. Moreover, the results of automatic segmentation methods often need further correction. For example, the complex anatomical structure of the mastoid (Figure 3) renders a fully-automatic segmentation as impractical. The segmentation results of the semi-automatic procedure presented in [1] include 10-25% of the slices that require further refinement. However, manual tracing is inaccurate and laboriously unacceptable. Hence, intelligent contour generation methods have been proposed. The *live-wire* [2, 3], also known as *intelligent scissors* [4] is one of the most known methods.

Live-wire is applicable to 2D images. For the segmentation of 3D datasets (volumes), the interactive generation of live-wire contours has to be applied to each slice of the volume. This process can be quite tedious, due to the sometimes intensive user interaction. Several extension of the live-wire approach to 3D images (data volumes) have been addressed in the literature. Principally, the goal is to avoid repeating the interactive generation of contours for all slices. An alternative is to use *Shape-Based Interpolation* [5], where live-wire contours are generated only for some *key* slices. Contours of the missing slices are then interpolated from contours of the key slices. In [6, 7, 8], shape-based interpolation is combined with live-wire. Seed points used for computing live-wire contours at the key slices are interpolated to produce seed points for generating live-wire contours of the missing ones.

Fig. 1. Propagation of Control Points.

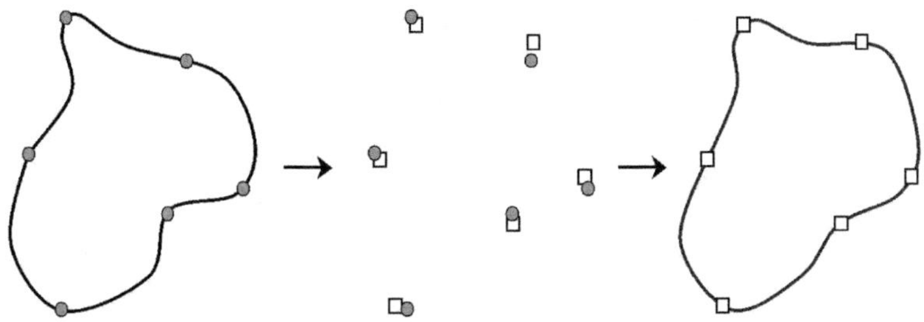

In this contribution, we propose a new alternative, which we call adaptive propagation. In our method, control points of the live-wire contours are propagated to the missing slices (not interpolated), without requiring significant user interaction. The core idea is to propagate control points through slices, where the positions of these points are automatically adjusted at each slice. Unlike shape-based interpolation, adaptive propagation does not require a closed contour and is henceforth better suited for rapidly changing objects.

2 Method

The live-wire approach is slice-based. In the next section, we present a brief overview of the general approach. Adaptive propagation is then described.

2.1 Live-Wire Overview

With live-wire, the extraction of an object boundary is based on the computation of minimal cost paths between vertices of a graph. The two-dimensional image is transferred into a weighted graph, where the vertices of the graph correspond to image pixels and the edges connect neighboring pixels. Edge weights are defined in terms of local cost functions. Usually, pathes are computed using Dijkistra's graph search algorithms and, as a local cost function, the weighted sum of different component functionals that describe edge features [4].

Contour extraction is done by interactively selecting a seed point on the boundary of the targeted object. A second target point is then selected and a minimal cost path from the seed to the target point is computed as described before. Ideally, the path will wrap around the object boundary. If the generated path deviates from the virtual boundary, a new target point is selected nearer to the seed point. Having generated the first path segment, the target point becomes the new seed point and a new path segment is generated similarly. The process is repeated until the whole boundary is outlined. Therewith, the final object contour is composed of multiple minimal-cost path segments.

Fig. 2. Adjausting the position of a propagated control point.

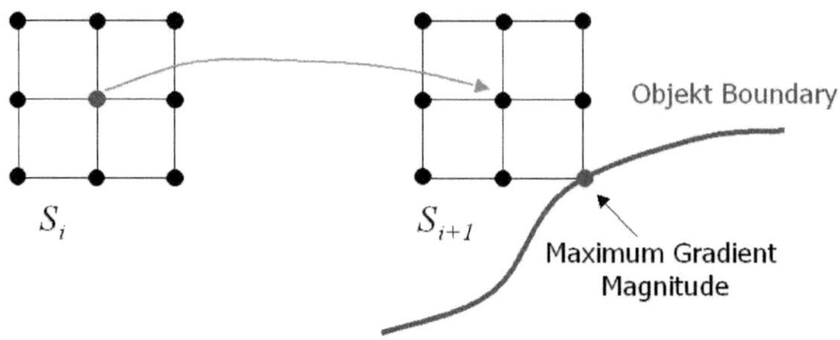

2.2 Adaptive Propagation

The basic idea of adaptive propagation is to reuse information from a current segmented slice to segment the next one. In the first step, we specify the control points of the initial slice using the traditional live-wire approach [4]. The resulted segmentation is defined in terms of a piece-wise contour. Each segment of the contour is computed as a minimal-cost path between two control points. Control points between contour segments can be added interactively to refine the contour. Most of the user time required by the algorithms accounts for this choice of points.

For adaptive propagation, we are propagating the control points of a slice S_i to the next slice S_{i+1} and use them to further compute the new live-wire paths. The idea is illustrated in Figure 1, where the contour on the left is composed of live-wire segments between interactively-selected control points (red circular bullets). These control points are propagated to the next slice. This is motivated by the shape coherence of anatomical structures, i.e., a structure (an organ) does not tend to change in shape rapidly between slices. Hence, the contours of an organ in two successive slices also deviate not much from each other. In this context, propagated points will not necessarily lie exactly on structure contour, but are assumed to be very close to it. In the next step the positions of propagated points are corrected. Adjusted positions are shown by the square bullets in the middle of Figure 1. The idea is simply to move each control point towards the actual contour of the targeted object. Specifically, we search a limited neighborhood of the propagated point for the pixel with the greatest likelihood to lie on the contour, according to the live-wire cost function. As live-wire contours usually resemble edges between an object and its surrounding, we use this heuristic and move the propagated control point to the pixel with the largest gradient magnitude. The concept is illustrated in Figure 2.

After adjusting the positions of all control points, a live-wire path is computed between each two successive points as shown in Figure 1(right). The process is then repeated to the next slice, until all selected slices are processed.

Fig. 3. Propagation example: the contour in slice 34 was generated interactively. The contours in the slices (35, 36, and 37) were generated using propagation, the last two images show refinements of slice 37 performed by inserting new control points.

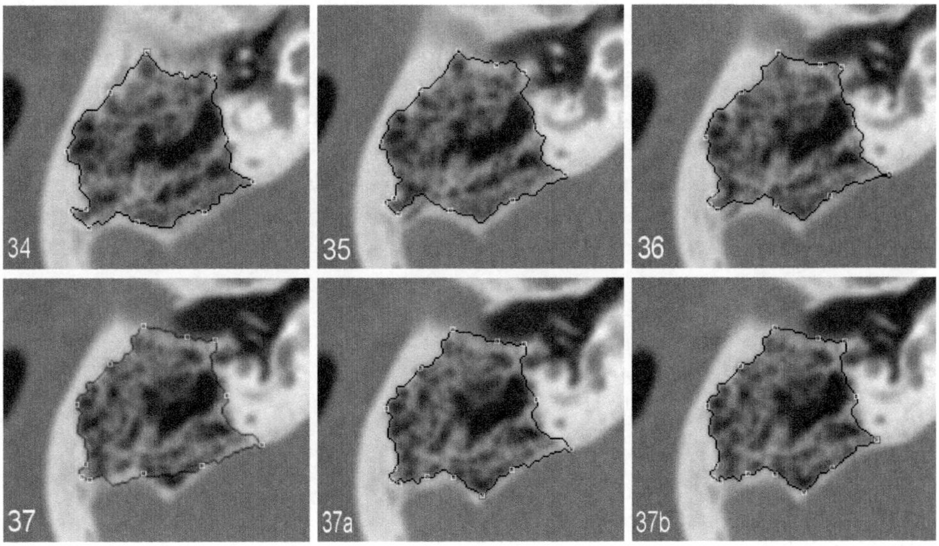

3 Results

Since the adjustment of control points is heuristic in its very nature, and the shape of an organ might exhibit an unexpected rapid variation between slices, user verification (and may be correction) is still needed. Possibly, new control points must be inserted to refine the contour. However, these situation are relatively rare compared to shape-based interpolation. In our experiments, we tested adaptive propagation with five volume datasets and compared it with shape-based interpolation. On average, 40% of 77 slices from mastoid/ear CT datasets could be processed automatically (with minor corrections) by adaptive propagation, while only less than 20% could be processed automatically by interpolation (also, with minor corrections).

An example is shown in Figure 3, where the live-wire contour of slice 34 was generated interactively. The contours in the subsequent slices (35, 36, and 37) were generated using adaptive propagation. Slice 37 was further refined by inserting new control points (images 37a and 37b).

4 Discussion

In this contribution, we present an extension of the live-wire methods for 3D dataset segmentation, in which the tedious process of generating live-wire contours at every slice of the volume is significantly reduced. In our method, adaptive propagation, the interactive, full creation of contours is performed to only a fraction of the volume slices. Live-wire contours in the missing slices are generated (not interpolated), but without requiring significant user interaction. The idea is to propagate control points through slices, and at each slices, the positions of these points are automatically adjusted. Compared to the interpolation method, adaptive propagation does not rely on closed contours. Furthermore, the generation of new control points depends on the previous slice and not on the first and last of the interpolated slices. Therefore, it adapts better to local variations and is henceforth better suited for rapidly changing objects. Finally, (semi-)automatically generated live-wire contours are usually smoother between slices than manually specified live-wire contours.

Acknowledgment

This work has been supported by the German Academic Exchange Service (DAAD) and the DFG focus program 1124 on "Medical Navigation and Robotics".

References

1. Salah Z, Bartz D, Schwaderer E, et al. Segmenting the Mastoid: Allocating Space in the Head for a Hearing Aid Implantation. In: Procs BVM; 2004. p. 45–49.
2. Barret W, Mortensen E. Fast, Accurate and Reproducible Live-Wire Boundary Extraction. In: Proc. of Visualization in Biomedical Computing; 1996. p. 183–192.
3. Barret W, Mortensen E. Interactive Live-Wire Boundary Extraction. Medical Image Analysis 1997;1(4):331–341.
4. Mortensen E, Barret W. Intelligent Scissors for Image Composition. In: Proc. of ACM Siggraph 1995; 1995. p. 191–198.
5. Herman G, Zheng J, Bucholtz C. Shape-based Interpolation. IEEE Computer Graphics and Applications 1992;12(3):69–79.
6. Schenk A, Prause G, Peitgen HO. Efficient Semiautomatic Segmentation of 3D Objects in Medical Images. In: Procs MICCAI; 2000. p. 186–195.
7. Schenk A, Prause G, Peitgen HO. Local Cost Computation for Efficient Segmentation of 3D Objects with Live Wire. In: Procs SPIE Medical Imaging, Vol 4322; 2001. p. 1357–1364.
8. Schenk A, Prause G, Peitgen HO. Optimierte Semi-Automatische Segmentierung von 3D-Objekten mit Live Wire und Shape-Based Interpolation. In: Procs BVM; 2001. p. 202–206.

Automatische Generierung von Bildmerkmalen für die Segmentierung von CT-Bilddaten mit deformierbaren Modellen

M.P. Mienkina[1], V. Pekar[2], F. Hoffmann[3] und M.R. Kaus[2]

[1]Lehrstuhl für Medizintechnik, Ruhr-Universität Bochum
[2]Philips Forschungslaboratorien, Sektor Technische Systeme, Hamburg
[3]Lehrstuhl Elektrische Steuerung und Regelung, Universität Dortmund
Email: martin.mienkina@rub.de

Zusammenfassung. Es wird eine Methode zur Segmentierung von anatomischen Strukturen mit dreidimensionalen, deformierbaren Formmodellen basierend auf Organwahrscheinlichkeitskarten vorgestellt. Diese Karten sind das Ergebnis eines überwachten, Texturmerkmale nutzenden Klassifikationssystems, das den Voxeln der CT-Bilddaten die Wahrscheinlichkeit der Zugehörigkeit zur gesuchten Organklasse zuordnet. Das Formmodell führt seine Adaption beruhend auf einer Organwahrscheinlichkeitskarte aus, was eine automatische Übertragung des Modells zur Segmentierung neuer Organe ermöglicht. Für die Segmentierung von 13 Ohrspeicheldrüsen bzw. 9 Harnblasen wurde eine mittlere Entfernung zur manuellen Segmentierung eines Klinikers von 1,71 mm bzw. 2,52 mm erreicht, im Vergleich zu 4,99 mm bzw. 2,39 mm einer grauwertbasierten Modelladaption.

1 Einleitung

Strahlentherapie wird häufig für die Behandlung von Krebs eingesetzt. Innerhalb eines Zielvolumens soll tumoröses Gewebe durch die Applikation von ionisierender Strahlung zerstört und Risikoorgane möglichst einer geringen Strahlenbelastung ausgesetzt werden. Um dies zu erreichen, benutzen moderne Verfahren wie die intensitätsmodulierte Strahlentherapie z.B. die inverse Stahlentherapie-Planung. Diese Planung benötigt Informationen über die Positionen von Zielvolumen und Risikoorganen, die durch eine Segmentierung erlangt werden.

Die Segmentierung von Weichteilen mittels Computer Tomographie (CT) Bilddaten erweist sich auf Grund des unzureichenden Kontrasts zwischen Weichteilen und umgebendem Gewebe sowie vieler Bildartefakte als schwierig. Zwei wichtige Organe für die Radiotherapieplanung sind die Ohrspeicheldrüse und die Harnblase. Allein auf Bildinformationen basierende, klassische Mustererkennungssysteme ohne Organmodell scheitern daher vielfach. Deswegen wird oft zusätzliches a-priori Formwissen von deformierbaren Formmodellen zur automatischen Segmentierung anatomischer Strukturen in Bilddatensätzen eingesetzt. Neben der Formvariabilität erfordert jedoch vor allem die Variabilität der

Erscheinung verschiedener Organe in der diagnostischen Abbildung eine organspezifische Erstellung der Modelle. Bei der Übertragung bewährter Modelle auf neue Organklassen ist deshalb eine aufwändige Rekonfiguration der Modellparameter erforderlich, zu deren Durchführung Detailkenntnisse des Algorithmus des deformierbaren Modells notwendig sind.

2 Stand der Forschung

Die Adaption eines deformierbaren Modells an eine anatomische Struktur erfolgt typischerweise über die Minimierung der gewichteten Summe einer internen Energie und einer externen Energie. Die interne Energie gewährleistet die Formstabilität des Modells, und die externe Energie sorgt für die Anziehung des Modells zur Oberfläche der gesuchten Struktur.

McInerney und Terzopoulos haben eine Vielzahl von deformierbaren Modellen [1] untersucht. Es kann unterschieden werden zwischen deformierbaren Modellen, die ein statistisches Modell der Kontur besitzen, wie z.B. Active Appearence Models (AAM) oder Active Shape Models (ASM). Im Gegensatz dazu adaptieren Active Contour Models bzw. Geodesic Active Contours unter bestimmten Randbedingungen an das vorliegende Bildmaterial ohne a-priori Formmodell. Pekar et al. [2] haben diese beiden Methoden kombiniert und erreichen dadurch eine Inkorporation von Formwissen in Verbindung mit einer großen Deformationsfreiheit gegenüber möglichen anatomischen Anomalien. Als externe Energie dienen die Grauwertintensität und der Grauwertgradient, die jedoch nur beim Adaptionsprozess berücksichtigt werden, wenn diese innerhalb festgelegter Intervalle liegen. Auf Grund der großen Unterschiede zwischen der Repräsentation z.B. eines Knochens und einer Blase in CT-Datensätzen, ist eine manuelle Anpassung der Parameter der externen Energie an neue zu detektierende Struktur-Konturen notwendig.

Es wurden Versuche unternommen, die externe Energie automatisch an neue anatomische Strukturen anzupassen z.B. [3, 4, 5, 6]. Jedoch werden hierbei entweder primitive Merkmale wie der Grauwert bzw. Grauwertgradient benutzt, oder ein Mustererkennungssystem wird ohne dezidierte Evaluation der Systemkomponenten implizit zur Generierung der externen Energie benutzt.

3 Methoden

Im Rahmen dieser Arbeit wird eine automatische Anpassung der externen Energie des deformierbaren Modells an neue anatomische Strukturen durch die Ausführung des Adaptionsprozesses auf einer Organwahrscheinlichkeitskarte anstatt auf dem Grauwertbild vorgestellt. Auf Grundlage des Klassifikationsergebnisses eines Mustererkennungssystems wird jedem Voxel die Wahrscheinlichkeit zugeordnet, zur gesuchten Organklasse zu gehören. Dadurch ist die Kontur einer anatomischen Struktur unabhängig von der Erscheinungsform des Organs im Bilddatenmaterial als eine Zone hoher Organzugehörigkeitswahrscheinlichkeit

Tabelle 1. Vergleich von Texturanalyse-Methoden basierend auf einem 7-ANN Klassifikator bei 16 Ohrspeicheldrüsen Datensätzen. Es wird eine 100x100 Pixel große ROI um die Ohrspeicheldrüse eingesetzt. Es wird eine totale Kreuzvalidierung durchgeführt. Bei 3 von 16 CT-Datensätzen versagen alle Verfahren (Sensitivität<15%). Std. Abw.: Standard Abweichung. A-OCC: Fläche unter der Operating Characteristic Curve (vgl. [12]) basierend auf 7 Datensätzen.

	Sensitivität [%] (Std. Abw.)	Spezifität [%] (Std. Abw.)	Hit-Rate [%] (Std. Abw.)	A-OCC [%]
GROI	40,32 (21,59)	95,12 (1,98)	89,46 (3,32)	89,49
Gabor	38,70 (19,21)	95,52 (1,70)	89,92 (3,05)	90,11
LM	39,78 (22,64)	95,33 (2,19)	89,90 (2,96)	90,13

definiert. Weiterhin wird es möglich, fortgeschrittene Methoden wie die Texturanalyse zur Merkmalsextraktion zu benutzten und das Mustererkennungssystem einer Evaluation zu unterziehen und zu optimieren. Unabhängig von dieser Arbeit entwickelten Pujol und Radeva [7] ein ähnliches System, das die Wahrscheinlichkeit der Zugehörigkeit zur Zieltextur als Adaptionskriterium benutzt, für die Segmentierung von Intravaskularen Ultraschall (IVUS) Bilddaten.

Für das Klassifikationssystem wurden als Texturanalyse-Methoden Gabor Filterbänke [8], Leung-Malik (LM) Filterbänke [9] und Grauwertumgebungen (GROI) [10] eingesetzt. Als Klassifikator wurde der Approximate Nearest Neighbor (ANN)[11] Algorithmus angewandt. Auf Grundlage einer manuellen Segmentierung erfolgte eine quantitative Analyse der Klassifikationsleistung. Unter der Annahme, dass eine hohe Klassifikationsleistung auch zu einer exakten Segmentierung der gesuchten anatomischen Struktur durch das auf der Organwahrscheinlichkeitskarte basierende deformierbare Modell führt, wurde ein entsprechendes Klassifikationssystem ausgewählt. Um die Segmentierungsleistung der traditionellen und auf Organwahrscheinlichkeitskarten basierenden deformierbaren Modelle zu evaluieren, wird die euklidische Distanz zwischen der Oberfläche des adaptierten Modells und der manuellen Segmentierung berechnet.

4 Ergebnisse

Auf Grundlage der Klassifikation von Ohrspeicheldrüsen in 16 CT-Datensätzen wurde die Grauwertumgebung [10] in Verbindung mit einem 7-ANN Klassifikator für die Segmentierung ausgewählt (vgl. Tab. 1). Die höchste Sensitivität und geringste Komplexität dieses Systems sind ausschlaggebend. Tentative Experimente mit einem Gauß-MAP Klassifikator und Ada-Boost zeigen deren Versagen für diese Anwendung.

Basierend auf diesem Mustererkennungssystem wurden mittels totaler Kreuzvalidierung 13 Ohrspeicheldrüsen-Wahrscheinlichkeitskarten erzeugt. Das darauf beruhende Formmodell weist eine mittlere Abweichung von 1,71mm zur manuellen Ohrspeicheldrüsen-Segmentierung auf. Das nur die Grauwertinformationen als externe Energie nutzende Formmodell erzielt eine mittlere Abweichung von

Abb. 1. Darstellung der Segmentierung der Ohrspeicheldrüse in CT-Bilddaten mit zwei orthogonalen Schnittebenen. Deutlich ist ein Streak Artefakt auf Grund einer metallischen Zahnfüllung zu sehen. '1' entspricht einer Segmentierung mittels Organwahrscheinlichkeitskarten, '2' zeigt die grauwertbasierte Segmentierung, 'manuell' entspricht der manuellen Segmentierung.

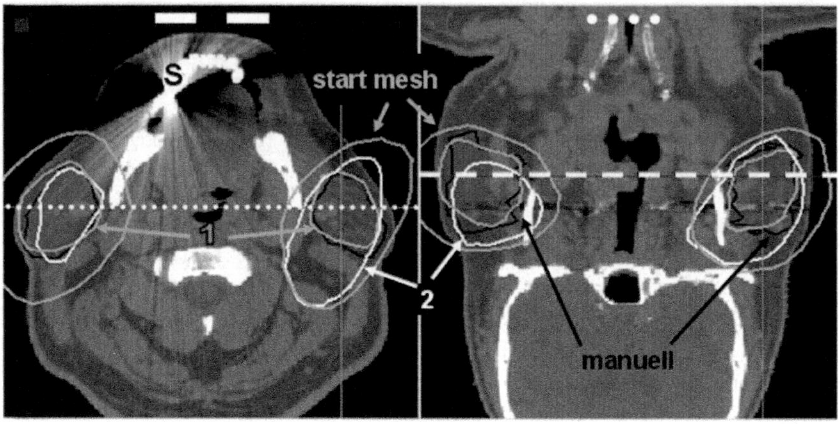

4,99mm. Ein gepaarter t-Test der Segmentierungsergebnisse der beiden Methoden ergibt eine Wahrscheinlichkeit der Nullhypothese von p=0,004. Es wurden Datensätze mit einer Voxelgröße von 0,9375x0,9375x1,25mm^3/voxel und 0,70312x0,70312x1,25mm^3/voxel evaluiert. Das neue Verfahren wird anschließend für die Blasensegmentierung automatisch trainiert und liefert bei der Segmentierung von 9 Blasen im Mittel einen Abstand von 2,52mm zur manuellen Segmentierung. Ein traditionelles, speziell zur Blasensegmentierung entwickeltes Formmodell erreicht eine mittlere Abweichung von 2,39mm (p=0,671). In Abb. 1 und Abb. 2 ist ein Beispiel der Ohrspeicheldrüsen- bzw. Harnblasen-Segmentierung dargestellt.

5 Diskussion

Es wurde ein neues Verfahren entwickelt, das ein texturbasiertes Mustererkennungssystem nutzt, um die Parameter eines deformierbaren Modells automatisch für den Einsatz bei neuen Organklassen zu konfigurieren. Bei der Ohrspeicheldrüsen Segmentierung versagt das traditionelle, grauwertbasierte Verfahren, wohingegen das auf Organwahrscheinlichkeitskarten basierende Verfahren trotz starker Behinderung durch Streak Artefakte eine zuverlässige Segmentierung durchführt (4,99mm mittlerer Abstand zur manuellen Segmentierung gegenüber 1,71mm). Für die Segmentierung der Blase liefern ein speziell zur Blasensegmentierung entwickeltes, graubasiertes Modell und das automatisch rekonfigurierte, auf Organwahrscheinlichkeitskarten basierende Modell statistisch nicht signifikant differierende Ergebnisse (2,39mm gegen 2,52mm).

Die Kombination eines Mustererkennungssystems und eines deformierbaren Modells führt somit einerseits zu einer zuverlässigen Segmentierung von anatomi-

Abb. 2. Darstellung der Segmentierung der Harnblase in zwei orthogonalen Ebenen.

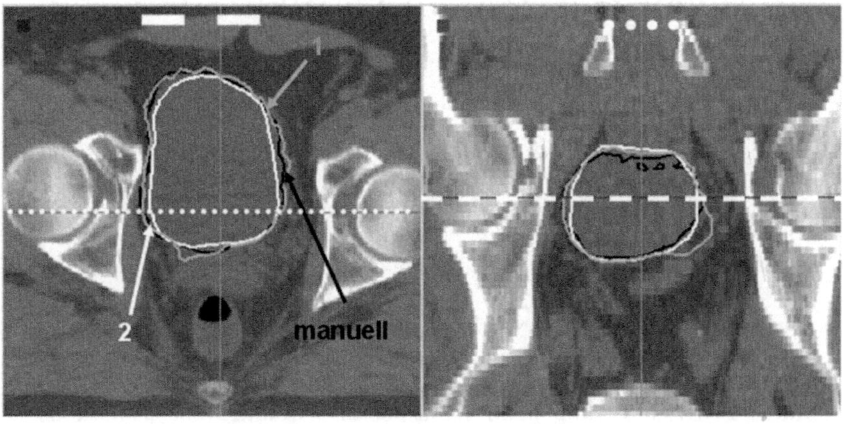

schen Strukturen in CT-Bilddaten, andererseits wird es Nutzern ohne algorithmische Detailkenntnisse ermöglicht, deformierbare Modelle zur Segmentierung neuer Organklassen einzusetzen.

Literaturverzeichnis

1. McInerney T, Terzopoulosr D. Deformable Models in Medical Imaging Analysis: A Survey. Med Image Anal 1996;1(2):91–108.
2. Pekar V, McNutt TR, Kaus MR. Automated model-based organ delineation for radiotherapy planning in prostatic region. Int J Radiat Oncol Biol Phys 2004;60(3):973–980.
3. Kaus MR, von Berg J, Niessen W, et al. Automated Segmentation of the Left Ventrical in Cardiac MRI. In: Proc MICCAI; 2003. p. 432–439.
4. von Ginneken B, Frangi AF, Staal JJ, et al. Active Shape Model Segmentation with Optimal Features. IEEE Trans Med Imaging 2002;21(8):924–933.
5. Fenster SD, Kender JR. Sectored Snakes: Evaluating Learned-Energy Segmentations. IEEE Trans Pattern Anal Machine Intell 2001;23(9):1028–1034.
6. Paragios N, Deriche R. Geodesic active contours and level set methods for supervised texture segmentation. Int J Comput Vis 2002;46(3):223–247.
7. Pujol P, Radeva P. Texture Segmentation by Statistical Deformable Models. Int J Image and Graphics 2004;4(3):433–452.
8. Jain AK, Farrokhnia F. Unsupervised Texture Segmentation Using Gabor Filters. Pattern Recogn 1991;24(12):1167–1186.
9. Malik J, Belongie S, Leung TK, et al. Contour and Texture Analysis for Image Segmentation. Int J Comput Vis 2001;43(1):7–27.
10. Varma M, Zisserman A. Texture Classification: Are Filter Banks Necessary? In: Proc CVPR; 2003. p. 691–698.
11. Arya S, Mount DM. Approximate nearest neighbor searching. In: Proc SODA; 1993. p. 271–280.
12. Duda RO, Hart PE, Storck GS. Pattern Classification. Wiley, New York; 2001.

Interaktive diffusionsbasierte Segmentierung von Volumendaten auf Grafikhardware

Caroline Langer, Markus Hadwiger und Katja Bühler

Medical Visualization, VRVis Research Center for
Virtual Reality and Visualization, A-1220 Wien
Email: {langer|msh|buehler}@vrvis.at

Zusammenfassung. Im vorliegenden Artikel wird ein verbesserter Ansatz für eine *interaktive* Segmentierung von Volumendaten auf Standard PCs vorgestellt. Sowohl Visualisierung als auch Segmentierung wurden durch Programmierung handelsüblicher 3D Grafikkarten so stark beschleunigt, dass eine Darstellung des Fortschrittes der Segmentierung in Echtzeit und im Kontext des gesamten Datensatzes möglich ist. Dadurch kann direkt korrigierend in den Ablauf der Segmentierung eingegriffen werden. Der implementierte Segmentierungsalgorithmus kombiniert Region Growing (Bereichswachstumsverfahren) mit diffusionsbasierter Kantenerkennung und läßt sich durch Parametereinstellungen auf eine Vielzahl von Problemstellungen anwenden.

1 Einleitung

Die Segmentierung medizinischer Daten ist in der Praxis auch heute noch in vielen Fällen ein mühsamer und zeitaufwändiger Prozess. Vollautomatische Segmentierungsalgorithmen liefern oft nicht die gewünschten Resultate, da die Komplexität der Aufgabe meistens hochspezialisierte Lösungen erfordert. Halbautomatische Segmentierungsalgorithmen vereinen Erfahrung und Wissen des Radiologen mit der Objektivität und Schnelligkeit einer computergenerierten Lösung. Die Interaktion des Experten mit dem Programm kann dabei grundsätzlich vor, nach oder auch während des automatischen Teils der Segmentierung stattfinden.

Existierende halbautomatische Segmentierungsalgorithmen beschränken sich überwiegend auf die Interaktion vor (Initialisierung, Auswahl von Parametern) und nach (Korrekturen) der Ausführung des Algorithmus. Da sowohl Segmentierung als auch Visualisierung von Volumendaten rechen- und speicherintensiv sind, gibt es bis heute kaum Lösungen, die eine Visualisierung des Segmentierungsfortschrittes im Kontext der originalen Volumendaten anbieten. Fehlt eine solche Visualisierung, ist eine direkte Überwachung des Segmentierungsprozesses und ein Eingreifen in den Segmentierungsprozess kaum möglich.

Moderne 3D PC Grafikkarten ermöglichen heute die Implementierung leistungsfähiger Volumenvisualisierer, die eine schnelle und qualitativ hochwertige Darstellung der Daten zulassen [1]. Die neuesten Grafikkarten erlauben eine parallele Ausführung arithmetischer Basisoperationen und Grundfunktionen mit

Abb. 1. Ablauf

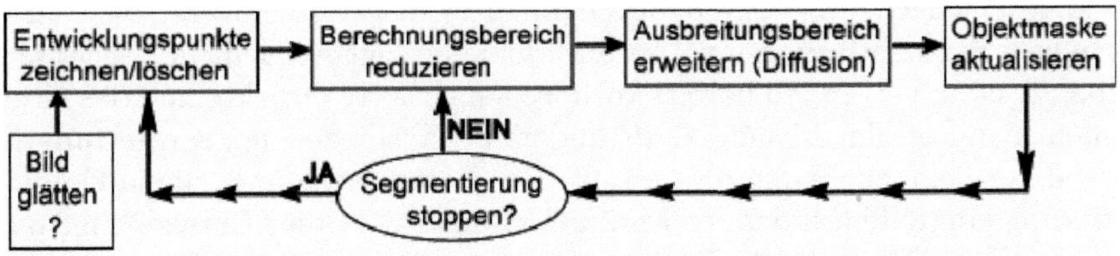

32bit-Präzision und bieten damit die Funktionalität, auch Segmentierungsalgorithmen zu parallelisieren und direkt auf der Grafikkarte zu berechnen [2].

Damit ist es erstmals tatsächlich möglich 3D Visualisierung, Segmentierung und Interaktion gleichzeitig auszuführen.

Einer der ersten Ansätze zur *interaktiven Segmentierung im Kontext des Gesamtvolumens* beruht auf deformierbaren impliziten Flächen (level sets), deren Implementierung ebenfalls mit Hilfe von Grafikkarten umgesetzt wurde [3].

Erst kürzlich wurde ein neuer Ansatz und seine Implementierung auf Grafikkarten für die interaktive Segmentierung dreidimensionaler medizinischer Daten vorgestellt [4], in dem Diffusionsprozesse nicht nur, wie in der klassischen Anwendung üblich, zur Bildglättung und Kantenverstärkung verwendet wird [5], sondern auch zur Segmentierung selbst. Der von Sherbondy et al. vorgestellte Algorithmus basiert auf klassischem Region Growing, in dem allerdings während des Segmentierungsprozesses die Ausbreitung der Segmentierungsmaske durch einen Diffusionsprozeß gesteuert wird. Getestet wurde der Algorithmus zur Segmentierung der Aorta, Aneurysmen und peripheren Blutgefäßen in der Lunge.

Die im Rahmen dieses Artikels vorgestellte interaktive diffusionsbasierte Segmentierung ist eine Erweiterung des Ansatzes von Sherbondy mit weiteren Diffusionsmodellen, leicht veränderter Diskretisierung und Integration in einen leistungsfähigen Volumenvisualisierer [6]. Der entwickelte Prototyp gestattet es dem Benutzer, die Entwicklung der Segmentierung in zwei- und dreidimensionalen Ansichten in Echtzeit zu verfolgen und direkt in den Evolutionsprozess einzugreifen.

2 Methoden

Ablauf. Nach einer optionalen Bildglättung durch einen Diffusionsprozess beginnt der Anwender mit der Segmentierung, indem er Startbereiche (Entwicklungspunkte) einzeichnet. Die Ausbreitung der Entwicklungspunkte wird durch einen Diffusionsprozess gesteuert. Die Diffusion der Entwicklungspunkte wird von der Länge der Gradienten der Daten im Ursprungsbild beeinflusst und stoppt dadurch an Kanten. Nach jeder Iteration wird die Objektzugehörigkeit der Voxel im Ursprungsbild aktualisiert und das identifizierte Objekt im Kontext des Gesamtvolumens gezeichnet (Abb. 1). Da eine Ausbreitung der Bereiche durch die Diffusion nur in die unmittelbare Nachbarschaft erfolgt, kann man den Bereich, auf dem die Diffusion berechnet wird, entsprechend reduzieren.

Das identifizierte Objekt kann im Anschluss abgespeichert, mit anderen bereits abgespeicherten Objekten durch binäre Operationen verglichen und bei einer neuen Segmentierung im Kontext mit angezeigt werden. Im Gegensatz zu Sherbondy et al. [4] werden bereits vorher segmentierte Objekte und das Gesamtvolumen in unterschiedlichen Modi und mit verschiedenen Transferfunktionen während der Segmentierung dargestellt. Der Benutzer kann in die laufende Segmentierung eingreifen, indem er Parameter ändert, weitere Entwicklungspunkte einzeichnet oder Bereiche löscht und damit eine Diffusion in diese verhindert.

Diffusion. Für die Diffusion der Entwicklungspunkte wird eine Ausbreitungsmaske über das Gesamtvolumen gelegt, in welche die Entwicklungspunkte eingetragen werden. Die Diffusion beschreibt die Änderungen in der Ausbreitungsmaske $s = s(t; x, y, z)$ aufgrund der Daten im Ursprungsbild $u = u(x, y, z)$ in jedem Zeitschritt t:

$$\partial s/\partial t = div\ (g(|\nabla u|)\ \nabla s) \tag{1}$$

$g(|\nabla u|)$ skaliert die Gradienten der Daten im Ursprungsbild, damit der Diffusionsfluß an Kanten gestoppt wird. Als effektiv und brauchbar haben sich zwei nichtlineare, inhomogene, isotrope Modelle erwiesen. Ein Modell wird schon bei Sherbondy et al. verwendet, stammt von Perona und Malik [7] und ist definiert in Formel (2). Das andere von uns implementierte Modell stammt von Tukey [8] und hat seinen Ursprung in der robusten Statistik (Formel (3)).

$$g(w) = e^{-(w^2/\lambda^2)} \tag{2}$$

$$g(w) = \begin{cases} \frac{1}{2}[1 - (\frac{w}{\lambda})^2]^2 \ , & |w| \le \lambda \\ 0 & \text{sonst.} \end{cases} \tag{3}$$

Der Parameter λ skaliert den Gradienten und beeinflusst so die Kantendetektion. In der Praxis hat sich gezeigt, dass Tukey schärfere Kanten erzeugt und ein passender Wert für den Parameter λ leichter einstellbar ist.

Um bei leichten Intensitätsübergängen ein Ausrinnen der Entwicklungspunkte zu verhindern, haben wir die von Sherbondy verwendete Diskretisierung erweitert, indem wir in $g(w)$ für w die Länge des Gradienten in Abhängigkeit aller Dimensionen (z.B. Zentraldifferenzen) verwenden.

Implementierung. Die Implementierung erfolgt auf einer handelsüblichen PC Grafikkarte (ATI 9800XT mit 256MB Speicher). Sämtliche Daten (das Ursprungsbild und die Ausbildungsmaske) werden in Texturen gespeichert. Die Berechnungen finden in Fragmentshadern statt. Details sind in [9] beschrieben. Um die volle Geschwindigkeit der Grafikkarte nützen zu können, müssen die Ursprungsdaten und die Ausbreitungsmaske in den Speicher der Grafikkarte passen.

3 Ergebnisse

Interaktion. Der Fortgang der Segmentierung im Kontext des Gesamtvolumens und bereits segmentierter Objekte können in Echtzeit dargestellt werden. Das sofortige visuelle Feedback unterstützt eine interaktive Einstellung der wenigen Parameter und damit eine Anwendung auf eine Vielzahl unterschiedlicher Datensätze. Des weiteren ermöglichen die unterschiedlichen Diffusionsmodelle gekoppelt mit den zwei Arten der Gradientenberechnung eine Anpassung an das zu identifizierende Objekt. Der einfache interaktive Arbeitsablauf

Abb. 2. LINKS: Dickdarmsegmentierung ohne Schattierung; MITTE:Gradientenlänge in CT von einem Herz (oben) und nach Bildglättung mit Perona-Malik Diffusion (unten); RECHTS: Segmentierung des Myokardium des linken Ventrikels in der 3D Ansicht

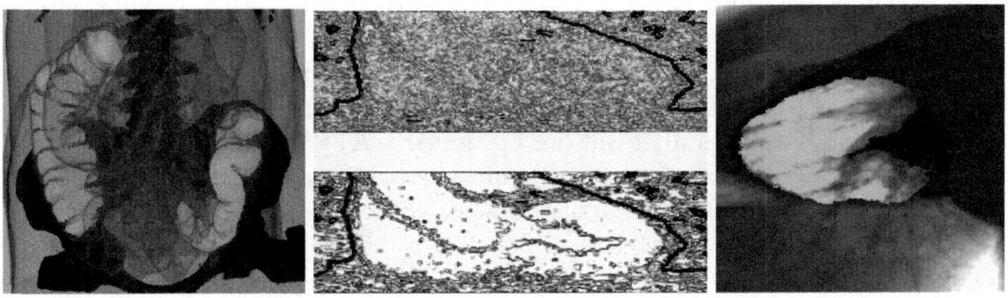

ermöglicht auch das Zuweisen unterschiedlicher Transferfunktionen und Darstellungsmöglichkeiten während das Fließen der Diffusion beobachtet werden kann.

Segmentierung. Der Algorithmus wurde auf CT Datensätzen zur Segmentierung des Dickdarms (Luft), von Handknochen, Blutgefäßen (Kontrastmittel) und des Herzmuskels (Kontrastmittel) getestet. Gute Ergebnisse konnten bei der Segmentierung des Dickdarms erzielt werden (Abb. 2 links). Die Größe des Datensatzes wurde von 512x512x544 auf 256x256x128 reduziert, damit die Daten in den Speicher der Grafikkarte passen. Um den Dickdarm vollständig zu segmentieren waren im schlechtesten Fall ca. 750 Iterationen notwendig (ein Initialisierungspunkt am Ende des Darms), was auf einem Intel P4 2.8GHz, 1GB Arbeitsspeicher etwa 100 Sekunden entspricht. Die Geschwindigkeit der Segmentierung kann durch zusätzliches Setzen von Ausbreitungspunkten signifikant erhöht werden. Im Handdatensatz wurden dickere Blutgefäße, Knochen und Spongeose schnell identifiziert, Probleme treten jedoch bei Elementen auf, die schmäler als drei Voxel sind. Ebenfalls gute Ergebnisse lieferte der Algorithmus bei der Segmentierung des linken Herzventrikels. Obwohl das Gradientenbild keine Struktur aufweist, ermöglicht ein Filtern des Bildes mit dem selben Diffusionsalgorithmus eine anschließende diffusionsbasierte Segmentierung (Abb. 2 Mitte und rechts).

4 Diskussion und Zusammenfassung

Der hier vorgestellte Ansatz ist ein gradientenbasiertes Verfahren und erbt damit auch alle Nachteile solcher Methoden. Der Algorithmus neigt zum Überlaufen an nicht geschlossenen Konturen. Sobald aber so ein Ausfließen bemerkt wird, kann diese Region speziell gekennzeichnet und der Fluß der Diffusion gestoppt werden. Noch besser funktioniert ein Vorverarbeitungsschritt, in der die Diffusion zur Bildglättung und Kantenverstärkung verwendet wird. Der selbe Algorithmus wird statt auf der Ausbreitungsmaske als Vorverarbeitungsschritt am Bild selbst ausgeführt und läuft ebenfalls in Echtzeit. Bewährt haben sich auch die Erweiterungen zu Sherbondy. Das Diffusionsmodell nach Tukey stoppt besser an Kanten. Die andere Art der Gradientenberechnung unterstützt die Kantenerkennung bei leichten Intensitätsunterschieden in einer Dimension. Da die Ausbreitungsbereiche nur wachsen sollen, kann man die Segmentierung beschleunigen, indem man den Betrag der Änderung (rechte Seite in der Diffusionsformel (1)) verwendet.

Die Diskretisierung der Diffusion nach Perona und Malik erlaubt nur eine Ausbreitung in eine 6er Nachbarschaft in dreidimensionalen Datensätzen. Dadurch wird die Segmentierung bei dünnen Strukturen (schmale Blutgefäße, dünne, schräge Knochen) abgebrochen. Eine Erweiterung auf eine 27er Nachbarschaft ist denkbar, kann aber auf der Grafikkarte ATI 9800XT wegen der eingeschränkten Länge der Fragmentshader nicht implementiert werden. In der neuen Grafikkartengeneration (seit August 2004 erhältlich) ist das schon möglich.

Die Parametereinstellungen stellen sich trotz interaktiven Feedbacks manchmal schwieriger heraus, als vermutet, da schon kleine Änderungen in den Parametern große Auswirkungen auf das Ergebnis haben können.

Weitere Anwendungsbeispiele, Informationen zum Algorithmus und seiner Implementierung befinden sich in [9]. Wir haben bestätigt, dass ein Diffusionsprozess erfolgreich auch zur Volumensegmentierung verwendet werden kann und eine Implementierung auf Grafikkarten einen interaktiven Prozess ermöglicht. Außerdem haben wir gezeigt, dass weitere Diffusionsmodelle und Gradientenberechnungen bei einigen Problemstellungen bessere Ergebnisse liefern. Die Nachteile des gradientenbasierten Ansatzes könnten in der leistungsstärkeren neuen Grafikkartengeneration durch Integration anderer Einflußfaktoren (z.B. Krümmung) in die Diffusionsmodelle überwunden werden.

Danksagung. Dieses Forschungsprojekt wurde im Rahmen des KPlus Förderprogrammes und mit Hilfe von TIANI medgraph finanziert.

Literaturverzeichnis

1. Engel K, Hadwiger M, Kniss J, Lefohn A, Rezk-Salama C, Weiskopf D. Real-Time Volume Graphics. Course Notes Course#48, ACM SIGGRAPH; 2004.
2. Harris M. General Purpose Computations on GPUs (GPGPU) web page. http://www.gpgpu.org/; 2003.
3. Lefohn A, Cates J, Whitaker R. Interactive, GPU-Based Level Sets for 3D Brain Tumor Segmentation. In: Proceedings of MICCAI 2003. vol. 1; 2003. p. 564–572.
4. Sherbondy A, Houston M, Napel S. Fast volume segmentation with simultaneous visualization using programmable graphics hardware. In: Proceedings of IEEE Visualization 2003; 2003. p. 171–176.
5. Weickert J. A review of nonlinear diffusion filtering. Scale Space Theories in Computer Vision 1997;p. 3–28.
6. Hadwiger M. High-Quality Visualization and Filtering of Textures and Segmented Volume Data on Consumer Graphics Hardware. Ph.D. thesis. TU Wien (Vienna University of Technology); 2004.
7. Perona P, Malik J. Scale-Space and Edge Detection Using Anisotropic Diffusion. IEEE Transactions on Pattern Analysis and Machine Intelligence 1990;12(7).
8. Black MJ, Sapiro G, Marimont D, Heeger D. Robust anisotropic diffusion. IEEE Trans on Image Processing 1998;7(3):421–432.
9. Langer C. Interactive Diffusion-Based Volume Segmentation On Graphics Hardware. Master's thesis. TU Wien (Vienna University of Technology); 2004.

Vessel Segmentation for Angiographic Enhancement and Analysis

Alexandru Condurache[1], Til Aach[1], Kai Eck[2], Jörg Bredno[2],
Stephan Grzybowsky[3] and Hans-Günther Machens [3]

[1] Institute for Signal Processing, University of Luebeck,
Ratzeburger Allee 160, 23538 Luebeck, Germany
[2] Philips Research Laboratories, Weisshausstr. 2, D-52066 Aachen, Germany
[3] Clinic for Plastic Surgery, University Hospital of Schleswig-Holstein,
Ratzeburger Allee 160, 23538 Luebeck, Germany
Email: condura@isip.uni-luebeck.de

Abstract Angiography is a widely used method of vessel imaging for the diagnosis and treatment of pathological manifestations as well as for medical research. Vessel segmentation in angiograms is useful for analysis but also as a means to enhance the vessels. Often the vessel surface has to be quantified to evaluate the success of certain drugs treatment (e.g. aimed at angiogenesis in the case of transplanted skin) or to gain insight into different pathological manifestations (e.g. proliferative diabetic retinopathy). In this paper we describe algorithms for automatic vessel segmentation in angiograms. We first enhance likely vessel regions to obtain a vessel map which is then segmented. To remove false positives we accept in a second step only those regions showing branchings and bifurcations which are typical for a vessel tree.

1 Introduction

The success of a skin transplant depends on a proper revascularization of the transplanted tissue. To promote angiogenesis (vessel growth) different drugs may be administered. To evaluate the effectiveness of such a drug treatment in a research environment, we need to segment the newly grown vessels in micro-angiograms of the transplant area to quantify the surface they cover and also their length. Proliferative diabetic retinopathy is characterized by neovascularization (the growth of new blood vessels). Evaluating the vessel covered area during a retina examination is instrumental in diagnosis. Also, in computer assisted vessel surgery (e.g. PTCA for the treatment of the coronary arteries disease) vessel segmentation is needed to provide fast and easy assessment of the principal structure of the vessel tree for navigational help.

Most vessel segmentation algorithms use a two step approach. In a first step vessel specific information is identified and enhanced. In the second step the vessels are segmented. In contrasted angiograms, vessels are oriented tubular structures of a certain size with increased absorption relative to the immediate surroundings. Many enhancement techniques are based on these observations [1, 2, 3]. The results of the enhancement step are used to segment the vessels. Vessel segmentation can be done using different methods [3]. Some of the vessel segmentation methods are fully automated while others require user interaction. Towards the above ends we seek to perform vessel segmentation based on such a two step strategy.

2 Methods

Vessel Map. We consider that in the analyzed images the vessels appear darker than their immediate surroundings due to their increased absorption once the contrast agent reaches them. The main purpose of the vessel map is to increase the separability between the background and vessel pixel classes facilitating thus a successful subsequent segmentation. There are two aspects which play a role in determining the separability of a certain feature space: (i) the intra-class variance which should be as small as possible and (ii) the inter-class variance which should be as large as possible. We have thus two main objectives: a homogeneous gray-level representation for both background and vessels and a large contrast.

The varying background is equalized by a morphological top-hat like operator [4]. This operator is defined as the difference between the original image and its closing. If the filter window size is chosen slightly larger than the largest vessel diameter the vessels will be suppressed after image closing, leaving only the background. Subtracting this result from the original yields then predominantly vessel information. This morphological operator successfully increases the homogeneity of the background pixels but it is not a contrast enhancer and hence it does not further increase the separability.

Conceptually, we divide the vessel pixel class into two categories. One category covers the larger vessels which contain enough contrast agent to appear with sufficient prominence in the original and tophat-filtered angiograms. The other category covers the small to mid-size vessels, which appear with less contrast, thus requiring a further enhancement step. Enhancement is carried out in the tophat images by analyzing at each scale within a multiscale approach the largest eigenvalue of the Hessian matrix. The results are combined across the scales by the maximum rule. The scales are chosen such that the larger vessels are not affected. To reduce the variance of the vessel class, the results of both tophat filtering and multiscale Hessian filtering are normalized. Finally, the normalized results are added. Larger vessels appear in the thus obtained vessel map due to their contrast in the tophat image, while mid-size and small vessels appear due to the Hessian filtering step. The vessel map computed for one of the images in our data base is shown in Fig. 1.

Segmentation. On the vessel map there are ideally only two classes of pixels present: vessel pixels and background pixels. Starting from an initial over-segmentation result several refinement steps are required to obtain a set of vessel candidate pixels. During these refinement steps every pixel is reclassified according to a decision rule which takes into consideration: (i) the class conditional

Fig. 1. Skin transplant micro-angiogram (1.5 cm in diameter) obtained as a result of laboratory experiments on rats (a), its vessel map (b), and the segmentation result (c).

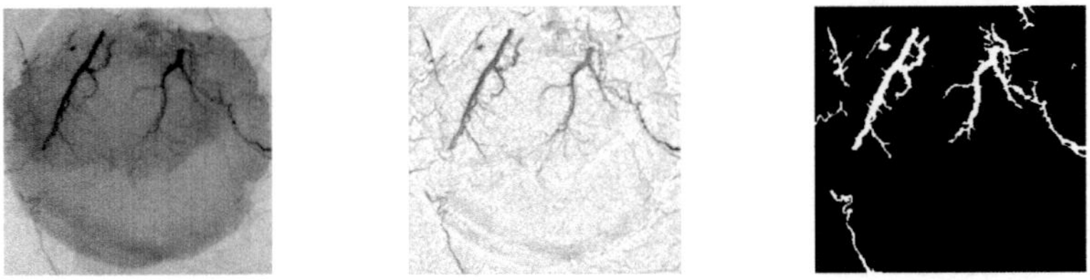

(a) (b) (c)

pixel gray level probability and (ii) the influence of the classification results obtained for a certain set of neighboring pixels. Of particular importance in vessel segmentation is the detection of so called seed points: pixels which with a high probability belong to the vessels. To select true vessels among the vessel candidates we use seed points. Only vessel candidates connected to a seed point are considered in the final segmentation.

The over-segmentation result is obtained by thresholding the vessel map with a percentile-based threshold. As the vessel cover always (empirically) less than 50 % of the image area we choose the 50th percentile as threshold. The class conditional pixel probabilities are presumed Gaussian and parametrically estimated using the thresholding algorithm proposed by Otsu [5]. The prior information brought to bear on the class of the investigated pixel by the classification results obtained for its neighbors is modeled by means of a first-order Markov random field [6]. From this point of view the algorithm described here may also be seen as an improvement over the classical Otsu threshold.

A first-order Markov random field is the extension to images (2D) of a first-order Markov random chain. A first-order Markov chain is a random process of states in which the transition probability to the next state depends solely on the previous one. For a Markov random field the dependency condition appears now in the form of a certain neighborhood which influences the state of the current pixel. The states are assimilated to classes and the over-segmentation result serves to initialize the Markov random field. Let $Y = \{y_j\}$ denote the gray level image with a gray level y_j at each pixel j, and $S = \{s_j\}$ the segmentation result, with a binary label s_j indicating whether pixel j belongs to background or vessels. Starting from the maximum a posteriori criterion and invoking the Bayes theorem, we seek S such that $p(Y|S)P(S)$ is maximized. Here, $p(Y|S)$ is the likelihood [6] linking the data Y and the segmentation result S, while $P(S)$ denotes the a priori probability of S. Since the gray level distribution of a pixel j depends only on its class s_j [6, p.203], the y_j are *conditionally* independent, implying $p(Y|S) = \prod_j p(y_j|s_j)$. The conditional marginal probability $p(y_j|s_j)$ is for each class estimated within the Otsu thresholding method described above.

The Markovian property implies that the conditional probability of s_j given all other labels depends only on the labels in a small neighborhood N_j around the investigated pixel j, i.e. $P(s_j|S\backslash s_j) = P(s_j|s_i, i \in N_j)$. For a first-order cross-shaped neighborhood, we compute $P(s_j|s_i, i \in N_j)$ as in [7, p.726] by:

$$P(s_j|s_i, i \in N_j) = \frac{e^{-s_j(\alpha+\beta\sum_{i\in N_j} s_i)}}{1+e^{-(\alpha+\beta\sum_{i\in N_j} s_i)}} \qquad (1)$$

where α and β are parameters to be determined experimentally.

Our decision rule is then: chose the class with the largest posterior probability which we express using the Bayes rule in terms of prior probabilities and class conditional probability density functions. This decision rule is used to iteratively reclassify each pixel until the classification result remains unchanged between two consecutive iteration steps or until a certain number of iterations have passed.

After obtaining the vessel candidate pixels we use a seed points based selection mechanism to determine the real vessels. As a typical vessel tree shows multiply oriented regions (i.e. bendings, bifurcations, etc.) while the background does not, we use corner points as seeds. The corners are detected by thresholding (e.g. using the Otsu algorithm) the lower eigenvalue image of the tensor describing the orientation in a certain neighborhood [8]. The segmentation result for a skin transplant micro-angiogram is illustrated in Fig. 1.

3 Results and Experiments

We have tested our algorithm on skin transplant micro-angiograms obtained from laboratory experiments on rats, coronary cine-angiograms from sequences acquired in clinical routine and retinal images from a publicly available data base. All the analyzed images were reduced to a resolution of 256x256. The Tophat window size was established based on the diameter of the largest observable vessel in the respective angiograms. We have recorded the largest eigenvalue of the Hessian matrix at four different scales. For the Markov field approximation we have chosen the parameters: $\alpha = 1$ and $\beta = -0.65$ encouraging thus a decision in favor of the vessel pixel class. These parameters remained unchanged irrespective of the analyzed angiogram. The algorithm was allowed to iterate until the classification result remained unchanged between two consecutive iterations. We have evaluated both the quality of the vessel map using a quantitative separability measure (the J_1 criterion as described in [9, p. 446]) and the segmentation results with respect to the percent of correct classifications and the percent of false positives (most false positives are encountered around vessel edges). As reference we have used hand-segmented angiograms. The results are presented in Table 1. for the vessel map and Table 2. for the segmentation. The results represent mean values obtained over all available angiograms for each angiogram type.

4 Conclusions

We have presented a vessel segmentation method for vessel surface quantification in angiograms. In developing this algorithm we have followed the typical

Table 1. Separability of different vessel maps according to the J_1 criterion. The higher the result the better the separability.

Vessel map	Micro-angiogram	Coronary angiogram	Retinal images
Original image	0.1506	0.0009	0.0109
Tophat	0.6510	0.2197	0.7837
Hessian	0.5737	0.2557	0.8551
Proposed vessel map	0.7268	0.2925	0.8963

Table 2. Segmentation results together with the results obtained with the Otsu threshold. Legend: CC = % of correct classifications, FP = % of false positives.

Angiogram	CC	FP	CC-Otsu	FP-Otsu
Micro-angiograms	69.6869	2.7358	50.4253	1.0150
Coronary angiograms	74	2.7670	54.4590	0.9874
Retinal Images	64.8626	1.9960	36.8392	0.1576

pattern recognition paradigm: first feature extraction and then classification. In an initial step the angiograms are processed to enhance the separability between vessels and background. We obtain thus a vessel feature map which is then segmented. Starting from an over-segmentation result each pixel is reclassified using a decision rule which takes into account also the segmentation results obtained in a certain neighborhood of the investigated pixel. We have developed a new vessel map well suited for subsequent vessel segmentation which considers both the properties of the image acquisition method and the anatomical properties of vessels. The classification algorithm described here exhibits better classification results than the Otsu thresholding algorithm on which it is partially based.

References

1. Aach T, Mayntz C, et al. Spatiotemporal multiscale vessel enhancement for coronary angiograms. In: Procs SPIE Vol. 4684; 2002. p. 1010–1021.
2. Frangi AF, Niessen WJ, et al. Multiscale vessel enhancement filtering. Lecture Notes in Computer Science 1998;1496:130–137.
3. Kerbas C, Quek FKH. A review of vessel extraction techniques and algorithms. http://vislabcsvtedu/review/extractionhtml; 2002.
4. Dougherty ER. Mathematical Morphology in Image Processing. SPIE Opt. Eng. Press; 1990.
5. Otsu N. A threshold selection method from gray-level histograms. IEEE Trans on Sys, Man, Cyb 1979;SMC-9(1):62–66.
6. Therrien CW. Decision, Estimation and Classification. J.Wiley and Sons Inc; 1989.
7. Geman S, Geman D. Stochastic relaxation, Gibbs distribtions, and the Bayesian restauration of images. IEEE Trans on Patt Anal Mach Intell 1984;6(6):721–741.
8. Aach T, Stuke I, et al. Estimation of multiple local orientations in image signals. In: Procs. ICASSP; 2004. p. 553–556.
9. Fukunaga K. Introduction to Statistical Pattern Recognition. Academic Press; 1988.

Geometric Reconstruction of the Vascular System of the Rat Brain Imaged by MRA

M.A. Gaudnek[1], A. Hess[2], K. Obermayer[1], L. Budinsky[3], K. Brune[2,3] and M. Sibila[1]

[1]Neural Information Processing, Faculty IV, Technical University Berlin
[2]Institute for Pharmacology and Toxicology, FAU-Erlangen Nuremberg
[3]Doerenkamp Professor for Innovations in Animal and Consumer Protection

Abstract Functional Magnetic Resonance Imaging (fMRI) would benefit much from high-quality MR Angiography (MRA) of the vascular system underlying the functional domain. Ideally fMRI and MRA are performed during the same experiment. Unfortunately, conventional MRA leads to a systematic underestimation of vessels and images with a generally low contrast. Therefore, we developed a method that combines MRA images from 3 different spatial directions, thus circumventing the most prominent MRA problems. Our method delivers a geometric 3D model of the vessel system that allows visualizations and quantifications beyond the scope of the typically used maximum intensity projections.

1 Introduction

Functional Magnetic Resonance Imaging (fMRI) using the blood oxygenation level dependent signal (BOLD) strongly depends on the underlying anatomy of the vascular system [1, 2, 3]. Hereby two parameters are of special importance in their relation to a functional domain, namely i) the vessel diameters and their size distribution and ii) the spatial relation of arteries and veins. One advantage of the non-invasive MRI method is the capability to measure the vascular anatomy by Magnetic Resonance Angiography (MRA) besides measuring fMRI signals in the very same experiment.

Common methods for MRA are the so-called inflow methods [4, 5]. They measure the inflow of pre-saturated blood in a vessel orthogonal to the image plane. Usually axial image planes are taken, because the predominant direction of the blood flow is from anterior to posterior in rodent brains. But this does result in a systematic underestimation of vessels parallel or oblique to this axial image plane.

In this study we try to reconstruct a more complete view of the vascular system by merging the vessels obtained at different imaging planes (axial, sagittal, horizontal). For this purpose we used a snake-based segmentation and non-linear registration algorithms. This approach leads to several advantages. First, a more complete vessel system is obtained which second shows less geometric distortions. Third, by comparing reconstructions of the vascular system before and after blood pool contrast agent application venous parts of the vascular system can be separated from arterial parts, because contrast agents enhance the venous structures of the vascular system. Moreover, the geometric description of the vascular system easily allows to quantify geometric properties of vessels (position and radius variances, bifurcations, venous-arterial compartments). Again this can be done separately for arteries and veins.

2 Methods

2.1 Imaging

The imaging is performed on a 4.7 T BRUKER Biospec 47/40 equipped with an actively RF-decoupled coil system. A whole-body birdcage resonator enables homogenous excitation, and a 3 cm surface coil, located directly above the head to maximize the signal-to-noise-ratio, is used as a receiver coil. After dedicated shimming to the imaging volume in order to reduce non-linear image distortions, the angiograms are acquired with a 3D Gradient Echo sequence with a field of view 25×25×25 mm, matrix 256×256×128 pixels, TR = 30 ms, TEef = 3.5 ms, flip angle = 45°, NEX 4). Complete 3D datasets are obtained sequentially at three different orientations viz. axial, sagittal, horizontal. Next, a contrast agent (Endorem 1.2 ml/kg) is applied intravenously and again MRA datasets are recorded.

2.2 Segmentation and Reconstruction of Geometric Vascular Models

The reconstruction process begins with the separate skeleton reconstruction of each image direction with the method described in [6]. It creates so-called snake models [7] which consist of points characterized by their locations, radii and edges connecting these points, thus spanning 3-dimensional graphs composed of connected frustums, so-called snaxels. The complete graph will be referenced as skeleton from now on.

Reconstruction with this method is a half-automated process which needs the user to set up an initial, very coarse representation of the vessel system, namely starting and ending points of each vessel. All branch points have to be defined before the skeleton is fitted to the data using two methods: i) intensity based fitting, maximizing intensity differences between the voxels contained by the snaxels and those surrounding it and ii) gradient based fitting placing the snaxel boundaries onto the gradients with highest amplitude. Both methods are used simultaneously with adjustable weighting.

2.3 Alignment of the Different Vascular Models

The alignment starts with a coarse fitting of the different vascular models which requires at least 3 manually defined landmarks per skeleton. After setting the landmarks a "rubber band algorithm" is applied, i.e. the associated landmarks

Fig. 1. Alignment of the black to the white skeleton. Skeleton transformation is achieved by shifting the edges of the surrounding cuboid, s_{ijk} is the shift vector of the cuboid vertex at position (i, j, k). (a) shows the initial cuboid and optimal shift vectors, (b) shows the applied shift vectors resulting in a transformed cuboid which is split into halves for the next iteration imaged in (c).

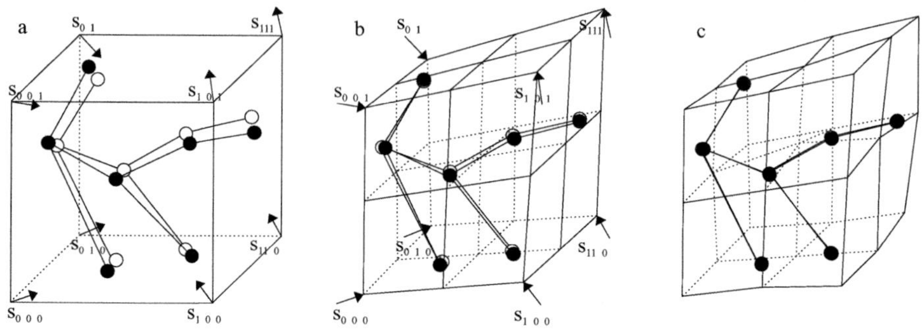

are treated as if rubber bands were spanned between them. This applies forces onto the landmarks which bring them together, thereby pulling the rest of the skeletons with them. The models are rotated and translated until equilibrium of all forces and moments generated by the virtual rubber bands is reached.

The subsequently applied fine alignment consists of an iterative algorithm defining individual transformations for increasingly smaller spatial areas (cuboids). It minimizes an energy function which is the summation of the distances between the points of one skeleton and the nearest neighbours of these points in the other skeletons. The equation for the energy between two skeletons s and t is

$$E_{s,t} = \sum_{p \in P(s)} \|p - n_t(p)\| \tag{1}$$

with $n_t(p)$ being a nearest neighbour of point p in skeleton t.

At first the algorithm wraps a separate cuboid around each skeleton to be optimised. Then the skeletons are transformed by shifting the cuboid vertices, dragging the points within the cuboid accordingly. Fig. 1 explains this approach.

In order to minimize the skeleton energy, its change with respect to the modification of the vertex shift vectors has to be inspected. This energy gradient is

$$\nabla_{s000} E_{s,t} = \sum_{p \in P(s)} \frac{p + v(p) - n_t(p)}{\|p + v(p) - n_t(p)\|} \cdot (1 - p_x)(1 - p_y)(1 - p_z) \tag{2}$$

for shift vector s_{000}. The gradients for the other shift vectors are calculated accordingly.

The shift vectors of the vertices are moved along negative energy gradients, thus minimizing the skeleton energies. After reaching a stable state the cuboids are segmented into eight sub cuboids repeating the energy minimization process as shown in Fig. 1c.

Fig. 2. (a) Part of the reconstructed axial vascular system in front of the maximum intensity projection of the source image data. The clippings in (b) and (c) show all three skeletons as line plots, skeleton points are displayed as spheres. (b) Zoomed view of a partial area before fine alignment. (c) The same area as shown in (b) after the fine alignment process. The information gained by combining the three skeletons is shown in (d), with grey parts belonging to the reference and black parts belonging to the additional skeletons.

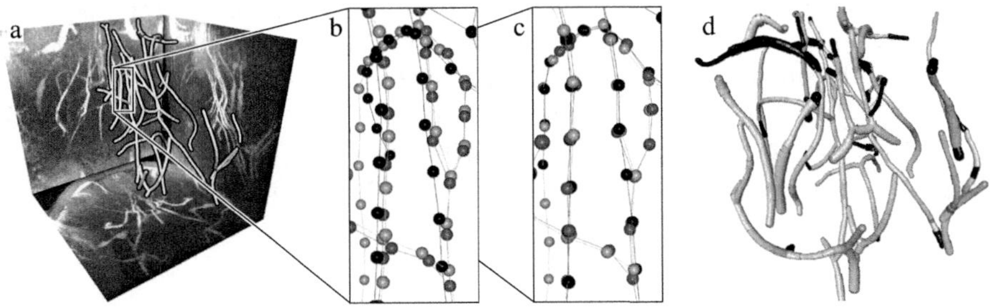

3 Results

The reconstruction of the three distinct skeletons from the image volumes (Fig. 2a) and the subsequent coarse alignment already results in a well matching skeleton set (Fig. 2b). However, fine alignment noticeably improves the matching of the three distinct models (Fig. 2c). For the skeleton shown in Fig. 2 the average distance between nearest neighbours was reduced from 1.36 to 0.47 voxels for the sagittal and from 1.57 to 0.68 voxels for the horizontal skeleton. The remaining distances between the skeletons are at almost every location far below the snaxel diameters, so correct assignment of the skeleton parts for adjacent skeleton merging is ensured.

The amount of information that can be retrieved from the geometric 3D reconstruction is superior compared to that retrievable by just inspecting the maximum intensity projections of the image data (cf. Fig. 2a). Once the snake model of the vascular system is extracted, it can easily be visualized from any direction.

As already described using three imaging directions allows to extract significant more parts of the vascular system than only one imaging direction would allow. This information gain of vascular components is illustrated in Fig. 2d.

4 Discussion and Outlook

In this study we showed that already the half-automated reconstruction of the geometric structure of vascular systems results in representations of the vascular system that offer superior examination capabilities compared to the commonly used maximum intensity projections. By incorporating three orthogonal imaged data sets we were able to create models that obtain significantly more details than those resulting from only one image direction. Moreover, the overall geometric distortions among them are reduced after fusing the different reconstructions.

The next steps will further increase the degree of automation. Currently the different modules still need manual adjustment influencing the reconstruction behaviour and consequently the reconstruction quality. In the future automatic presetting will assist the user in finding good parameters. Strong increase in automation is also planned for the final merging of the skeletons to one common model, which will be performed by a full automatic graph matching algorithm.

First results already show that by the described approach arteries can be differentiated from veins and examined separately. Encouraged by our previous results we will try to fuse the reconstructed vessel system with functional imaging data of the very same specimen in our future research. This will allow a more detailed analysis of the commonly used fMRI BOLD signal.

References

1. Hess A, Stiller D, Kaulisch T, et al. New insights into the hemodynamic blood oxygenation level-dependent response through combination of functional magnetic resonance imaging and optical recording in gerbil barrel cortex. J Neurosci 2000;20(9):3328–3338.
2. Logothetis NK, Wandell BA. Interpreting the BOLD Signal. Annu Rev Physiol 2004;66:735–769.
3. Matthews PM, Jezzard P. Functional Magnetic Resonance Imaging. J Neurol Neurosurg Psychiatry 2004;75(1):6–12.
4. Hilger T, Niessen F, Diedenhofen M, et al. Magnetic Resonance Angiography of Thromboembolic Stroke in Rats: Indicator of Recanalization Probability and Tissue Survival After Recombinant Tissue Plasminogen Activator Treatment. J Cereb Blood Flow Metab 2002;22(6):652–662.
5. Reese T, Bochelen D, Sauter A, et al. Magnetic Resonance Angiography of the Rat Cerebrovascular System Without the Use of Contrast Agents. NMR Biomed 1999;12(4):189–196.
6. Schmitt S, Evers JF, Duch C, et al. New Methods for the Computer-Assisted 3D Reconstruction of Neurons from Confocal Image Stacks. Neuroimage 2004;23(4).
7. Kass M, Witkin A, Terzopoulos D. Snakes: Active Contour Models. Int J Computer Vision 1987;1(4):321–331.

Consistent Mesh Generation for Non-binary Medical Datasets

Bernhard Reitinger, Alexander Bornik and Reinhard Beichel

Institute for Computer Graphics and Vision
Graz University of Technology, 8010 Graz, Austria
Email: breiting@icg.tu-graz.ac.at

Abstract This paper presents a new approach for constructing a consistent (non-manifold) mesh based on non-binary datasets. Mesh generation is the method of choice if a surface is extracted based on labeled volumetric datasets. In most cases, the traditional Marching Cubes algorithm or one of its extensions is applied for generating meshes of binary labeled input data. However, for different – especially medical – applications, non-binary datasets with more than two differently labeled voxels can be adjacent in a rectilinear grid. For these cases, the traditional Marching Cubes algorithm fails. Additional to the mesh generation algorithm, an extension for a well-known geometric filter is presented avoiding ridges in the mesh.

1 Introduction

Mesh generation of labeled (segmented) volumetric datasets is an often used technique for medical applications where the surface of a target object is subject to visualization. The traditional method is to apply the *Marching Cubes* (MC) algorithm proposed by Lorensen and Cline in [1] or some of its variations like [2, 3, 4] to generate a triangular mesh. All of these methods are usually concerned about 2-manifolds which only allow surface extraction between two different labels (binary classification).

However, in many cases a non-binary classification (a volumetric dataset containing different objects, each with a different label) are provided where coherent surfaces must be reconstructed consistently. For instance, a liver dataset with eight different labels indicating the liver segments is taken as input. The goal is to generate a mesh model covering the liver's boundary and all interfaces between segments. A naive solution for this problem would be to apply the MC iteratively on each labeled region while masking out all other regions. Although all interfaces would be extracted, a lot of inconsistencies are expected between adjacent regions. The problem is that the MC algorithm can only produce 2-manifolds (homeomorphic to a sphere) and not non-manifolds required for multi-labeled datasets.

2 Related Work

Only few papers address methods for generating meshes based on multi-labeled datasets. Bloomenthal and Ferguson described in [5] one of the first approaches in this field. Their work is based on implicit surface modelling and computational solid geometry. By subdividing cubic cells into tetrahedra, a triangulation is constructed algorithmically. This approach generates a large amount of triangles which can also be degenerated and not well-shaped. Hege et al. presented a generalized *Marching Cubes* algorithm in [6]. Their method relies on a intensity-based dataset where probabilities are assigned to each voxel. By trilinear interpolation, a large amount of intermediate triangles are generated in order to fit the surface. Different to these methods, this paper presents an efficient approach to generate well-shaped triangular meshes based on labeled datasets.

3 Methods

The input for our method is a rectilinear (multi-labeled) volumetric dataset with a label assigned to each voxel. A zero label indicates background (outside of the domain) and all other labels unequal to zero denote objects. Eight adjacent voxels build one volumetric *cell.*

The main idea of our algorithm is based on a domain subdivision strategy. If a *cell* is homogeneous, nothing must be done. However, a non-homogeneous *cell* with two or more different labels is subdivided into eight equally sized sub-cells S_i (see Figure 2(a)). The corresponding voxel label is assigned to each S_i. If two adjacent sub-cells S_i and S_j have different labels, an interface consisting of two triangles is generated (see Figure 2(b)). Within one *cell*, up to 12 interfaces (24 triangles) can be generated depending on the number of different labels.

For consistent mesh generation it is necessary to avoid duplicates. All generated vertices within one *cell* must be coordinated with vertices of adjacent *cells.* We use an efficient hash map for storing vertex locations only once in a compact data structure. The generated mesh itself only consists of indexed triangles pointing to this vertex map.

3.1 Filtering

Since no interpolation scheme is used for the generation algorithm, the mesh may show staircase characteristics especially for low input resolution. In order to get a visual appealing output mesh, filtering is applied. Surface filters are preferred as they only affect geometry and do not alter topology. Beside smoothing, geometric filters are also used for improving the overall quality of the mesh. The most simple but effective smoothing filter is the *Laplacian* filter [7]. Each vertex at position x_i is smoothed iteratively by using the following formula:

$$x_{i+1} = x_i + \lambda \Delta_i \tag{1}$$

Fig. 1. *Cell* subdivision into eight sub-cells. (a) Each sub-cell contains the label of its corner voxel. (b) Generated faces of the example cube shown in (a).

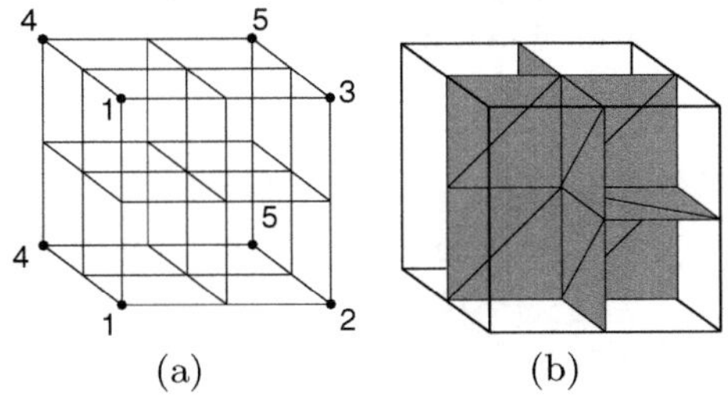

Table 1. Quantitative results of the mesh generation tested for two different medical datasets.

dataset	size	#vtx	#f	time
liver	256 × 256 × 174	632.272	1.272.088	18.5
lung	128 × 128 × 148	331.934	668.624	6.1

where Δ_i is defined as

$$\Delta_i = \sum_{j=1}^{N} w_{ij}(x_j - x_i) \tag{2}$$

w_{ij} specifies the weight between x_i and its neighboring x_j. A good choice for w_{ij} is $\frac{1}{N}$, where N is the number of adjacent vertices. The scale factor λ ($0 < \lambda < 1$) influences the degree of smoothness and is defined constant for all vertices. The sum of all w_{ij} must be one.

3.2 Mesh Generation

The problem of this filter, if applied to a non-manifold, is that ridges can occur at objects' boundaries. This is because each vertex is treated equally for filtering. An example can be seen in Figure 3(b) which shows a liver dataset with ridges at junctions of segment interfaces and liver boundary. For this reason, a constraint is introduced so that all vertices of the object's boundary can only be moved within the boundary and cannot be attracted by vertices of interface boundaries. As a result, ridges at the boundary are avoided (see Figure 3(c)).

We observed that singularities can occur if equally labeled voxels are only 26-connected which cause problems when filtering the surface. Two differently labeled regions are only connected through one vertex and filtering would generate unwanted spikes. In the current implementation we assign a freeze label to these vertices which means that they are not moved during smoothing and avoids therefore these spikes.

Fig. 2. An example showing a liver with its segments. (a) Result after mesh generation (visible staircase artifacts). (b) Smoothed mesh using original *Laplacian* filter (ridges at segment boundaries). (c) Smoothed mesh using modified *Laplacian* filter (no ridges). (d) Non-manifold mesh showing interior mesh interfaces.

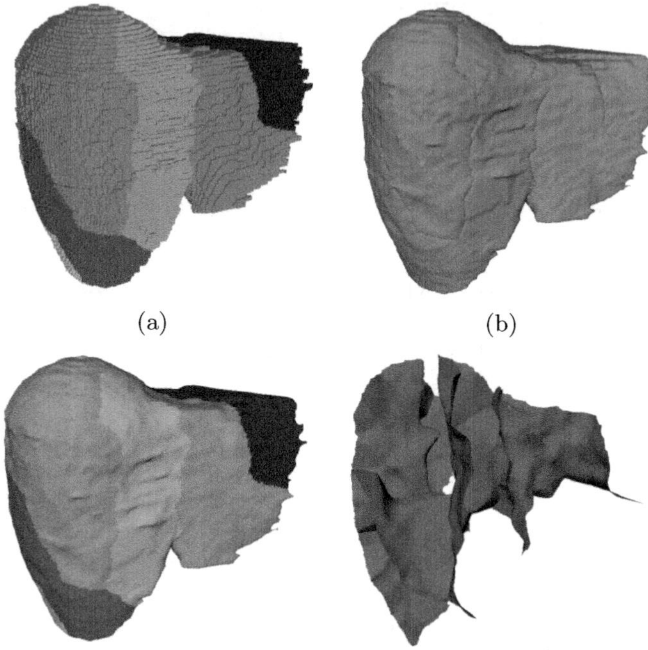

(a) (b) (c) (d)

4 Results

We tested our algorithm on various input datasets. However, the target application is the *liverplanner* [8] where liver segment boundaries based on a prior segment classification [9] need to be visualized. Additionally we also tested our method with a labeled sheep lung dataset.

Table 1 shows the summary of one liver and one lung dataset. The **#vtx** and **#f** indicate the number of generated vertices and faces (triangles). The timings are measured in seconds. The output result for the liver dataset can be observed in Figure 2. Figure 2(a) shows the raw output of the mesh generation, Figure 2(b) and 2(c) are the results after applying a standard/modified *Laplacian* filter with $\lambda = 0.88$ and 30 iterations. In Figure 2(d) the interior interfaces between liver segments are displayed.

5 Discussion

This paper presented an algorithm for generating non-manifold meshes based on a non-binary classification of volumetric datasets. Since the mesh generation itself produces staircase artifacts, a modified version of the *Laplacian* filter is applied. This prevents from generating ridges at junctions between the object's boundary and interior interface boundaries. As the output surface is consistent and does not contain duplicates, the result can be used for further volumetric mesh generation.

Acknowledgements

This work was supported by the Austrian Science Foundation (FWF) under grant P17066-N04.

References

1. Lorensen WE, Cline HE. Marching cubes: A high resolution 3D surface construction algorithm. Computer Graphics 1987;21(4):163–169.
2. Lewiner T, Lopes H, Vieira AWilson, Tavares G. Efficient Implementation of Marching Cubes: Cases with Topological Guarantees. Journal of Graphics Tools 2003;8(2):1–15.
3. Labsik U, Hormann K, Meister M, Greiner G. Hierarchical Iso-Surface Extraction. Journal of Computing and Information Science in Engineering 2002;2(4):323–329.
4. Lopes A, Brodlie K. Improving the robustness and accuracy of the marching cubes algorithm for isosurfacing. IEEE Transactions on Visualization and Computer Graphics 2003;9(1):16–29.
5. Bloomenthal J, Ferguson K. Polygonization of Non-Manifold Implicit Surfaces. In: Proc. of SIGGRAPH '95; 1995. p. 309–316.
6. Hege HC, SeebaßM, Stalling D, Zöckler M. A Generalized Marching Cubes Algorithm Based on Non-Binary Classifications. Konrad-Zuse-Zentrum (ZIB); 1997. SC 97-05.
7. Field DA. Laplacian Smoothing and Delaunay Triangulations. Communications in Applied Numerical Methods 1988;4:709–712.
8. Bornik A, Beichel R, Reitinger B, et al. Computer Aided Liver Surgery Planning: An Augmented Reality Approach. In: Galloway RL, editor. Medical Imaging 2003, Proceedings of SPIE. vol. 5029. SPIE Press; 2003. p. 395–405.
9. Beichel R, Pock T, Janko Ch, Zotter R, Reitinger B, Bornik A, et al. Liver segment approximation in CT data for surgical resection planning. In: Proc. of the SPIE Medical Imaging 2004. San Diego; 2004. p. 1435–1446.

Regelbasierte Kantenerkennung zur schnellen kantenbasierten Segmentierung der Glottis in Hochgeschwindigkeitsvideos

Ralph Maschotta, Simon Boymann und Ulrich Hoppe

Institut für Biomedizinische Technik und Informatik,
Technische Universität Ilmenau, 98684 Ilmenau

Zusammenfassung. Kantenerkennungsalgorithmen werden für die Lösung verschiedenster Aufgabenstellungen in verschiedenen Gebieten der Bildverarbeitung verwendet. Dabei wird meist mit Hilfe der ersten oder zweiten Ableitung die Position des steilsten Anstieges einer Kante gesucht. Für die im Folgenden betrachtete Aufgabenstellung der Segmentierung der Glottis in Hochgeschwindigkeitsvideos wurde ein anderes Vorgehen gewählt. Das Bild wird mit eindimensionalen Gradientenfiltern unterschiedlicher Länge gefaltet und die Ergebnisse mit Hilfe eines deterministischen endlichen Automaten derart verknüpft, dass der Beginn und das Ende einer Kante erkannt wird. Zur Beschreibung dieser Kante wird ein linearer Verlauf angenommen und der Beginn, die Länge sowie die Höhe der Kante in einem Merkmalsvektor abgespeichert.

1 Einleitung

Um endoskopische Hochgeschwindigkeitsaufnahmen von Stimmlippenbewegungen zu analysieren, ist die Ermittlung aussagefähiger Merkmale notwendig. Es werden Merkmale gesucht, die auch die örtlichen Unterschiede berücksichtigen. Ausgangspunkt hierfür ist die möglichst genaue Segmentierung der Stimmlippen. Der funktionell interessierende Teil ist die einfacher zu segmentierende Stimmritze (Glottis). Für die Segmentierung der Glottis wurde ein kantenbasiertes Verfahren entwickelt, bei dem die Glottis ohne Nutzerinteraktion segmentiert wird [1]. Im Folgenden soll die hierfür verwendete Kantenerkennung vorgestellt werden. Dabei ist nicht die Position des maximalen Anstieges, sondern die Position des Anfangs und des Endes einer Kante von Interesse. Die Anforderungen, die sich hieraus für die Kantenerkennung ableiten lassen, sind sehr hoch. Zum einen sollen die bei dieser Aufgabenstellung häufig vorkommenden langen Kantenverläufe korrekt erkannt werden. Zum anderen soll deren Position exakt ermittelt werden. Da die Bilder eine sehr geringe Auflösung haben, ist eine möglichst pixelgenaue Positionierung wünschenswert. Um den durch die hohe Aufnahmefrequenz bedingten immensen Datenaufwand zu reduzieren, ist eine geringe Anzahl von Kantenpunkten notwendig. Diese sollten jedoch die nötigen Bildinformationen repräsentieren. Verbreitete Kantenerkennungsalgorithmen, wie der nach Sobel oder Canny können lange Kanten nur dann als Ganzes erkennen, wenn das Bild vorher geglättet wird oder die Filterlänge sehr groß gewählt wird. Für die exakte Positionsbestimmung ist allerdings ein möglichst kurzer Filter notwendig. Im Folgenden soll ein Kantenalgorithmus vorgestellt werden, bei dem einfache Gradientenfilter unterschiedlicher Länge mit Hilfe eines deterministischen endlichen Automaten so miteinander kombiniert werden, dass sowohl lange Kanten erkannt werden, als auch deren Position genau bestimmt werden kann. Im Gegensatz zu anderen Verfahren wird hierbei nicht die Position des maximalen Anstiegs, sondern der Beginn und das Ende der Kante detektiert.

2 Methoden

Für die Entwicklung der Segmentierung wurden Aufnahmen von 18 weiblichen Probanden mit normaler Stimmfunktion im Alter zwischen 19 und 23 Jahren verwendet. Die Bilder wurden mit einer endoskopischen Hochgeschwindigkeitkammera mit einer Bildrate von 3704 Bildern pro Sekunde und einer Auflösung von 128x64 8-Bit-Grauwertbildpunkten aufgenommen [2]. Aufnahmebedingt liegt die Glottis so im Bild, dass waagerechte Kanten für die Segmentierung ausreichend sind. Aus diesem Grund werden ausschließlich eindimensionale Filter zeilenweise auf das Bild angewendet.

Für die Segmentierung ist eine möglichst genaue Bestimmung des Anfangs und des Endes der Kante erforderlich. Dazu wird ein Gradientenfilter mit der Länge von zwei Pixeln verwendet (1). Als Aufpunkt wird dabei das erste Pixel verwendet.

$$h(n) = [1, -1] \tag{1}$$

Solche Filter sind sehr rauschanfällig, was die Verwendung eines weiteren Filters erforderlich macht. Dazu wird das Orginalbild mit verschiedenen Binomial-Filtern unterschiedlicher Länge geglättet. Auf den Ergebnisbildern wird jeweils ein Gradientenfilter angewendet. Als Aufpunkt wird auch hier das erste Pixel verwendet (2). Die Ergebnisse der Filterungen werden addiert. Aufgrund der Linearität der Faltung können die unterschiedlich langen Filterkombinationen zu einem Gesamtfilter zusammengefasst werden (3). Fehlende Filterkoeffizienten werden durch Nullen aufgefüllt. Die Länge dieses zweiten Filters (3) hängt von der Auflösung des Bildes ab.

$$\begin{aligned} t(n) &= [1/2, 1/2] \\ h_0(n) &= h(n) \\ h_1(n) &= t(n) * h(n) \\ h_1(n) &= t(n) * t(n) * h(n) \\ &\vdots \\ h_i(n) &= (t_1(n) * \cdots * t_m(n)) * h(n) \end{aligned} \tag{2}$$

$$h_g(n) = \sum_{i=0}^{m} h_i(n) \tag{3}$$

Die Ergebnisse der Faltung werden nun mit Hilfe eines deterministischen endlichen Automaten (siehe Abb. 1b) verknüpft. Der Bereich in dem der Gradient von h (1) ungleich Null ist und das gleiche Vorzeichen besitzt, wird als Kantenbereich definiert. Der Automat besitzt die drei Zustände: kein Kantenbereich, Kantenbereich mit positiven Gradienten (Vorderkante (VK)) und Kantenbereich mit negativen Gradienten (Hinterkante (HK)). Der Beginn des Kantenbereiches wir ausschließlich durch den Filter h bestimmt (in Abb. 1b $F0{=}h$). Rauschen führt zu einer häufigen Unterbrechung des Kantenbereichs. Daher wird der Filter h_g (3) verwendet, um die Rauscheinflüsse auf einem langen Anstieg zu mildern. Der Automat wird so erweitert, dass das Ende des Kantenbereiches durch eine Oder-Kombination zwischen h und h_g bestimmt wird (siehe Abb. 1b $F0{=}h$ und $F1{=}h_g$). Der Filter $F1$ muss so konstruiert werden, dass er das Ende einer Kante korrekt detektiert. Die Länge von $F1$ bestimmt somit, wie lang ein Plateau innerhalb eines Anstiegs sein darf, damit der Kantenbereich auf einer langen Kante nicht unterbrochen wird. Für die Vermeidung von zu vielen Kantenbereichen, kann zusätzlich die Empfindlichkeit des Automaten durch die Schwellen (S_0 und S_1) verändert werden. Für diesen Anwendungsfall werden die Schwellen auf Null gesetzt.

Für die ermittelten Kanten wird zur Vereinfachung ein linearer Kantenverlauf angenommen und für jede ermittelte Kante, die Position des Kantenbeginns, die Kantenlänge und die Gesamtkantenhöhe in einer Merkmalsliste abgespeichert. Für weitere Analysen oder zur nichtlinearen Beschreibung der Kante kann zusätzlich die Position und Höhe des stärksten Anstiegs, sowie der Winkel der Kante gespeichert werden. Um zu viele Kantenpunkte zu vermeiden, werden nur die Kantenpunkte in die Merkmalsliste übertragen, deren Gesamtkantenhöhe eine Schwelle überschreitet. Für einfache Anwendungen reicht ein Filter, mit entsprechenden Eigenschaften aus (wobei in Abb. 1b $F0 = F1$). Auch Standardfilter können als Grundlage für den Automaten verwendet werden.

3 Ergebnisse

In Abb. 1d sind die Ergebnisse der Filterung mit $F0$ und $F1$ sowie die ermittelten Kantenbereiche von 1a dargestellt. Der Filter $F1$ hat eine Länge von 6 Pixeln. Wie dargestellt, werden die langen Kanten beim Übergang zwischen Stimmlippe und Glottis gut erfasst. Dabei wird der Beginn und das Ende der Kanten gut erkannt. Kanten mit einer Kantenlänge von einem Pixel werden ebenso gut erkannt. Rauschen wirkt sich stark auf das Ergebnis der Kantenerkennung aus. Auf langen Anstiegen wird das Ergebnis durch den langen Filter $F1$ nicht so stark von Rauschen beeinflusst. Diese Kanten besitzen eine höhere Gesamtkantenhöhe als durch Rauschen bedingte Kanten, wodurch diese sehr gut voneinander getrennt werden können. Salz- und Pfeffer-Rauschen wirkt sich sehr stark auf das Ergebnis aus. Diese Kanten sind jedoch sehr kurz, wodurch auch diese von anderen Kanten unterschieden werden können. Die zusätzlichen Informationen, welche die Kantenerkennung liefert, wie zum Beispiel die Länge oder die Gesamtkantenhöhe, werden für die Segmentierung bzw. Ausreisserbehandlung

Abb. 1. a) Originalbild; b) deterministischer endlicher Automat. VK (Vorderkante)-Positiver Kantenbereich, HK (Hinterkante) negativer Kantenbereich, F0 und F1 Filterergebnisse, S_0 und S_1 Schwellen; c) Ergebnisbild. Schwarz negativer und weiss positiver Kantenbeginn; d) Ergebnisverlauf des im Orginalbild markierten Zeilenausschnitts. Positiver Kantenbereich +20, negativer Kantenbereich -20

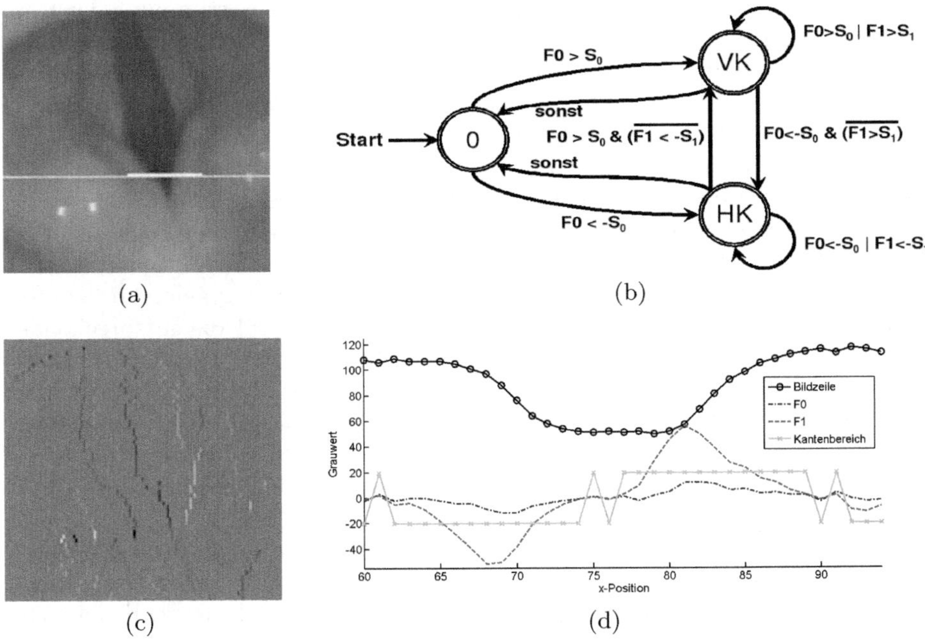

verwendet. Pro Anstieg wird nur ein Merkmalsvektor abgespeichert, so dass der Speicherbedarf bei rauscharmen Bildern sehr stark sinkt.

4 Zusammenfassung und Diskussion

Die vorgestellte Kantenerkennug basiert auf Gradientenfiltern unterschiedlicher Länge. Die Ergebnisse werden mit Hilfe des vorgestellten deterministischen endlichen Automaten zusammengefasst. Durch den ersten Filter wird die Genauigkeit des Kantenbeginns bestimmt, der zweite Filter bestimmt das Abbruchkriterium innerhalb des Kantenbereichs und somit das Ende des Kantenbereichs. Die für diese Aufgabenstellung angepasste Kombination aus einem einfachen Gradientenfilter und der Summation aus Binomial- und Gradientenfilter liefert gute Ergebnisse und kann auch für andere Aufgabenstellungen verwendet werden.

Für Anwendungen, bei denen sowohl senkrechte als auch waagerechte Kanten von Bedeutung sind, wird die Kantenerkennung in den entsprechenden Richtungen ausgeführt. Die Ergebnislisten werden aneinandergehängt. Dadurch können in der Merkmalsliste an einer Position mehrere Kantenpunkte vorhanden sein. Bei Rotationsoperationen auf der Merkmalsliste ist die Rotationsabhängigkeit der Kantenerkennung zu beachten.

Die vorgestellte Kantenerkennung reagiert empfindlich auf Rauschen. Lange und große Anstiege sind davon nicht so stark betroffen, da $F1$ eine starken Glättungsfilter beinhaltet. Durch nichtlineare Filterung des Ausgangsbildes, kann der Rauscheinfluss gemindert werden. Jedoch verschlechtert sich dadurch die hohe Genauigkeit der Positionierung vor allem bei sehr kurzen Kanten. Auch ohne vorherige Filterung beeinflusst Rauschen die genaue Bestimmung des Kantenbereiches. In Abb. 1d ist ein daraus resultierendes Problem zu erkennen: Wenn sich vor einem großen Anstieg durch Rauschen, ein kleiner Peak befindet, wechselt an dieser Stelle der Automat in den entsprechenden Kantenbereichs-Zustand. Da der lange Filter den folgenden Anstieg bereits erkennt, wird der Kantenbereich nicht mehr unterbrochen, auch wenn anschließend der Wert sogar unter den Anfangswert sinkt. Dies führt zu einer unbeabsichtigten Verlängerung des Kantenbereiches. In Abb. 1d beginnt der Kantenbereich an Position 77, er müsste allerdings erst an Position 79 beginnen. Ist der Peak groß genug, werden die Kanten korrekt getrennt. Somit ist dieses Problem nicht gravierend. Um dieses Problem dennoch zu beheben, kann man für $F0$ und $F1$ die entsprechenden Schwellen S_0 und S_1 erhöhen. Durch diese Schwellen wird jedoch die Genauigkeit der Position des Anfangs bzw. des Endes einer Kante mit steigendem Gradienten, verschlechtert. Eine andere Möglichkeit dieses Problem zu beheben, besteht darin, den Anfang des Kantenbereiches an die Stelle zu verschieben, an der innerhalb des erkannten Kantenbereiches das tatsächliche Maximum bzw. Minimum liegt.

Die für die Aufgabenstellung wichtigen langen Kanten werden in den untersuchten Bildern gut erkannt. Die berechnete Länge und Höhe der Kante nutzt das Segmentierungsverfahren aus. Die vorgestellte Kantenerkennung bildet somit eine gute Grundlage für die kantenbasierte Segmentierung, die ohne Nutzerinteraktion die Glottis mit 200 Bildern pro Sekunde segmentiert. Der Vergleich mit einem Standardsegmentierungs-Verfahren erreichte im Mittel einen guten Tanimoto-Koeffitienten von 0,68.

Literaturverzeichnis

1. Maschotta R, Boymann S, Hoppe U. Kantenbasierte Segmentierung der Glottis in Hochgeschwindigkeitsvideos von Stimmlippenschwingungen. In: Procs. Biomedizinische Technik (BMT) 2004; 2004. p. 918–919.
2. Hoppe U, Rosanowski F, Lohscheller J. Visualisierung und Interpretation von Stimmlippenschwingungen. In: Procs BVM; 2003. p. 140–243.

Wissensbasierte Segmentierung von Risikoorganen in der Strahlentherapieplanung

Katrin Faiß[1], Susanne Oertel[2], Wolfgang Schlegel[1], Thomas Wetter[3] und Rolf Bendl[1]

[1]Abteilung für Medizinische Physik, Deutsches Krebsforschungszentrum, 69120 Heidelberg
[2]Klinische Kooperationseinheit Strahlentherapie, Deutsches Krebsforschungszentrum, 69120 Heidelberg
[3]Abteilung für Medizinische Informatik, Institut für Medizinische Biometrie und Informatik, Universität Heidelberg, 69120 Heidelberg
Email: katrin.faiss@web.de

Zusammenfassung. Eine Strahlentherapieplanung basiert auf Serien zweidimensionaler Bilder, aus denen ein dreidimensionales Modell der individuellen Patientengeometrie abgeleitet werden kann. Zur Generierung eines Patientenmodells ist es notwendig, in den zugrunde liegenden Bildern die therapierelevanten Strukturen zu segmentieren. Dieser Vorgang wird von Strahlentherapeuten oder medizinisch-technischem Personal durchgeführt und ist sehr zeitaufwendig. Semi-automatische Segmentierungsverfahren haben bereits zu einer Beschleunigung des Segmentierungsvorgangs geführt. Dieser Beitrag stellt einen wissensbasierten Ansatz vor, der das Wissen um die korrekte Parametrisierung dieser semi-automatischen Verfahren sammelt und strukturiert. Damit besteht die Möglichkeit, den Segmentierungsvorgang weiter zu automatisieren.

1 Einleitung

Eine Strahlentherapie von Tumoren erfolgt meist fraktioniert, d.h. die gesamte Dosis wird nicht in einer einzelnen Sitzung, sondern meist innerhalb von 4-6 Wochen, täglich in kleinen Einzeldosen appliziert. Dadurch können Reparaturmechanismen im gesunden Gewebe Schädigungen kompensieren und gleichzeitig werden Tumorzellen in unterschiedlichen Phasen des Zellzyklus von der Strahlung getroffen und die Wahrscheinlichkeit für eine irreparable Schädigung der Tumorzellen steigt. Eine Strahlentherapieplanung basiert auf Serien zweidimensionaler Bilder, aus denen ein dreidimensionales Modell der individuellen Patientengeometrie abgeleitet werden kann. Anhand des Modells erfolgt eine Optimierung der Bestrahlungstechnik am Rechner, die einen Einschluss des Tumors mit der therapeutischen Dosis und eine Schonung der umliegenden Risikoorgane zum Ziel hat. Zur Generierung des Patientenmodells ist es notwendig, in den zugrunde liegenden Bildern die therapierelevanten Strukturen zu segmentieren. Auch wenn dieser Vorgang mittlerweile durch semi-automatische Verfahren unterstützt wird, nimmt er nach wie vor einen beträchtlichen Teil der

Planungszeit ein. Da der Bestrahlungsplan auf einem statischen anatomischen Modell beruht, das der Dynamik des Organismus über den Zeitraum der fraktionierten Therapie nicht gerecht wird, müssen potentielle Änderungen durch Sicherheitsbereiche berücksichtigt werden. Es wird also nicht nur der sichtbare Tumor bestrahlt, sondern ein größeres Zielvolumen, das entsprechende Sicherheitsbereiche enthält. Dadurch kann die Dosis nicht mehr wie gewünscht nur auf den Tumor fokussiert werden. Das Ziel einer adaptiven Strahlentherapie ist es deshalb, anatomische Veränderungen auch während einer fraktionierten Therapie zu berücksichtigen, um so den Tumor gezielter bestrahlen zu können. Ein potentieller Ansatz besteht im Anfertigen von Kontrollaufnahmen (am besten vor jeder Fraktion) und im Wiederholen wesentlicher Teile der Therapieplanung. Eine Überprüfung des Therapieplans bzw. seine Anpassung an eine veränderte Geometrie ist nur dann sinnvoll, wenn sie innerhalb kurzer Zeit (ca. 15 Min.) durchgeführt werden könnte. In diesem Zeitraum ist es jedoch mit den heute verfügbaren Methoden nicht möglich, zu einer zufrieden stellenden Segmentierung auf Basis der Verifikationsaufnahmen zu gelangen.

Die vorliegende Arbeit verfolgt zwei Ziele, zum einen das Wissen für eine korrekte Parametrisierung der verschiedenen Segmentierungsverfahren zu strukturieren, zum anderen das Erstellen eines Moduls zur Automatisierung der Abfolge verschiedener semi-automatischer Verfahren und notwendiger Vorverarbeitungsschritte, um so die Segmentierung von Risikoorganen weiter zu automatisieren und zu beschleunigen. Das Konzept sieht die Möglichkeit zur kontinuierlichen Erweiterung der Wissensbasis ausdrücklich vor, sowohl um die Aufnahme neuer gewebespezifischer Parameter für bestehende Verfahren als auch die Integration weiterer Segmentierungs- oder Vorverarbeitungsmethoden.

2 Material und Methoden

2.1 Wissensbasierte Systeme

Wissensbasierte Systeme trennen das Wissen über einen bestimmten Bereich (Domäne) von der Verarbeitung dieses Wissens. Sie bestehen zum einen aus einer expliziten, symbolischen Repräsentation von Wissen, zum anderen aus einem Problemlöseverfahren (Inferenzmechanismus), das zwar auf einer Wissensbasis arbeitet aber selbst kein implizites Domänenwissen verwendet, also unabhängig von der Domäne ist.

Regelbasierte Systeme sind historisch gesehen die ersten Formen von wissensbasierten Systemen. Sie repräsentieren empirisches Wissen. Wie bei wissensbasierten Systemen üblich, wird auch hier eine Trennung zwischen der Wissensbasis (Regelmenge) und dem Regelinterpreter vorgenommen. Jede Regel in einem regelbasierten System ist eine unabhängige Wisseneinheit. Regeln bestehen aus einem Bedingungs- und einem Aktions- oder Anweisungsteil (Produktionsregel). In einem regelbasierten System sind die Wissensbasis und der aktuelle Zustand gegeben. Ist im aktuellen Zustand der Bedingungsteil einer Regel erfüllt, so gehört sie zu den ausführbaren Regeln. Aus diesen ausführbaren Regeln wird vom Inferenzemechanismus eine Regel ausgewählt und angewendet (Auswahl-Anwendungszyklus). Durch die Art der Regeln und die Art und Weise ihrer Verknüpfung sind Problemlösemethoden charakterisiert [1].

2.2 Die Ontologie

Die Ontologie ist das Gerüst einer Wissensbasis. Sie modelliert die Domäne, in der das wissensbasierte System angewendet werden soll. Eine Ontologie ist also eine explizite, formale Beschreibung einer Domäne. Bei der Modellierung der Ontologie ist darauf zu achten, dass die Ontologie den Ausschnitt der Realität, für den sie entworfen wird, möglichst gut modelliert. Außerdem ist bei der Modellierung einer Ontologie für eine Domäne zu beachten, dass es nicht nur einen korrekten Weg gibt, die Domäne zu modellieren, sondern dass es immer verschiedene Wege gibt. Die bestmöglichste Lösung ist abhängig von der Applikation, für die man die Modellierung vornimmt. Noch zu berücksichtigen ist, dass die Modellierung einer Ontologie ein iterativer Prozess ist. Man muss im Laufe des Entwicklungszyklus immer wieder Änderungen an der Ontologie vornehmen können [2].

2.3 Entwicklung eines wissenbasierten Systems

Die Erstellung eines wissensbasierten Systems beginnt mit der Modellierung einer Ontologie. Im nächsten Schritt folgt die Wissensakquisition, wobei mit Hilfe einer Wissenserwerbskomponente Wissen in die Ontologie eingepflegt wird. Dieses Wissen kann entweder direkt von einem Domänenexperten eingegeben werden oder aus einer bereits existierenden Datenbank in die Ontologie überführt werden. So entsteht aus der Ontologie eine Wissensbasis.

Um nun das in der Wissensbasis abgelegte Wissen anwenden zu können, wird ein Inferenzverfahren benötigt. Ein Inferenzverfahren arbeitet auf dem abgespeicherten Wissen und ist in der Lage, aus diesem Wissen Ein- oder Ausgaben eines Systems herzuleiten. Inferenzmechanismus und Wissensbasis bilden zusammen das wissensbasierte System.

Im Gegensatz zu konventioneller Software, in der das Wissen implizit in den Algorithmen steckt, wird bei wissensbasierten Systemen eine Trennung von Wissen und Inferenzverfahren vorgenommen. Man trennt also das Wissen von der Problemlösemethode. Eines der grundlegenden Kennzeichen von wissensbasierten Systemen ist also die explizite Repräsentation von Wissen. Durch diese Trennung des Wissens von seiner Anwendung hat sich die Möglichkeit eröffnet, den gleichen Inferenzmechanismus auch für andere Wissensbasen zu verwenden (siehe Abb. 1).

Abb. 1. Die einzelnen Schritte bei der Entwicklung eines wissensbasierten Systems (nähere Erläuterungen siehe Text).

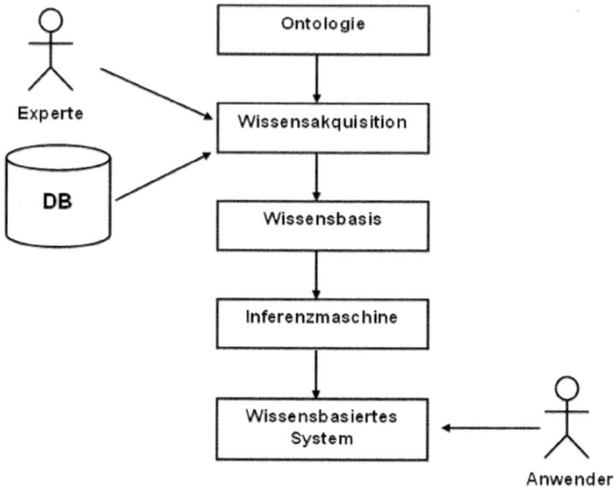

3 Ergebnisse

Der hier vorgestellte Ansatz zur automatischen Segmentierung von Risikoorganen in der Strahlentherapieplanung beruht auf einem regelbasierten Ansatz. Dieser Ansatz wurde gewählt, da dieser am ehesten der Denkweise eines Strahlentherapeuten entspricht. Dies ist ein wichtiger Aspekt, da es möglich sein soll, dass die Wissensakquisition von Strahlentherapeuten oder medizinisch-technischem Personal direkt durchgeführt werden kann. Eine Orientierung bei der Modellierung der Ontologie erfolgte an der Arbeit von Skonetzki [3].

Die zugrunde liegende Ontologie gliedert sich in vier Hauptbereiche, welche die wichtigsten Bereiche beim Segmentierungsvorgang abdecken: die Organe, die Bildmodalitäten, die Aktionen und das Regelwerk.

Der Organbereich beschreibt die Organe des menschlichen Körpers und modelliert das anatomische Wissen des Arztes. Die einzelnen Organe sind durch die Körperregion (Kopf, Hals, oberer/mittlerer/unterer Bauchbereich), in der sie sich befinden, näher spezifiziert. Außerdem wird ihre Größe und Lage durch die Koordinaten in einem zugrunde liegenden zweidimensionalen Modellmenschen beschrieben.

Der Bildbereich dient der Modellierung der unterschiedlichen Bildmodalitäten wie CT oder MRT und den jeweilig unterschiedlichen Bildeigenschaften, wie der Aufnahme mit oder ohne Kontrastmittel bei CT oder den unterschiedlichen Aufnahmetechniken bei MRT.

Unter Aktionen fallen die Methoden der Bildverarbeitung, die bei der Segmentierung benötigt werden. Sie werden in der Ontologie mit ihren spezifischen Parametern beschrieben.

Das Regelwerk dient der Verknüpfung der gegebenen Bedingungen, modelliert durch kausale Regeln, unter Zuhilfenahme der Organe und der Bilder und den daraus resultierenden Aktionen. Mit Hilfe dieser Regeln lässt sich der Segmentierungsvorgang abbilden und das Wissen zur korrekten Parametrisierung modellieren.

Die Wissensakquisition kann mit einer zur Verfügung stehenden Wissenserwerbskomponente durchgeführt werden. Es wurde ein Modul entwickelt, das in der Lage ist, auf dem Wissen zu arbeiten und den bestehenden Bedingungen entsprechend, passende Regeln in der Wissensbasis zu finden und anzuwenden. Damit für Verfahren, die einen Startpunkt oder eine Startkontur benötigen, diese passend für die aktuelle Bildserie berechnet werden können, wurde eine weitere Komponente (Matcher) für das Modul entwickelt. Der Matcher berechnet anhand eines zweidimensionalen anatomischen Modells und in Bezug auf die gescannte Länge die ungefähre Lage der einzelnen Strukturen in der aktuellen Bildserie.

Die Anbindung des entwickelten Moduls an eine Bestrahlungsplanungssoftware zeigte, dass es möglich ist, die semi-automatischen Verfahren auf diese Weise anzusteuern. Größere Organe, wie Lunge und Leber, lassen sich befriedigend segmentieren. Bei kleineren Organen, liefert der Matcher bisher zu ungenaue Informationen für mögliche Startpunkte oder -konturen; das Verfahren führt deshalb nicht immer zum gewünschten Ziel.

4 Diskussion und Ausblick

Die Segmentierung von Risikoorganen in der Strahlentherapieplanung ist sehr zeitaufwendig. Da in jeder einzelnen Schicht der Bildserie die für die Bestrahlungsplanung relevanten Strukturen zu segmentieren sind. Zur Beschleunigung des Segmentierungsvorgangs, wurden bereits semi-automatische Segmentierungsverfahren entwickelt, die bereits zu einer Beschleunigung geführt haben. Um die Segmentierung mit diesen Verfahren weiter zu beschleunigen, wurde ein Modul entwickelt, mit dem die Möglichkeit besteht, das Wissen zur Parametrisierung dieser semi-automatischen Verfahren zu sammeln. Damit besteht die Möglichkeit die semi-automatischen Segmentierungsverfahren automatisch anzusteuern und so den Segmentierungsvorgang an sich weiter zu beschleunigen. Ansatzpunkt für eine Optimierung der Segmentierungsergebnisse ist eine Verbesserung des Matchers.

Literaturverzeichnis

1. Puppe F. Einführung in Expertensysteme. Springer, Berlin; 1991.
2. Gruber TR. The Role of Common Ontology in Achieving Sharable, Reusable Knowledge Base. In: Second International Conference on Principles of Knowledge Representation and Reasoning; 1991. p. 601–602.
3. Skonetzki S, Gausepohl HJ, van der Haak M, Knaebel S, Linderkamp O, Wetter T. HELEN, a Modular Framework for Representing and Implementing Clinical Practice Guidelines. Methods of Information in Medicine 2004;(4):413–426.

Automatische graphenbasierte Kontursuche in medizinischen Bilddaten unter Verwendung von Atlanten

Matthias Färber[1], Jan Ehrhardt[1], Siegfried J. Pöppl[2] und Heinz Handels[1]

[1]Institut für Medizinische Informatik, Universitätsklinikum Hamburg-Eppendorf, Martinistraße 52, 20246 Hamburg
[2]Institut für Medizinische Informatik, Universität zu Lübeck, 23538 Lübeck
Email: m.faerber@uke.uni-hamburg.de

Zusammenfassung. Es wird ein Verfahren vorgestellt, welches unter Verwendung von Atlasinformationen die Segmentierung anatomischer Bildstrukturen weitgehend automatisch durchführt. Im Anschluss an eine Ausrichtung der Datensätze durch affine Registrierung wird die Objektkontur schichtweise vom Atlas- auf den Patientendatensatz anhand von Saatpunkten übertragen. Ein effizientes Graphsuchverfahren ermöglicht die interaktive Korrektur der ermittelten Konturen mit wenigen Mausklicks. Die Evaluation anhand von CT-Daten, in denen Strukturen der Hüfte segmentiert wurden, ergab eine Verringerung der Interaktionszeit um 51% bei gleicher Segmentierungsgüte.

1 Einleitung

Die Segmentierung anatomischer Strukturen bildet für viele medizinische Anwendungsbereiche (z.B. Strahlentherapie- oder Operationsplanung) ein Schlüsselproblem. Sie erfolgt häufig manuell oder semiautomatisch. Der Zeitaufwand und die Benutzerinteraktion sind dabei erheblich. Neben den Volumenwachstums- und Schwellwertverfahren werden zur Segmentierung anatomischer Strukturen häufig konturbasierte Ansätze wie Snake-Verfahren oder die Live-Wire-Segmentierung [1] verwendet.

Die Live-Wire-Segmentierung hat sich als ein robustes und benutzerfreundliches Verfahren für eine große Anzahl von Anwendungen erwiesen. Bei diesem Verfahren ist die manuelle Erstellung der Kontur in jeder Schicht notwendig. Aus diesem Grund wurde der Live-Wire-Ansatz in einigen Arbeiten zur semiautomatischen Segmentierung von Volumendaten erweitert [2, 3]. Hierbei erfolgt die Segmentierung anhand von Initialkonturen innerhalb des Patientendatensatzes. Atlasinformationen werden nicht verwendet. Das Ausnutzen von Vorwissen aus Atlanten bei der Segmentierung erfolgt vorrangig durch atlasbasierte Registrierungsverfahren, wie z.B in [4]. Hierbei hat der Benutzer jedoch keine Möglichkeit zur interaktiven Korrektur von Segmentierungsfehlern und die Erstellung der Segmentierung ist mit einem hohen Rechenaufwand verbunden.

Abb. 1. Autom. Segmentierung des Sitzbeins durch Übertragung der Atlaskontur.

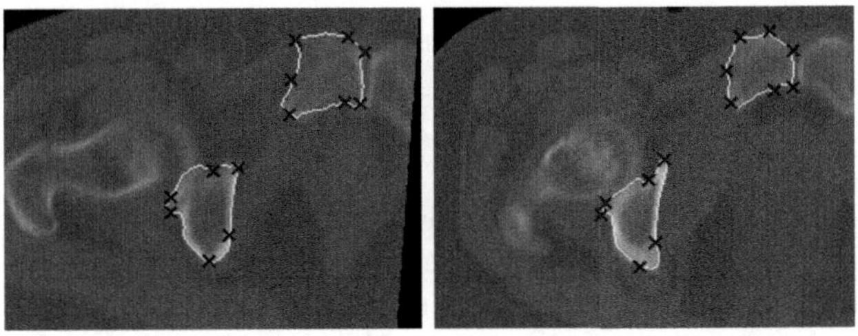

(a) Sitzbein im Atlas (b) Autom. Segment.

In diesem Beitrag wird ein Verfahren vorgestellt, welches als Erweiterung des Live-Wire-Ansatzes unter Verwendung von Vorwissen aus einem Atlasdatensatz eine weitgehend automatische Segmentierung anatomischer Strukturen ermöglicht. Hierbei bleibt die Benutzerfreundlichkeit und Effizienz der konturbasierten Live-Wire-Segmentierung erhalten. Die automatische Segmentierung erfolgt nach einer Registrierung der Datensätze durch schichtweise Übertragung der Saatpunkte der Atlaskontur auf die Patientenschichten. Die Saatpunkte werden anschließend mit Hilfe von graphentheoretischen Optimierungsalgorithmen zur neuen Patientenkontur verbunden (siehe Abb. 1).

2 Methoden

Ausgangspunkt für das Verfahren ist ein segmentiertes Grauwertvolumen (Atlas), in dem die Kontur der relevanten Struktur markiert ist. Ziel des Verfahrens ist es, die Atlaskontur schichtweise auf den Patientendatensatz zu übertragen.

In einem ersten Schritt erfolgt automatisch eine grobe Ausrichtung der Datensätze durch eine affine Registrierung [5]. Als Saatpunkte im Atlas werden markante Punkte auf der Kontur für die Übertragung ermittelt. Die Punkte müssen so gewählt werden, dass sich korrespondierende Punkte im Patientendatensatz sicher finden lassen und bei der Verbindung der Punkte durch den Graphsuchalgorithmus Fehler (beispielsweise durch Abschneiden von Strukturteilen) vermieden werden. Es wurde eine Methode entwickelt, die für vom Benutzer definierte Minimal- und Maximalabstände automatisch markante Atlassaatpunkte auswählt. Hierbei wird die Konturkrümmung [6] zur Auswahl der extremalen Konturpunkte (Eckpunkte) als Saatpunkte der Atlaskontur verwendet.

Für die Atlassaatpunkte werden korrespondierende Punkte im Patientenbild gesucht. Hierzu wird ein Maß verwendet, welches die Änlichkeit zwischen Saatpunkten A_i im Atlas und Kandidaten $P_{i,j}$ im Patientenbild, die in einer Umgebung um einen orthogonal projizierten Punkt $P_{i,1}$ liegen, bewertet. Hierbei werden die absoluten Grauwert-, Gradientenbetrags-, Gradientenrichtungs-, und Krümmungsdistanzen, sowie die Korrelation der Grauwertumgebungen um A_i und $P_{i,j}$ berechnet. Für diese Merkmale werden nun die Ränge aller Kandidaten ermittelt. Es wird derjenige Punkt ausgewählt, der die minimale Rangsumme über alle Merkmale besitzt. Eine Normierung der Distanzen ist auf diese Weise nicht notwendig.

Die Verbindung der ermittelten Patientensaatpunkte erfolgt in Anlehnung an das von Mortensen und Barrett [1] vorgestellte Live-Wire Verfahren unter Verwendung graphentheoretischer Optimierungsalgorithmen auf bildspezifischen Kostengraphen. Zu jeder Schicht im Patientendatensatz wird ein korrespondierender Kostengraph erstellt. Die Knoten entsprechen den Bildpunkten der Schicht. Sie sind genau dort durch Kanten verbunden, wo die entsprechenden Bildpunkte benachbart sind. Die Kostenfunktion wird mit Hilfe von Gradientenrichtungsmerkmalen so definiert, dass Kanten, die zu Objektkonturen korrespondieren, im Graphen niedrige Kosten erhalten. Auf diese Weise richten sich kostenoptimale Pfade im Graphen an Objektkonturen der entsprechenden Schicht aus.

Die Saatpunkte der Patientenkontur werden mit kostenoptimalen Pfaden verbunden, so dass eine geschlossene Kontur entsteht. Zur effizienten Berechnung dieser Pfade wurde der Algorithmus von Dijkstra mit einem Fibonacci-Heap zur Knotenverwaltung implementiert.

Um eine optimale Anpassung der berechneten Kontur an die Objektkontur zu erreichen, wurde die Methode des Kostentrainings [1] für die Verwendung von Atlaskonturinformationen erweitert. Hierbei werden für die Berechnung der optimalen Pfade zwischen den Saatpunkten der Patientenkontur die korrespondierenden Atlaskontursegmente für das Training des Kostengraphen herangezogen. Die Kostenfunktion wird so modifiziert, dass Kanten im Graphen, die in den Grauwert-, Gradienten-, und Krümmungsmerkmalen ähnliche Werte wie die entsprechende Atlaskontur aufweisen, niedrige Kosten erhalten.

Bei der Suche nach korrespondierenden Saatpunkten kommt es teilweise zu Fehlpositionierungen und zu Vertauschungen. Diese Fehler lassen sich durch einen Vergleich der Konturkosten zwischen den Patientensaatpunkten mit den Kosten der entsprechenden Atlaskontursegmente weitgehend korrigieren.

Im Anschluss an die automatische Konturierung können eventuell fehlerhafte Konturteile vom Benutzer interaktiv mit wenigen Mausklicks korrigiert werden. Die Korrektur der Patientenkontur erfolgt durch Hinzufügen, Entfernen oder Verschieben von Saatpunkten. Um den Interaktionsaufwand zu minimieren, werden vorher automatisch redundante Saatpunkte entfernt. Aufgrund der effizienten Berechnung der neuen, kostenoptimalen Pfade zwischen den Saatpunkten durch den Dijkstra-Algorithmus kann die interaktive Anpassung in Echtzeit erfolgen. Abb. 2 zeigt die Segmentierung der Hüftpfanne in einem CT-Bild, bei der eine Korrektur durch Verschieben eines Saatpunktes vorgenommen wurde.

3 Ergebnisse

Das Verfahren wurde anhand der Segmentierung des Hüftbeins von drei Benutzern mit unterschiedlicher Segmentierungserfahrung evaluiert. Der CT-Datensatz bestand aus 56 Schichten, wobei in 50 Schichten eine Kontur erstellt werden musste. Die Schichtdicke betrug $4mm$ und die Pixelgröße $0.71mm *$

Abb. 2. Semiautomatische Segmentierung der Hüftpfanne (Acetabulum). Die automatisch erstellte Kontur konnte durch Verschieben eines Saatpunktes korrigiert werden.

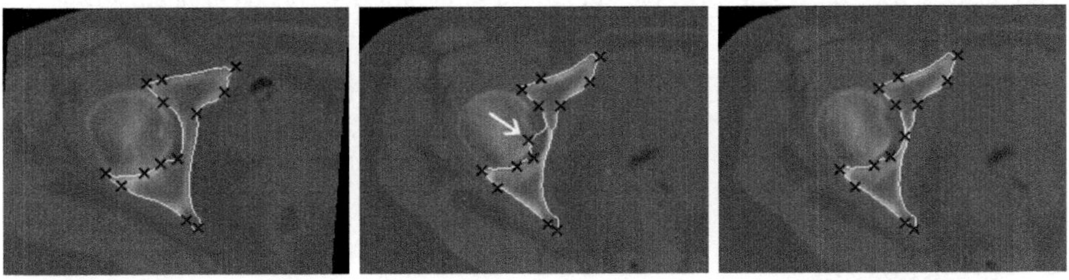

(a) Acetabulum Atlas (b) Autom. Segment. (c) Manuelle Korrektur

$0.71mm$. Es wurden die manuell mit dem Live-Wire Verfahren erstellten mit den automatisch erstellten Segmentierungen ohne und mit interaktiver Korrektur verglichen.

Die Benutzer benötigten für die manuelle Segmentierung im Mittel 1713 Sekunden reine Interaktionszeit. Für die Korrektur der automatisch erstellten Kontur waren es im Mittel 841 Sekunden, also 51% weniger (Tabelle 1).

Die Güte der Segmentierungen wurde anhand des Konturabstandes und der Verhältnisse R^+ und R^- beurteilt. R^+ gibt hierbei das Verhältnis von korrekt segmentierten Objektpixeln zur Gesamtzahl der Objektpixel an, R^- dementsprechend das Verhältnis von korrekten Nicht-Objektpixeln zur Anzahl der Nicht-Objektpixel. Der Konturabstand zwischen den manuell erstellten Konturen betrug durchschnittlich 0.31 Pixel. Der Abstand der automatisch zur manuell erstellten Kontur betrug im Mittel 0.73 Pixel. Die manuelle Nachbearbeitung verringerte diesen Abstand auf durchschnittlich 0.31 Pixel (Tabelle 2). Der mittlere Abstand der interaktiv korrigierten Segmentierungen zu den manuell erstellten lag wie R^+ und R^- im Bereich der Abweichungen zwischen den manuell erstellten Konturen.

Bei der Nachbearbeitung der Konturen mussten durchschnittlich 10% der automatisch erstellten Saatpunkte korrigiert werden, wobei redundante Saatpunkte vorher automatisch entfernt wurden. Der Interaktionsaufwand beschränkte sich hierbei auf die Korrektur von 26 der 56 Schichten.

Tabelle 1. Zeitersparnis durch automatische Segmentierung. $t_{Interaktiv}$: Interaktionszeit der drei Benutzer und Durchschnittswert, t_{Comp}: Rechenzeit für Vorverarbeitung und automatische Konturerstellung.

Verfahren	$t_{Interaktiv}$ (in sec)				t_{Comp}	t_{Gesamt}
	B_1	B_2	B_3	$mean$	(in sec)	(in sec)
Manuell	2360	1920	859	1713	120	1950
Automatisch	0	0	0	0	614	614
Automatisch mit Korrektur	1107	840	576	841	614	1454

Tabelle 2. Segmentierungsfehler am Beispiel des Acetabulums. μ_{dist}: Mittlerer Konturabstand, R^+: Verhältnis korrekter Objektpixel zur Gesamtzahl der Objektpixel, R^-: Verhältnis korrekter Nicht-Objektpixel zur Gesamtzahl der Nicht-Objektpixel.

Verfahren	μ_{dist}	R^+	R^-
Inter-Observer	$0.31px$ $(0.22mm)$	98.3%	99.9%
Automatisch zu Manuell	$0.73px$ $(0.52mm)$	95.9%	99.9%
Korrektur zu Manuell	$0.31px$ $(0.22mm)$	98.3%	99.9%

4 Diskussion

Es wurde ein robustes und effizientes Verfahren zur Übertragung von Atlaskonturen auf Patientendatensätze entwickelt. Das Verfahren erstellt automatisch eine Segmentierung anatomischer Strukturen und bietet durch eine interaktive Korrekturmethode die volle Flexibilität einer manuellen Konturierung. Eine Evaluation anhand von CT-Hüftdaten hat gezeigt, dass das Verfahren bei gleicher Segmentierungsgüte die Interaktionszeit um 51% verringern konnte.

Die Methode zur Konturübertragung ist auch für andere Problemstellungen anwendbar. So konnten auch Weichteilgewebe wie z.B. die Leber in CT-Daten mit weniger Interaktionsaufwand segmentiert werden. Weiterhin erfolgte eine Adaption auf die Segmentierung pathologischer Strukturen in räumlichen oder zeitlichen Schichtbildfolgen. Hierbei wird eine manuell erstellte Initialkontur iterativ auf die Nachbarschichten übertragen bis das gesamte Objekt segmentiert ist. Dieses Verfahren konnte in einer ersten Evaluation mit MR-Hirntumordaten ebenfalls die Interaktionszeit deutlich verringern.

Literaturverzeichnis

1. Barrett W, Mortensen E. Interactive live-wire boundary extraction. Med Image Anal 1997;1(4):331–341.
2. Falcao A, Udupa J. A 3D generalization of user-steered live-wire segmentation. Med Image Anal 2000;4(4):389–402.
3. Schenk A, Prause G, Peitgen HO. Optimierte Semi-automatische Segmentierung von 3D-Objekten mit Live Wire und Shape-Based Interpolation. In: Bildverarbeitung für die Medizin. Lübeck: Springer Verlag; 2001. p. 202–206.
4. Ehrhardt J, Handels H, Malina T, Strathmann B, Plötz W, Pöppl SJ. Atlas based Segmentation of Bone Structures to Support the Virtual Planning of Hip Operations. Int J Med Inform 2001;64(2-3):439–447.
5. Woods RP, Grafton ST, Holmes CJ, Cherry SR, Mazziotta JC. Automated Image Registration: I. General methods and intrasubject intramodality validation. J Comput Assist Tomogr 1998;22(1):139–52.
6. Tsai DM, Hou HT, Su HJ. Boundary-based corner detection using eigenvalues of covariance matrices. Pattern Recog Lett 1999;1(4):31–40.
7. Bornemann L. Automatisch-adaptierende 3D-Segmentierung medizinischer Bilddaten unter Verwendung graphentheoretischer Algorithmen. Diplomarbeit, Institut für Medizinische Informatik, Universität zu Lübeck; 2000.

Segmentation and Analysis of Breast Tumors on Ultrasonography

Miguel Alemán-Flores[1], Patricia Alemán-Flores[2], Luis Álvarez-León[1], M. Belén Esteban-Sánchez[1], Rafael Fuentes-Pavón[2] and José M. Santana-Montesdeoca[2]

[1]Departamento de Informática y Sistemas, Universidad de Las Palmas de Gran Canaria, 35017, Las Palmas, Spain
[2]Sección de Ecografía, Servicio de Radiodiagnóstico, Hospital Universitario Insular de Gran Canaria, 35016, Las Palmas, Spain
Email: maleman@dis.ulpgc.es

Abstract Ultrasonography provides some criteria which help the physicians decide whether a certain solid tumor is benign or malignant. However, it is one of the most difficult types of images to assess. The automatic segmentation and analysis of ultrasonography can help the physicians by providing some techniques and measures to classify the tumors. In this paper, we present a new approach in the segmentation of ultrasound images of breast nodules, based on active contours technique. Moreover, we present a common framework for the extraction of a set of robust, reproducible and precise parameters, by means of computer vision tehniques, such as ellipse location, corner extraction or gradient estimation.

1 Introduction

The analysis of ultrasound images of breast nodules can help the specialists diagnose malignant tumors and avoid unnecessary biopsies. This paper presents a new approach to the computer-aided segmentation and analysis of the nodules. Some previous works try to adjust the parameters of the ultrasound systems to help in the decision making process [1], segment the tissues [2], or deal with certain particular aspects of the nodules, such as texture [3] or general shape [4].

The semi-automatic method we propose consists of a combination of the classical active contours technique, adapted to the special characteristics of the ultrasound images, and a region growing algorithm used to extract the initial snake, in order to avoid its manual delineation. Once the nodule has been segmented, we analyze a series of criteria regarding the benignity/malignancy of the tumor. These include hyperechogenicity, ellipsoid shape, two or three gentle lobulations and thin echogenic capsule as benignity criteria. On the other hand, hypoechogenicity, acoustic shadowing, taller-than-wide shape, ramifications, microlobulations, angular margins, spiculation and calcifications have been described as malignancy criteria [5].

The rest of the paper is organized as follows: First, in Sect. 2, we describe the proposed method for nodule segmentation. In Sect. 3, we show a common framework for the analysis of the different diagnostic criteria. Finally, we give an account of our main conclusions.

2 Nodule Segmentation

Ultrasound images are corrupted by speckle, which makes their examination difficult and limits the application of automatic computer analyses. Snakes allow obtaining the contour of the objects with a high accuracy. Their main disadvantage is the need for an initial approximation, which, in our case, would require the selection a set of 20 to 30 points to delimit the contour or the nodule. To avoid this time-consuming task, we use the truncated median filter to reduce speckle noise and a region growing algorithm based on the magnitude of the gradient, which is extracted in the filtered image by means of the structure tensor. A threshold is set and a point is selected as seed by the specialist.

In [6], the authors proposed an active contours technique based on the partial differential equation:

$$\frac{\partial u(x,y)}{\partial t} = g(I(x,y)) \left|\nabla u(x,y)\right| div(\frac{\nabla u(x,y)}{\left|\nabla u(x,y)\right|}) + \lambda \nabla g(I(x,y)) \nabla u(x,y) \quad (1)$$

where $u(x, y; 0) = u_0(x, y)$ is the initial snake contour, $\lambda \geq 0$ is a constant that guides the internal force of the snake and $g(I(x, y))$ represents the stop function, the external force that attracts the snake $u(x, y)$ to the real contour of the object. It is an edge detector that must be selected according to the characteristics of the image. A typical choice of $g(I(x, y))$ is:

$$g(I(x,y)) = \frac{1}{\sqrt{1 + \alpha \left|\nabla I_s(x,y)\right|^2}} \quad (2)$$

where $\alpha \geq 0$ is a constant and $I_s(x, y)$ denotes the smoothed version of the original image. We use a multiscale implementation of (1) that allows adapting the external and internal forces within each scale. Figure 1 shows an example of initial and final segmentations.

3 Feature Extraction

In this section, we will describe the criteria that will be considered in the diagnosis of the nodules, both benign and malignant.

The hyper or hypoechogenicity of a nodule is measured with respect to the echogenicity of the fat of that particular woman. A nodule produces acoustic shadowing if the ultrasound is attenuated when crossing through it. These two features are processed by simply considering the mean intensity of the areas

Fig. 1. Example of active contour segmentation of a solid breast nodule. From top to bottom and from left to right: original image, initial snake, initial segmentation, comparison of initial and final snakes, final snake and final segmentation

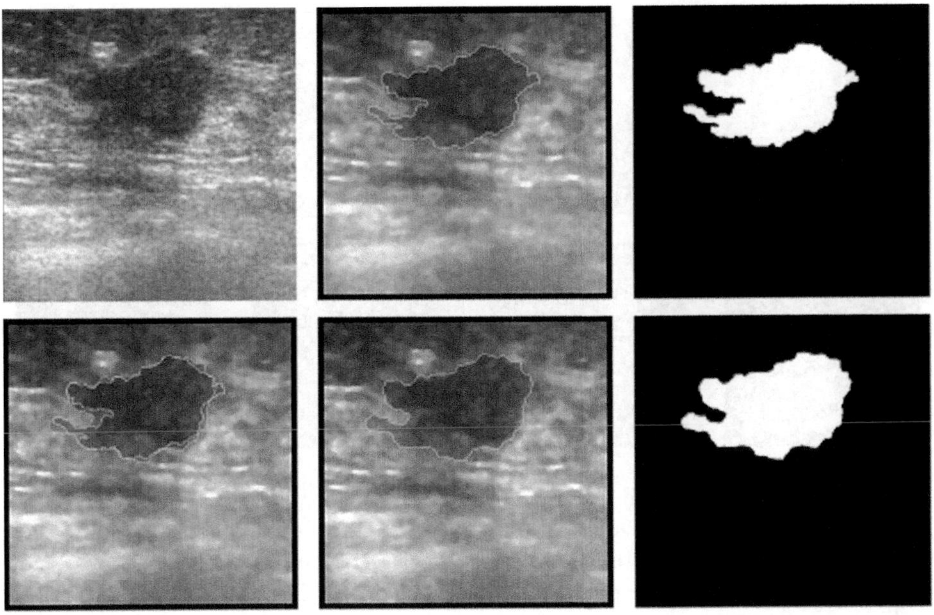

involved in the criteria, i.e. the segmentation, the region under it and a fat region selected by the specialist.

A nodule is said to be taller than wide when it is greater in the direction normal to the skin than in the parallel ones. On the binary segmented image, we calculate the mean width and the mean height of the nodule and the ratio of both measures indicates its disposition. Furthermore, those points whose vertical distance to the center is larger than the mean width indicate the areas where the nodule is growing vertically.

An ellipsoid shape increases the probability of benignity, and even if a nodule is not elliptical, it is considered as benign if it presents two or three smooth, well circumscribed and gentle lobulations. The usual techniques to locate ellipses in an image are based on the Hough transform or the principal axis estimation [7, 8]. We propose an algorithm to estimate, in a very accurate way, the ellipse location by minimizing the mean distance from a set of points to the ellipse. This minimization criterion has a more physical meaning and provides a very accurate estimation. The distance is divided by the square root of the area of the nodule to normalize it. If the nodule has not an ellipsoid shape, we must determine if it has two or three gentle lobulations. We proceed as in the previous case, but instead of searching for an ellipsoid which fits the whole contour, we search for large lobulations which fit a large region of the contour each, which together cover

Fig. 2. Example of the extraction of the diagnostic criteria. From top to bottom and from left to right: original image, nodule segmentation, contour of the nodule, ellipse extraction, angular margins, spiculation, microlobulations and calcifications

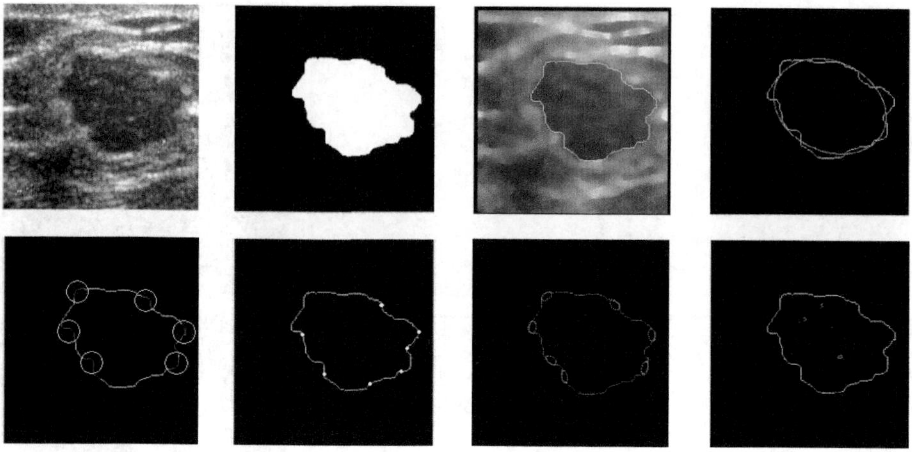

the whole contour, whose axes do not differ strongly in their lengths, and whose centers are clearly separated. For the extraction of the ramifications, we locate those points whose distance to the ellipse which best fits the contour is large. In order to prevent the ramifications from influencing the position and dimensions of the main ellipse, an iterative scheme has been used in which the points which are very far from the ellipse are eliminated and the ellipse is recalculated. After a few iterations, the ellipse which is extracted is much more representative of the central region and the ramifications are more clearly identified.

Those small areas inside the nodule where the intensity and the magnitude of the gradient is quite high have been selected as calcifications. To locate the areas where spiculation appears, we extract the orientation of a window around every contour point. In this case, not only the magnitude of the gradient, but also its orientation is significant. When the orientation in a region around a contour point is quite dissimilar to that of such point, it is considered as a spiculation zone. The capsule of the nodule is extracted by eroding the selected region and analyzing the eroded points. The echogenicity of the capsule is measured, as the previous ones, from the mean intensity of the region.

We can locate angular margins by searching for pseudo-straight lines on the contour of the nodule. In order to select those angles which are significant for the study, the lines must fit the contour, they must be long enough and the difference in the orientation must be less than $\pi/2$. Microlobulations are observed as small ellipsoid arcs in certain regions of the contour and are frequently associated with angular margins. For this feature, a similar technique as the one used when extracting the general ellipse is applied. However, in this case, we search for segments of the contour which can be approximated by a part of an ellipse and whose size and axes are small.

Not only these techniques allow locating the regions of interest for each diagnostic criteria, but they also provide quantitative measures of their relevance, in order to improve the diagnosis. Figure 2 illustrates the analysis of different diagnostic criteria.

4 Conclusion

We have presented a new approach for the segmentation and analysis of solid breast nodules on ultrasound images. The importance of an accurate delineation of the contour in order to analyze a series of diagnostic criteria makes it very relevant to develop a precise technique to filter and segment the images. By means of a denoising filter, a region growing technique, and an adaptive multi-scale snake implementation, we have obtained quite satisfactory results in the extraction of the contour of the nodules.

The precision of the contour, the possibility of extracting numerical measures and the location of the regions of interest make the diagnosis easier and more reliable. The combination of the different criteria to provide more representative measurements and the adjustment of the parameters will increase the sensibility and specificity of the discrimination. The results provide support to the application of computer vision techniques, not to substitute the appreciation of the physicians, but to improve the classification of the tumors through robust, reproducible and accurate techniques.

References

1. Kuo WJ, Chang RF, Moon WK, et al. Computer-Aided Diagnosis of Breast Tumors with Different US Systems. Acad Radiol 2002;9(1):793–799.
2. Kaufhold J, Chan R, Karl WC, Castanon DA. Ultrasound Tissue Analysis and Characterization. In: Procs. of SPIE; 1999. p. 73–83.
3. Chen DR, Chang RF, Juang YL. Computer-Aided Diagnosis Applied to US of Solid Breast Nodules by Using Neural Networks. Radiology 1999;213(1):407–412.
4. Cheng CM, Chou YH, Han KC, et al. Breast Lesions on Sonograms: Computer-Aided Diagnosis with Nearly Setting-Independent Features and Artificial Neural Networks. Radiology 2003;226(1):504–514.
5. Stavros AT, Thickman D, Rapp CL, et al. Solid Breast Nodules: Use of Sonography to Distinguish between Benign and Malignant Lesions. Radiology 1995;196(1):123–134.
6. Caselles V, Kimmel R, Sapiro G. Geodesic Active Contours. International Journal of Computer Vision 1997;22(1):61–79.
7. Ahn SJ, Rauh W, Warnecke HJ. Least-Squares Orthogonal Distances Fitting of Circle, Sphere, Ellipse, Hyperbola, and Parabola. Pattern Recognition 2001;34(1):2283–2303.
8. Halíř R, Flusser J. Numerically Stable Direct Least Squares Fitting of Ellipses. In: Procs. of WSCG 98; 1998. p. 125–132.

Snakes on Triangle Meshes

Stephan Bischoff, Tobias Weyand and Leif Kobbelt

Lehrstuhl für Informatik VIII, RWTH Aachen, 52062 Aachen
Email: {bischoff|kobbelt}@informatik.rwth-aachen.de

Abstract In this work we introduce a new method for representing and evolving snakes that are constrained to lie on a prescribed surface (triangle mesh). The new representation allows to automatically adapt the snake resolution to the surface tesselation and does not need any (unstable) back-projection operations. Furthermore, it enables efficient and robust collision detection and gives us complete control on the topological behaviour of the snakes, i.e. snakes may split or merge depending on the intended task. Possible applications include enhanced mesh scissoring operations and the detection of constrictions of a surface.

1 Introduction

Active contour models (snakes) have been used in a wide variety of applications in computer vision and image analysis ranging from motion capturing to image segmentation. Traditionally snakes are only applied in uniform setups, i.e. curves for segmenting images and surfaces for segmenting volume data. However, there are many applications that would benefit from more general settings. In this work we consider in particular the case of curves that are embedded on arbitrary surfaces. Note that this setup is much more complex than a simple image segmentation problem as the embedding surface can be arbitrarily curved in the surrounding three-space.

As an example consider the problem of accurately locating and measuring (e.g. vascular) constrictions [1]. In this case, the embedding surface is just the surface of the vessel. Initially, the user places a curve on this surface which runs around the vessel. If we let evolve this curve according to its curvature it will become a locally shortest curve (geodesic) and its length will be a measure for the vessel's diameter. Other application scenarios include automatic mesh partitioning and interactive mesh editing.

Early attempts for modeling embedded snakes were limited to particular applications and suffered from low accuracy due to the restriction of snaxels to mesh vertices [2] or supported only expanding fronts [3]. Only recently attempts were made to fully support geometric snakes on triangles meshes [4, 5]. These approaches, however, do not offer topological flexibility and furthermore rely on an elaborate piecewise parameterization of the underlying meshes. To avoid difficulties that are due to parameterization artifacts, we base our framework on the parameterization-free active contour models presented in [6].

Fig. 1. Snake representation: A valid piecewise linear snake on a triangle mesh (a). Invalid snaxels (b) are removed in a cleaning conquest (c).

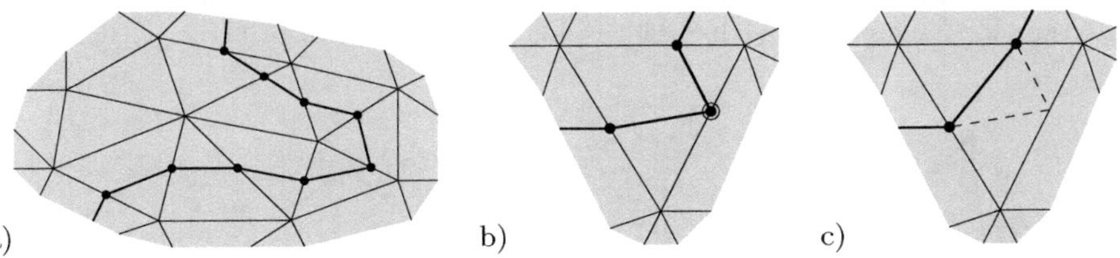

a) b) c)

2 Contribution

We introduce a new representation for snakes that are embedded on a given surface. For the sake of clarity, the surface will be represented by a triangle mesh, however, the method also easily extends to arbitrary polygonal meshes. The main features of this representation are:

1. Adaptivity: The sampling of the snake automatically and locally adapts to the resolution of the triangle mesh. In particular there is no need for elaborate resampling strategies based on intrinsic properties of the snake or of the surface like curvatures which are susceptible to parameterization artifacts.
2. Collision detection and topology control: The topological behavior of the snakes can be adjusted to fit the requirements of the application. In addition to a fixed connectivity, our model also supports merging or splitting of snakes. Collision detection can be performed efficiently and robustly.
3. Robustness: Our model avoids any numerically unstable (back-) projections of snaxels onto the mesh. In particular, the snake is guaranteed to always lie exactly on the mesh.

3 Methods

3.1 Representation

We represent a snake by a (possibly open) polygon in space. However, we enforce two *consistency constraints* which guarantee that the snake is actually embedded on the underlying triangle mesh (Fig. 1):

1. The vertices of the snake *(snaxels)* have to lie on mesh edges.
2. The segments of the snake have to lie in the interior of triangles.

Furthermore, we assume that the snaxels are *oriented,* i.e. each snaxel s can be represented as

$$s = (1 - d)v_{from} + dv_{to}, \quad d \in [0, 1)$$

Fig. 2. Flattening. As the snakes are embedded on a surface, snaxel velocities have to be computed by locally flattening the configuration around a snaxel into a plane and then scaling the velocity magnitude according to the projection of the geodesic normal onto the snaxel's supporting edge. This is done using an exponential map (a) or a hinge map (b).

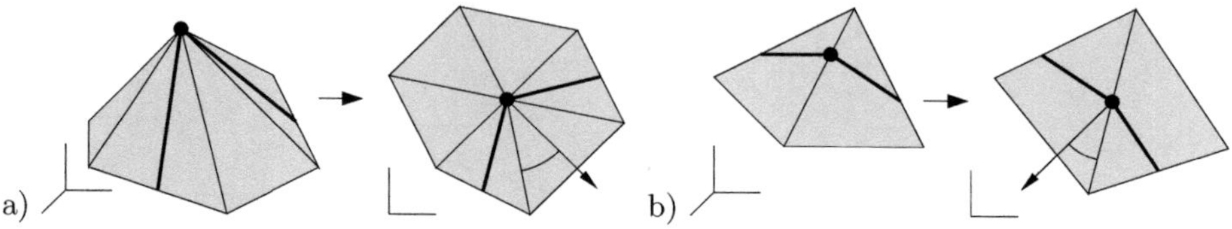

where v_{from} and v_{to} are the endpoints of the supporting edge. It is important that this orientation is consistent along the snake, i.e. that all snaxels point to the same side of the snake. In particular, no two consecutive snake segments should lie in the same triangle. Snaxels adjacent to two such segments are called *invalid* and can iteratively be removed in a *cleaning conquest* linking their respective neighboring snaxels.

Note that such a piecewise linear representation is in general sufficient to capture any detail defined on the mesh. Consider e.g. a level set of a scalar field which is evaluated at the mesh vertices. As the scalar field is interpolated linearly over each triangle, the level set is just a straight line segment on the triangle, which can be exactly represented by our model.

3.2 Evolution

The evolution of the snakes is governed by internal and external forces that are usually derived from their bending energy or the curvature distribution of the underlying mesh. Without loss of generality, we will think of the forces as a user-defined black box that assigns to each snaxel s a scalar-valued velocity v_s. We then model the snake propagation according to Huygen's principle which states that every snaxel should move along its geodesic normal, i.e. the projection of its (spatial) normal onto the tangent plane of the underlying surface. We estimate the geodesic normal at a snaxel s as the angle bisector of the two adjacent snake segments after locally flattening the configuration into a plane using a hinge map or an exponential map [7], depending on whether the snaxel lies on an edge or on a vertex, resp., cf. Fig. 2. Let α_s be the angle between the geodesic normal and the supporting edge of s. We then compute the projected velocity $\hat{v}_s$ of s along its supporting edge as

$$\hat{v}_s = \frac{v_s}{\cos \alpha_s}$$

If multiple consecutive snaxels $s_1, \ldots, s_k$ coincide at a vertex, the above computation fails, and we instead estimate the common geodesic normal from the snaxels s_0, s_1, s_{k+1} but compute the projected velocities $\hat{v}_1, \ldots, \hat{v}_k$ for each snaxel individually (depending on the angle α_i to its supporting edge). In practice, we

Fig. 3. Collision detection and topology control. Collisions can only happen on mesh edges (a) and hence can easily be detected (b). Two snakes can be merged by removing the colliding snaxels and relinking their neighbors (c). Spurious invalid snaxels are removed in a cleaning conquest (d).

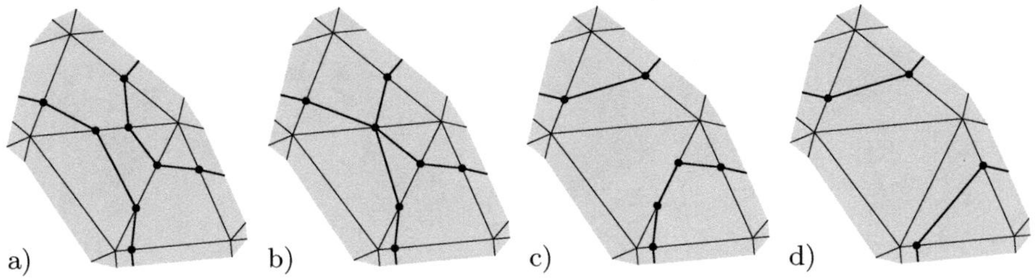

do not need to explicitly compute the hinge or exponential map, but just sum up and normalize angles between snake segments and mesh edges. After calculating the snaxel speeds, we move the snaxels forward in time using an Euler scheme

$$d_s \leftarrow d_s + \Delta t\, \hat{v}_s \,/||e_s||$$

where e_s is the supporting edge of s and where we limit the timestep Δt such that the snaxels just do not cross mesh vertices,

$$\Delta t = min_s(1 - d_s)/\hat{v}_s$$

When a snaxel runs into a vertex of valence n, it is split into $(n-1)$ new snaxels that are put on the outgoing edges. Their distance values are reset to 0, so they all lie at the same spatial position (although their supporting edges are different). This split may result in a consistency violation, which is easily resolved by a cleaning conquest as described above.

3.3 Collision Detection and Topology Control

The consistency constraints in section 3.1 imply that two snakes (or two parts of the same snake) can only collide at snaxels, i.e. it is impossible for a snaxel to cross the interior of a snake segment. Hence collision detection can be efficiently performed by storing for each mesh edge the snaxels that lie on that edge and testing before and after each snaxel move whether the order of the snaxels on the edge has changed. If so, we determine the point of contact by linearly extrapolating the snaxel positions. In case of a collision, we may then choose depending on the application whether to join the two colliding snakes or not.

- In case of a join, we relink the snakes by removing the colliding snaxels and by connecting their predecessors and successors respectively. We then perform a cleaning conquest to remove spurious invalid snaxels (Fig. 3).
- In case of a collision, we mark the colliding snaxels as "frozen" and exclude them from the remaining update steps.

Fig. 4. Detecting constrictions. An initial snake is placed interactively around the vessel (a). After a few iterations the snake has contracted around the locally narrowest part of the vessel (b).

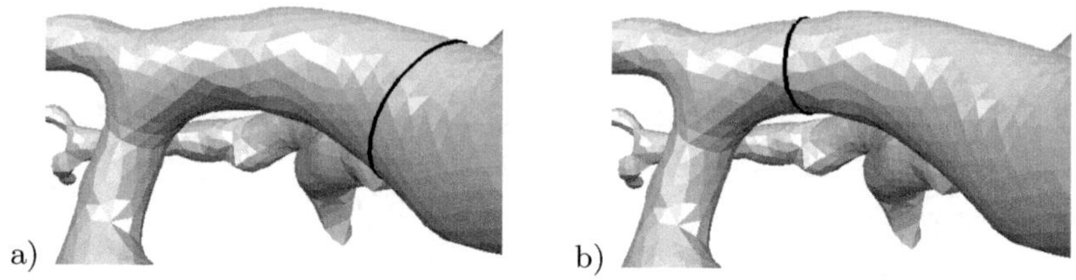

4 Results

We have implemented our new representation and tested it on a variety of geometric models. The implementation is straightforward and runs at interactive speeds even on a standard PC. In addition to standard segmentation problems we considered the problem of detecting constrictions on a model: First the user depicts a sequence of vertices on a given input mesh. These vertices are then linked using a discrete shortest path algorithm (Dijkstra) along the edges of the mesh. The result is the initial snake which we then let evolve according to its curvature and hence minimize its length, cf. Fig. 4. The final snake is a locally shortest path whose length measures the diameter of the constriction.

As a snake can only detect local minima, we plan to distribute a number of snakes on the vessel by performing cross sections orthogonal to the skeleton of the vessel. By letting all these snakes minimize their length and selecting the shortest one it should be possible to reliably and globally detect any constriction. We also plan to exploit the topological flexibility of our snakes to evaluate the structure of whole vessel trees. Here the snake runs along the branches of the tree and splits at each furcation thereby revealing the structure of the tree.

References

1. Hetroy F, Attali D. From a closed piecewise geodesic to a constriction on a closed polyhedral surface. In: Pacific Graphics Proceedings; 2003. p. 394–398.
2. Milroy MJ, Bradley C, Vickers GW. Segmentation of a wrap around model using an active contour. Computer Aided Design 1997;29(4):299–320.
3. Lee H, Kim L, Meyer M, Desbrun M. Meshes on Fire. In: Eurographics Workshop on Computer Animation and Simulation; 2001. p. 75–84.
4. Lee Y, Lee S. Geometric snakes for triangular meshes. Computer Graphics Forum 2002;21(3):229–238.
5. Lee Y, Lee S, Shamir A, Cohen-Or D, Seidel HP. Intelligent mesh scissoring using 3d snakes. In: Pacific Graphics Proceedings; 2004. p. 279–287.
6. Bischoff S, Kobbelt L. Parameterization-free active contour models. The Visual Computer 2004;20:217–228.
7. Lee AWF, Sweldens W, Schröder P, Cowsar L, Dobkin D. MAPS: Multiresolution Adaptive Parameterization of Surfaces. In: SIGGRAPH 98; 1998. p. 95–104.

Entwicklung eines Navigationssystems für die endoluminale Brachytherapie

I. Wegner[1], M. Vetter[1], M. Schoebinger[1], I. Wolf[1], W. Harms[2], H.D. Becker[3] und H.-P. Meinzer[1]

[1]Abteilung für Medizinische und Biologische Informatik, Deutsches Krebsforschungszentrum, 69120 Heidelberg
[2]Klinik für Radioonkologie, Universitätsklinik Heidelberg, 69120 Heidelberg
[3]Thoraxklinik am Klinikum der Universität Heidelberg, 69126 Heidelberg
Email: i.wegner@dkfz-heidelberg.de

Zusammenfassung. Die endoluminale Brachytherapie bei peripher gelegenem Bronchialkarzinom wurde bisher durch die Komplexität der Positionierung eines durch ein Bronchoskop geleiteten Katheters erschwert. Ferner erlaubt die Größe des Bronchoskops nur selten das Eindringen in die feinen Segmentbronchien. Dies soll nun dadurch ermöglicht werden, indem ein iterativ registrierendes Navigationssystem dem behandelnden Lungenspezialisten den Leitpfad zum Zielbronchus anzeigt. Hierdurch kann ein dünner Katheter mit einer einliegenden Navigationssonde zeitlich optimiert bis zum Zielbronchus geführt werden.

1 Einleitung und medizinischer Hintergrund

In den letzten Jahren wird u.a. durch eine Veränderung der Rauchgewohnheiten (Filterzigaretten, Light-Zigaretten) eine steigende Inzidenz von Adenokarzinomen und weiter peripher gelegenen Bronchialkarzinomen beobachtet [1]. Einen viel versprechenden strahlentherapeutischen Ansatz stellt die Einführung der stereotaktischen Bestrahlung der Lunge dar. Nachteil dieser Methode ist allerdings der erhebliche technische und zeitliche Aufwand (Vollnarkose unter Hochfrequenz-Jet-Beatmung). Ein weiterer Ansatz ist die Anwendung einer navigierten endoluminalen Bestrahlung mittels Brachytherapie [2]. Dabei wird ein radioaktiver Strahler durch einen Katheter für einen geplanten Zeitraum direkt im Tumor platziert. Aufgrund des steilen Dosisabfalls der Strahlenquelle (Ir192) können hochkonformale Dosisverteilungen erreicht werden, die es erlauben, umliegende Normalgewebe zu schonen und hohe Dosen an Tumoren zu applizieren. Bisher konnte eine Brachytherapie nur bei zentral gelegenen Bronchialkarzinomen eingesetzt werden. Der Bestrahlungskatheter wird hierzu von einem Lungenspezialisten mit Hilfe einer konventionellen Bronchoskopie eingeführt. Aufgrund der starken Verästelung des Bronchialbaumes und dem damit verbundenen Problem, den richtigen Weg zu weiter peripher gelegenen Lungentumoren zu finden, konnte die endoluminale Bestrahlung bisher nur bei Tumoren bis zu Ebene der 2. Segmentbronchien durchgeführt werden. Abhilfe schafft hier der Einsatz eines elektromagnetischen Navigationssystems, welches während der Bronchoskopie den Weg zu weiter peripher gelegenen Regionen anzeigt. Elektromagnetische Trackingsysteme mit sehr kleinen Empfangsspulen, die die Position einer Katheterspitze ohne direkte Sicht lokalisieren, sind heute kommerziell erhältlich (z.B. AURORA, Northern Digital Inc.; Waterloo, Ontario, Canada) und zeigen bereits eine hohe Treffergenauigkeit. Sie müssen aber bezüglich des Umgangs in sich ständig bewegenden Weichteilgeweben, hier der Lunge, und der Anzeige eines zuvor geplanten Zielpfades erweitert werden. Eine auf CT-Bilddaten basierende Navigation für die Bronchoskopie wird erstmals von der Firma Superdimension (Herzliy, Israel) [3][4] angeboten. Die Registrierung der Katheterspitze mit den präinterventionell aufgenommenen Bilddaten erfolgt hier durch die Definition von meist fünf anatomischen Landmarken. Jedoch erschwert die kontinuierliche Ventilation der Lunge und die damit einhergehenden Translokationen des Bronchialbaums die Bestimmung der exakten Lagebeziehung zwischen der Katheterspitze und dem Bronchialbaum erheblich. Auch der Ansatz, die Atembewegung durch auf dem Brustkorb angebrachte Marker zu detektieren und bei der Lagebestimmung zu berücksichtigen, führt beim klinischen Einsatz dieses Systems noch zu unbefriedigenden Ergebnissen. Insbesondere in der Peripherie des Bronchialbaums bedarf es einer Verbesserung hinsichtlich der Genauigkeit, so dass eine vom Arzt gewünschte Fusion von Videobild und virtueller Pfadführung ermöglicht wird. Hierbei ist nicht nur die initiale Positionierung des Bestrahlungskatheters von großem Interesse, sondern auch die Kontrolle seiner Position über den Behandlungszeitraum hinweg.

2 Methoden und Workflow

Unter Gebrauch des Open Source Toolkits MITK (Medical Imaging Interaction Toolkit [5]) wird derzeit das Navigationssystem ARION (Augmented Reality for intraoperativ Navigation [6]) für die Bronchoskopie bzw. Brachytherapie erweitert. Mit der entwickelten Applikation können alle für die Planung, Berechnung und Durchführung notwendigen Schritte durchgeführt werden. Zunächst wird der Bronchialbaum mit besonderem Augenmerk auf untere Generationen extrahiert. Das Ergebnis wird in eine mathematische Beschreibung überführt [7]. Zugleich kann eine für die Operation wichtige Region (Karzinom) durch den Gebrauch interaktiver Werkzeuge segmentiert werden. Unter 2D- und 3D-Ansicht auf den Bronchialbaum und der weiteren Segmentierung deklariert ein Lungenspezialist daraufhin interaktiv den Start- und Endpunkt des erwünschten Leidpfades, worauf der errechnete Pfad aus der mathematischen Beschreibung errechnet und unmittelbar angezeigt wird. Auf Wunsch kann das Ergebnis interaktiv verändert werden. Während der Intervention wird ein handelsübliches elektromagnetisches Trackingsystem (derzeit Aurora, NDI) verwendet, um die Position der Katheterspitze zu messen. Ein neuer, sukzessiver Registrierungsprozess verbessert die Genauigkeit in der Peripherie der Lunge. Die Position der Katheterspitze relativ zum Bronchialbaum, der Zielbronchus und der Pfad dorthin kann nun über 2D- und 3D-Ansichten angezeigt werden. Ebenfalls ist es durch erweiterte Rea-

Abb. 1. Orientierung im Bronchialbaum anhand eines Leitpfades. Der Pfad, z.B. durch Kugeln symbolisiert, wird mit dem Bronchoskopie- Videobild (hier zur Demonstration eine virtuelle Annäherung) kombiniert und in der Applikation angezeigt.

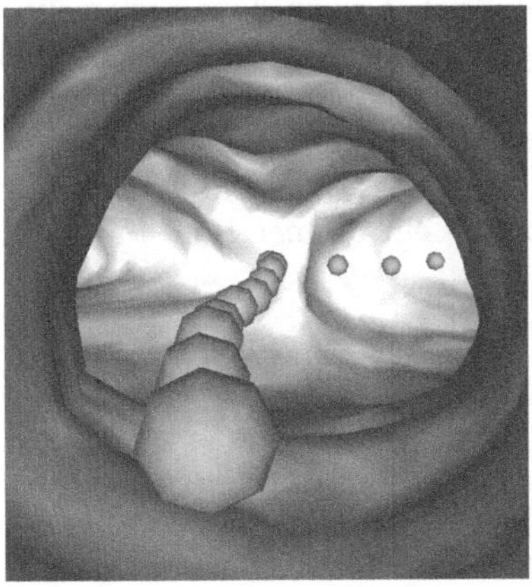

lität (Augmented Reality) möglich, den Zielpfad in das Bronchoskopie-Videobild einzublenden (s. Abb. 1).

3 Ergebnisse

Erste Versuche an einem beweglichen Lungenmodell haben gezeigt, dass durch die sukzessive Registrierung eine Verbesserung der Genauigkeit erreicht wird. Die Tests werden derzeit mit Aurora (NDI) und dem neuen MicroBird System (Ascension; Milton, Vermont, USA) durchgeführt. Die mathematische Repräsentation des Bronchialbaums ermöglicht einen schnellen und interaktiven Umgang mit den Daten. Die Visualisierung des Zielpfads kann auf die Gewohnheiten des Lungenspezialisten angepasst werden. Es stehen 2D-Schnittbilder und eine 3D-Ansicht auf den Bronchialbaum mit Zielpfad und der Katheterspitze zur Verfügung. Ferner zeichnet sich ab, dass ein bildgestütztes Navigationssystem, welches die Fusion von Bronchoskopie-Videobild mit Zielpfad vornimmt, eine deutliche Verbesserung für den Lungenspezialisten darstellt. Die Einblendung eines Leitpfades kann das mühsame und zeitaufwendige Aufsuchen der Zielregion deutlich verbessern und so die Belastung des Patienten durch kürzere Narkosezeiten verringern und evtl. den Verzicht auf Kontroll-CT zur Lageüberprüfung des Katheters ermöglichen. Selbst wenn das Bronchoskop aufgrund seiner Größe nicht weiter in die Peripherie gelangen kann, wird es durch die verbesserte Registrierung möglich sein, den Bestrahlungskatheter mittels virtueller Bronchoskopie weiter in die Peripherie zu leiten. Für die Brachytherapie bedeutet das eine verbesserte Lagebestimmung der Bestrahlungsprobe während der gesamten Therapie.

4 Diskussion

Bisher ist der Lungenspezialist dazu gezwungen, so lange den richtigen Weg in den zuvor geplanten Zielbronchus zu suchen, bis er gefunden ist. Durch das neue, in der Entwicklung befindliche Navigationssystem folgt der Lungenspezialist dem im Videobild virtuell eingeblendeten Pfad bis zum Zielbronchus. Somit wird erstmals eine bildbasierte Navigationsunterstützung für die Bronchoskopie bzw. Brachytherapie realisiert. Hierbei ist die Immersion des Lungenspezialisten wie gefordert gering, da lediglich ein dünner Pfad in das gewohnte Bronchoskopie-Videobild eingezeichnet wird.

Literaturverzeichnis

1. Stanley KE. Prognostic factors for survival in patients with inoperable lung cancer. J Natl Cancer Inst 1980;65:25–32.
2. Harms W, Becker HD, Krempien R, Wannenmacher M. Contemporary role of modern brachytherapy techniques in the management of malignant thoracic tumors. Semin Surg Oncol 2001;20:57–65.
3. Schwarz Q, Mehta AC, Ernst A, Herth F, Engel A, Besser D, et al. Elektromagnetic navigation during flexible bronchoskopy. Respiration 2003;70:516–522.
4. Superdimension. http://www.superdimension.com/; 2004.
5. Wolf I, Vetter M, Wegner I, Nolden M, Böttger T, Hastenteufel M, et al. The Medical Imaging Interaction Toolkit (MITK). vol. 5367; 2004. p. 16–27.
6. Vetter M, Wolf I, Hassenpflug P, Hastenteufel M, Ludwig R, Grenacher L, et al. Navigationaids and Real-time deformation modeling for open liver surgery. vol. 5029; 2003. p. 58–68.
7. Schoebinger M, Thorn M, Vetter M, Cardenas CE, Hassenpflug P, Wolf I, et al. Robuste Analyse von Gefäßstrukturen auf Basis einer 3D-Skelettierung. In: BVM; 2003. p. 76–80.

Erweiterte Realität und 3-D Visualisierung für minimal-invasive Operationen durch Einsatz eines optischen Trackingsystems

F. Vogt[1], S. Krüger[2], M. Winter[3], H. Niemann[1], W. Hohenberger[2], G. Greiner[3] und C.H. Schick[2]

[1]Lehrstuhl f. Mustererkennung, Universität Erlangen-Nürnberg, 91058 Erlangen
[2]Chirurgische Universitätsklinik, 91054 Erlangen
[3]Lehrstuhl f. Graph. Datenverarbeitung, Universität Erlangen-Nürnberg, 91058 Erlangen
Email: vogt@informatik.uni-erlangen.de

Zusammenfassung. Optische Trackingsysteme bieten derzeit die größtmögliche Genauigkeit zur Positionsbestimmung eines bewegten Objektes. Es ist daher nahe liegend ein solches System zur Bestimmung der Endoskopposition in der minimal-invasiven Chirurgie einzusetzen, um den Operateur durch ein dreidimensionales Modell des Operationsgebietes (und damit die Möglichkeit der dreidimensionalen Betrachtung) sowie erweiterte Realität zu unterstützen. Der Einsatz von optischen Trackingsystemen für diese Zwecke wurde bisher nicht untersucht. Erstmalig wird in diesem Beitrag eine Methode zur markerlosen Registrierung eines Endoskops mit CT/MR Daten vorgestellt. Die entwickelten Verfahren benötigen nur wenige Minuten Rechenzeit und sind daher für den Einsatz im Operationssaal geeignet.

1 Einleitung

Minimal-invasive Eingriffe werden in Körperhöhlen mit Hilfe spezieller chirurgischer Instrumente durchgeführt, wobei die Instrumente durch sehr kleine Zugänge (Trokare) eingeführt werden. Dadurch reduziert sich die Belastung für den Patienten erheblich, weshalb die Anzahl minimal-invasiver Eingriffe weiterhin zunimmt.

Da das Operationsgebiet nicht mehr direkt betrachtet werden kann, verwendet man Endoskope, die es ermöglichen das Operationsgebiet auf einem Videomonitor darzustellen. Die Belastung des Chirurgen ist allerdings im Vergleich zur herkömmlichen Operation deutlich erhöht. Gründe hierfür sind unter anderem die ungewohnte Betrachtung des Operationsgebietes auf einem Monitor, die dadurch reduzierte Tiefenwahrnehmung, die fehlende Haptik, die teilweise schlechte Bildqualität beispielsweise durch Rauchentwicklung beim Schneiden von Gewebe und das eingeschränkte Sichtfeld. Die Forschungen in diesem Bereich haben daher zum Ziel, die Belastung für den Chirurgen im Sinne einer computer-unterstützten Operation zu reduzieren.

In diesem Beitrag werden zwei Methoden zur Unterstützung bei minimalinvasiven Operationen vorgestellt. Mit Hilfe eines optischen Trackingsystems wird aus den 2-D Bildern des Endoskops ein 3-D Modell des Operationsgebietes erzeugt. Als Modell wird das Lichtfeld [1] verwendet. Die beim offenen Eingriff vorhandene Tiefenwahrnehmung wird durch die Möglichkeit der dreidimensionalen Betrachtung des Lichtfeldes, beispielsweise auf einem 3-D Monitor, wieder hergestellt. Außerdem bietet das Lichtfeld die Möglichkeit das gesamte Operationsgebiet zu überblicken, was mit einem Endoskop nicht möglich ist. Desweiteren erlaubt das Lichtfeld die Bereitstellung von erweiterter Realität (Augmented Reality), indem die 3-D Information zur Registrierung mit CT/MR Daten verwendet wird. Die registrierten Daten können dann sowohl in das 2-D Live-Bild als auch in das Lichtfeld eingeblendet werden. Der Nutzen für den Operateur ergibt sich durch eine bessere Übersicht und die Vermeidung von Komplikationen, da der Verlauf von wichtigen aber nicht im Bild sichtbaren anatomischen Strukturen erkennbar wird. Beispielsweise sind dies Gefäße, die von anderen anatomischen Strukturen verdeckt werden.

Die Erstellung dreidimensionaler Modelle für minimal-invasive Operationen ist Gegenstand aktueller Forschung [2, 3, 4]. Lediglich in [4] wird ein optisches Trackingsystem verwendet: zur Erstellung eines 3-D Panoramabildes aus Endoskopbildern. Forschungsarbeiten zur Bereitstellung von erweiterter Realität existieren sowohl für herkömmliche als auch für minimal-invasive Operationen [5, 6]. Für erweiterte Realität bei minimal-invasiven Operationen wurden bisher magnetische Trackingsysteme und markerbasierte Registrierung eingesetzt [6]. Optische Trackingsysteme wurden in der Vergangenheit vor allem bei (offenen) neurochirurgischen Operationen eingesetzt.

2 Methoden

Für die Erstellung eines Lichtfeldes wird das Endoskop zunächst von Hand in beliebiger Abfolge über die Szene bewegt. Folgende Daten werden für qualitativ hochwertige Lichtfelder benötigt: intrinsische Kameraparameter (Brennweite, Hauptpunkt, Verzerrungsparameter), extrinsische Kameraparameter (Position und Orientierung) und Szenengeometrie für jedes aufgenommene Bild. Unter Kamera wird hierbei das gesamte optische System verstanden, bestehend aus Endoskop, Kamerakopf und Kamera. Die Position der gedachten Kamera befindet sich dabei im Projektionszentrum der Endoskopoptik (an der Spitze des Endoskops).

Die intrinsischen Kameraparameter werden durch Kamerakalibrierung bestimmt. Das optische Trackingsystem smARTtrack1 der Firma Advanced Realtime Tracking GmbH wird zur Bestimmung der extrinsischen Parameter verwendet. Hierzu wird ein Target benötigt, das am Endoskop befestigt wird. Da die Kameraposition und -orientierung nicht mit der Position und Orientierung des Targets übereinstimmen, muss zuvor die starre Transformation vom Target zur Kamera bestimmt werden. Dieses Problem ist als Hand-Auge-Kalibrierung

Abb. 1. Oberflächenrekonstruktion einer texturierten Kugel mit smARTtrack1: Originalbild (links), rekonstruierte 3-D Punkte der Kugeloberfläche (mitte) und geschätzte Kugel (rechts).

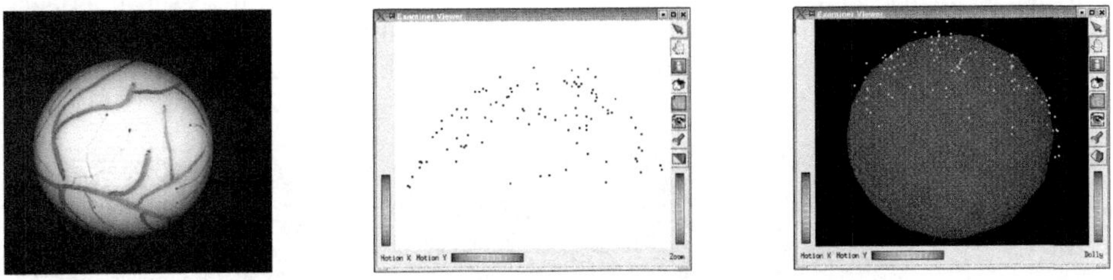

bekannt und wird mit dem Algorithmus von Daniilidis [7] unter Zuhilfenahme eines Kalibriermusters gelöst.

Szenengeometrie in Form der Szenenoberfläche wird rekonstruiert, indem markante Punkte von Bild zu Bild verfolgt und anschließend 3-D Punkte trianguliert werden. Resultat der Rekonstruktion ist eine Menge von 3-D Punkten, die sich auf der Szenenoberfläche befinden. Basierend auf der 2-D Nachbarschaft der projizierten 3-D Punkte wird für jedes Bild ein Dreiecksnetz der Oberfläche erstellt, das beim Rendern des Lichtfeldes verwendet wird.

Die CT-Daten zur Registrierung werden von Hand segmentiert und mittels des „Marching Cube"-Isoflächen-Algorithmus [8] in Dreiecksnetze umgewandelt. Anschließend erfolgt die Registrierung halbautomatisch durch Auswahl von mindestens drei 3-D Punktkorrespondenzen im Lichtfeld und CT-Datensatz. Optional ist es möglich eine Feinregistrierung mit dem Iterative-Closest-Point (ICP) Algorithmus [9] durchzuführen. Abschließend können die segmentierten CT-Daten in korrekter Lage sowohl in das Live-Bild als auch in das Lichtfeld eingeblendet werden. Für MR-Daten ist der Ablauf analog.

3 Ergebnisse

Alle Versuche wurden mit einem OP-realistischen Versuchsaufbau durchgeführt, wobei eine laparoskopische OP-Situation (minimal-invasive Gallenblasenentfernung) simuliert wurde [2]. Die Hand-Auge Kalibrierung des Systems wurde mehrmals durchgeführt und deren Fehler bestimmt. Der mittlere Translationsfehler betrug 1,5 mm (4,3%), der mittlere Rotationsfehler betrug $0,2°$ (1,2%).

Die Genauigkeit des Gesamtsystems wurde auf zweierlei Art bestimmt. Erstens wurde durch Aufnahme einer Sequenz eines Kalibriermusters die Positions- und Orientierungsgenauigkeit bestimmt, indem die exakten Daten durch Kamerakalibrierung bestimmt und mit auf smARTtrack1-Daten basierenden Werten verglichen wurden. Der mittlere Translationsfehler des Gesamtsystems betrug 1,4 mm (4,5%), der mittlere Rotationsfehler betrug 0,3° (4,8%). Zweitens wurde die Oberfläche einer Kugel mit einem Radius von 22,5 mm rekonstruiert (siehe Abb. 1). Die Abweichung betrug 1,4 mm (6%), wobei die Formabweichung der

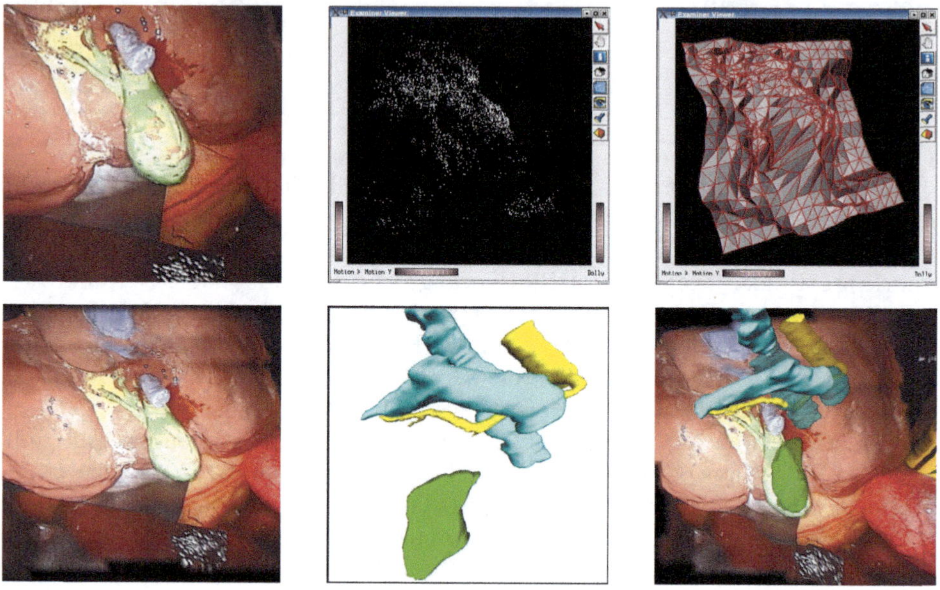

Abb. 2. Erweiterte Realität: aus den Originalbildern (oben links) wird mit Hilfe von smARTtrack1 zunächst die Szenegeometrie in Form von 3-D Oberflächenpunkten (oben mitte) bzw. Dreiecksnetzen (oben rechts) rekonstruiert. Das Lichtfeld (unten links) wird mit den segmentierten CT-Daten (unten mitte) registriert und mit diesen überlagert (unten rechts). Es werden Gefäße im Bereich der Gallenblase überlagert. Die Originalsequenz wurde im Labor aufgenommen und zeigt ein Leber-Gallenblasen-Modell aus Silikon.

Kugel, d. h. die mittlere Abweichung der Punkte von der geschätzten Kugeloberfläche, 0,7 mm betrug.

Mehrere Lichtfelder eines Leber-Gallenblasen-Modells aus Silikon wurden erstellt. Exemplarisch wurde eines dieser Lichtfelder anschließend mit segmentierten CT-Daten registriert. Dadurch konnte sowohl das Live-Bild wie auch das Lichtfeld mit CT-Daten überlagert werden (siehe Abb. 2). Die Erstellung eines Lichtfeldes aus 250 Bildern dauert dabei fünf Minuten (Punktverfolgung 3 min und Berechnung der Szenengeometrie 2 min). Die anschließende Registrierung erfordert eine weitere Minute.

4 Diskussion

Die vorgestellten Verfahren erlauben die schnelle Berechnung eines 3-D Modells des Operationsgebietes in Form eines Lichtfeldes bei minimal-invasiven Operationen. Darauf aufbauend kann durch Registrierung mit segmentierten CT-Daten erweiterte Realität zur Verfügung gestellt werden. Auf Grund der kurzen Rechenzeit ist der intraoperative Einsatz möglich und für Anfang des Jahres 2005 geplant.

Verglichen mit dem von unserer Arbeitsgruppe bisher eingesetzten Roboterarm [4] wurde insgesamt eine fünf Mal höhere Genauigkeit bei der Bestimmung der extrinsischen Kameraparameter erreicht. Der im Vergleich zum Rotationsfehler größere Translationsfehler ergibt sich aus der Tatsache, dass es für die Rotation unerheblich ist, wo sich das Endoskop relativ zum Target befindet. Der Fehler liegt im vom Hersteller angegebenen Bereich. Bei der Translation verschlechtert die Entfernung des Targets vom Kamerazentrum (Endoskopspitze) die Genauigkeit. Da sich die Endoskopspitze im Patienten befindet, lässt sich die Entfernung nicht verringern. Während einer Operation beträgt der Abstand ca. 40 cm, somit ergibt sich bei einem Rotationsfehler von $0,2°$ am Target bereits eine Abweichung von 1 mm an der Endoskopspitze.

Nachteile des optischen Trackingsystems resultieren lediglich aus der erforderlichen Sichtbarkeit des Targets und der Verdeckungen von Target-Markern, wobei letzteres durch ein geeignetes Target-Design weitgehend vermieden werden kann. Magnetische Trackingsysteme oder endoskopführende Roboterarme sind in dieser Hinsicht flexibler, dafür kann die Position und Orientierung aber nicht so genau bestimmt werden. Die Qualtität der vorgestellten Verfahren hängt allerdings entscheidend von der erreichten Genauigkeit ab.

Diese Arbeit wurde durch die DFG im Rahmen des SFB 603 (TP B6) gefördert. Für den Inhalt sind ausschließlich die Autoren verantwortlich.

Literaturverzeichnis

1. Steven JG, Grzeszczuk R, Szeliski R, Cohen MF. The Lumigraph. In: Computer Graphics Procs, Annual Conference Series (Procs SIGGRAPH '96); 1996. p. 43–54.
2. Thormählen T, Broszio H, Meier PN. Automatische 3D-Rekonstruktion aus endoskopischen Bildfolgen. In: Procs BVM; 2002. p. 207–210.
3. Vogt F, Krüger S, Schmidt J, Paulus D, Niemann H, Hohenberger W, et al. Light Fields for Minimal Invasive Surgery Using an Endoscope Positioning Robot. Methods of Information in Medicine 2004;43(4):403–408.
4. Dey D, Gobbi DG, Slomka PJ, Surry KJM, Peters TM. Automatic Fusion of Freehand Endoscopic Brain Images to Three-Dimensional Surfaces: Creating Stereoscopic Panoramas. IEEE Transactions on Medical Imaging 2002;21(1):23–30.
5. Vogt S, Wacker F, Khamene A, Elgort DR, Sielhorst T, Niemann H, et al. Augmented Reality System for MR-guided Interventions: Phantom Studies and First Animal Test. In: Procs of SPIE's Conference of Medical Imaging 2004: Visualization, Image-Guided Procedures, and Display; 2004. p. 100–109.
6. Scheuering M. Fusion of Medical Video Images and Tomographic Volumes. Ph.D. thesis. Friedrich-Alexander-Universität Erlangen-Nürnberg, Germany; 2003.
7. Daniilidis K. Hand-Eye Calibration Using Dual Quaternions. International Journal of Robotics Research 1999;18:286–298.
8. Lorensen WE, Cline HE. Marching cubes: A high resolution 3D surface construction algorithm. In: Procs of the 14th annual conference on Computer graphics and interactive techniques. ACM Press; 1987. p. 163–169.
9. Besl PJ, McKay ND. A Method for Registration of 3-D Shapes. IEEE Transactions on Pattern Analysis and Machine Intelligence 1992;14(2):239–256.

Tracking und Visualisierung von Elektrodengrids für kortikale Ableitungen in der Neurochirurgie

Markus Erbacher[1], Urs Eisenmann[1], Rainer Wirtz[2] und Hartmut Dickhaus[1]

[1] Institut für Medizinische Biometrie und Informatik, Abteilung Medizinische Informatik, Universitätsklinikum Heidelberg, 69120 Heidelberg
[2]Neurochirugische Klinik, Universitätsklinikum Heidelberg, 69120 Heidelberg
Email: Markus.Erbacher@med.uni-heidelberg.de

Zusammenfassung. Bei neurochirurgischen Eingriffen spielen Elektrodengrids zur Messung kortikaler Ableitungen eine wichtige Rolle. Um die erhaltenen Ergebnisse bewerten zu können ist es wichtig die genaue Position jeder einzelnen Elektrode zu kennen. In diesem Artikel wird ein Verfahren zur Positionsbestimmung von Elektrodengrids vorgestellt. Mittels eines Trackingsystems werden die Positionen weniger charakterisierender Elektroden ermittelt. Die Positionen der restlichen Elektroden werden durch ein Interpolationsverfahren berechnet. Der Trackingvorgang sowie die Visualisierung der Elektrodengrids wurde in das Operationsplanungsystem MOPS 3D (*M*ultimodales *O*perations-*P*lanungs-*S*ystem) integriert[1]. In diesem System können den einzelnen Elektroden abhängig von der jeweiligen Aktivität Farbkodierungen zugeordnet werden.

1 Einleitung

Bei neurochirurgischen Eingriffen etwa im Rahmen der Epilepsiechirurgie spielen kortikale Ableitungen von elektrischen Potentialen eine wichtige Rolle. Diese Art der Potentialmessung umgeht die Probleme der Abschwächung und der Streuung durch die Schädeldecke, wie sie etwa beim EEG auftreten. Die Bestimmung der Position anatomischer Strukturen ist somit genauer möglich. Zur Potentialmessung werden Elektrodengrids eingesetzt [2]. Nach Abschluss einer Messung muss das Elektrodengrid meistens wieder entfernt werden, da oftmals direkt darunter Gewebe reseziert werden soll. Es wäre aber wünschenswert die Positionen der einzelnen Elektroden zu kennen um später auf die Ergebnisse der Untersuchung zurückgreifen zu können. Darüber hinaus werden Elektrodengrids chronisch implantiert um eine therapeutische Elektrostimulation durchführen zu können.

Üblicherweise werden heutzutage die Positionen der Elektroden durch Papier- oder kleine Wattestücke auf dem Kortex markiert. Dabei geht die exakte Position meistens verloren, weil diese Marker erst nach dem zumindest teilweisen Entfernen des Elektrodengrids angebracht werden können. Während der Operation kann es außerdem vorkommen, dass die Marker verrutschen oder versehentlich verschoben werden. Um nach der Operation die Position des Elektrodengrids zu dokumentieren werden Fotos mit einer Digitalkamera aufgenommen. Diese

Abb. 1. Schema eines 4x8 Elektrodengrids. Hervorgehoben sind die Elektroden, die getrackt werden müssen. Heller hervorgehoben ist die Elektrode, die zur Bestimmung des RMS-Fehlers herangezogen wird.

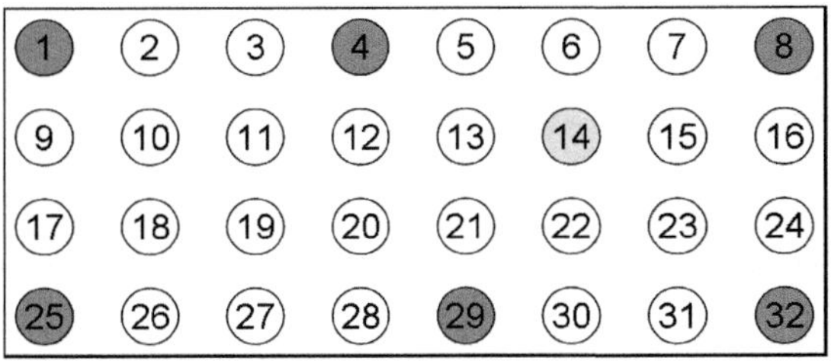

sind allerdings nur schwer interpretierbar was die Lage der Elektroden auf dem Kortex betrifft, da meistens nur ein kleiner Ausschnitt des Kortex sichtbar ist. Eine postoperative Betrachtung ist somit nur eingeschränkt möglich.

In der Literatur wird vereinzelt über die Registrierung von Elektrodengrids mit kommerziellen Navigationssystemen berichtet. Allerdings müssen hierbei alle Elektroden einzeln getrackt werden, was je nach Größe des Grids einen hohen zeitlichen Aufwand bedeutet. Im Folgenden wird ein Verfahren zur Bestimmung der tatsächlichen Elektrodenpositionen relativ zur Kortexoberfläche vorgestellt.

2 Methoden

Da es viele verschiedene Typen von Elektrodengrids gibt (z.B. eindimensionale mit 1x4 Elektroden oder zweidimensionale mit 4x8-Elektroden), ist eine Beschreibung der charakterisierenden Parameter der Elektrodengrids notwendig. Im Einzelnen sind das:
- Anzahl der Elektroden pro Kante
- Abstände der benachbarten Elektrodenmittelpunkte in beiden Richtungen
- Größe der Elektroden
- Dicke der Elektroden

Für jeden Elektrodengridtyp, der zum ersten Mal eingesetzt wird, müssen diese Parameter erfasst werden. Hierfür wurde eine Applikation entwickelt, die den Benutzer bei der Erstellung einer neuen Elektrodengrid-Vorlage unterstützt. Es werden die notwendigen Angaben erfasst und die quantitativen Parameter mit Hilfe eines Polaris P4-Trackingsystems vermessen.

Für das intraoperative Erfassen der Elektrodengrids, vor allem bei größeren Grids, ist es nicht praktikabel jede Elektrode einzeln zu tracken, da der Zeitaufwand dafür zu hoch wäre. Bei einem 4x8 Elektrodengrid wären z.B. 32 Einzelmessungen nötig. Daher ist das Ziel des vorgestellten Interpolationsansatzes mit möglichst wenigen Trackingvorgängen [3] ein möglichst gutes Ergebnis zu erzielen.

Bei der Entwicklung wurden verschiedene Interpolationsverfahren evaluiert. Eine rein lineare Interpolation benötigt die wenigsten Stützpunkte, maximal vier für ein zweidimensionales Elektrodengrid. Sie hat allerdings den Nachteil, dass

Abb. 2. Schema zur Parabelinterpolation: von links nach rechts: Ausgangssituation für die Interpolation, Lage und Bestimmung des zur Interpolation benutzten 2D-Koordinatensystems, Ergebnis der Interpolation.

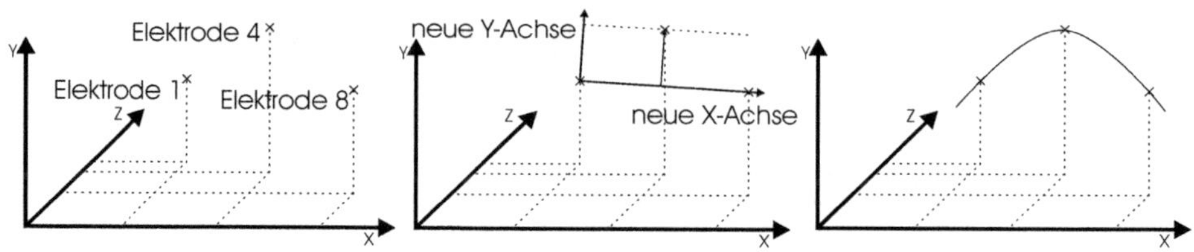

sie sich nur schlecht der konvexen Morphologie des Kortex anpasst. Die Parabelinterpolation wurde als adäquate Methode identifiziert, um den Kortexverlauf abzubilden. Für eine solche Interpolation werden pro Parabel drei Stützpunkte benötigt. Um ein zweidimensionales Elektrodengrid mit Hilfe dieses Verfahrens zu berechnen benötigt man neun Stützpunkte. Das bedeutet, dass eine Interpolation erst bei recht großen Elektrodengrids sinnvoll wäre.

Als Kompromiss zwischen Genauigkeit und Aufwand wurde eine Kombination aus linearer Interpolation und Parabelinterpolation gewählt. Die Parabelinterpolation erfolgt entlang der längeren Kanten des Elektrodengrids. Da die sich getrackten Stützpunkte auf der Oberfläche der jeweiligen Elektrode befinden, muss man für die Visualisierung die errechneten Elektrodenpositionen, sowie die Positionen der Stützpunkte, korrigieren, so dass man als Ergebnis die Mittelpunkte der Elektroden erhält. Dazu werden die berechneten Punkte der Parabel entsprechend der Dicke der Elektroden in Richtung der Parabelöffnung verschoben. Wegen der konvexen Morphologie des Kortex ist diese Art der Korrektur praktikabel. Zwischen den beiden dadurch entstehenden Parabeln wird dann linear interpoliert. Durch die Kombination von linearer und Parabel-Interpolation wird die Anzahl der benötigten Stützpunkte auf sechs (drei pro langer Kante) begrenzt. Die Stützpunkte sind die Mittelpunkte der Eckelektroden und der jeweils mittleren Elektrode an den langen Kanten (siehe Abbildung 1). Die lineare Interpolation zwischen den beiden Parabeln stellte sich als adäquat heraus, da die Elektrodengrids auf dem Kortex hauptsächlich entlang der längeren Kante gebogen werden.

Abbildung 2 zeigt das prinzipielle Verfahren für die Parabelinterpolation mit Hilfe von drei Punkten im dreidimensionalen Raum. Diese erfolgt in drei Schritten. Als erstes wird mit Hilfe der drei Punkte ein zweidimensionales Koordinatensystem definiert. Als Ursprung diente dabei die Position der Elektrode 1. Die Richtung der neuen x-Achse entspricht der Richtung von Elektrode 1 zu Elektrode 8. Die Richtung der neuen y-Achse wird aus Elektrode 4 und der neuen x-Achse bestimmt. Sie verläuft senkrecht zur neuen x-Achse, so dass sich Elektrode 4 im neuen Koordinatensystem befindet. In diesem zweidimensionalen Koordinatensystem wird dann als zweiter Schritt die Parabel durch die drei Punkte berechnet. Dann werden die interpolierten Punkte bestimmt und als

Abb. 3. Links: Foto einer intraoperativen kortikalen Elektrodengridanordnung. Rechts: visualisiertes Elektrodengrid auf einem Kortexphantom mit Farbkodierung der Aktivität

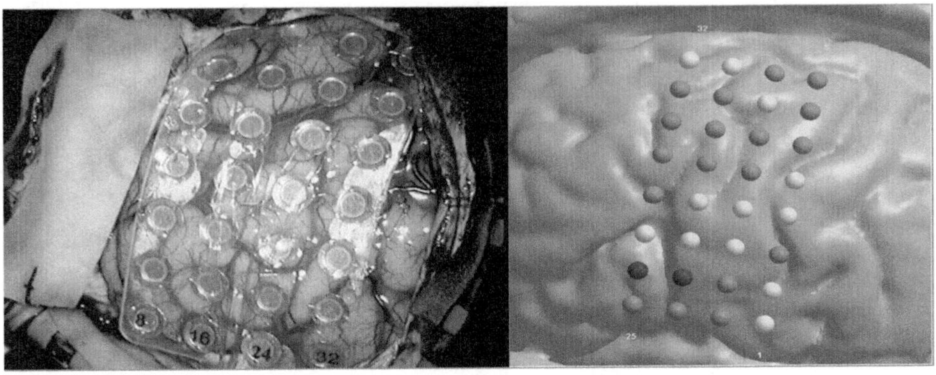

dritter Schritt zurück ins Dreidimensionale transformiert. Dieses Vorgehen wird analog für die Elektroden auf der anderen Seite des Grids angewendet.

3 Ergebnisse

Das Tracking und die Visualisierung der Elektrodengrids wurde in das Operationsplanungssystem MOPS 3D (*M*ultimodales *O*perations-*P*lanungs-*S*ystem) integriert [1]. Mit Hilfe dieses Systems wurde eine Evaluierung der Genauigkeit der Interpolation durchgeführt. Zu diesem Zweck wurde ein häufig in der Neurochirurgie verwendeter Elektrodengridtyp mit hoher Elektrodenanzahl (4x8) vermessen. Ein solches Elektrodengrid wurde auf einem Hirnphantom in acht verschiedenen Positionen angebracht und getrackt. Für jede dieser Positionen wurde die Messung zweimal durchgeführt. Für die Evaluation wurde ein Polaris P4-Trackingsystem der Firma NDI verwendet, welches laut Produktspezifikation einen RMS-Fehler (*R*oot *M*ean *S*quare) von 0,35 mm besitzt. Die Registrierung des Hirnphantoms anhand von Klebemarkern im MOPS-System ergab einen RMS-Fehler von 0.9 mm.

Für die Quantifizierung des maximalen Lokalisationsfehlers wurde die Elektrode herangezogen, die den größten Abstand zu allen getrackten Elektroden aufweist (siehe Abbildung 1). Für diese Elektrode wurde die aufgrund der Interpolation berechnete Lage mit ihrer getrackten Position verglichen. Aufgrund der Variation der Lage des Grids (acht Positionen) und der jeweils zweimaligen Messung ergab sich ein mittlerer maximaler Fehler von 2,04 mm (0,62 mm Standardabweichung). Da dieser Fehlerwert nur eine Aussage über eine Elektrode zulässt, wurde ein weiterer Fehlerwert definiert. Dieser Wert stellt die maximale Abweichung des Elektrodenabstands vom erwarteten Wert dar. Dieser Fehler wird für die beiden möglichen Richtungen (Richtung der Parabelinterpolation und Richtung der linearen Interpolation) getrennt betrachtet. Die Ergebnisse in der erwähnten Versuchsreihe waren: 0,33 mm (0,15 mm Standardabweichung) in Richtung der Parabelinterpolation und 1,00 mm (0,18 mm Standardabweichung) in Richtung der linearen Interpolation.

Die vermessenen Elektrodengrids können in MOPS 3D selektiv visualisiert werden. Abbildung 3 zeigt eine solche Visualisierung. Dabei ist es möglich, die elektrischen Aktivitäten der einzelnen Elektroden bzw. daraus abgeleitete neurologischen Indikationen mittels einer Farbkodierung darzustellen. Dadurch kann sich der Chirurg beim erneuten Einblenden des Elektrodengrids einen schnellen qualitativen Eindruck über die räumliche Ausbreitung des zu beobachtenden Phänomens verschaffen.

4 Diskussion

Das vorgestellte Trackingverfahren von Elektrodengrids bietet einen guten Kompromiss zwischen Genauigkeit und Aufwand für den Operateur. Die gemessenen Fehlerwerte (2,04 mm, 0,62 mm Standardabweichung) werden von klinischer Seite toleriert. Das bisherige Verfahren, die Positionen der Elektrodengrids intraoperativ mühsam zu markieren sowie durch Fotos zu dokumentieren kann durch das Tracken weniger Elektroden ersetzt werden. Zusätzlich ist eine Visualisierung der ursprünglichen Elektrodenpositionen während des operativen Eingriffes jederzeit möglich. Da die Koordinaten des Elektrodengrids sowie alle anderen relevanten Planungsdaten gespeichert werden, ist eine postoperative Verlaufskontrolle auch durchführbar. Im nächsten Schritt sollen zusätzlich zur qualitativen Farbkodierung auch die Signalverläufe zu den einzelnen Elektroden abgelegt werden. Damit wäre es möglich kortikale Ableitungen räumlich zuzuordnen. Für den Fall chronisch implantierter Elektrodengrids können hiermit Verlaufskontrollen hinsichtlich neurophysiologischer Funktionen besser interpretiert werden.

Literaturverzeichnis

1. Eisenmann U, Dickhaus H, Metzner R, Wirtz CR. Ein Computersystem zur Planung und Durchführung neurochirurgischer Interventionen. In: Biomedizinische Technik, Band 47, Ergänzungsband 1, Teil 1; 2002. p. 49–52.
2. Towle VL, Carder RK, Khorasani L, Lindberg D. Electrocortiographic Coherence Pattern. Jorunal of Clinical Neurophysiology 1999;16(6):528–547.
3. Wirtz CR, Tronnier VM, Bonsanto MM, et al. Neuronavigation and Methoden und Ausblick. Nervenarzt 1998;69(12):1029–1036.

Navigationssystem für die perkutane CT-gesteuerte Radiofrequenz-Ablationstherapie von Lebertumoren

Marcus Vetter[1], Martin Libicher[2], Ivo Wolf[1], Mehmet Ucar[1], Jochen Neuhaus[3], Mark Hastenteufel[1], Götz Martin Richter[2] und Hans-Peter Meinzer[1]

[1]Abteilung für Medizinische und Biologische Informatik, Deutsches Krebsforschungszentrum, 69120 Heidelberg
[2]Abteilung Radiodiagnostik, Universitätsklinikum Heidelberg, 69120 Heidelberg
[3]Siemens MedSW West, Princeton, New Jersey
Email: m.vetter@DKFZ.de

Zusammenfassung. In diesem Beitrag wird ein neues Verfahren vorgestellt, das eine navigierte Positionierung von RF-Sonden für die perkutane CT- gesteuerte Radiofrequenz-Ablationstherapie (RFA) von Lebertumoren ermöglichen soll. Der Vorteil dieses Navigationsverfahrens ist das Potential zur Vermeidung von Rezidiven durch das Verschleppen von Tumorzellen beim Einbringen der RF- Sonde. Ein weiterer Vorteil dieses Verfahrens ergibt sich aus der verminderten Strahlenexposition durch Minimierung der erforderlichen CT-Aufnahmen.

1 Einleitung

Die minimal invasive Radiofrequenz-Ablation (RFA) wird zunehmend zur Therapie von malignen Lebertumoren eingesetzt. Die häufigste Indikation zur RFA wird bei isolierten Lebermetastasen von kolorektalen Tumoren oder beim hepatocellulären Karzinom gestellt. Gegenüber der Laser- induzierten Thermotherapie (LITT), der Kryotherapie und der konventionellen Alkoholinjektion hat sich die RFA im klinischen Einsatz etablieren können. Die Positionierung der RF-Ablationssonde erfolgt in ca. 40% unter direkter Ultraschallkontrolle. In ca. 60% ist aufgrund der kritischen Lage der Leberherde zu benachbarten Organen (z.B. Lunge, Pfortader) eine sichere Plazierung der Sonde durch eine Computertomographie (CT) erreichbar. Die Positionierung der RF-Sonde in den Lebertumor wird mit mehreren CT-Serien kontrolliert. Häufig ist eine Korrektur der Einführungsrichtung und Eindringtiefe erforderlich, sodass es zur Verletzung der Tumorkapsel und zur Verschleppung von Tumorzellen kommen kann. Sind mehrere Punktionsversuchte notwendig, wird das Risiko einer Ausstreuung von Tumorzellen neben der Strahlenexposition erhöht. Ziel dieser Arbeit ist es, die CT gesteuerte Positionierung der RF-Sonde durch ein Navigationssystem zu erleichtern und damit das Risiko einer Tumoraussaat sowie die Strahlenexposition zu verringern.

2 Stand der Forschung

In den letzten Jahren gab es verschiedene Untersuchungen, die Thermo- und Kryotherapie mittels Simulations- und Planungssysteme zu unterstützen [1, 2, 3]. Eine Patienten-individuelle Planung und Simulation ergibt ihren vollen Nutzen jedoch erst durch die exakte Positionierung der Ablationssonden zur Umsetzung der Planungsergebnisse und Reduktion von Tumorzellausstreuungen. Ziel der genannten Arbeiten war zunächst die Kühlungseffekte größerer Gefäße auf die Temperaturausbreitung und letztlich auf die Ausbildung von Nekrosen zu untersuchen. Arbeiten, die eine therapieunterstützende Navigation zur Platzierung der RF-Ablationssonden untersuchten, konzentrierten sich vornehmlich auf US-gestützte Therapien [4]. Eine neue Platzierungsmethode unter Kontrolle einer offenen MR-Tomographie wurde von Kelekis vorgestellt [5]. Die hohen Kosten der MR-Tomographie und deren eingeschränkte Verfügbarkeit lässt angesichts der großen Zahl CT-gesteuerter RF-Ablationen eine Navigationsunterstützung für diese bildgebende Modalität als wünschenswert erscheinen.

3 Methoden

Grundlage für die navigierte RF-Ablation ist die Aufnahme eines meist Kontrastmittel- verstärkten CT-Scans der Leber (nicht ionisches iodhaltiges Kontrastmittel) vor Therapiebeginn. Danach werden zwei bis drei dünne Nadeln (Durchmesser 1.3 mm) als Navigationshilfen in die Nähe der zu therapierenden Läsionen perkutan eingebracht. Diese Nadel enthält an ihrem Ende einen Navigationskopf, der mittels eines optischen Trackingsystems (Polaris, Northern Digital Inc., Waterloo, Ontario, Canada) räumlich in fünf Freiheitsgraden lokalisiert werden kann. Ein Kontrastmittel-verstärkter CT-Scan der Leber beinhaltet anschließend sowohl die Tumoren als auch die Lage der Navigationshilfen in einem einzigen Datensatz. Unmittelbar nach dem CT-Scan werden die Daten über DICOM-Export an den Navigationsrechner übertragen, der im CT-Untersuchungsraum aufgebaut ist.

3.1 Tumor-Segmentierung

Der Radiologe identifiziert zunächst die Tumoren mittels einer dreidimensionalen interaktiven BoundingObject-Segmentierung [6]. Hierbei werden dreidimensionale geometrische Primitive affin deformiert, bis sie eine Hülle um den Tumor bilden. Bei kleinen und mittleren Tumoren bis ca. 50 mm Durchmesser, die in der Leber meist als Rundherde ausgebildet sind, genügt es, ein oder zwei Ellipsoide zu positionieren. Innerhalb des interaktiv definierten Hüllobjektes werden automatische Segmentierungsverfahren ausgeführt, wie beispielsweise ein dreidimensionaler ConfidenceConnected Filter. Zur interaktiven Segmentierung eines Tumors werden nach ersten Tests ca. 30 sec. benötigt.

3.2 Registrierung

Parallel zur interaktiven Segmentierung wird eine automatische Registrierung der Navigationshilfen in den CT-Daten vorgenommen. Die Segmentierung der Navigationshilfen erfolgt mittels einer ITK (Insight Segmentation and Registration Toolkit) -Bildverarbeitungspipeline. Eine anisotrope Diffusion wird zur kantenerhaltenden Glättung verwendet, anschließend werden Regionen-Wachstumsverfahren von allen Pixeln aus gestartet, die über einer vorgegebenen Schwelle liegen. Die Klassifikation der segmentierten Objekte erfolgt mittels deren Formfaktoren und Volumen. Eine Bild-zu-Modell-Registrierung bildet den Abschluss der Pipline. Schwerpunkt und Orientierung eines Pixelclusters bilden die Initialisierungsparameter für das Optimierungsverfahren. Ein Optimierungsschritt basiert auf der Grauwert-gewichteten-Minimierung

$$\sum_i \frac{|\boldsymbol{a} \times (\boldsymbol{p_i} - \boldsymbol{a})|}{|\boldsymbol{b}|} \, v(\boldsymbol{p_i}) \rightarrow min \qquad (1)$$

aller Lot-Längen von den segmentierten Pixelpunkten p_i zu der Zentralachse des Nadelmodels $\boldsymbol{x} = \boldsymbol{a} + t \cdot \boldsymbol{b}$ unter Berücksichtigung der Randbedingungen. Der im Rahmen des ITK-Registrierungs-Frameworks entwickelte Algorithmus verwendet das Conjugate Gradient Optimierungsverfahren als numerischen Optimierer. Ein nachgeschalteter Klassifikationsprozess identifiziert die einzelnen Navigationshilfen anhand der individuellen Markergeometrie der Navigationshilfe. Ergebnis der Registrierung ist die initiale Transformation, die die räumliche Lage der Tumoren aus der räumlichen Lage der Navigationshilfen bestimmt.

3.3 Berücksichtigung der Organverformung

Aus der räumlichen Position und Orientierung der Navigationshilfen wird ein Verformungsmodell des interessierenden Gewebes in Echtzeit berechnet. Das Deformationsmodell basiert auf einer Sparse-Messdaten-Interpolation mit den Nebenbedingungen der Inkompressibilität von Leberparenchym und der räumlichen Glattheit der Deformation [7]. Die Echtzeitberechnung der Gewebeverformung des interessierenden Zielvolumens aus den Daten der Navigationshilfen während der Therapie ermöglicht die Kompensation von Respirations- und Lagerungsbedingten Verschiebungen und Verformungen des Oberbauches. So wird die navigierte Therapie mittels Lokalanästhesie ohne Beatmung unter normalen Respirationsbedingungen durchgeführt werden können.

3.4 Visualisierung der navigierten Positionierung

Nach der interaktiven Segmentierung und der automatischen Registrierung der Navigationshilfen kann die navigierte Insertion der Ablationssonde beginnen. Nach Auswahl des geeigneten Insertionspunktes visualisiert die Navigationssoftware die Instrumentenrichtung und die Insertionstiefe. Vergleichbar mit kommerziell erhältlichen Navigationssystemen für die Zahn-Implantologie (RoboDent,

Abb. 1. Projektionsdarstellung zur Positionierung der Ablationssonde. Beide Kreuze sind im Zentrum des Koordinatensystems zu überlagern. Links: vor Insertion, rechts: während der Insertion.

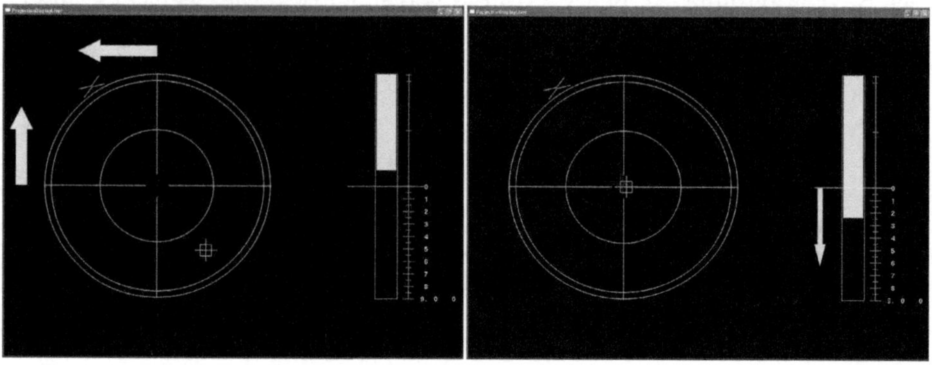

Lüth, Fachgebiet Robotik, Charité der Humboldt-Universität zu Berlin) wird hierfür eine spezialisierte Projektionsvisualisierung verwendet.

Eine virtuelle Ebene, die orthogonal zur Insertionsrichtung ausgerichtet ist, dient als Basis der Projektion. Das Zielkoordinatensystem ist so ausgerichtet, dass dessen Ursprung mit dem Insertionspunkt zusammenfällt. Die Spitze und das Ende der RF-Ablationssonde werden auf das Koordinatensystem projiziert. Die Skalierung des 2D-Koordinatensystems der Ebene ist in einer Arcus-Tangens Funktion skaliert, sodass die Genauigkeit der Visualisierung in der Nähe des Insertionspunktes hochaufgelöst dargestellt wird. Der Radiologe versucht, die beiden Projektionspunkte von Instrumentenspitze und -ende im Koordinatenursprung in Übereinstimmung zu bringen, sodass die gewünschte Insertionsrichtung mit der Instrumentenrichtung übereinstimmt. Aufgrund der atmungsbedingten Deformation des Ziels befindet sich die gewünschte Insertionsrichtung in Bewegung, wodurch die Projektionspunkte des Instruments sich rhythmisch bewegen. Diese Bewegungen müssen entweder durch synchrone Bewegung des Instruments oder durch eine Instrumentenmittellage vom Radiologen kompensiert werden. Die Insertionstiefe wird durch einen Tiefenbalken (siehe Abbildung 1) dargestellt.

Die in diesem Projekt eingesetzte RF-Sonde ist eine Neuentwicklung der belgischen Firma GeBo Consult in Kooperation mit der ULB Brüssel, die eine anisotrope Gewebe-Nekrose ermöglicht, sodass auch die Rotation um die Instrumentenachse erfasst und visualisiert wird. Das entwickelte Navigationsystem wurde im Rahmen der ARION (Augmented Reality for intraoperativ Navigation) Software [7] unter Verwendung der Open Source Toolkits MITK (Medical Imaging Interaction Toolkit [8]) entwickelt.

4 Ergebnisse

Es konnte gezeigt werden, dass eine Echtzeitnavigation von sich verformenden Geweben durch die Kombination von räumlich lokalisierbaren Navigationshilfen mit einem Deformationsmodell möglich ist. Weiterhin konnte gezeigt werden, dass die vorgestellte BoundingObject-Segmentierung geeignet ist, während eines interventionellen Szenarios kleine und mittlere Tumoren in der Leber interaktiv in < 30 sec. zu segmentieren. Die entwickelte Projektionsvisualisierung zur navigierten Insertion der RFA-Sonde zeigt sich geeignet für exakte Positionierungen.

5 Diskussion

Das vorgestellte Verfahren ermöglicht eine navigierte RF-Ablation in Kombination mit der Computertomographie. Durch die Navigation wird die Anzahl der erforderlichen CT-Scans und damit die Strahlenexposition minimiert. Die RF-Sonde kann damit auch bei sonst schwer zugänglichen Tumoren exakt platziert werden. Dadurch erscheint das Risiko einer Aussaat von Tumorzellen verringert, was in zukünftigen Tierexperimenten und klinischen Studien zu untersuchen ist.

Literaturverzeichnis

1. Tungjitkusolmun S, Staelin S, Haemmerich D, Tsai JZ, Webster JG, Lee FT, et al. Three-dimensional finite element analyses for radio-frequency hepatic tumor ablation. IEEE Trans Biomed 2002;49(2):3–9.
2. Butz T, Warfield SK, Tuncali K, Silverman SG, van Sonnenberg E, Jolesz FA, et al. Pre-and intra-operative planning and simulation of percutaneous tumor ablation. In: MICCAI, Lecture Notes in Computer Science 1935; 2000. p. 317–326.
3. Villard C, Soler L, Papier N, Agnus V, Thery S, Gangia A, et al. Virtual radio-frequency ablation of liver tumors. In: IS4TM, Lecture Notes in Computer Science 2673; 2003. p. 366–374.
4. Choi D, Lim HK, Lee WJ, Kim SH, Kim MJ, Kim SK, et al. Radiofrequency ablation of liver cancer: early evaluation of therapeutic response with contrast-enhanced ultrasonography. Korean J Radiol 2004;5(3):185–98.
5. Kelekis AD, Terraz S, Roggan A, Terrier F, Majno P, Mentha G, et al. Percutaneous treatment of liver tumors with an adapted probe for cooled-tip, impedance-controlled radio-frequency ablation under open-magnet MR guidance: initial results. Eur Radiol 2003;13(5):1100–1105.
6. Vetter M, Neuhaus J, Wolf I, Wegner I, Schöbinger M, Meinzer HP. Bounding Object Segmentation. In: SPIE Medical Imaging Conference; 2005. p. xxx (accepted).
7. Vetter M, Wolf I, Hassenpflug P, Hastenteufel M, Ludwig R, Grenacher L, et al. Navigation aids and Real-time deformation modeling for open liver surgery. In: SPIE Medical Imaging Conference; 2003. p. 58–68.
8. Wolf I, Vetter M, Wegner I, Nolden M, Böttger T, Hastenteufel M, et al. The medical imaging interaction toolkit (MITK): a toolkit facilitating the creation of interactive software by extending VTK and ITK. In: SPIE Medical Imaging Conference; 2004. p. 16–27.

Real-Time Instrument Tracking in Ultrasound Images for Visual Servoing

Tobias Ortmaier[1], Guillaume Morel[2] and Marie-Aude Vitrani[2]

[1]German Aerospace Center, Institute of Robotics and Mechatronics, Oberpfaffenhofen, D-82234 Wessling, Germany
[2]Laboratoire de Robotique de Paris (LRP), University of Paris 6, 18, Route du Panorama - BP 61, 92265 Fontenay-aux-Roses Cedex, France
Email: Tobias.Ortmaier@dlr.de

Abstract Minimally invasive surgery in combination with ultrasound (US) imaging imposes high demands on the surgeon's hand-eye-coordination capabilities. A possible solution to reduce these requirements is minimally invasive robotic surgery in which the instrument is guided by visual servoing towards the goal defined by the surgeon in the US image. This approach requires robust tracking of the instrument in the US image sequences which is known to be difficult due to poor image quality. This paper presents computer vision algorithms and results of experiments for different instrument materials.

1 Introduction

Ultrasound (US) is an important imaging modality for medical examinations and surgical interventions, as it is cheap, harmless, and allows for real-time image acquisitions. Minimally invasive surgery (MIS) is an operation technique in which the surgeon works with long instruments through small holes. This reduces pain and trauma due to smaller incisions as compared to open surgery. Therefore, a combination of US imaging and MIS leads to a very gentle form of surgery. Unfortunately, this technique imposes high demands on the surgeon, as hand-eye-coordination becomes very difficult. A possible solution is minimally invasive robotic surgery (MIRS) in combination with visual servoing: the surgeon chooses the point of interest in the image plane and the robot moves the instrument towards this goal. The setup is sketched in Fig. 2(a). The proposed approach requires real-time tracking of surgical instruments in US images, which is difficult due to speckles, artefacts, and intensity variations.

A lot of work on tracking and detecting contours in US images can be found in the literature. Most of these approaches work with active contours allowing to deal with deformable structures (e.g. tissue), see [1] as example. Usually, these algorithms require the minimization of an energy function, often involving a gradient based approach, which usually contradicts realtime capabilities.

Only few articles can be found dealing with real-time tracking in US images. Most notable is [2], where different approaches for real-time tracking were compared: correlation and sum of squared differences (SSD) yielded good results

Fig. 1. Experimental Setup.

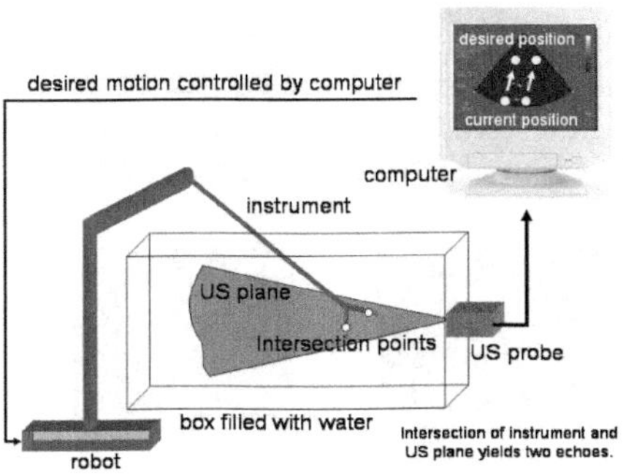

(a) Visual servoing concept

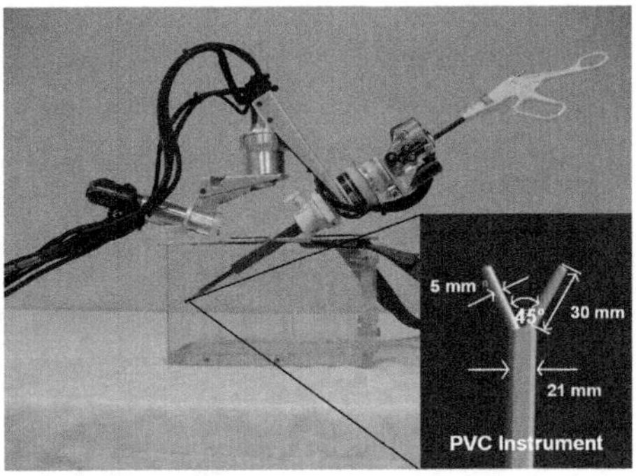

(b) MC2E used for the experiments

but are not applicable in the case presented here, as the echo shape and texture change significantly. The same holds for other tracking techniques based on texture information. The Star and the Star/Kalman [2] approach rely on the detection of edges along rays emanating from a point interior the instrument echo. This approach is sensitive to ambiguities due to edges arising from speckles or echo artefacts. In the work presented here a robust real-time approach is described which is able to cope with large intensity variations and requires neither texture nor geometry information.

2 Experimental Setup and Image Processing

Robot MC2E (french acronym for compact manipulator for endoscopic surgery, see [3] and Fig. 2(b)) is used to move custom made instruments (materials: polyvinyl chloride (PVC), polyurethane (PUR), nylon, and plexiglas; see Fig. 2(b) for PVC instrument) in a plastic box filled with water. The robot is placed such that the instrument axes intersect with the ultrasound plane. The instrument shape is similar to a pair of forceps (see Fig. 2(b)), therefore two distinct echoes (thereafter also refered as regions or blobs) can be seen in the US image.

As ultrasound device a HP SONOS 5500 is used. The video output is connected to the BT878 frame grabber card of the image processing computer (Linux PC, P4 with 2.8 GHz and 1 GByte of RAM). Images are captured at frame rate (40 ms, 25 Hz) and converted into gray images with pixel intensity between 0 and 255 and a resolution of 384×288 pixels. The vision algorithms described below are applied to calculate the center of gravity $\boldsymbol{p}_1 = [x_1, y_1]^T$ and $\boldsymbol{p}_2 = [x_2, y_2]^T$ of the two regions caused by the instrument echos (see Fig. 3(a)).

First, a median filter is used to suppress small artefacts and noise. Afterwards, an adaptive optimal threshold k_{opt} according to [4] is applied in real-time to account for intensity variations of the instrument echo. Furthermore, the image

Fig. 2. Instrument echo, artefacts, and image processing steps.

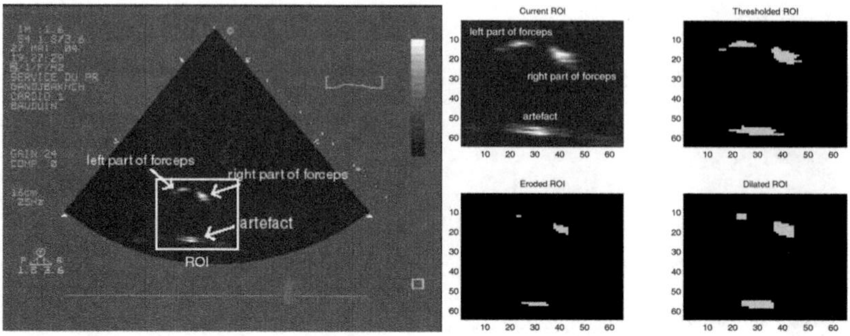

(a) Ultrasound image with ROI (b) Image processing steps

treatment becomes independent of the current parameter settings of the usltrasound device. After thresholding, erosion and dilation (i.e. opening) are applied. This separates the instrument echoes from close artefacts and thus helps to increase tracking accuracy. Furthermore, small speckles with high intensity which were unintentionally detected are suppressed. Results for the different image processing steps are shown in Fig. 3(b). Thereafter, a fast MMX (intel's multi media extension) labelling algorithm based on run length coding is applied [5].

Usually, more than the two regions corresponding to the instrument echoes are detected in the selected ROI. To overcome ambiguities and to identify the correct regions a two step heuristic based on region size and velocity of the region center of gravity is applied. First, the region size s_i (in pixel) is considered. Only regions which satisfy $s_{\text{lower}} < s_i < s_{\text{upper}}$ are further examined. This eliminates small regions due to speckles or artefacts as well as large regions due to other surgical devices or prominent organ structures. Second, the distances between the current region positions and the region positions in the precedent frame (i.e. the velocity of the regions) are considered. The two regions having the smallest distance are selected as the instrument echoes. This is based on the fact, that in MIRS the instrument moves slowly. During the experiments this heuristic proved to be robust with respect to the beforementioned disturbances.

Finally, the center $\boldsymbol{c} = [c_x, c_y]^T$ of the ROI is updated, taking the position of the detected instrument echoes $\boldsymbol{p}_i$ into account: $\boldsymbol{c} = 1/2(\boldsymbol{p}_1 + \boldsymbol{p}_2)$. This allows to keep the ROI size small and therefore reduces computation time and possible ambiguities.

3 Experimental Results

This section presents image processing results for the different materials used, as well as trajectories of the closed visual servoing loop. Examples for the ultrasound images are given in Fig. 4(a). Instrument echoes are indicated by white arrows.

Fig. 3. Experimental results.

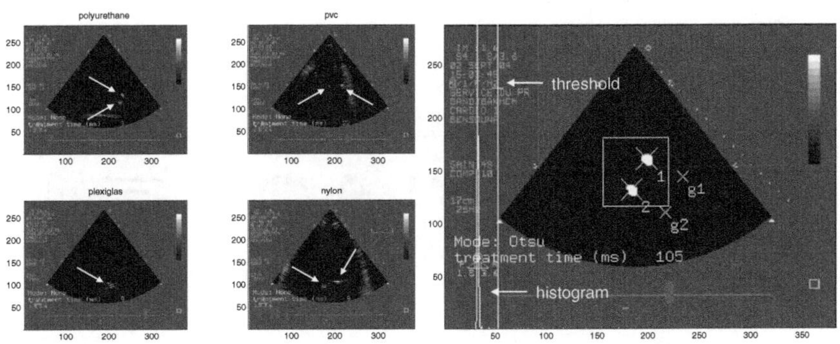

(a) Echoes for materials used (b) Results for PUR

Polyurethane and nylon yielded distinctive echoes. Polyvinyl chloride gave rise to frequent speckles and artifacts as a high gain was necessary to obtain significant and stable echoes. In this case, it was hardly possible to track the instrument. The instrument made of plexiglas yielded only one large echo instead of two.

For the algorithms presented in Sect. 2 the following parameters were used: the filter mask of the median filter was 3×3 pixels and so was the mask for the dilation. Erosion was not applied. The region of interest (ROI) was 32×32 pixels. The run length code tolerated gaps up to a length of three pixels in one line. Image processing results for the PUR instrument are given in Fig. 4(b): the two detected blobs, the ROI, and the desired position (g_1 and g_2) are shown. Furthermore, the histogram of the ROI and the calculated threshold according to [4] are presented.

The calculated thresholds for the PUR instrument lie inbetween 50 and 98, for the nylon case results are inbetween 48 and 118. Considering the large variations of the threshold it becomes clear that a fixed threshold leads to unsatisfactory results. Furthermore, the applied method allows for an automated adaptation of the vision algorithms to the chosen instrument material as well as gain and depth correction of the ultrasound device. The desired positions for blob one and two, as well as their measured trajectories for the PUR instrument are shown in Fig. 4. It can be seen, that the measured trajectories converge well towards the desired position with no remaining offset. Trajectories for the nylon instrument are similar and are therefore not shown here. The measurement noise is less than ± 1 pixel.

4 Discussion

Reliable tracking of instruments in US image sequences is possible in realtime. During the experiments four different instrument materials were tested: PVC, nylon, plexiglas, and PUR. The instruments made of PUR and nylon yielded

Fig. 4. Desired and measured trajectories for PUR instrument echoes.

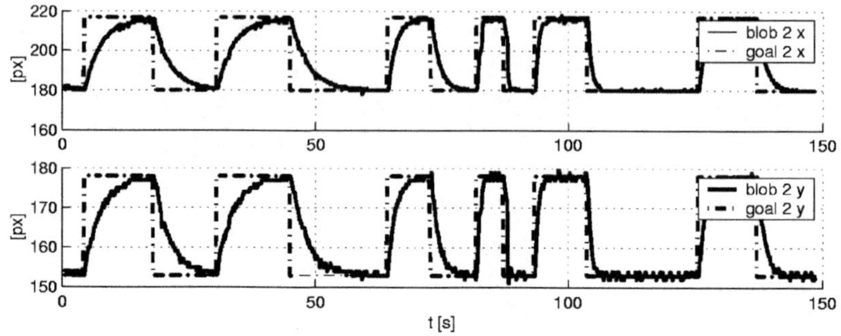

good (i.e. significant) echoes. Tracking of the PVC instrument was possible but error prone. The plesxiglas instrument produced only one echo instead of two echoes. The trajectories of the PUR and nylon instrument echoes in the image plane are smooth and only few outliers occurred. Adaptive thresholding is crucial due to large intensity variations in the image sequences and allows to automatically cope with changes of the ultrasound device settings. The overall computation time on a standard PC is below 10 ms per image.

References

1. Akgul YS, Kambhamettu C, Stone M. Task-Specific Contour Tracker for US. In: Workshop on Mathematical Methods in Biomedical Image Analysis; 2000.
2. Abolmaesumi P, Salcudean S, Zhu W, Sirouspour M, DiMaio S. Image-Guided Control of a Robot for Medical Ultrasound. IEEE TRA 2002;18(1).
3. Zemiti N, Ortmaier T, Vitrani MA, Morel G. A Force Controlled Laparoscopic Surgical Robot without Distal Force Sensing. In: Proc. of the ISER 2004; 9th International Symposium on Experimental Robotics. Singapore; 2004.
4. Otsu N. A Threshold Selection Method from Grey-Level Histograms. IEEE Transactions on Systems, Man, and Cybernetics 1979;9(1):62–66.
5. Frese U, Bäuml B, Haidacher S, Schreiber G, Schaefer I, Hähnle M, et al. Off-the-Shelf Vision for a Robotic Ball Catcher. In: Proceedings of the IEEE/RSJ International Conference on Intelligent Robots and Systems; 2001.

Entwicklung eines haptischen Sensor-Aktor-Systems für Anwendungen in der virtuellen Realität

Walaa Khaled[1], Stefan Reichling[2], Otto T. Bruhns[2], Gareth J. Monkman[3], Stefan Egersdörfer[3], Mario Baumann[4], Holger Böse[4], Herbert Freimuth[5], Abdi Tunayar[5] und Helmut Ermert[1]

[1]Institut für Hochfrequenztechnik,Ruhr-Universität Bochum, 44780 Bochum
[2]Lehrstuhl für Technische Mechanik, Ruhr-Universität Bochum, 44780 Bochum
[3]Fachhochschule Regensburg, 93025 Regensburg
[4]Fraunhofer Institut für Silicatforschung, 97082 Würzburg
[5]Institut für Mikrotechnik Mainz GmbH, 55129 Mainz
Email: Walaa.Khaled@rub.de

Zusammenfassung. Die mechanischen Eigenschaften des biologischen Gewebes stellen wichtige Diagnoseinformationen dar und sind von großer histologischer und pathologischer Bedeutung. Insbesondere Tumoren stel- len sich oft als Gewebeverhärtungen dar. Das Problem ist, dass konven- tionelle bildgebende Verfahren (Ultraschall, Computertomographie, Ma- gnetresonanztomographie) oftmals keine pathologische Verhärtungen im Gewebe (wie z. B. in Brust- oder Prostatakrebs) erkennen können. In diesem Projekt wird ein neuartiges System für die Erfassung und Darstellung haptischer Informationen in der virtuellen Realität entwickelt. Mit einem haptischen Sensor-Aktor-System soll die Konsistenz eines Objektes ortsaufgelöst erfasst und an anderer Stelle für den Benutzer tastbar dargestellt werden. Das haptische System wird als eine Technologieplattform angesehen, auf der anschließend verschiedene Produkte für die Medizintechnik, die Unter-haltungsindustrie oder den Ausbildungssektor entwickelt werden können.

1 Einleitung

Beim Ertasten der Festigkeit von Materialien sind beide Formen der haptischen Wahrnehmung, die kinästhetische und taktile Wahrnehmung, betroffen [1]. Besondere Anforderungen werden an ein haptisches System gestellt, wenn das betreffende Objekt inhomogene Materialeigenschaften aufweist. Ein Beispiel für die Bedeutung der haptischen Information von inhomogenen Objekten stellt die in der Medizin weit verbreitete Tastuntersuchung (Palpation) dar. Dabei ertastet der Arzt die Konsistenz von Organen oder Gewebe wie z. B. der Prostata oder der weiblichen Brust, um lokale Verhärtungen zu erfassen, die ein Indikator für pathologische Veränderungen sein können. Die Verfügbarkeit eines haptischen Systems, das durch eine geeignete Sensorik die Konsistenz von Materialien ortsaufgelöst erfasst und diese Information auf einer Aktorvorrichtung einem

Abb. 1. Arzt und Patient müssen für Tastuntersuchungen mit dem haptischen Sensor-Aktor-System nicht am gleichen Ort sein

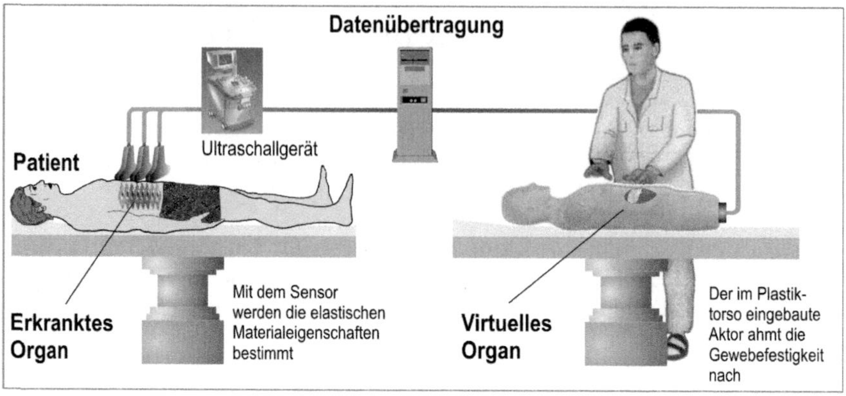

Benutzer fühlbar vermittelt, würde somit eine Vielzahl von neuen technischen Möglichkeiten eröffnen. So könnten medizinische Befunde über den Zustand von Organen eines Patienten an einem Ort detektiert (wie in Abb. 1) und mit einer Datenübertragung einem Arzt an einem anderen Ort fühlbar zugänglich gemacht werden [2, 3].

Das Ziel der im folgenden beschriebenen Arbeiten besteht dementsprechend in der Entwicklung eines neuartigen Systems einschließlich der dafür erforderlichen Technologie, mit dem haptische Informationen über die Konsistenzverteilung in einem realen Objekt mit einem Sensor-Teilsystem erfasst und anschließend auf einem Aktor-Teilsystem für den Benutzer ertastbar dargestellt werden.

2 System Design

Eine schematische Darstellung des haptischen Sensor-Aktor-Systems (HASASEM) ist in Abb. 2 gezeigt. Zur Realisierung des sensorischen Teilsystems wird das Verfahren der Ultraschall-Elastographie eingesetzt. Die Idee besteht darin, simultan zur Ultraschallbildgebung die Objekte geringfügig zu verformen und in aufeinanderfolgenden Bildern die internen Dehnungen auszuwerten, die von der Konsistenzverteilung der Objekte abhängen. Durch eine schnelle Datenaufnahme und -auswertung lassen sich derartige Dehnungsbilder auch in Echtzeit zur Verfügung stellen [4]. Aktoren mit hoher räumlicher Auflösung und Echtzeitfähigkeit sind für eine erfolgreiche Datenübertragung erforderlich. Zur Realisierung der Aktor-Einheit wird eine elektro-rheologische Flüssigkeit (ERF) eingesetzt, deren Konsistenz sich in einem elektrischen Feld steuern lässt [5].

3 Sensorsystem auf Basis der Ultraschall-Elastographie

Die Ultraschall-Elastographie ist eine neue Abbildungsmodalität, die im Gegensatz zu anderen bildgebenden Verfahren in der Lage ist, histologisch relevante

Abb. 2. Schema des haptischen Sensor-Aktor-Systems (HASASEM)

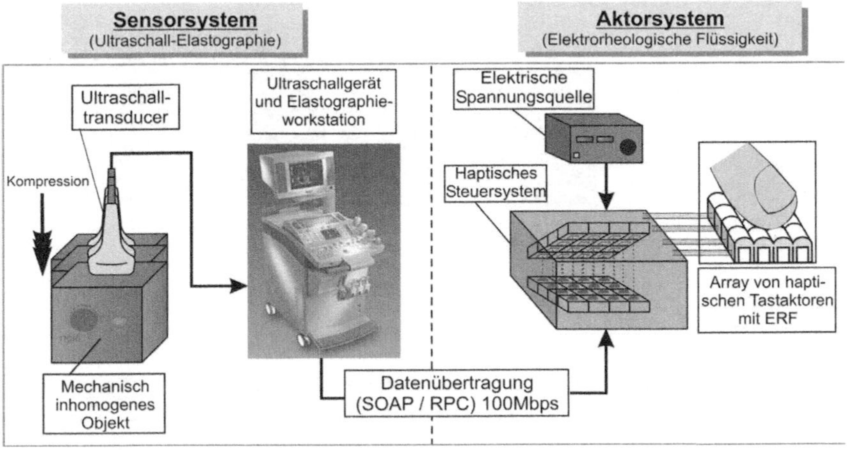

mechanische Veränderungen des Gewebes darzustellen, da solche auf einem konventionellen Ultraschallbild, dem sogenannten B-Mode, im Allgemeinen nicht direkt sichtbar sind (Abb. 3a). Die grundlegende Idee der Elastographie besteht nun darin, während der Durchführung der Sonografie das zu untersuchende Objekt geringfügig, z. B. quasistatisch zu verformen, d.h. mit der Ultraschallsonde zu stauchen. Anschließend wird durch Auswertung von zwei aufeinanderfolgenden Bildern, die in unterschiedlichen Belastungszuständen aufgenommenen wurden, die axiale Komponente des Verschiebungsfeldes in jedem Bildpunkt bestimmt. Die mit diesem Verfahren aufgenommenen Verschiebungsverteilungen der einzelnen Materialpunkte können einerseits zur Berechnung der Dehnungsverteilung herangezogen, und als ein Dehnungsbild (Abb. 3b) dargestellt werden. Andererseits kann mit Hilfe der ermittelten Verschiebungen durch Lösung des inversen Problems der Elastostatik die Festigkeitsverteilung im betrachteten Querschnitt ermittelt und anschließend sowohl visuell als auch haptisch wiedergegeben werden. Zur Lösung des inversen Problems der Elastostatik lassen sich mit Hilfe der sogenannten direkten Methode die Gleichgewichtsbedingungen der Elastostatik herleiten und in eine lineare, hyperbolische, partielle Differentialgleichung für den Elastizitätsmodul umwandeln, die dann unter der Annahme eines ebenen mechanischen Problems numerisch gelöst werden kann. In diesem Vorhaben wurden unterschiedliche mathematische Ansätze und theoretische Verfahren miteinander verglichen, implementiert und auf ihre Eignung im Rahmen des Projektes hin untersucht [6]. Schließlich wurden mit geeigneten numerischen Lösungsmodellen das inverse Problem gelöst und die relativen mechanischen Eigenschaften (Abb.3c) des Phantoms bestimmt. Dadurch wird mit dem Sensorsystem eine quantitative Erfassung der haptischen Gewebefestigkeiten ermöglicht.

Das Sensorsytem und die Aktoreinheit sind über ein Intranet verbunden. Die haptischen Daten werden mit hoher Auflösung von dem Sensor zu der Aktoreinheit mit Hilfe von **S**imple **O**bject **A**ccess **P**rotokollen (SOAP) übertragen.

Abb. 3. Echtzeit-Elastographie, dargestellt an einem Gewebe-Phantom

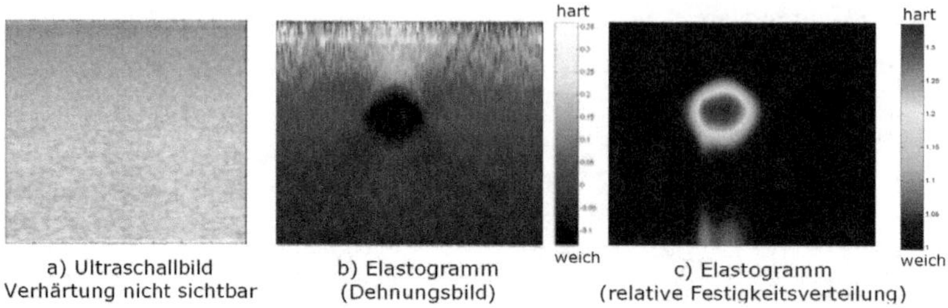

4 Das Aktorsystem

Zum Design der Aktoreinheit wird eine elektrorheologische Flüssigkeit eingesetzt, die im elektrischen Feld versteift und nach Abschalten des Feldes wieder flüssig wird (Abb. 4a). Bei einer Variation des Stempelaufbaus (Abb. 4b) wurde festgestellt, dass mit einem metallischen Stempel besonders hohe Widerstandskräfte im Aktor erzeugt werden können.

Um ausreichend starke haptische Effekte in kleinen Aktoren zu generieren, muss eine elektrorheolgische Flüssigkeit zur Verfügung stehen, die hohe Schubspannungen unter den Bedingungen aufweist, die im Aktor auftreten. Dementsprechend wurden die elektrorheologischen Eigenschaften verschiedener Fluide untersucht. Abb. 5 zeigt den Anstieg der Schubspannung mit steigender Feldstärke für eine Reihe von elektrorheologischen Flüssigkeiten, von denen die ERF 168-3 als besonders geeignet für den Einsatz in haptischen Aktoren ausgewählt wurde. Man erkennt, dass bei einer angelegten Feldstärke von 2 kV/mm Kräfte bis nahezu 10 N erreicht werden. Bei einer wirksamen Stempeloberfläche von ca. 1 cm^2 werden damit ausreichend starke haptische Wirkungen erreicht. Somit konnte nachgewiesen werden, dass sich bei einem geeigneten Wirkprinzip mit elektrorheologischen Aktoren deutlich spürbare Konsistenzveränderungen erzeugen lassen.

Gegenwärtig werden Aktoren mikrotechnisch hergestellt (Abb. 5 b) und in einem Aktorarray erprobt. Eine besondere Aufgabe stellt die individuelle Ansteuerung der Vielzahl von Aktoren mit Spannungen von über 1kV bei sehr ge-

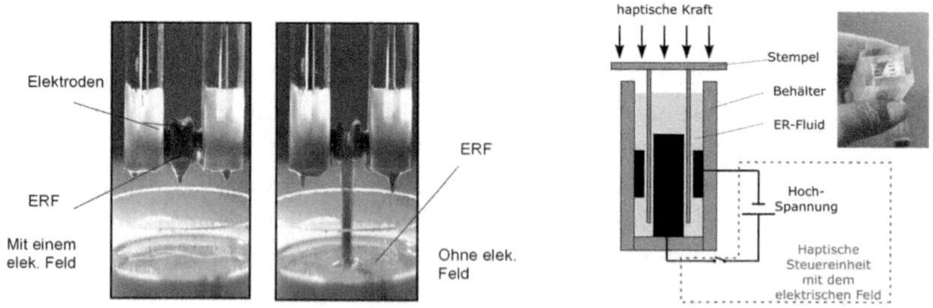

Abb. 4. a) ERF Untersuchungen im Labor b) Fluidzelle mit Stempelaktor

Abb. 5. a) ERF Schubspannung mit steigender Feldstärke b) Aktorarray

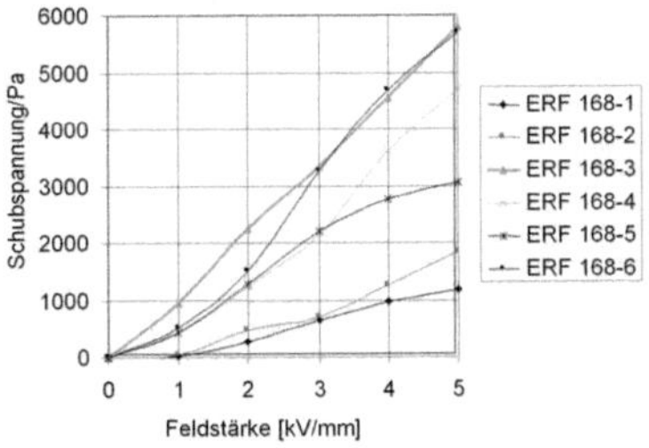

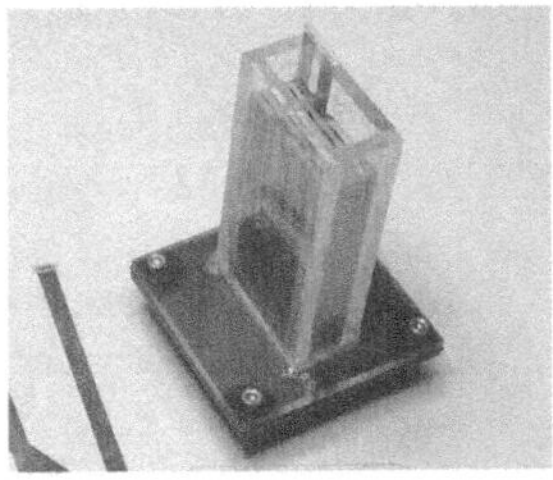

ringen Stromstärken dar. Ein geeignetes Schaltkonzept mit einem Optokoppler wurde dafür entwickelt.

5 Ergebnisse und Diskussion

Im weiteren Verlauf des Vorhabens wurde ein Prototyp des Sensor-Aktor-Systems aufgebaut, mit dem die prinzipielle Machbarkeit aufgezeigt werden konnte. Die räumliche Auflösung des Systems wurde zu 2.4mm x 2.4mm gemessen. Der Prototyp besteht aus mehr als 16 Elementen und wurde erfolgreich erprobt und getestet. Für eine verbesserte Auflösung wird eine Aktoreinheit mit mehr als 1000 Elementen entwickelt. Dafür wird ein erweitertes Mikroaktorarray mit entsprechender Fertigungs-technik gebaut. Interessante Anwendungsgebieten werden in der Medizintechnik, in der Unterhaltungsindustrie, in der Informations- und Kommunikationstechnik sowie im Ausbildungssektor und in der Telerobotik gesehen.

Literaturverzeichnis

1. Burdea GC. Force and Touch Feedback for Virtual Reality. Wiley, New York; 1996.
2. Khaled W, Bruhns OT, Reichling S, et al. A New Haptic Sensor Actuator System for Virtual Reality Applications in Medicine. In: Medical Image Computing and Computer Assisted Intervention MICCAI; 2003. p. 132–140.
3. Khaled W, Ermert H, Reichling S, et al. Palpation Imaging using a Haptic System for Virtual Reality Applications in Medicine. In: Studies in Health Technology and Informatics (MMVR). vol. 98. Wiley, New York; 2004. p. 147–153.
4. Pesavento A, Lorenz A, Siebers S, Ermert H. New real-time strain imaging concepts using diagnostic ultrasound. Physics in Medicine Biology 2000;45:1423–1435.
5. Böse H, Trendler A. Smart fluids and their properties - perspectives for new actuators. In: Euromat; 2000. p. 1–6.
6. Rychagov MN, Khaled W, Reichling S, et al. Numerical modeling and experimental investigation of biomedical elastographic problem by using plain strain state model. In: Fortschritte der Akustik DAGA; 2003. p. 586 – 589.

Structure Tensor Based Substitution of Specular Reflections for Improved Heart Surface Tracking

Martin Gröger, Tobias Ortmaier and Gerd Hirzinger

Institute of Robotics and Mechatronics,
German Aerospace Center (DLR), 82234 Oberpfaffenhofen,
http://www.robotic.dlr.de
Email: martin.groeger@dlr.de

Abstract Specular reflections pose a particular challenge to intensity-based tracking approaches. The proposed scheme substitutes specular areas with respect to local image structures, extracted by the structure tensor. It can be applied to images of the beating heart prior to tracking and is shown to improve the estimation of local motion by natural landmarks significantly.

1 Introduction

Intraoperative organ motion, induced by heart beat and respiration poses special requirements to robot-assisted surgery. Motion compensation is a highly desired issue, particularly in minimally invasive beating heart surgery [1]. Recognition of this motion is required for compensation by robotic systems. While in beating heart surgery the motion of the heart is mechanically stabilised, significant residual motion still remains. Estimating the motion of the heart by natural landmarks instead of artificial markers [2, 3] is especially attractive since no further markers need to be introduced into the field of surgery. Moreover, the nature of block matching yields a particular texture unique for each landmark, which easily enables the tracking of several landmarks concurrently, whereas identical artifical landmarks bear the danger of ambiguities.

However, specular reflections of the light source on the surface of the beating heart (Fig. 1) can disturb tracking of natural landmarks considerably, which makes their appropriate treatment a prerequisite. Previous work mainly investigates specular, together with diffuse, reflections [4, 5]. Specular reflections on the heart surface, however, are totally reflecting, which means that information about the original texture is not available any more. More recent strategies to remove specular reflections from endoscopic image sequences use light fields [6]; the approach, however, is very time-consuming and thus not applicable on a frame per frame basis in realtime as required for motion tracking.

The proposed approach eliminates totally reflecting specularities on the heart surface taking into account local structure information only taken from the current image. It is designed to be used as a preprocessing step to tracking to increase robustness in presence of specular reflections.

Fig. 1. Stabilised heart with landmarks and tracking areas (left to right: LM2/8/1).

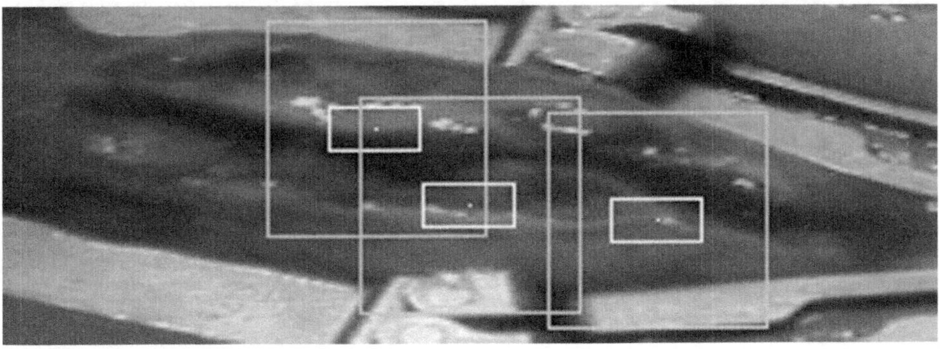

2 Methods

Substitution of Specular Reflections. Methods dealing with specular reflections were introduced in [7]. The approach using local structure orientation to interpolate between boundary pixels proved as most promising. Specular areas are characterised by maximum brightness values in the image and can be segmented by thresholding followed by morphological image operations.

The locally dominant structure orientation at a particular pixel in the segmented specular area is extracted from the structure tensor, which provides a reliable measure of the orientation of structures derived from local gradient information [8]. For an image f with Gaussian smoothed gradient $\nabla f_\sigma \stackrel{\text{def}}{=} \nabla(g_\sigma * f)$ the *structure tensor* is defined as

$$J_\rho(\nabla f_\sigma) \stackrel{\text{def}}{=} g_\rho * [\nabla f_\sigma \otimes \nabla f_\sigma] = g_\rho * \begin{bmatrix} (\frac{\partial f_\sigma}{\partial x})^2 & \frac{\partial f_\sigma}{\partial x}\frac{\partial f_\sigma}{\partial y} \\ \frac{\partial f_\sigma}{\partial x}\frac{\partial f_\sigma}{\partial y} & (\frac{\partial f_\sigma}{\partial y})^2 \end{bmatrix}, \tag{1}$$

where g_ρ is a Gaussian kernel of standard deviation $\rho \geq 0$, separately convolved with the components of the matrix resulting from the tensor product $\otimes$. The *noise scale* σ reduces image noise before the gradient operator is applied, while the *integration scale* ρ adjusts J_ρ to the size of structures to be detected. For the given heart images, appropriate values for noise and integration scale are $\sigma = 1$ and $\rho = 2.8$, corresponding to a catchment area of about 9×9 pixels. The eigenvector of the structure tensor J_ρ corresponding to the minor eigenvalue provides the preferred local orientation, the *coherence direction* [8].

To reconstruct specular areas, the new intensity for each pixel is calculated by linear interpolation between the intensities of the boundary points along the main local orientation. Final low-pass filtering ensures sufficient smoothness in the reconstructed area.

The specular area is substituted by intensity texture likely to correspond to the original area on condition that surface structures possess some continuity. Specular areas should not be large compared to local structures, since otherwise local structure orientation is distorted and small details cannot be reconstructed.

Fig. 2. Heart surface with structure based substitution of specular reflections.

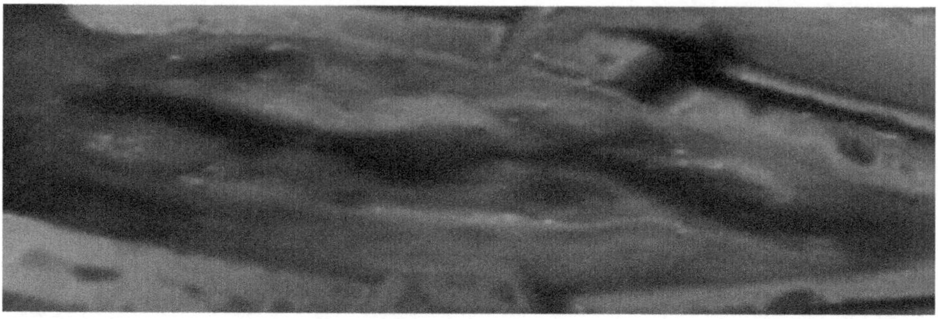

Motion Tracking. The scheme to substitute specular reflections is applied to images of the beating heart prior to tracking and assessed by its effect on the trajectories. Natural landmarks are used to track local motion on the beating heart as described in [9]. These landmarks are selected image patterns of a given size and offer a particular characteristic arising from their texture. Tracking is performed by intensity based pattern matching of a given reference landmark in a particular search area. The sum of squared differences (SSD) error measure is used to find the position of the best matching pattern. The nonlinear distortions of the heart surface can be approximated in the 2D image plane by an affine motion model, in which often only the translational components are dominant and thus sufficient for tracking in the mechanically stabilised area on the beating heart [9]. Tracking for the examples below was performed in the translational search space, searched exhaustively for the best matching pattern. Three example landmarks together with their translational search areas are shown in Fig. 1.

3 Results

Substitution of specular reflections is considered with specular reflections on the heart surface for the area of interest within the mechanical stabiliser in Fig. 1. As investigated in more detail in [7], the result in Fig. 2 shows good reconstruction for local specular reflections, based on robust orientation information by the structure tensor. Structures are continued, and sufficient smoothness is provided at the boundaries, and within reconstructed areas by final low-pass filtering. Runtime complexity analysis of the algorithm shows that the substitution scheme enables efficient implementation and preprocessing for motion tracking [7].

Motion Tracking. The effect of substitution of specular reflections on tracking is evaluated in the following. The trajectories of particular landmarks on the original heart surface (Fig. 1) are compared to those with substituted specular reflections (Fig. 2).

Fig. 3. Tracking trajectory t_x of LM2 (dark) on original images disturbed by specular reflections and filtered version $\bar{t}_x$ (light); squared distances between t and $\bar{t}_x$ (bottom).

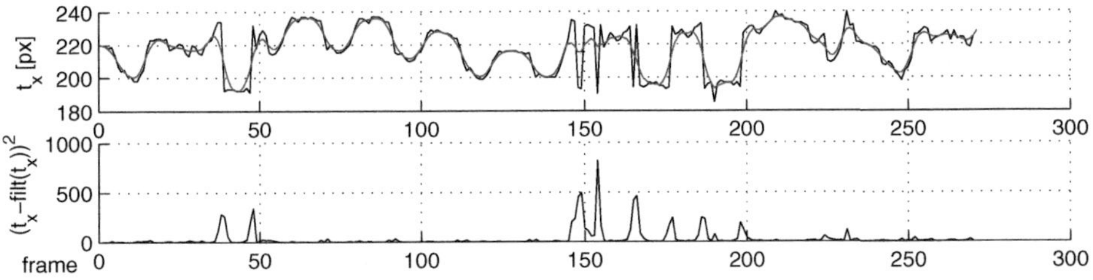

Table 1. Outlier measures $o(t)$ for tracking in original and reconstructed heart images.

landmark / parameter	original	reconstructed
LM2 t_x, t_y	29.3639, 22.5509	3.9102, 1.0354
LM8 t_x, t_y	6.5710, 0.6397	2.3038, 0.6592

The *outlier measure*, used to assess tracking trajectories, is defined as the mean squared distance between a given trajectory t and its smoothed version $\bar{t}$

$$o(t) \stackrel{\text{def}}{=} \frac{1}{|\text{dom}(t)|} \sum_{i \in \text{dom}(t)} (t(i) - \bar{t}(i))^2. \tag{2}$$

It quantifies the deviation of t from $\bar{t}$ and deteriorates by the number of outliers occurring. The smoothed trajectory $\bar{t}$ is gained by zero-phase forward and reverse filtering, such that dominant frequencies of the trajectory are preserved. Figure 3 provides an example of t and $\bar{t}$ and their squared distances, which shows that outliers, caused by tracking failures, are weighted dominantly in $o(t)$. Therefore, the outlier measure is regarded as suitable to assess the quality of tracking.

Outlier measures (Table 1) are worse (i.e. higher) for horizontal translation t_x than for t_y. This reflects the horizontal orientation of local structures, on which the landmarks are located. Therefore, more robust tracking is possible vertically, which has more local contrast.

Whereas tracking results are very similar for landmark LM1, which caused no outliers with and without substitution, the trajectories of the two other landmarks LM2 and LM8, subject to frequent specular reflections, show differences. Their outlier measures are significantly lower after substitution of specular reflections and indicate a substantial improvement on outlier behaviour: The plot of the corresponding trajectories in Fig. 4 shows strong outliers in both translational parameters t_x and t_y for tracking of LM2 in the original image sequence, as specular reflections cause a different edge somewhere else in the tracking area to be more similar to the edge in the reference pattern. The significantly lower SSD measure (Fig. 4) of tracking in images without specular reflections confirms the superior performance of tracking based on the proposed substitution.

Fig. 4. Structure tensor reconstruction (dark) versus original image (light) at LM2.

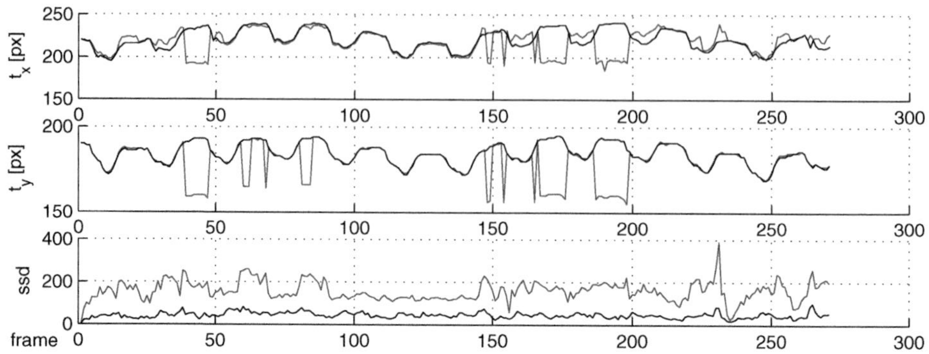

4 Conclusion

The substitution method shows good results at removing specular reflections on the heart surface in the given images. Smooth transition at the boundaries of the reconstructed area and inside ensure that no artefacts are introduced, while local image structures are continued through the reconstructed area. The method is applied to heart images prior to tracking. Results are shown for example landmarks and the quality of tracking is assessed by a special measure. Most outliers in the motion trajectories, caused by specular reflections, disappear if the substitution scheme is applied. This improves tracking performance significantly and proves as a key step for robust motion estimation of the beating heart.

References

1. Jacobs S, Holzhey D, Kiaii BB, Onnasch JF, Walther T, Mohr FW, et al. Limitations for manual and telemanipulator-assisted motion tracking – implications for endoscopic beating-heart surgery. Ann Thorac Surg 2003;76:2029–2035.
2. Ginhoux R, Gangloff JA, de Mathelin MF, et al. Beating heart tracking in robotic surgery using 500 Hz visual servoing, model predictive control and an adaptive observer. In: IEEE ICRA. New Orleans, USA; 2004. p. 274–279.
3. Gröger M, Kübler B, Hirzinger G. Selection of qualified colour markers for heart surface tracking. In: BMT 2004. vol. 49-2. Ilmenau; 2004. p. 192–193.
4. Brelstaff G, Blake A. Detecting specular reflections using lambertian constraints. In: Proc. 2nd Int. Conf. on Computer Vision (ICCV). IEEE; 1988. p. 297–302.
5. Wolf LB. On the relative brightness of specular and diffuse reflection. In: Conference Computer Vision and Pattern Recognition. IEEE; 1994. p. 369–376.
6. Vogt F, Paulus D, Niemann H. Highlight Substitution in Light Fields. In: IEEE Int. Conference on Image Processing (ICIP). Rochester, USA; 2002. p. 637–640.
7. Gröger M, Sepp W, Ortmaier T, Hirzinger G. Reconstruction of Image Structure in Presence of Specular Reflections. In: Pattern Recognition, Proc. 23rd DAGM Symposium. vol. 2191 of LNCS. Munich, Germany: Springer; 2001. p. 53–60.
8. Weickert J. Anisotropic Diffusion in Image Processing. Teubner, Stuttgart; 1998.
9. Gröger M, Ortmaier T, Sepp W, Hirzinger G. Tracking Local Motion on the Beating Heart. In: Medical Imaging 2002. Vol. 4681 of SPIE; 2002. p. 233–241.

Virtuelle Planung und computergestützte Navigation der Nd:YAG Lasertherapie bei oropharyngealen vaskulären Malformationen

Carsten Westendorff[1], Jürgen Hoffmann[1], Ulrike Ernemann[2] und Siegmar Reinert[1]

[1]Klinik und Poliklinik für Mund-, Kiefer- und Gesichtschirurgie, Universitätsklinikum Tübingen, 72076 Tübingen
[2]Abteilung für Neuroradiologie, Radiologische Universitätsklinik Universitätsklinikum Tübingen, 72076 Tübingen
Email: carsten.westendorff@med.uni-tuebingen.de

Zusammenfassung. Die interstitielle Neodym:YAG-Lasertherapie ist ein bewährtes Verfahren zur Behandlung von vaskulären Malformationen. Die Applikation der thermischen Laserenergie erfolgt intraläsional über flexible miniaturisierte Lichtleiter. In einer klinischen Pilotstudie wurde der Einsatz der bilddatengestützten Navigation zur Steuerung der interstitiellen Lasertherapie von venösen Malformationen im Kopf-Hals Bereich evaluiert. Die präoperativ computer- und magnetresonanztomographisch akquirierten Schichtbilddaten wurden in eine Planungs-Workstation eingelesen und konvertiert. Nach Fusion der CT- und MRT-Schichtbilddaten wurden die jeweiligen weichgewebigen Zielregionen für die interstitielle Lasertherapie segmentiert, die knöchernen Abgrenzungen markiert und die Punktionsrouten geplant. Ein navigierbares und speziell für dieses Verfahren entwickeltes Laserapplikationssystems wurde für die Punktion der Läsionen verwendet. Durch die Integration der bilddatengestützten Navigation (VectorVision Compact Navigationssystem, Fa. BrainLAB) war eine gezielte Therapie vor allem der tiefen kavernösen Anteile der oropharyngeal lokalisierten venösen Malformationen mit dem Laser möglich. Die navigierte interstitielle Lasertherapie stellt ein minimal invasives Verfahren zur Behandlung von vaskulären Malformationen in besonderen anatomisch komplexen Regionen dar.

1 Einleitung

Die interstitielle Neodym:YAG-Lasertherapie ist ein bewährtes Verfahren zur Behandlung von vaskulären Malformationen und metastatischen Tumoren von Leber und Lunge [1,2]. Durch intraläsionale Applikation thermischer Laserenergie, welche durch miniaturisierte Lichtleiter zur Zielstruktur geleitet wird, ist die regionale Photokoagulation von Geweben möglich. Zur Darstellung der häufig multilokulären und dynamischen Positionierungen ist ein flexibles bilddatengestütztes Verfahren erforderlich, dass sich in einer sterilen Umgebung anwenden lässt. Im Gegensatz zur Lasertherapie solider Tumoren kommen hier sehr bewegliche und kleine Lasersonden (bare fibres) zur Anwendung [2].

Abb. 1. Venöse Malformation der Rachenhinterwand mit Atemwegsobstruktion und Dysphagie.

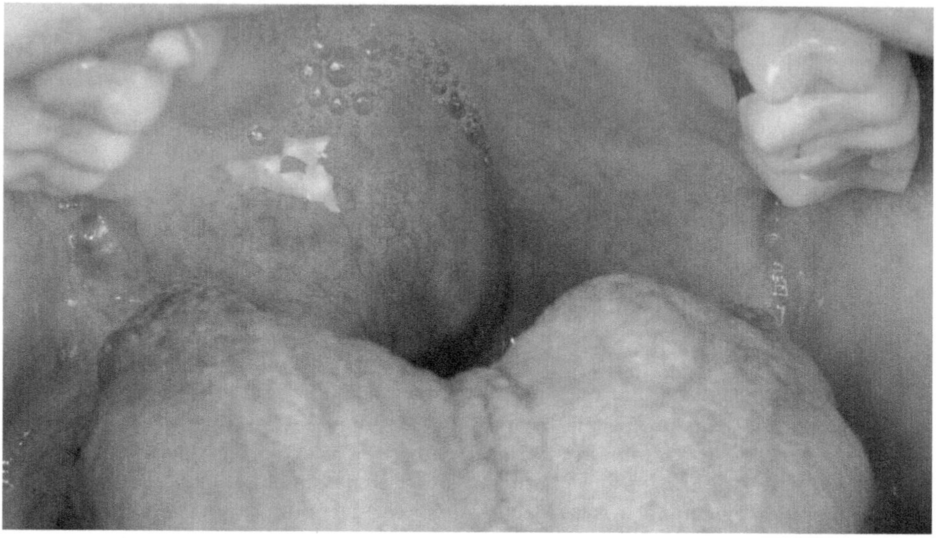

Mit der Sonographie steht ein valides bildgebendes Verfahren zur Kontrolle der interstitiellen Lasertherapie oberflächlich gelegener vaskulärer Malformationen zur Verfügung [3]. Die Anwendung der Sonographie ist jedoch im Bereich oro- und nasopharyngealer und durch Knochenstrukturen verdeckter vaskulärer Malformationen limitiert. Bislang stehen hier nur technisch sehr aufwändige Verfahren, wie die intraoperative Magnetresonanztomographie oder strahlenbelastende radiologische Verfahren wie die Durchleuchtungstechnologie zur Verfügung. In einer klinischen Pilotstudie wurde der Einsatz der bilddatengestützten Navigation zur Steuerung der interstitiellen Lasertherapie von venösen Malformationen im Kopf-Hals Bereich evaluiert.

2 Material und Methoden

Bei Eingriffen an Patienten mit venösen Malformationen wurde eine navigationsgestützte interstitielle Neodym:YAG-Lasertherapie durchgeführt (Abb. 1).

Bei sämtlichen Patienten wurde das Navigationssystem "VectorVision" (BrainLAB) verwendet. Die präoperativ mit dem Computertomographen "Somatom Sensation 16" (Siemens) sowie dem Magnetresonztomographen "Sonata" (Siemens) akquirierten Schichtbilddaten wurden in eine Planungs-Workstation eingelesen und konvertiert. Nach Fusion der CT- und MRT-Schichtbilddaten wurden die jeweiligen weichgewebigen Zielregionen für die interstitielle Lasertherapie segmentiert, die knöchernen Abgrenzungen markiert und die Punktionsrouten geplant.

Abb. 2. Laserapplikationsset. Instrumentenkalibrierungsmatrix (a), Laserfaserhalter mit adaptierter 16-G-Venenverweilkanüle und fixiertem Referenzstern (b), Pointer (c).

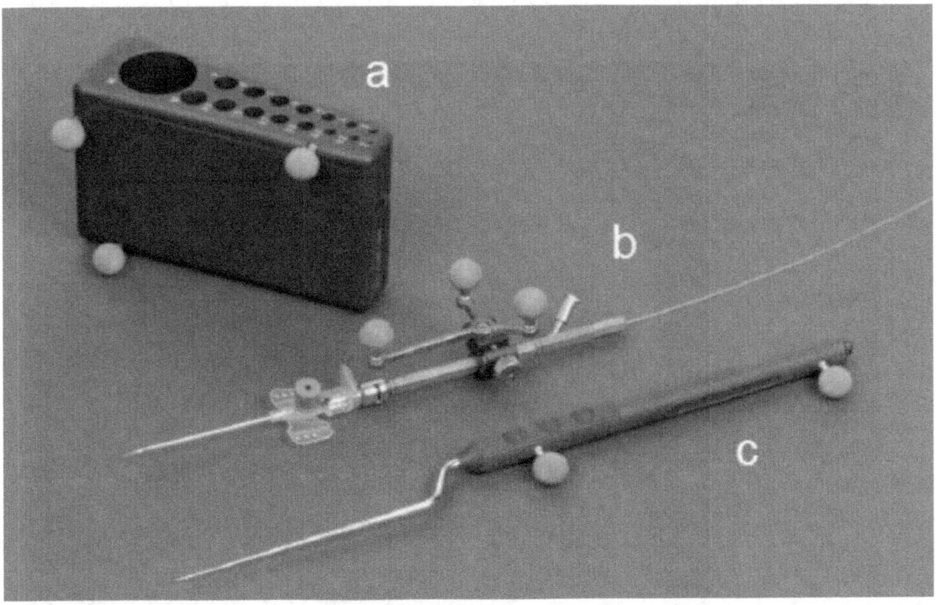

Die Patientenreferenzierung erfolgte mittels Oberflächen-Laserscan-Technik. Nach der Registrierung sowie Plausibilitätsprüfung der korrekten 3-D-Orientierung durch Anfahren von anatomischen Landmarken erfolgte die Referenzierung eines navigierbaren und speziell für dieses Verfahren entwickelten Laserapplikationssystems (Abb. 2). Die Lasertherapie erfolgte unter Verwendung eines Nd:YAG-Lasergeräts (MY 60, Martin Medizintechnik) mit einer Wellenlänge von 1064 nm und einer Leistung von 5-10 W. Hierzu wurden navigationsgestützt feine Laserfasern (sog. bare fibres) über das spezielle Punktions- und Laserfaserhaltesystem in die geplanten Zielbereiche eingeführt.

3 Ergebnisse

Durch die Integration der bilddatengestützten Navigation war eine gezielte Therapie der tiefen kavernösen Anteile der oropharyngeal lokalisierten venösen Malformationen mit dem Laser möglich.

Mit der Integration der bilddatengestützten Navigation konnte die Lasersonde intra- und extraoral korrekt (Abb. 3) positioniert werden. Der Zugang zu den tiefer gelegenen Malformationen konnte kontrolliert und kritische Strukturen sicher geschont werden. Durch die Fusion der Bilddaten aus Computer- und Kernspintomografie konnte die weichgewebige Ausdehnung und die knöcherne Abgrenzung in Relation zur individuellen Anatomie intraoperativ für einen minimal invasiven Zugang genutzt werden.

Abb. 3. Screenshot des Monitors des Navigationssystems. Die Kanüle ruht auf der venösen Malformation der Rachenhinterwand. Die Ausdehnung der Malformation ist durch Pfeile gekennzeichnet. Durch Bilddatenfusion lassen sich die Vorteile der einzelnen Verfahren synergetisch nutzen.

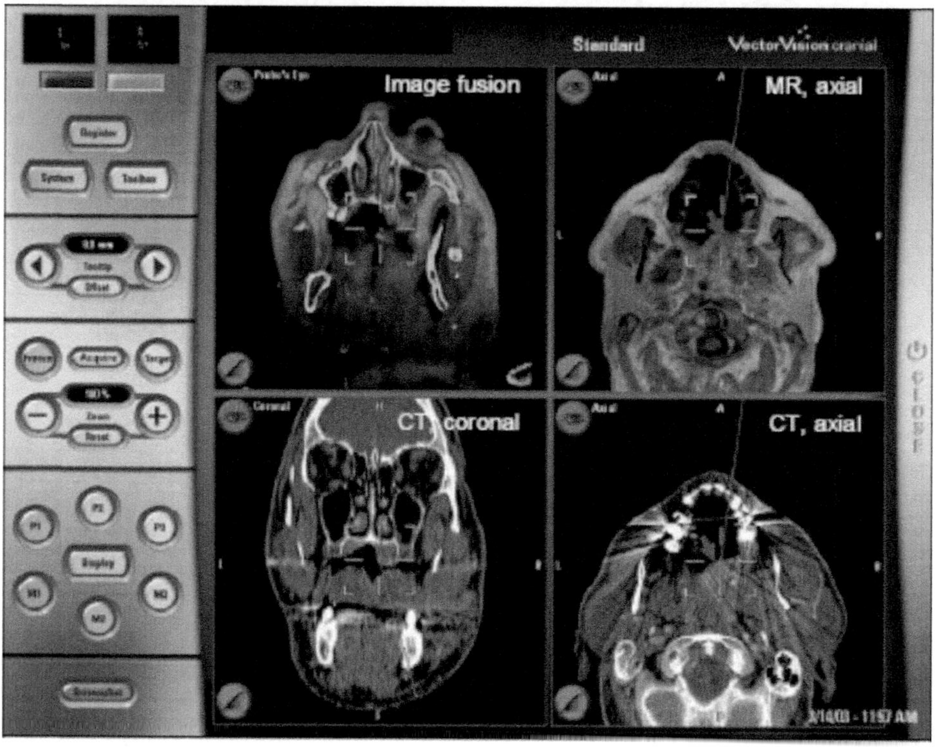

Sämtliche auf diese Art behandelten Malformationen zeigten eine deutliche Volumenabnahme.

4 Diskussion

Die Anwendung der interstitiellen Lasertherapie wurde bisher hauptsächlich mittels intraoperativer kernspintomographischer oder sonographischer Kontrolle durchgeführt [3-5]. Der Nachteil der Kernspintomographie ist der hohe technische Aufwand und die räumliche Trennung zum klinischen Operationsbereich, während mit der Sonographie einerseits keine dreidimensionale Darstellung möglich ist und die Anwendung oro-nasopharyngeal und knöchern abgeschirmter Strukturen andererseits nicht möglich ist.

Der Prototyp des navigierbaren Punktions- und Lasersondenhaltesystems erwies sich als applikabel. Die Verfahren der Bilddatenfusion aus MRT und CT sowie der präoperativen Segmentierung der Zielstrukturen und des Zugangsweges stellten sich als sehr hilfreich dar.

Die navigierte interstitielle Lasertherapie bietet ein minimal invasives Verfahren zur Behandlung von vaskulären Malformationen besonders in anatomisch komplexen Regionen.

Literaturverzeichnis

1. Derby LD, Low DW. Laser treatment of facial venous vascular malformations. Ann Plast Surg 1997;38(4):371–378.
2. Wacker FK, Cholewa D, Roggan A, Schilling A, Waldschmidt J, Wolf KJ. Vascular lesions in children: percutaneous MR imaging-guided interstitial Nd:YAG laser therapy - preliminary experience. Radiology 1998;208(3):789–794.
3. Offergeld C, Schellong S, Hackert I, Schmidt A, Huttenbrink KB. Interstitial Nd:YAG laser therapy. Color-Doppler imaging (CDI)-guided laser therapy of hemangiomas and vascular malformations. HNO 2003;51(1):46–51.
4. Werner JA, Lippert BM, Gottschlich S, Folz BJ, Fleiner B, Hoeft S, et al. Ultrasound-guided interstitial Nd:YAG laser treatment of voluminous hemangiomas and vascular malformations in 92 patients. Laryngoscope 1998;108(4 Pt 1):463–470.
5. Vogl TJ, Mack MG, Müller PK, Straub R, Engelmann K, Eichler K. Interventional MR: interstitial therapy. Eur Radiol 1999;9(8):1479–1487.

Interindividueller Vergleich der Genauigkeit navigations-assistierter Implantatbettbohrungen mit konventionell geführten Freihandbohrungen am Unterkiefermodell

Carsten Westendorff[1], Jürgen Hoffmann[1], German Gomez-Roman[2], Tina Herberts[3] und Siegmar Reinert[1]

[1]Klinik und Poliklinik für Mund-, Kiefer- und Gesichtschirurgie, Universitätsklinikum Tübingen, 72076 Tübingen
[2]Poliklinik für Zahnärztliche Prothetik und Propädeutik, Universitätsklinikum Tübingen, 72076 Tübingen
[3]Institut für Biometrie, Eberhard-Karls-Universität Tübingen, 72070 Tübingen
Email: carsten.westendorff@med.uni-tuebingen.de

Zusammenfassung. An einem zahnlosen und atrophen Unterkiefermodell wurde die Präzision navigations-assistierter Implantatlagerpräparationen gegenüber der konventionellen Freihand-Methode evaluiert. Es wurde fernerhin überprüft, ob die Erfahrung eines Operateurs Einfluss auf einen möglichen Vorteil durch die Navigationstechnologie hat. Es wurden 224 Implantatbohrungen an 16 Unterkiefermodellen durchgeführt. Je die Hälfte dieser Bohrungen wurde navigationsgeführt (CT-daten-basiert, passiv optisch) und freihändig von wiederum je zur Hälfte einem erfahrenen und einem unerfahrenen Chirurgen ausgeführt. Die Auswertung erfolgte CT-Daten-gestützt. Die Winkelabweichung in vestibulo-oraler und mesio-distaler Richtung betrug für die freihändigen Bohrungen 11,2 ° ± 5,6 ° (4,1 ° – 25,3 °) und 4,2 ° ± 1,8 ° (2,3 – 11,5) für die navigationsgestützten Bohrungen, $p < 0{,}01$. Für den mittleren Abstand zum Mandibularkanal wurden keine statistisch signifikanten Unterschiede zwischen den Gruppen gefunden, jedoch zeigten sich bei den konventionellen Bohrungen 3 Perforationen des Mandibularkanaldachs. Interindividuelle Unterschiede zwischen den Chirurgen blieben ohne statistische Signifikanz. Ein möglicher klinischer Vorteil ergibt sich auf der Basis hier vorgestellten Daten vor allem in einer Verbesserung der Kontrolle der Implantatachse und einer sicheren Schonung von Risikostrukturen.

1 Einleitung

Zur Verbesserung der Präzision bei der Platzierung dentaler Implantate und zur sicheren Schonung von Risikostrukturen wurde Mitte der 90er Jahre die bilddatengestützte Navigationstechnologie in den Bereich der dentalen Implantologie eingeführt [1-6]. Ein klinischer Vorteil durch Verbesserung der Genauigkeit und

Abb. 1. Realitätsnahes zahnloses und atrophes Unterkiefermodell

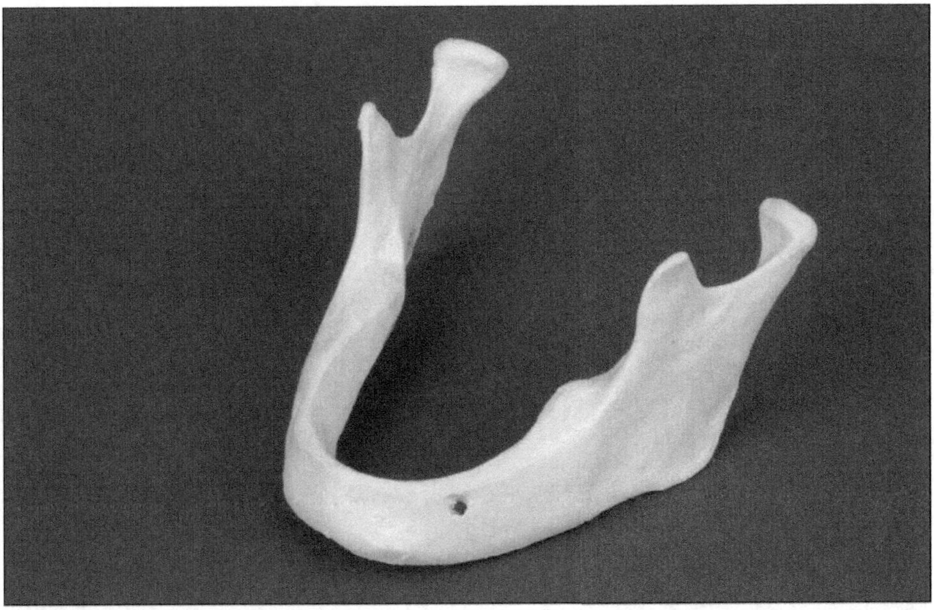

durch Schonung von Risikostrukturen, der sich aus einer navigierten Implantatbett-Bohrung ergeben könnte, ist bislang nicht wissenschaftlich belegt. Es existieren zudem keinerlei klinische noch experimentelle Studien, die sich mit einem Vergleich der Genauigkeit der navigierten Implantatbett-Bohrung/Implantatinsertion gegenüber der konventionellen Freihand-Methode beschäftigen. In einer experimentellen Studie wurde die Präzision navigations-assistierter Implantatbett-Bohrungen gegenüber der konventionellen Freihand-Methode evaluiert. Fernerhin wurde überprüft, ob die Erfahrung eines Operateurs Einfluss auf einen möglichen Vorteil durch die Navigationstechnologie hat.

2 Material und Methoden

An 16 standardisierten realitätsnahen atrophen Unterkiefermodellen (Sawbones Europe AB, Malmö, Schweden)(Abb. 1) wurden insgesamt 224 Implantatbohrungen durchgeführt. Um eine Realitätsnähe zu gewährleisten, wurden die Modelle mit einer Schleimhautmaskierung (Esthetic-Mask, Detax, Ettlingen), einem künstlichen Mundboden und einem Schädelmodell versehen (Abb. 2).

Je die Hälfte dieser Bohrungen wurde navigationsgeführt (CT-daten-basiert, Siemens Somatom 16, Erlangen, 0,75 mm axiale Schichten) und freihändig von wiederum je zur Hälfte einem erfahrenen und einem unerfahrenen Chirurgen ausgeführt. Der erfahrene Operateur hatte eine zehnjährige Berufserfahrung auf

Abb. 2. Intraoperatives Set-Up

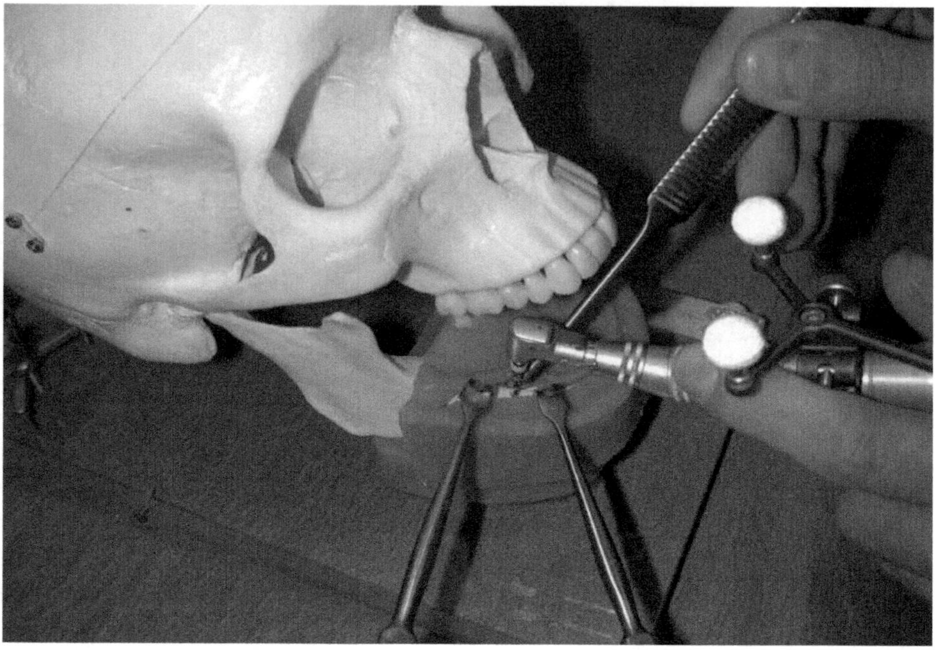

dem Gebiet der Mund-, Kiefer- und Gesichtschirurgie. Der unerfahrene Operateur hatte eine einjährige Berufserfahrung auf diesem Gebiet. Für die Positionierung der Bohrungen wurde eine konventionelle Bohrschablone ohne Bohrhülsen verwendet, die die Position, nicht jedoch die Achse der Bohrungen vorgab. Die Bohrungen erfolgten mit einem konventionellen Implantatbohrer.

Zur Navigation wurde das auf passiver Infrarotlichttechnologie basierende VectorVision Compact Navigationssystem der Firma BrainLAB (Heimstetten) verwendet. Das intraoperative Set-Up ist in Abb. 2 dargestellt.

Postoperativ wurden die Unterkiefermodelle erneut computertomographiert und mit Hilfe einer speziellen Software (CoDiagnostiX, IVS Solutions AG, Chemnitz), die die Messung von Winkeln und Strecken in definierbaren Raumebenen ermöglichte, ausgewertet.

3 Ergebnisse

Die Winkelabweichung in vestibulo-oraler und mesio-distaler Richtung bezogen auf die Okklusionsebene betrug für die freihändigen Bohrungen $11{,}2^\circ \pm 5{,}6^\circ$ (Streuung: $4{,}1^\circ - 25{,}3^\circ$). Für die navigationsgestützten Bohrungen betrug die Winkelabweichung $4{,}2^\circ \pm 1{,}8^\circ$ (Streuung: 2,3 – 11,5), $p < 0{,}01$ (Abb. 3). Der mittlere Abstand zum Mandibularkanal als Risikostruktur betrug für die konventionellen Bohrungen 1,1 mm ± 0,6 mm (Streuung: 0,1 – 2,3 mm). Für die

Abb. 3. Abweichungen der Implantatlagerachsen in der Gruppe der freihändig-konventionell und in der Gruppe der navigationsgeführten Bohrungen

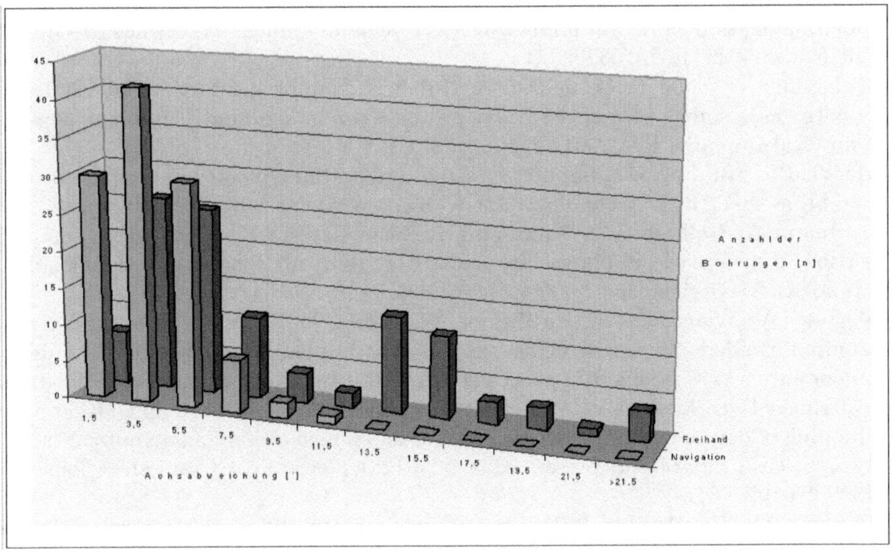

navigationsgeführten Bohrungen betrug der mittlere Abstand zum Mandibularkanal 0,7 mm ± 0,5 mm (Streuung: 0,1 – 1,8 mm). Diese Unterschiede waren ohne statistische Signifikanz.

Bei den konventionellen Bohrungen wurden 3 Perforationen des Dachs des Mandibularkanals gegenüber keinerlei Perforationen bei den navigationsgeführten Bohrungen beobachtet.

Interindividuelle Unterschiede zwischen den Chirurgen blieben ohne statistische Signifikanz.

4 Diskussion

Die Insertion osseointegrierter dentaler Implantate erfordert eine detaillierte präoperative Planung, die die prothetischen Ziele und die anatomischen Voraussetzungen berücksichtigt. Abweichungen der Implantatachse kompromittieren das prothetische Ziel mit der Folge eines verschlechterten ästhetischen und funktionellen Ergebnisses [7,8].

Verletzungen des Nervus alveolaris inferior im Unterkiefer, sowie Perforationen des Kieferhöhlen- und Nasenhöhlenbodens im Oberkiefer sind schwerwiegende Folgen fehlerhafter Implantatinsertionen.

In dieser experimentellen Studie konnte ein möglicher klinischer Vorteil der Navigationstechnologie für die dentale Implantologie aufgezeigt werden. Dieser ergibt sich aus einer erhöhten Präzision in Bezug auf die Implantatachse und aus einer sicheren Schonung von Risikostrukturen.

Prospektive, klinische Studien zur Untersuchung der Genauigkeit der navigationsgestützten dentalen Implantologie sind geplant.

Literaturverzeichnis

1. Ewers R, Schicho K, Truppe M, Seemann R, Reichwein A, Figl M, et al. Computer-aided navigation in dental implantology: 7 years of clinical experience. J Oral Maxillofac Surg 2004;62(3):329–334.
2. Birkfellner W, Solar P, Gahleitner A, Huber K, Kainberger F, Kettenbach J, et al. In-vitro assessment of a registration protocol for image guided implant dentistry. Clin Oral Implants Res 2001;12(1):69–78.
3. Hassfeld S, Mühling J. Computer assisted oral and maxillofacial surgery – a review and an assessment of technology. Int J Oral Maxillofac Surg 2001;30(1):2–13.
4. Schramm A, Gellrich NC, Schimming R, Schmelzeisen R. Computer-assisted insertion of zygomatic implants (Branemark system) after extensive tumor surgery. Mund Kiefer Gesichtschir 2000;4(5):292–295.
5. Wagner A, Wanschitz F, Birkfellner W, Zauza K, Klug C, Schicho K, et al. Computer-aided placement of endosseous oral implants in patients after ablative tumor surgery: assessment of accuracy. Clin Oral Implants Res 2003;14(3):340–348.
6. Watzinger F, Birkfellner W, Wanschitz F, Millesi W, Schopper C, Sinko K, et al. Positioning of dental implants using computer-aided navigation and an optical tracking system: case report and presentation of a new method. J Craniomaxillofac Surg 1999;27(2):77–81.
7. Hobkirk JA, Havthoulas TK. The influence of mandibular deformation, implant numbers, and loading position on detected forces in abutments supporting fixed implant superstructures. J Prosthet Dent 1998;80(2):169–174.
8. Zarb GA, Lewis DW. Dental implants and decision making. J Dent Educ 1992;56(12):863–872.

3D-NaMiS, ein Navigationssystem für den minimal invasiven Eingriff

Matthias Aleff[1], Adrian Krzizok[1], Werner Neddermeyer[1,2], Rainer M.M. Seibel[1,3] und Wolfgang Winkler[1,2]

[1] TecMedic GmbH, Gelsenkirchen
[2] Fachhochschule Gelsenkirchen, Fachbereich Informatik
[3] Universität Witten/Herdecke,
Institut für Diagnostische und Interventionelle Radiologie
Email: Matthias.Aleff@informatik.fh-gelsenkirchen.de

Zusammenfassung. Das Navigationssystem 3D-NaMiS ist eine Entwicklung für minimal invasive Eingriffe wie beispielsweise die periradikuläre Therapie (PRT). Präoperativ wird der Patient in einer Modalität untersucht und gleichzeitig wird die Hautoberfläche von einem Multikamerasystem observiert. Der eigentliche Eingriff kann anschließend in einer normalen Operationsumgebung erfolgen. Dabei sind oberhalb des Operationstisches Kameras befestigt, die wiederum die Hautoberfläche des Patienten und das Operationsinstrument beobachten. Aus den 3D-Informationen der Modalität und den Oberflächendaten aus der Operationsumgebung wird die relative Lage des Patienten zu den Schichtbildern der Modalität berechnet. Mittels eines Visualisierungssystems wird dem Mediziner die aktuelle Lage seines Instruments in dem Volumenmodell der Modalität dargestellt.

1 Einleitung

Eingriffe in den menschlichen Körper werden immer öfter minimal invasiv durchgeführt. Dabei sind die neuen Operationsmethoden erst durch den Fortschritt in den bildgebenden Verfahren, wie MRI (Magnetresonanz Imaging) und CT (Computertomographie), sowie den immer schneller werdenden Computern, möglich geworden.

Ein Arzt muss während eines minimal invasiven Eingriffs die Lage seines Instruments im Körper des Patienten kennen. Deshalb werden diverse Einriffe, wie beispielsweise die Periradikuläre Therapie (PRT), sichtgeführt in einem CT durchgeführt, d. h. der Mediziner erkennt in einem Visualisierungssystem sein Instrument live in den Schichtbildern. Ein Nachteil bei diesem Verfahren ist die Belastung für Patient und Arzt mit Röntgenstrahlung. Bei dem in der Entwicklung befindlichen Navigationssystem 3D-NaMiS (3D-Navigationssystem for Minimal invasiv Surgery) wird der eigentliche Eingriff außerhalb einer Modalität (MRI, CT) durchgeführt.

Eine Problemstellung bei der Entwicklung eines Navigationssystem ist die Berechnung und Darstellung des Zusammenhangs zwischen den virtuellen 3D-Daten aus der Modalität und dem realen Patienten in der Operationsumgebung.

Abb. 1. Aufbau des Navigationssystems mit der Operationsumgebung an der Modalität

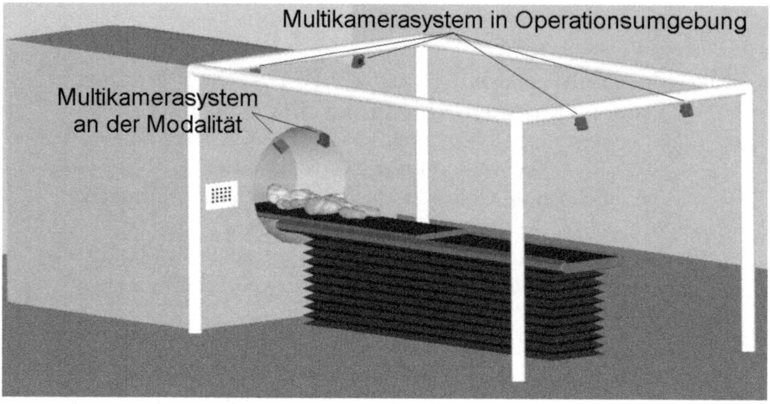

2 Stand der Forschung

Die meisten Navigationssysteme arbeiten mit festen Merkmalen zur Positionsbestimmung bzw. Registrierung, wobei die Merkmale starr mit den Knochen des Patienten verbunden sind. Die Position der Merkmale wird direkt aus den dreidimensionalen Aufnahmen der Modalität bestimmt.

Bei anderen Systemen wird der Zusammenhang mit den virtuellen Daten aus der Modalität und der realen Operationsumgebung durch die Fixierung von Körperteilen gewährleistet [1]. Hier erfolgt die Visualisierung der 3D-Volumen-Daten mit einem oder mehreren Operationsinstrumenten meist über Grafikworkstations.

3 Methoden

Das Ziel der Entwicklung des Navigationssystems 3D-NaMiS ist, die Belastungen für den Patienten und den Arzt so gering wie möglich zu halten. Somit wurde ein neuer Ansatz für die Bestimmung der Lage des Patienten in der Operationsumgebung gewählt. Die Lagebestimmung des Patienten erfolgt hier über die Hautoberfläche.

Bei einer Voruntersuchung werden zeitgleich mit der Erstellung der Schichtbilder in einer Modalität Oberflächeninformationen der Haut bestimmt. Hierzu ist an der Modalität ein Multikamerasystem befestigt (Abb. 1). Dieses System besteht aus vier CMOS-Kameras, deren optische Achse in die Modalität zeigt. Durch eine Kalibrierung ist die Lage der Kameras im Koordinatensystem der Modalität bekannt.

Vor der Untersuchung in der Modalität bekommt der Patient ein Pflaster in der Umgebung der zu operierenden Stelle aufgeklebt. Auf diesem Pflaster befinden sich Merkmale, die eindeutig in den Bildern der Kameras erkennbar sind.

Abb. 2. Berechnete Oberfläche im DICOM-Volumenbild

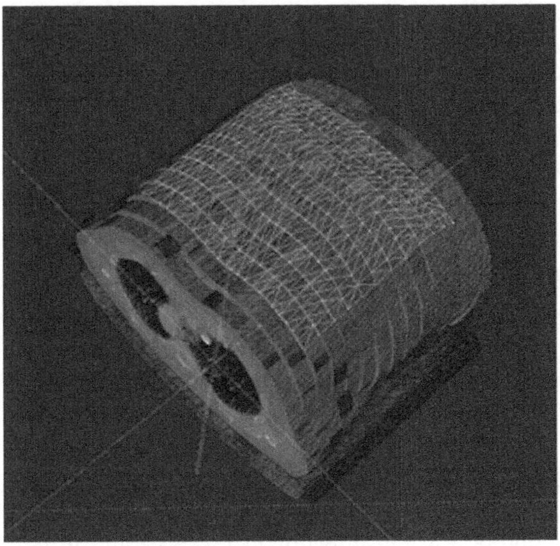

Während der Untersuchung werden Bilder von der Hautoberfläche des Patienten zu jedem 3D-Datensatz abgespeichert.

Nach der Untersuchung werden die Bildinformationen und der 3D-Datensatz ausgewertet. Aus den Bildinformationen der Kameras werden die Merkmale vom Pflaster gesucht. Die Umrechnung der Merkmale aus dem 2D-Raum in den 3D-Raum erfolgt mit Hilfe der internen und externen Kameraparameter aus dem Lochkameramodell.

Anschließend wird die Hautoberfläche aus dem 3D-Datensatz der Modalität über eine Segmentierung bestimmt (Abb. 2)[2]. Die Position der Merkmale des Pflasters in Bezug auf die segmentierte Hautoberfläche ist nun bekannt.

Die Operation kann in einem normalen Operationssaal stattfinden. Über dem Operationsfeld ist ebenfalls ein Multikamerasystem mit vier Kameras befestigt. Die optischen Achsen der Kameras sind auf das Operationsfeld ausgerichtet. Mit einer Kalibrierplatte werden die Kameras kalibriert, so dass der Bezug ihrer Koordinatensysteme untereinander bekannt ist.

Während der Operation (Abb. 3) wird das Pflaster mit den Merkmalen von dem Multikamerasystem betrachtet. Zusätzlich zu den Markern ist das Operationsinstrument (z. B. Spritze in Navigationshalterung) in den Kamerabildern zu erkennen. Nach der Trennung der unterschiedlichen Merkmale in den Kamerabildern wird die 3D-Postion der Merkmale auf dem Körper des Patienten berechnet. Mit den 3D-Positionen der Merkmale aus der Modalität und auf dem Operationstisch wird die Lage des Patienten im Raum über ein so genanntes Fix-Matching [3] bestimmt.

Da sich die Haut verschieben kann und nicht die gleiche Lage wie während der Voruntersuchung haben muss, wird die Lage des Patienten noch einmal genauer berechnet. Da zu werden die zuvor berechneten Werte als Startwerte für

Abb. 3. Operation in einer Simulationsumgebung

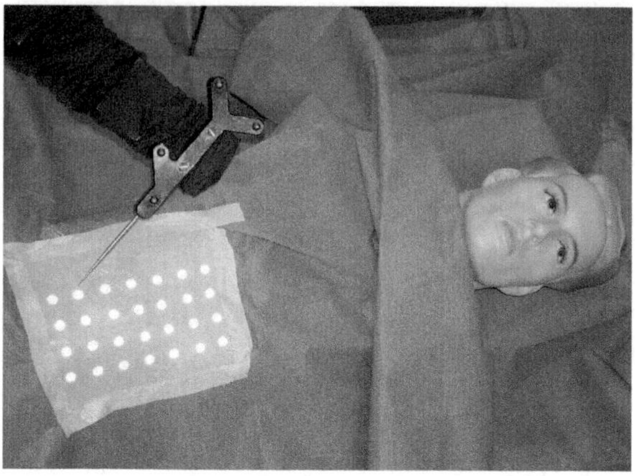

einen ICP-Algorithmus (Iterativ Closest Point)[4] herangezogen. Die segmentierte Oberfläche wird mit den Positionen der Merkmale auf der Haut gematcht und so eine genaue Lage des Patienten ermittelt[5]. Sowohl die berechnete Lage des Patienten als auch die Lage des Instrumentes werden an ein Visualisierungssystem übermittelt.

Auf dem Monitor des Visualisierungssystems wird das Instrument relativ zu den DICOM-Bildern aus der Modalität, die über eine RIS-Anbindung direkt in den Speicher der Grafikkarte geladen werden, dargestellt.

Die DICOM-Daten sind dabei nicht segmentiert. Der operierende Mediziner kann die Darstellung, ähnlich wie bei PAC-Systemen, in der 3D-Umgebung fenstern oder skalieren (zoomen). Die Bedienung des Systems erfolgt hierbei über Taster, die sich in dem Instrument befinden.

4 Ergebnisse

Untersuchungen wurden derzeit nur an einigen Phantomen durchgeführt. Dabei liegen die Genauigkeiten in den folgenden Bereichen:

- Optisches 3D-Multikamerasystem: < 0.20 mm
- Fix-Matching: < 0.25 mm
- Oberflächenmatching (Schichtdicke 0.5 mm): < 1 mm

Die Verifizierung der Genauigkeit erfolgte mit einem Lasertracker (Genauigkeit ca. 0.01 mm) der Fa. Leica-Geosystems.

Die Geschwindigkeit des gesamten Systems liegt im Bereich von 10 Bildern pro Sekunde. Eine Latenzzeit zwischen einer Aktion, beispielsweise mit dem Instrument in der Operationsumgebung und der Reaktion in der Darstellung, ist nicht feststellbar.

5 Diskussion

Durch das Oberflächenmatching ist es möglich, minimal invasive Operationen durchzuführen und die Belastung des Arztes und des Patienten zu verringern. Das System kann an einem MRT sowie an einem CT betrieben werden.

Die Merkmale auf dem Körper des Patienten sind nur durch ein Pflaster befestigt, welches nach der Operation ohne weiteren Aufwand wieder entfernt werden kann. Bei anderen Matchingverfahren müssen den Patienten vor der Operation Marker an den Knochen befestigt werden. Dieses stellt eine zusätzliche Belastung des Patienten dar.

Das Matchen der 3D-Informationen aus der Modalität und der Daten des Multikamerasystems erfolgt nahezu in Echtzeit, obwohl der zeitintensive ICP-Algorithmus eingesetzt wird. Dies ist darauf zurückzuführen, dass die Rechenzeit für den ICP-Algorithmus durch die Berechnung der Startwerte von dem Fixmatching über die Merkmale auf dem Pflaster innerhalb und außerhalb der Modalität verringert wird, so dass nur wenige Itterationen notwendig sind.

Die Darstellung der DICOM-Daten in dem Visualisierungssystem als 3D-Bild ist ideal für einen Mediziner, da er gelernt hat, Schichtbilder zu deuten. Erste Gespräche mit Radiologen haben gezeigt, dass sie mit dieser Technik besser umgehen können, als mit segmentierten 3D-Darstellungen. Des weiteren ist diese Art der Darstellung mit jeder modernen Grafikkarte (ab Nvidea GeForce 4), die für den Consumer-Bereich hergestellt wurde, möglich.

Derzeit ist die Navigation nur im 3D-Raum möglich. Das System wird in naher Zukunft auf die 4. Dimension, die Zeit, erweitert, so dass minimal invasive Operationen auch im Torax-Bereich durchgeführt werden können.

Literaturverzeichnis

1. Gebhard F, Kinzl L, Arand M. Computerassistierte Chirurgie. Unfallchirurg 2000;.
2. Krzizok A, Neddermeyer W, Winkler W, Aleff M, Seibel RMM. Registrierung von Oberflächeninformationen in medizinischen Schichtaufnahmen zur Bestimmung der aktuellen 3D-Körperlage. Biomed Tech (Berl) 2004;49:180–181.
3. Horn BKP. closed-form solution of absolute orientation using unit quaternions. J Opt Soc Am A 1987;4(4):629–642.
4. Besl PJ, McKay ND. A Method for Registration of 3-D Shapes. IEEE Trans Pattern Analysis and Machine Intelligence 1992;14(2).
5. Aleff M, Neddermeyer W, Winkler W, Krzizok A, Seibel RMM. Lagebestimmung eines Patienten für den minimal invasiven Eingriff. Biomed Tech (Berl) 2004;49:62–63.

Verwendung der bilddatengestützten Navigation zur intraoperativen Repositionskontrolle bei isolierten Jochbeinfrakturen

Carsten Westendorff[1], Jürgen Hoffmann[1], Ulrich Seifert[2] und Siegmar Reinert[1]

[1]Klinik und Poliklinik für Mund-, Kiefer- und Gesichtschirurgie, Universitätsklinikum Tübingen, 72076 Tübingen
[2]BrainLAB AG, Heimstetten
Email: carsten.westendorff@med.uni-tuebingen.de

Zusammenfassung. Laterale Mittelgesichtsfrakturen gehören zu den häufigsten Verletzungsformen des Gesichtsschädels. Bei der Reposition von stark dislozierten Jochbeinfrakturen ist die dreidimensionale Orientierung meist nur durch extra- und intraorale operative Zugänge zu beurteilen. Fehlstellungen von nicht korrekt reponierten Fraktursegmenten verursachen Diplopie, Augenmotilitätsstörungen oder Gesichtsasymmetrien. Bei 10 Patienten mit isolierten Jochbeinfrakturen wurde eine virtuelle Jochbeinreposition präoperativ auf CT-Datenbasis rechnergestützt geplant und durch Gebrauch eines optischen Navigationssystems auf den intraoperativen Situs übertragen. Die präoperative Schichtbildgebung erfolgte mit einem hochauflösenden 16-Zeilen Computertomografie-Scanner (Somatom Sensation 16). Präoperativ wurde der dislozierte Joch-beinkörper im CT-Datensatz halbautomatisch segmentiert und auf der Basis einer neuartigen Prototyp-Software virtuell und anatomisch korrekt reponiert. Bei sämtlichen Patienten konnte der Jochbeinkörper halbautomatisch mit gerin-gem Zeitaufwand segmentiert und virtuell reponiert werden. Intraoperativ konnte die Stellung des Jochbeinkörpers verifiziert werden. Mit der Integration der virtuellen Planungen in die bilddatengestützte Navigation war in allen Fällen eine optimierte Beurteilung der Reposition und dreidimensionalen Stellung der Fragmente möglich.

1 Einleitung

Isolierte Jochbeinfrakturen gehören zu den häufigsten Verletzungen im Bereich des Kopfes [1]. Bei der Reposition von dislozierten Jochbeinfrakturen ist die dreidimensionale anatomisch korrekte Orientierung des Jochbeinkörpers meist nur durch mehrere extra- und intraorale operative Zugänge zu beurteilen. Fehlstellungen der Fraktursegmente werden zumeist erst in der postoperativen Röntgenuntersuchung erkannt. Nicht erkannte Fehlstellungen, die mit einer klinischen Symptomatik, wie Diplopie, Augenmotilitätsstörungen und Gesichtsasymmetrien verbunden sein können, führen zu der Notwendigkeit aufwändiger und operativ extrem schwieriger Sekundäreingriffe [1,2].

Abb. 1. Semiautomatische Segmentierung des dislozierten linksseitigen Jochbeinkörpers.

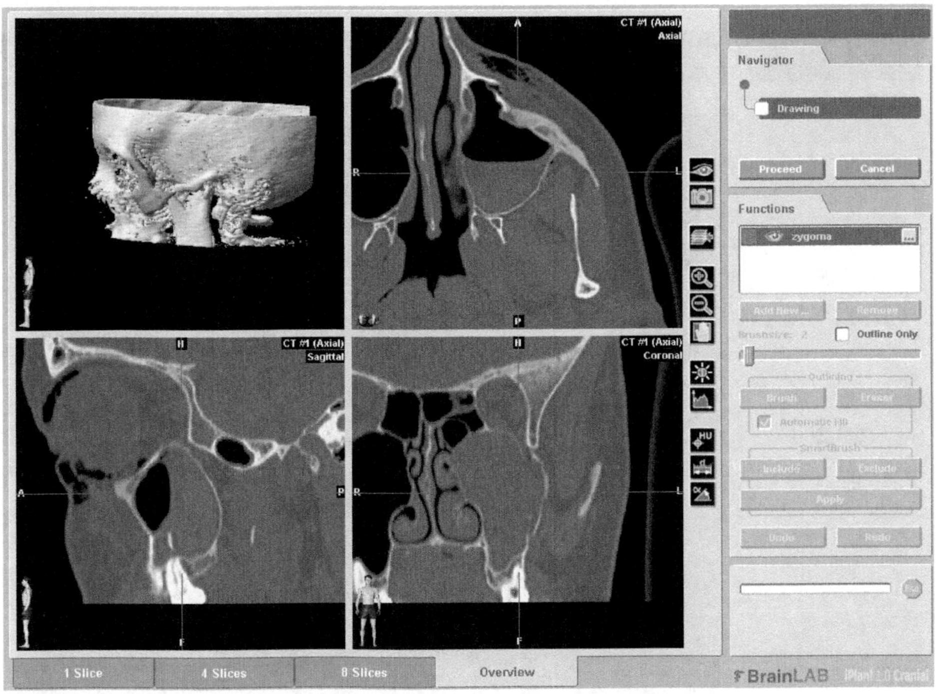

Daher erscheint es wünschenswert, einerseits intraoperativ eine Stellungskontrolle des reponierten Jochbeinkörpers durchführen zu können, andererseits die Invasivität bestehender operativer Verfahren zu minimieren.

Durch die präoperative Planung einer virtuellen Jochbeinreposition und die intraoperative navigationsgestützte Kontrolle des klinischen Repositionsergebnisses könnte die computergestützte Planung und die CT-Daten-gestützte Navigation ein weniger invasives Vorgehen bei zuverlässiger Beurteilung der Stellung des Jochbeinkörpers ermöglichen.

2 Material und Methoden

Bei 10 Patienten mit isolierten Jochbeinfrakturen wurde die neuartige Technik basierend auf einer virtuellen Repositionsplanung und navigationsgestützten Reposition eingesetzt.

Die präoperative Schichtbildgebung erfolgte mit einem hochauflösenden 16-Zeilen Computertomografie-Scanner (Somatom Sensation 16). Präoperativ wurde der dislozierte Jochbeinkörper im CT-Datensatz halbautomatisch segmentiert (Abb. 1) und auf der Basis einer neuartigen Prototyp-Software virtuell reponiert

Abb. 2. Durch Hakenzug wurde der dislozierte Jochbeinkörper reponiert. Das Repositionsergebnis wurde mithilfe eines Pointers durch Vergleich mit der virtuellen Planung kontrolliert.

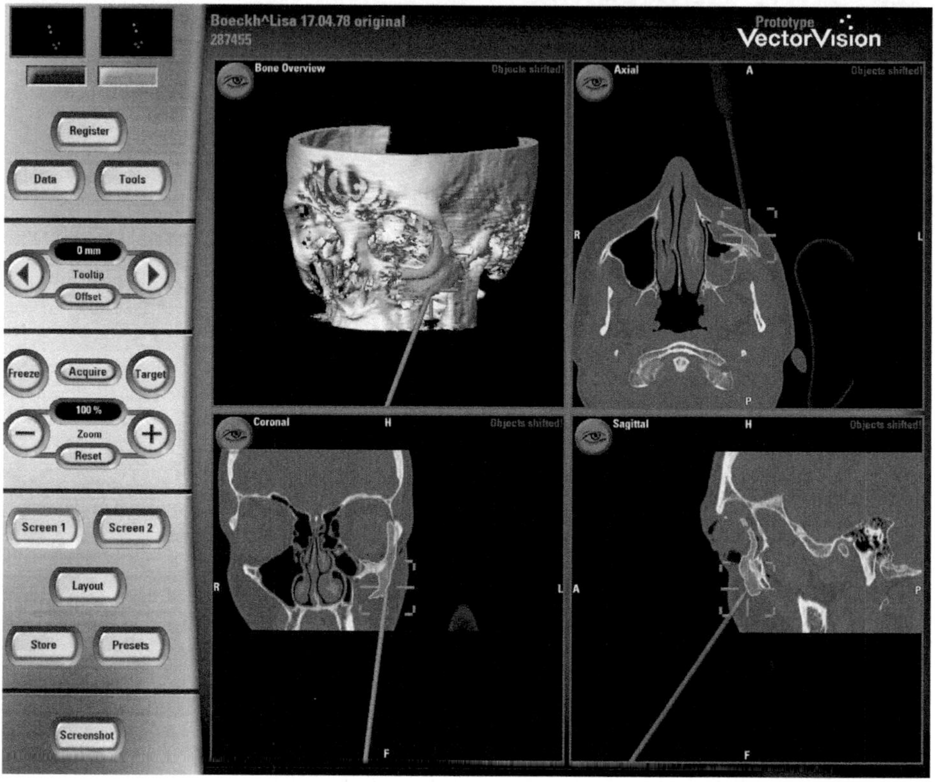

(Abb. 2). Die anatomische Stellung des Jochbeins wurde in allen Schichten in sagittaler, koronarer und axialer Ebene, sowie dreidimensional kontrolliert.

Anschließend wurden die Planungsdaten der virtuellen Segmentreposition in das VectorVision Compact Navigationssystem (Fa. BrainLAB, Heimstetten) eingespielt.

Für die Patientenregistrierung wurden ein dentalfixiertes Schienenreferenzmarkersystem und die Oberflächen-Laserscan-Technologie verwendet. Nach der Referenzierung erfolgte die operative Reposition des Jochbeinkörpers in üblicher Weise. Das klinische Repositionsergebnis wurde intraoperativ mit der virtuellen Repositionsplanung durch Abtasten der Knochenoberfläche mithilfe eines Pointers verglichen (Abb. 2). Bei Bedarf wurde der Jochbeinkörper erneut reponiert.

Postoperativ erfolgte eine konventionelle radiologische Untersuchung zur Kontrolle des Repositionsergebnisses.

3 Ergebnisse

Bei sämtlichen Patienten konnte der Jochbeinkörper halbautomatisch mit einem Zeitaufwand von etwa 30 Minuten segmentiert und virtuell reponiert werden. Das Ergebnis der virtuellen Reposition konnte in sämtlichen CT-Schichten in axialer, koronarer und sagittaler Projektion, sowie in der dreidimensionalen Rekonstruktion des Bilddatensatzes überprüft werden. Mit Hilfe der erweiterten Planungsmöglichkeiten der Prototyp-Softwareplattform konnte intraoperativ die Stellung des Jochbeinkörpers durch Pointerabtastung der Knochenoberfläche und Vergleich des anatomischen mit dem virtuellen Repositionsergebnis schnell und einfach verifiziert werden. Mit der Integration der virtuellen Planungen in die bilddatengestützte Navigation war in allen Fällen eine optimierte Beurteilung der Reposition und dreidimensionalen Stellung der Fragmente möglich.

4 Diskussion

Die introperative Kontrolle der Jochbeinstellung erfolgt bislang auf der Grundlage unsicherer, invasiver oder strahlenexponierender und technisch aufwändiger Verfahren. So stellt die operative intra- und extraorale Exploration ein zumeist inadäquat invasives Verfahren dar, während C-Bögen und die intraoperative Computertomografie strahlenexponierend wirken und eine aufwändige technische Ausstattung erfordern [2-4]. Videoendoskopische Verfahren haben sich bislang zur Kontrolle des Repositionsergebnisses nicht durchsetzen können [5,6]. Die Anwendung der Sonografie ist auf die Beurteilung der Jochbogenstellung beschränkt und erlaubt keine genauen Aussagen zur Kontrolle der Jochbeinstellung [7-9].

Durch die navigationsgestützte Reposition sind eine intraoperative dreidimensionale Visualisierung des Jochbeinfragmentes und eine interaktive Korrektur der Segmentstellungen möglich. Dieser Technik wird eine zunehmende Bedeutung, insbesondere bei minimal invasiven Ansätzen, zukommen. Durch den Vergleich des virtuellen mit dem realen Repositionsergebnis könnte die Navigationstechnologie zudem eine postoperative radiologische Repositionskontrolle ersetzen.

Literaturverzeichnis

1. Zingg M, Laedrach K, Chen J, Chowdhury K, Vuillemin T, Sutter F, et al. Classification and treatment of zygomatic fractures: a review of 1,025 cases. J Oral Maxillofac Surg 1992;50(8):778–790.
2. Lynham AJ, Monsour FN, Chapman P. Management of orbitozygomatic fractures. ANZ J Surg 2002;72(5):364–366.
3. Hoffmann J, Dammann F, Troitzsch D, Krimmel M, Gülicher D, Reinert S. Intraoperative computer tomography control within the scope of maxillofacial traumatology using a mobile scanner. Biomed Tech (Berl) 2002;47(6):155–158.
4. Stanley RB. Use of intraoperative computed tomography during repair of orbitozygomatic fractures. Arch Facial Plast Surg 1999;1(1):19–24.

5. Forrest CR. Application of endoscope-assisted minimal-access techniques in orbitozygomatic complex, orbital floor, and frontal sinus fractures. J Craniomaxillofac Trauma 1999;5(4):7–12.
6. Krimmel M, Cornelius CP, Reinert S. Endoscopically assisted zygomatic fracture reduction and osteosynthesis revisited. Int J Oral Maxillofac Surg 2002;31(5):485–488.
7. Akizuki H, Yoshida H, Michi K. Ultrasonographic evaluation during reduction of zygomatic arch fractures. J Craniomaxillofac Surg 1990;18(6):263–266.
8. Friedrich RE, Heiland M, Bartel-Friedrich S. Potentials of ultrasound in the diagnosis of midfacial fractures. Clin Oral Investig 2003;7(4):226–229.
9. McCann PJ, Brocklebank LM, Ayoub AF. Assessment of zygomatico-orbital complex fractures using ultrasonography. Br J Oral Maxillofac Surg 2000;38(5):525–529.

Rekonstruktion von neuronalen Trajektorien mittels Time-of-Arrival-Maps

Sarah Mang, Daniel Gembris und Reinhard Männer

Institut für Computerunterstützte Medizin - Süddeutsches Brain Imaging Center - Universität Mannheim, 68131 Mannheim
Email: sarah.mang@ti.uni-mannheim.de

Zusammenfassung. Die Forschung im Bereich der Hirn-Konnektivität befasst sich damit, wie die einzelnen Regionen im Gehirn miteinander und mit peripheren Nerven verbunden sind. Mit der Diffusionstensor-Magnetresonanztomographie (DT-MRT) ist es möglich, diese Fragestellung nicht-invasiv am Menschen invivo zu untersuchen. Im Folgenden wird eine neue Methode zur Rekonstruktion des Verlaufs von Nervenfaserbahnen auf Basis der mit DT-MRT gewonnenen Daten („Fiber-Tracking") vorgestellt. Zur Rekonstruktion der Trajektorien wird zunächst ein Diffusionsprozess vom Ursprung der Trajektorien aus simuliert. Auf einer aus den Ergebnissen der Simulation für diesen Ursprung generierten Time-of-Arrival-Map, die jedem Punkt im Datensatz den Zeitpunkt an dem ihn die Diffusionsfront erreicht zuordnet, wird ein Gradientenabstieg durchgeführt um die Trajektorien zu rekonstruieren. Diese Methode ist stabiler gegenüber Rauschen und komplexen Subvoxelstrukturen als die verbreiteten Streamline-Methoden.

1 Problemstellung

Die Fragestellung, wie die einzelnen Regionen im Gehirn miteinander und mit peripheren Nerven verbunden sind, beschäftigt verschiedene Disziplinen der Medizin, wie zum Beispiel die Psychiatrie und die (Neuro-)Chirurgie. Bis vor kurzem konnte hierzu nur invasiv geforscht werden, wodurch Studien am Menschen stark einschränkt waren. Durch die Entwicklung der Diffusionstensor-Magnetresonanztomographie (DT-MRT) wurde es möglich, Hirn-Konnektivität nicht-invasiv am Menschen invivo zu untersuchen.

In diesem Beitrag wird eine neue Methode zur Rekonstruktion des Verlaufs von Nervenfaserbahnen (Trajektorien) auf Basis der mit DT-MRT gewonnenen Daten („Fiber-Tracking") vorgestellt. Die bisher gebräuchlichen Verfahren haben Probleme, Trajektorien bei Vorliegen komplexer Subvoxelstrukturen, wie zum Beispiel die Spaltung von Fasern innerhalb eines Voxels, zu rekonstruieren. Die hier entwickelte Methode sieht hingegen einen stabilen, globalen Lösungsansatz vor.

2 Stand der Forschung

Die DT-MRT [1] kann die Anisotropie der Selbstdiffusion von Wasser im Gehirn abbilden. Die Ursache für diese, im Allgemeinen durch einen 3x3-Diffusionstensor beschriebene Anisotropie ist die Stärke der Diffusion, die quer zum Faserverlauf geringer ist als entlang der Nervenfasern. Die daraus resultierenden richtungsabhängigen Diffusionsstärken können mit DT-MRT invivo gemessen werden.

Es sind bereits verschiedene Ansätze entwickelt worden, aus den Diffusionstensordaten den Verlauf der Nervenbahnen in der weißen Hirnsubstanz abzuleiten. Die einfachste und am weitesten verbreitete Methode um Faserverläufe (Trajektorien) zu rekonstruieren, besteht darin, für jedes Voxel im betrachteten Volumen, den Eigenvektor zum größten Eigenwert des zugehörigen Diffusionstensors zu berechnen. Dieser primäre Eigenvektor gibt die Richtung an, in der die Diffusion innerhalb dieses Voxels am stärksten ist.

Um ganze Trajektorien zu rekonstruieren, werden die primären Eigenvektoren der einzelnen Voxel in einer geeigneten Weise miteinander ‚verbunden'. Ausgehend von einem gewählten Startpunkt aus wird der Verlauf der Trajektorie durch Verfolgung der primären Eigenvektoren rekonstruiert. Mit dieser so genannten Streamline-Methode [2] wurden größerer Faserbündel erfolgreich rekonstruiert. Allerdings ist sie aufgrund der erforderlichen Eigenwertzerlegung sehr anfällig gegenüber Rauschen in den Datensätzen. Zu dem resultieren aus der begrenzten Auflösung, die sich zurzeit noch im mm-Bereich bewegt, Schwierigkeiten, wenn dünne Faserbündel, die ihrerseits aus Fasern mit Durchmessern im μm-Bereich bestehen, in einem Voxel komplexe Strukturen, wie Kreuzungen, Spaltungen, Berührungen oder Vereinigungen, bilden. Der Tensor für ein derartiges Voxel entspricht einer Mittelung der Tensoren der einzelnen im Voxel enthaltenen Fasern. Der zugehörige primäre Eigenvektor repräsentiert deshalb keine eindeutige Faserrichtung mehr sondern nur noch die gemittelte Richtung aller im Voxel enthaltenen Fasern. Da der rekonstruierte Verlauf der Nervenbahnen lokal durch den primären Eigenvektor bestimmt wird, kann es in den 'komplexen' Voxeln zu Fehlrekonstruktionen und plötzlichen Abbrüchen der Trajektorien kommen.

Der Streamline-Ansatz wurde durch die Entwicklung einiger Erweiterungen verbessert. Zum Beispiel werden vorher bekannte Informationen über Faserbündel in die Berechnung mit einbezogen um ihre Stabilität zu erhöhen oder ein hinzugefügter „Energieterm" reguliert Steifheit und Biegung der Fasern.

Es gibt auch Ansätze, die zur Rekonstruktion der Fasern die Monte-Carlo-Methode benutzen. Neuerdings wird die Fast-Marching-Methode aus der Level-Set-Theorie zur Faserrekonstruktion angewendet [3]. Dabei werden expandierende Fronten berechnet aus denen dann Rückschlüsse auf den Faserverlauf gezogen werden.

Außerdem gibt es eine neue MRT-Technik namens *q-ball-imaging* [4], die in der Lage ist mehrere Faserrichtungen innerhalb eines Voxels zu messen. Diese zusätzlichen Informationen können z.B. für erweiterte Streamline-Ansätze verwendet werden, um deren Probleme mit Kreuzung, Spaltungen und Vereinigungen von Fasern zu reduzieren.

3 Wesentlicher Fortschritt durch den Beitrag

Im Gegensatz zum Streamline-Ansatz ist bei der hier vorgestellten Methode eine Bestimmung der primären Eigenvektoren nicht erforderlich. Durch die Verwendung der gesamten Tensor-Informationen können von dem Verfahren komplexe Subvoxel-Faserstrukturen besser berücksichtigt werden.

Gegenüber dem Fast-Marching-Ansatz besteht der Vorteil der hier präsentierten Methode im Lösen der problembezogenen Diffusionsgleichung statt einer allgemeinen Formel für propagierende Fronten. Dadurch wird es erleichtert, Fortschritte der MR-Messtechnik für genauere und stabilere Trajektorien-Rekonstruktionen zu nutzen.

4 Methoden

Auf den Diffusionstensor-Daten wird die Diffusion von Wasser simuliert, indem die (physikalische) Diffusionsgleichung numerisch gelöst wird. Dazu wird von einer virtuellen Wasserkonzentration, die im Startpunkt der gesuchten Faser maximal ist, ausgegangen, die sich dann, abhängig von der durch die von den Tensordaten beschriebene Ansiotropie, verteilt. Zur Berechnung der Trajektorien ermittelt man zunächst die Diffusions-Konzentrations-Isofronten. Diese sind Kurven oder Flächen gleicher Konzentration zu einem bestimmten Zeitpunkt; sie repräsentieren die Fronten der Diffusionsausbreitung. Von besonderem Interesse ist die Diffusionsfront, die zuerst bisher von der Diffusion unberührte Regionen erreicht.

Um die Isofronten für die einzelnen Zeitschritte zu generieren, muss ein Klassifikationsschwellwert bestimmt werden, mit dessen Hilfe festgestellt werden kann, welcher Punkt im aktuellen Zeitschritt überstrichen wird. Dazu betrachten wir die Konzentrationsverteilung der Punkte für den jeweiligen Zeitschritt der Simulation. Von dieser Verteilung werden die 0,1% der Punkte ausgewählt, die die höchste Konzentration aufweisen. Der geringste Konzentrationswert dieser ausgewählten Punkte wird der neue Schwellwert. Um nicht immer die selben Punkte für die Klassifikation zu wählen wird darauf geachtet, dass nur unklassifizierte Punkte den Schwellwert beeinflussen können.

Aus den so aufbereiteten Daten wird eine „Time-of-Arrival-Map“ (ToA-Map) generiert, indem man jedem Punkt im Datensatz den Zeitpunkt, an dem die Diffusions-Isofront ihn überstreicht, zuordnet (Abb.: 1 links a und b). Ein Punkt gilt als überstrichen wenn die Konzentration zum betrachteten Zeitpunkt ($c_{i,t}$) größer als der Schwellwert (s) ist: $c_{i,t} > s$.

Zur Rekonstruktion der Trajektorien wird nun auf der ToA-Map ein Gradientenabstieg (Abb.: 1 rechts) durchgeführt. Da der Abstand zwischen zwei Isofronten in der ToA-Map im Allgemeinen größer ist als ein Voxel, werden die diskreten Zeitwerte der Punkte zwischen zwei Fronten durch Splineinterpolation approximiert. Der Gradientenabstieg beginnt bei den äußeren Punkten, die einen festgelegten Mindestabstand zum Ursprung der Faser haben, und läuft von jeweiligen Punkt zum Ursprung. Durch dieses 'Rückwertslaufen' werden Faseraufspaltungen praktisch automatisch erkannt. Um nur die anatomisch realen

Abb. 1. In der linken Darstellung, Bild a), sieht man, wie Gitterpunkte bis zu dem Zeitpunkt (i) von der Front der Diffusion überstrichen wurden. Die überstrichenen Werte sind als Kreise markiert. Für jeden Punkt wird der Zeitpunkt, an dem er von der Diffusionsfront überstrichen wird, gespeichert. In b) sieht man, wie sich die Front weiter ausbreitet, die schon besuchten Punkte werden nicht weiter beachtet (schraffierter Bereich), und die neu überstrichenen werden entsprechend markiert. In der rechten Skizze, in der die Ringe die verschiedenen Zeitschritte repräsentieren, wird der Gradientenabstieg auf der Time-of-Arrival-Map schematisch dargestellt. Die Pfeile stellen eine schrittweise von außen nach innen rekonstruierte Trajektorie dar.

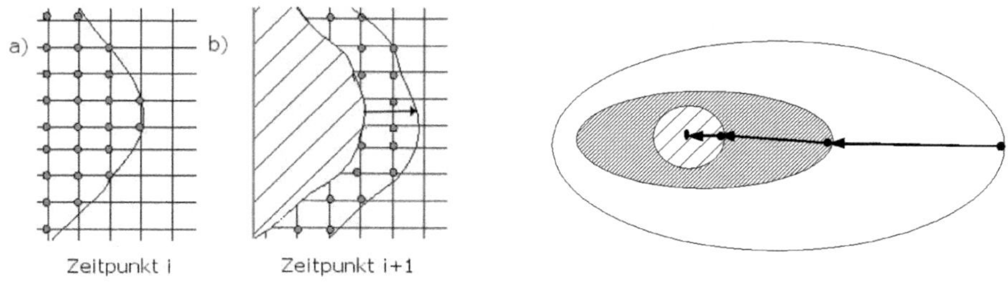

Fasern zu bestimmen, sind an die berechneten Trajektorien noch Bedingungen bezüglich Grad der Krümmung, Höhe der Konzentration, etc. zu stellen.

Für diese Art der Rekonstruktion sollten die Isofronten, besonders in der Anfangsphase, in der die Diffusion am schnellsten ist, nicht zu weit auseinander liegen. Es bietet sich daher an, die Zeitabstände zwischen zwei Isofronten abhängig von der Diffusionsgeschwindigkeit (maximale Konzentration) zu wählen - zum Ende der Simulation also größere Zeitabstände zu haben als zu Beginn.

5 Ergebnisse

Die Methode wurde anhand von synthetischen Daten verifiziert. Die Simulation der Diffusion wird mit der Software FEMLAB [5] durchgeführt. Anhand dieser Berechnungsergebnisse erfolgt dann mittels Matlab- [6] und C++-Routinen die Bestimmung der ToA-Maps, auf denen schließlich ein Gradientenabstieg zur Rekonstruktion der Trajektorien durchgeführt wird. Die Simulation der anisotropen Diffusion benötigt auf einem Rechner mit 3,0 GHz Pentium 4 Prozessor bei einer Unterteilung in 17 Zeitschritte eine Rechenzeit von 0.64s für einen 100x100 Testdatensatz und 180.0s für einen 100x100x100 Testdatensatz. Die berechneten ToA-Maps lassen erwarten, daß die Ergebnisse für Untersuchungen von großen Faserbündeln wie dem *Corpus Callosum* oder dem *Sehnerv* mit den Ergebnissen bisheriger Verfahren weitestgehend übereinstimmen. Insbesondere für feinere Strukturen wird eine größere Robustheit bei verrauschten Messdaten erwartet.

Abb. 2. Berechnete Trajektorie für synthetischen Daten zusammen mit generierter Time-of-Arrival-Map

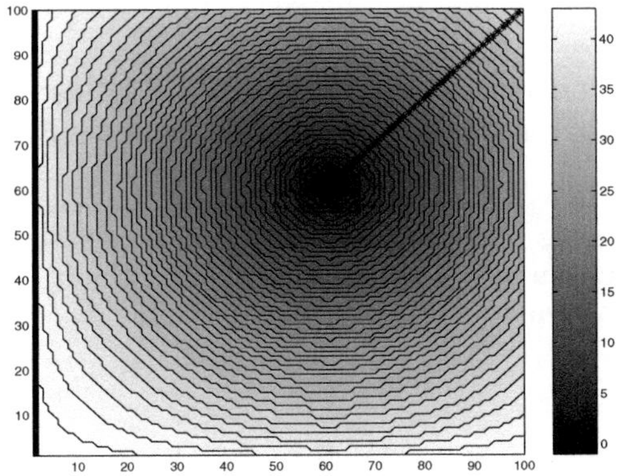

6 Diskussion

Durch die problemangepasste Simulation der Diffusion im Gehirn ist der hier vorgestellte Ansatz zur Rekonstruktion von Trajektorien in der weißen Hirnsubstanz stabiler gegenüber Störungen der Daten verglichen mit bisher geläufigen Methoden.

Das Verfahren ist dem Fast-Marching-Ansatz sehr ähnlich, verspricht aber durch das Lösen der Diffusionsgleichung und nicht einer generischen Formel für propagierende Fronten eine bessere Nutzung neuer Möglichkeiten der MR-Diffusionsbildgebung.

Literaturverzeichnis

1. Gembris D. Rekonstruktion neuronaler Konnektivität mittels kernmagnetischer Resonanz. Ph.D. thesis. Universität Dortmund, Fachbereich Physik; 2001.
2. Contouro TE, Lori NF, Cull TS, et al. Tracking neuronal fiber pathways in the living human brain. Proc Natl Acad Sci USA 1999;96:10422–10427.
3. Parker GJ, Stephan KE, Barker GJ, et al. Initial demonstration of in vivo tracing of axonal projections in the macaque brain and comparison with the human brain using diffusion tensor imaging and fast marching tractography. NeuroImage 2002;15(4):797–809.
4. Tuch DS, Reese TG, Wiegell MR, et al. Diffusion MRI of complex neural architecture. Neuron 2003;40(5):885–895.
5. COMSOL AB. FEMLAB. 3rd ed.; 2003.
6. The MathWorks, Inc. MATLAB. 6th ed.; 2003.

Enhanced Visualization of Diffusion Tensor Data for Neurosurgery

Frank Enders[1,2], Dorit Merhof[1,2], Peter Hastreiter[1,2], Marc Stamminger[2] and Christopher Nimsky[1,3]

[1]Neurocenter, Dept. of Neurosurgery, University of Erlangen-Nuremberg, Germany
[2]Computer Graphics Group, University of Erlangen-Nuremberg, Germany
[3]Dept. of Neurosurgery, University of Erlangen-Nuremberg, Germany
Email: enders@neurozentrum.imed.uni-erlangen.de

Abstract Diffusion tensor imaging is a recent magnetic resonance technique that provides comprehensive information about water diffusivity. Since diffusivity correlates with tissue structure at the microscopic level diffusion tensor imaging reveals fibrous structures such as white matter pathways in the field of neurosurgery. White matter tracts are thereby of major interest and the ability to distinguish between different white matter patterns is subject of growing research in neurosurgery. Different approaches for the examination of the data such as streamline tracking or direct volume rendering have been developed. In this work an integrated method for visualizing this kind of data is presented utilizing glyph- and streamline-based visualization in combination with magnetic resonance data showing anatomy to obtain a maximum of information.

1 Introduction

With the introduction of Diffusion tensor imaging (DTI) [1, 2] a new imaging method providing tensor data is available for medical diagnosis and for inspection during surgery. Particularly neurosurgery benefits from this magnetic resonance (MR) sequence since DTI provides a deeper insight into the structure of the brain in vivo [3]. This is achieved by exploiting the fact that diffusion of water is affected by surrounding tissue. Notably, white matter (WM) tracts force water to linear diffusion which results in a distinctive anisotropic diffusion characteristic. In neurosurgery, it is of high value to have information about the location of major WM tracts available for surgical planning which requires a comprehensive visualization strategy [4, 5]. Due to the huge amount of information contained in the tensor data the software tools must provide utilities for the extraction of the required information with respect to the medical problem.

2 Material

For all data acquisition a Siemens MR Magnetom Sonata Maestro Class 1.5 Tesla scanner equipped with a gradient system with a field strength of up to 40 mT/m (effective 69 mT/m) and a slew rate of up to 200 T/m/s (effective 346 T/m/s) was used. With regard to the integrated visualization of DTI data and MR_{T1} data the two sequences were gathered back-to-back.

Parameters for DTI were TR = 9200, TE = 86 ms, b_{high} = 1000 s/mm^2, b_{low} = 0 s/mm^2, field of view 240 mm, voxel size 1.875 × 1.875 × 1.9 mm^3, 1502 Hz/Px bandwidth, acquisition matrix 128 × 128, 60 slices with no intersection gap. The diffusion-encoding gradients for the six diffusion weighted images were directed along the following axes: (±1,1,0), (±1,0,1) and (1,±1,0).

The conventional MR_{T1} was acquired with the following parameters:
TR = 2020 ms, TE = 4.38 ms, field of view 250 mm, voxel size 0.488281 × 0.488281 × 1.0 mm^3, acquisition matrix 256 × 256, 160 slices.

3 Methods

The approach is based on the incorporation of three different visualization techniques: Beside direct volume rendering of MR_{T1} data providing anatomical information, fiber and glyph representations of the DTI data are incorporated into the rendering as shown in figure 1. While direct volume rendering of a MR_{T1} dataset as intensity volume is directly possible, DTI datasets require some precomputation to transform them into a representation applicable for visualization and simulation.

Therefore, in a first step, a diffusion tensor was computed for each grrid point by solving the Stejskal-Tanner equations system [6]. Filter operations were then applied to the tensor field performing 3D gauss filtering for each tensor component. These operations result in a 3D second order tensor field that serves as a basis for further processing.

In general, fiber tracking algorithms are based on streamline methods [7] which work on vector fields. The tensor information thus had to be reduced to a vector which was achieved by deriving the eigensystem of a tensor and focusing on the major eigenvector. However, for reasons of accuracy, the tracking algorithm did not evaluate the original tensors directly but used trilinear tensor interpolation before using fourth order Runge-Kutta integration. Fractional anisotropy (FA) was used as tracking threshold to ensure that fibers are only propagated in areas with anisotropic diffusion characteristics.

Applying user-defined regions of interest (ROIs) only fibers traversing those ROIs were displayed. Otherwise, fibers were visualized within the whole brain comprising all WM. Since the resulting structures are rather complex, display of specific tract systems using ROIs was preferred.

Afterwards, rendering of the fibers was achieved using the OpenGL API. Each tract was thereby stored in a vertex array and was drawn as a set of lines. Color encoding followed the standard strategy using the major eigenvector components as RGB values.

Similar to fiber tracking, glyph-based visualizations require eigensystems instead of direct tensor information. Though, in case of glyphs an eigensystem evaluation per voxel was enough. Interpolation would only be necessary for

Fig. 1. Fusion of the three different visualization methods glyphs *(left)*, fibers *(middle)* and direct volume rendering *(right)* into an integrated rendering *(bottom)*.

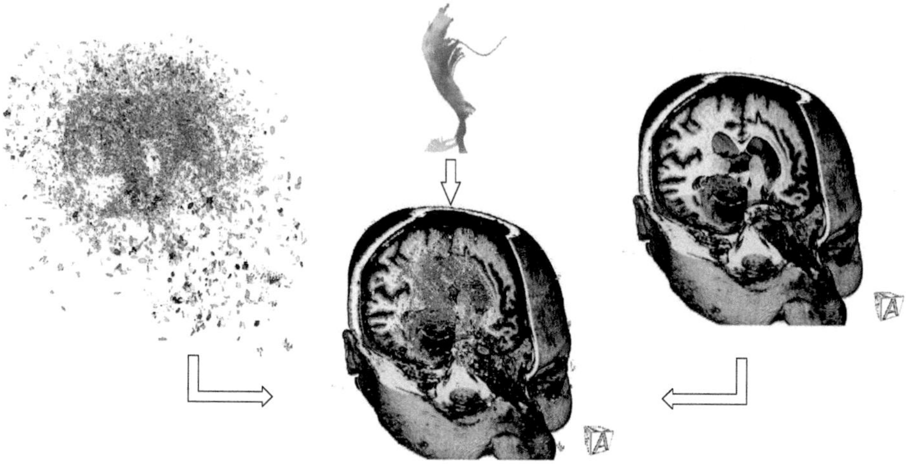

super-sampling which was not applied. Considering the nature of tensors the glyphs are superior to fiber representations since they incorporate the whole tensor information and are not restricted to the major eigenvector problematic with respect to anatomical representation. To improve this advantage the shape of the glyph is crucial. An appropriate shape for representing second order tensors using glyphs is an ellipsoid. Since the polygon model of an ellipsoid would be very cost-intensive for rendering the presented approach uses hardware accelerated ellipsoids as glyphs [8, 9]. They were entirely calculated on the graphics processing unit (GPU) using vertex and fragment shaders to obtain interactive rendering. To avoid overloading of the resulting images with glyphs, a threshold based on FA was applied. In some cases it was also advantageous to display glyphs only in a single slice (see figure 2). This was of particular interest for the investigation of border areas of tumors.

Finally, volume rendering of anatomical data was included. Since fibers and glyphs are opaque objects they were rendered in advance with enabled depth buffer. Applying direct volume rendering subsequently leads to a correct result.

For enhanced volume rendering, 2D transfer functions were applied leading to an emphasized representation. In addition to that, culling within the volume allowed uncovering hidden structures such as the pyramidal tract or the corpus callosum. To achieve interactive manipulation of an arbitrary clipping geometry an additional 3D texture was generated that was used within a fragment program defining the influence on each voxel.

Fig. 2. Comparison of a single slice glyph representation *(left)* and a 3D representation *(right)*. FA threshold is set to 0 for single slice display since occlusion is marginal. For 3D alignment the threshold was set to 185. FA was mapped to values between 0 and 255.

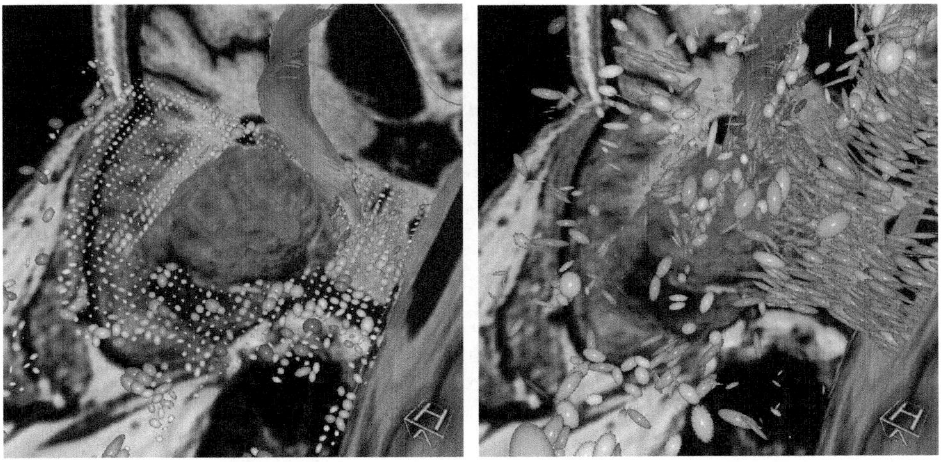

4 Results

The approach has been applied to 15 brain tumor cases. In each patient the spatial relation of tumor and pyramidal tract was examined by investigating fibers and glyphs. The ROIs for fiber tracking were manually defined by an expert identifying the internal capsule and the motor cortex. The fusion of tracking results and anatomical data already provided a good spatial impression about white matter tracts and tumor.

Furthermore, the visualization was enhanced by a glyph based rendering of the tensor data showing more comprehensive information at the tumor border for selected slices. Integrating fibers and glyphs into standard MR_{T1} data thus provided an improved representation of the information contained within the data and allowed evaluating the reliability of the visualization.

However, it must be mentioned that DTI data shows distortion artifacts in certain areas such as the frontal lobe and the brain stem which are caused by the echo planar imaging (EPI) sequence used for DTI acquisition. Results in those areas must be treated with caution. First steps towards non-linear distortion correction were applied [10].

In the context of practical use, interactivity of the rendering procedure was of major concern since clinical the acceptance is directly related to usability and interactive manipulation. To provide the physician interactively with the maximum of information available, hardware accelerated tensor visualization utilizing glyphs was applied.

5 Conclusion

We presented a method for interactive and comprehensive display of DTI data. Fiber tracts which are easy to interpret and glyphs which provide better representation of tensor data were combined in an integrated approach. To further support the investigation of the data, anatomical information was integrated by additionally visualizing T1 and T2 weighted MR data using direct volume rendering. Combining the presented visualization techniques leads to a more comprehensive display providing enhanced visualization of major WM tracts related to brain tumors applicable for preoperative planning and intra-operative inspection.

6 Acknowledgments

This work was supported by the Deutsche Forschungsgemeinschaft in the context of SFB 603, Project C9 and the Graduate Research Center "3D Image Analysis and Synthesis".

References

1. Basser PJ, Mattiello J, Le Bihan D. Estimation of the effective self-diffusion tensor from the nmr spin echo. Journal of Magnetic Resonance 1994;B(103):247–254.
2. Pierpaoli C, Jezzard P, Basser PJ, Barnett A, Di Chiro G. Diffusion tensor MR imaging of the human brain. Radiology 1996;201(3):637–648.
3. Nimsky C, Ganslandt O, Hastreiter P, Wang R, Benner T, Sorensen AG, et al. Intraoperative Diffusion-Tensor MR Imaging: Shifting of White Matter Tracts during Neurosurgical Procedures–Initial Experience. Radiology 2004.
4. Westin CF, Maier SE, et al. Image Processing for Diffusion Tensor Magnetic Resonance Imaging. In: Medical Image Computing and Computer-Assisted Intervention. Lecture Notes in Computer Science; 1999. p. 441–452.
5. Kindlmann G. Superquadric Tensor Glyphs. In: Proceedings of Symposium on Visualization 2004; 2004.
6. Stejskal EO, Tanner JE. Spin diffusion measurements: spin echoes in the presence of a time-dependent field gradient. Journal of Chemical Physics 1965;42:288–292.
7. Zhukov L, Barr AH. Oriented tensor reconstruction: tracing neural pathways from diffusion tensor MRI. In: Proceedings of the conference on Visualization '02. IEEE Computer Society; 2002. p. 387–394.
8. Klein T, Ertl T. Illustrating Magnetic Field Lines using a Discrete Particle Model. In: Proc. Vision, Modeling, and Visualization (VMV); 2004.
9. Enders F, Iserhardt-Bauer S, Hastreiter P, Nimsky C, Ertl T. Hardware-Accelerated Glyph Based Visualization of Major White Matter Tracts for Analysis of Brain Tumors. In: Proc. SPIE Medical Imaging; 2005.
10. Merhof D, Hastreiter P, Soza G, Stamminger M, Nimsky C. Non-linear Integration of DTI-based Fiber Tracts into Standard 3D MR Data. In: Proc. Vision, Modeling, and Visualization (VMV); 2004. p. 371–377.

Robust and Efficient Triangulation of Anatomical Surfaces from Medical Images

Matthias Meyer, Cristian Lorenz, Vladimir Pekar and Michael Kaus

Philips Research Laboratories, Sector Technical Systems,
Röntgenstraße 24-26, 22315 Hamburg
Email: michael.kaus@philips.com

Abstract There are numerous techniques for obtaining surface triangulations from 3D image data. Some applications require efficient triangulations, i.e. the source data should be represented as accurately as possible with a minimum number of triangles. This work is based on an existing algorithm, that adapts triangulation density to local surface curvature. To be useful in clinical practice, robustness has been improved and parameterization has been simplified by reducing the number of required arguments from twelve to a single detail control parameter. Triangulation times are 115 sec for 1.5mio source triangles and 3 sec for 60.000 triangles on a 3GHz P4.

1 Introduction

Triangulation of three dimensional digital image data has many applications in engineering and science and a great variety of different approaches exists today [2]. In medical imaging in particular, it is of major interest to obtain triangular surface models from segmented CT or MRI data. The source data consists of large three dimensional voxel arrays ($>10^7$). However, if the surface mesh is to be used for further computations, the amount of detail has to be reduced dramatically. Hence an algorithm is required, that delivers simplified yet faithful triangulations.

In this paper we propose a method that is especially suitable for triangulations of anatomical data, which usually feature surfaces that are mostly smooth and curved. The method deals efficiently with anisotropic properties of the source data, which are typical for customary CT imagery. It is also robust, fast and easy to control.

Previous Work. A common technique to obtain triangulations of 3D imagery is the marching cubes algorithm. Because this algorithm produces very high numbers of triangles, several per surface voxel, the output has to be processed by a decimating algorithm to be useful. For a survey of existing techniques refer to [3].

Another popular approach is to select a set of points on the object's surface, which are in turn used to create the equivalent of a 2D-Delaunay-triangulation on

Fig. 1. Triangulations of hour-glass, lung and thorax.

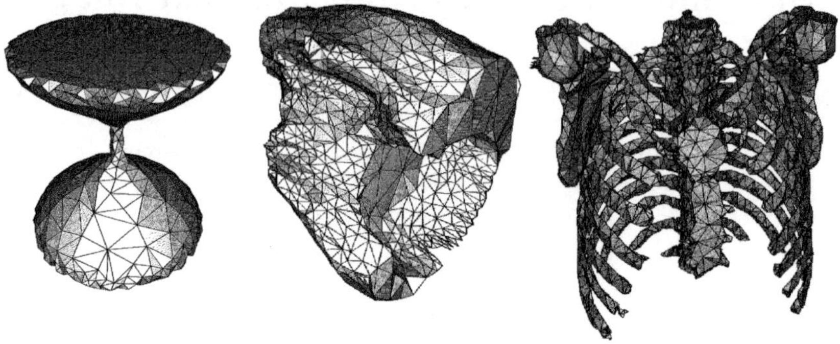

the same surface [7]. Krahnstoever et al. [1] proposed a method that adapts the density of vertex selection to local surface curvature. Their algorithm produces satisfying results in terms of quality and efficiency, but lacked some important properties. First, anisotropic properties of voxel images were ignored, leading to elongated triangles in the output meshes. Second, the original method was controlled by numerous arguments and required a trial and error approach to operate. Third, despite elaborate post-processing repairs, the occurrence of holes in the output mesh was not completly prevented.

Contribution. We propose a new method that is based on [1]. While anisotropic features could be accounted for with small effort, parameterization and robustness proved to be more difficult to improve. Krahnstoever et al. [1] forfeited the option to use adaptive refinement (see [4,5] and section 2.3) for performance reasons. In our approach the internal mesh connectivity was simplified by the removal of edges. Thus the overall performance was critically improved, so that adaptive refinement became feasable at last. Using this technique, the algorithm is now guaranteed to produce meshes that are valid 2-manifolds. Parameterization was reduced from a dozen of parameters to a single target polygon count (TPC).

2 Curvature Adaptive Triangulation

Before we proceed to the improvements in the following subsections, we will shortly introduce the basic method described in [1]. An intermediate representation of the source data is created, the *micro mesh*, which is composed of all voxel surfaces separating object and background voxels. Edges and related connectivity that were a part of the mesh structure in [1] have been eliminated. For each micro mesh face the local face curvature is computed [1,6]. After that, the actual triangulation can start.

A subset of the micro-mesh face centers is selected as vertices for our Delaunay-triangulation. First, all faces are added to a priority-queue according to their local curvature value. Now the face with the highest curvature is extracted and a region of faces of radius R_E (*elimination radius*) around this face will be blocked from selection. This process is repeated until no faces are left for selection and is called *thinning*. The size of the macro mesh triangles is indirectly controlled by R_E. To adapt the triangle sizes to local face curvature a *balance function* maps from curvature to elimination radius.

Now a two dimensional approximation of a Voronoi-graph can be created on the object surface. The selected vertices from the previous step are used as region seed points. These regions are expanded until the entire surface of the object is covered. The dual Delaunay-trianguliation to this Voronoi-graph is then obtained by finding the vertices of the micro-mesh that are connecting three or more different regions.

Anisotropic Data. Several steps of the algorithm - curvature patch, thinning and voronoi graph - involve a variation of region growing. In the original method all regions were expanded by one face at each border simultaneously, which lead to elongated regions for anisotropic source data. By changing the distance measure from counting faces to arithmetic distance, a priority queue was required for region growing. Access times for priority queues are $O(\log n)$, but in this case $n$is not determined by the size of input data, but by the average region size, which does not scale with the size of input data. Hence the overall complexity for this part of the triangulation remains unchanged.

Parameterization. Parameterization in [1] was composed of 12 arguments. Due to the improved robustness (see 2.3), options concerning robustness became obsolete. For other parameters like minimum and maximum thinning range and curvature patch range, heuristics were found empirically that provided appropiate settings for a given TPC.

The only argument that could not directly be controlled by the TPC was the coefficient of the balance function, that controlled the distribution of detail. However, the number of output triangles was strictly increasing by this coefficient. Thus an appropiate setting could be found by bisecting the coefficient until a face count was achieved that was sufficiently close to the TPC. This can be sped up significantly by not creating actual geometry during the process. Using these techniques, only the TPC argument remains. The balance coefficient can still be set manually to avoid the additional computation time required for bisecting. This is especially usefull if valid settings are already known for a certain class of input data.

Robustness. Using a two-dimensional Delaunay-triangulation on a three-dimensional surface is problematic [4]. The authors of [4,5] solve these problems by using adaptive subdivision. Krahnstoever et al. [1] tried a different approach by applying post-processing repairs. However, it proved to be difficult to repair all occurring artifacts, so we have chosen the adaptive subdivision approach. To do so, we have to identify all triangles that are part of an invalid configuration, i.e. that are connected to more or less than three neighobours. These defective areas are repaired by inserting additional vertices to the initial vertex selection. This process is repeated until no more invalid configurations occur. It can be shown, that this algorithm will always converge to a valid solution.

3 Results

The new algorithm has been tested with a variety of synthetical (cube, sphere, pipe, hourglass, fractal and white noise) and anatomical objects (esp. lung and heart).

The parameterization scheme is simple and requires no knowledge about the algorithm. It delivers accurate detail for all ranges of TPC and a large variety of objects.

The robustness was significantly improved. The 2-manifold condition can always be fulfilled. In some rare artifacts remain, which can be easily and efficiently resolved with the use of standard mesh-fairing algorithms like e.g. centroid-smoothing without significant loss of detail. One artifact is the occurrence of small hooks, that are a by-product of an inappropiate Delaunay-triangulation. Additionally, self-intersections of very close, near parallel surfaces may occur.

The computational performance has been improved. A typical anatomical object (lung, 46x184x57 voxels, 59k micro mesh faces) can be triangulated in 2.9 seconds with a memory footprint of 17 MB (TPC=3000). Our most complex sample (thorax skeleton, 465x285x457, 1.5 mio. micro mesh faces) was processed within 116 seconds with memory footprint of 526 MB (TPC=20000). The method of Krahnstoever et al. required 202 seconds and 437 MB on a Pentium 4 1.6 Ghz. Compared to our results, which were taken on a comparable 3.0 GHz machine, the performance appears to be equivalent. However, our algorithm processes eight partial and eighteen complete triangulations in the time of a single triangulation with the original method. For more benevolent source data the speed gain is even higher, for example the lung requires only five repair passes to complete. In addition, resampling input data to an isotropic grid is no longer necessary. Thus triangulations can be performed on the original data resolution, improving detail and a avoiding the time for resampling (e.g. 30 seconds for the thorax sample).

4 Conclusion

We have presented an algorithm for performing surface triangulations on three-dimensional image data. It is especially suitable to faithfully and efficiently approximating objects featuring curved structures of varying size and is thus useful to process CT or MRI data from the medical imaging domain. Its basic principle is to perform a two-dimensional Delaunay-triangulation on the surface of the input object, whereas the density of vertex selection is adapted to local surface curvature.

Our new algorithm features a higher level of robustness and is controlled by only a single parameter specifying the desired target polygon count. It is capable of accounting for anisotropic features of source data, which are typically found in data obtained by CT or MRI scans. It has been shown that the algorithm can handle very large data sets and even highly pathological topologies. Triangulation of typical data sets can be performed in a few seconds on standard hardware. There is significant gain in speed for anisotropic data sets, since no resampling is required. Memory requirements are linear to the number N of faces of the input surface. Computational complexity is $O(N(log\ N + r^2\ log\ r^2))$, where $r$is the size of the patch used for curvature estimation.

Future Work. There are many applications (e.g. heart modelling) that require the triangulation of multilabel images. Such images feature inner surfaces and T-joints of subsurfaces, which is an exception from the 2-manifold property. We have investigated this particular challenge and conclude that such an extension has to be carefully planned to avoid artifacts at subsurface-joints.

Since our algorithm merely assumes a set of connected faces and there is a distance defined between faces, we have attempted to triangulate arbitrary meshes. Experiments showed promising results, especially after we changed our distance function to Euclidian distance. Potentially, the algorithm can be used for curvature adaptive decimating of arbitrary high-resolution meshes. Finally, it would be interesting to compare our technique to the accuracy and performance featured by other techniques.

References

1. Krahnstoever N, Lorenz C. Computing curvature adaptive surface triangulations of three dimensional image data. The Visual Computer 2003;20(1):17–36.
2. Kumar S. Surface triangulation: a survey. Department of Computer Science, University of North Carolina; 1996.
3. Heckbert P, Garland M. Survey of polygonal surface simplification algorithms. School of Computer Science, Carnegie Mellon University; 1997.
4. Eck M, DeRose T, Duchamp T, et al. Multiresolution analysis of arbitrary meshes. In: Proceedings on Computer Graphics, SIGGRAPH 95; 1995. p. 173–182.
5. Lotjonen J, Reissman PJ, et al. A triangulation method of an arbitrary point set for bio-magnetic problems. IEEE Transactions on Magnetics 1998;34(4):2228–2223.
6. Stokely EM, Wu SY. Surface parameterization and curvature measurement of arbitrary 3-D objects - 5 practical methods. IEEE Transactions on Pattern Analysis and Machine Intelligence 1992;14(8):833–840.
7. Oblonsek C, Guid N. A fast surface-based procedure for object reconstruction from 3D-scattered points. Computer Vision and Image Unterstanding 1998;69(2):185–195.

Illustrative Rendering-Techniken für die medizinische Ausbildung und Therapieplanung

Christian Tietjen[1], Tobias Isenberg[1,2] und Bernhard Preim[1]

[1]Institut für Simulation und Graphik, Otto-von-Guericke-Universität Magdeburg
[2]Department of Computer Science, University of Calgary, Canada

Zusammenfassung. Illustrationen spielen eine wichtige Rolle in der medizinischen Ausbildung. In diesem Beitrag stellen wir Methoden vor, die auf der Basis von patientenindividuellen Daten die Kombination von Liniengraphiken mit Oberflächen- und Volumenvisualisierung erlauben. So ermöglichen wir die Betonung von Objektgrenzen durch Silhouetten und die Hervorhebung von Fokusobjekten. Als Anwendungsgebiete sehen wir die computergestützte Chirurgieausbildung und Therapieplanung. Wir stellen weiterhin die Ergebnisse einer Nutzerstudie sowohl mit Medizinern als auch medizinischen Laien vor, die Indizien für die Nützlichkeit der neuen Technik liefert.

1 Einleitung

In medizinischen Atlanten werden didaktisch aufbereitete Illustrationen genutzt, die komplexe Sachverhalte verständlich präsentieren. Die klare Abgrenzung von Objekten durch Silhoutten und die Veranschaulichung von Objektformen durch Schraffuren sind Beispiele für die erreichbaren Effekte. Illustrationstechniken machen es auch möglich, Strukturen mit besonderer Bedeutung (den Fokus) gegenüber anderen Objekten (dem Kontext) hervorzuheben.

Die konventionellen Verfahren zur 3D-Visualisierung von segmentierten Bilddaten sind nicht ausreichend, um (z. B. ein vom Benutzer selektiertes) Fokusobjekt und Kontext angemessen darzustellen. Im wesentlichen wird die Transparenz genutzt, um Fokusobjekte sichtbar zu machen. Dabei ist es allerdings schwierig, ein geeignetes Maß an Transparenz festzulegen. Entweder ist der Fokus kaum zu erkennen oder der Kontext ist so stark transparent, dass die Objektform kaum erkennbar ist. Typische Beispiele für Fokusobjekte sind Gefäßstrukturen und Tumoren; typische Kontextobjekte sind Organe.

Ziel dieser Arbeit ist es, die Vorteile interaktiver 3D-Graphiken mit dem Potenzial von Illustrationen zu verknüpfen. Dabei sollen die illustrativen Rendering-Techniken, die verbreiteten Verfahren der medizinischen Visualisierung (Oberflächen- und Volumen-Visualisierung) ergänzen.

2 Stand der Forschung

In der Computergraphik werden seit 1990 linienhafte Darstellungen von 3D-Modellen generiert. Als wichtige Anwendung wurde auch die medizinische Illustration genannt. Es wurde allerdings nicht überprüft, ob damit ein Nutzen für medizinische Anwendungen verbunden ist und ob der Nutzen den Aufwand rechtfertigt.

Rheingans et al. haben nicht-photorealistische Methoden für das Volumen-Rendering (von CT-Daten) vorgestellt [1]. So wurden z. B. Silhouetten an starken Gradienten bestimmt. Diese Techniken sind nur anwendbar, wenn starke Gradienten vorliegen, z.B. an der Luft-Haut-Grenze. Bessere Ergebnisse erreichten Kindlman et al., indem sie die Krümmung von Strukturen in den Volumendaten approximierten. Silhouetten wurden dabei genutzt, um Krümmungen zu veranschaulichen [2]. Eine flexible und zugleich sehr performante Realisierung von Liniengraphiken aus Volumendaten wurde in [3] vorgestellt. [4] nutzen hingegen Segmentierungsinformationen und ermöglichen die Kombination von linien- und flächenhafter Volumen-Darstellung in einem Volumen-Renderer. Allerdings werden Strukturen auch hier ausschließlich mittels Volumen-Rendering dargestellt. Die Vorteile der objektbasierten Liniengraphiken werden auch hier nicht genutzt.

Viola et al. passen das Volumen-Rendering so an, dass die einzelnen Strukturen je nach Wichtigkeit bevorzugt dargestellt werden [5].

3 Kombination von Linien-, Oberflächen- und Volumenvisualisierung

In unserem System werden Liniengraphiken für die Darstellung patientenindividueller Daten erprobt. Liniengraphiken lassen sich objekt- oder bildbasiert generieren. Der bildbasierte Ansatz ist zwar wesentlich schneller, jedoch lassen sich die extrahierten Linien nicht parametrisieren und somit kaum für Illustrationszwecke einsetzen. Daher verwenden wir einen objektbasierten Ansatz. Dies ermöglicht sowohl eine Parametrisierung der extrahierten Linien als auch eine gesonderte Darstellung verdeckter Linien. Linien-, Oberflächen- und Volumen-Rendering werden dabei innerhalb eines Szenengraphen kombiniert. Dadurch lässt sich die Visualisierung der einzelnen Strukturen flexibel parametrisieren. Der objektbasierte Ansatz der Erstellung von Liniengraphiken erschwert jedoch auch die Kombination mit den anderen Rendering-Verfahren. Die Anordnung der Szenengraphenknoten muss daher sorgfältig gewählt werden, um eine korrekte Zeichenreihenfolge zu gewährleisten.

Die Silhouettengenerierung und deren Sichtbarkeitsbestimmung basiert auf der in [6] beschriebenen Methode. Dabei werden Silhouettenkanten eines polygonalen Modells als die Kanten bestimmt, die sichtbare und nicht sichtbare Polygone verbinden. Das Verfahren ist sehr effizient, so dass bei einer Rotation der Objekte sehr schnell deren Silhouetten neu berechnet werden. Zusätzlich werden sichtrichtungsunbhängige Merkmalslinien bestimmt, die dadurch charakterisiert sind, dass der Winkel zwischen den Normalen benachbarter Polygone einen Schwellwert überschreitet. Die Darstellung von Merkmalslinien dient der Betonung stark gekrümmter Bereiche. Die extrahierten Kanten werden anschließend zu langen, parametrisierbaren Linienzügen verbunden.

Bei unserem objektbasierten Ansatz wird die Szene in zwei Schritten gerendert. Zunächst wird die Tiefeninformation der gesamten Szene in einen gesonder-

Abb. 1. Rendern hybrider Graphiken. Im ersten Schritt werden Lininen extrahiert (a) und dann mit Hilfe des z-Buffers (b) deren Sichtbarkeit bestimmt (c). Danach erfolgt die Oberflächenvisualisierung (d), die vorher bestimmten Linien werden darüber gezeichnet (e) und abschließend das direkte Volumenrendering (DVR) hinzugefügt (f).

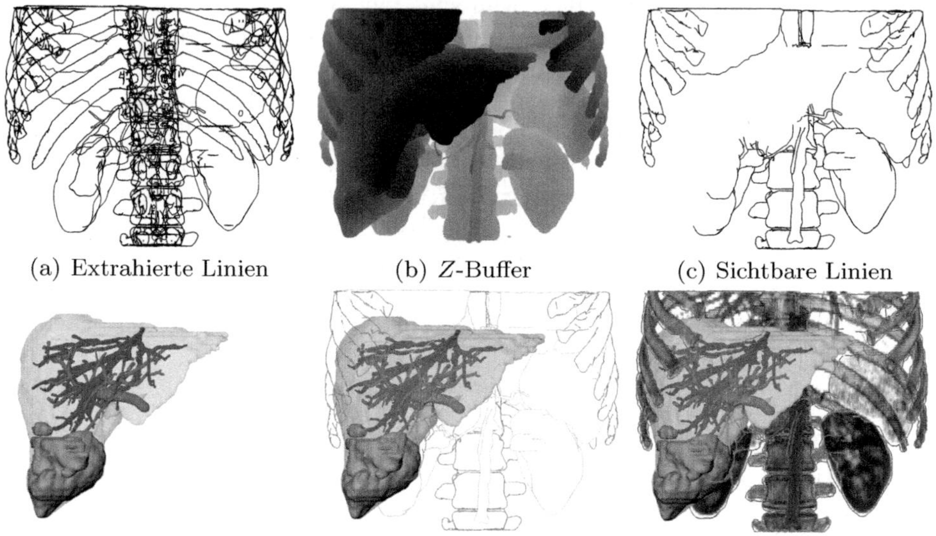

(a) Extrahierte Linien (b) Z-Buffer (c) Sichtbare Linien

(d) Nur Oberflächenvis. (mit Transparenz) (e) Linien + Oberflächenvis. (f) Linien + Oberflächenvis. + DVR

ten Speicher (z-Buffer) gerendert, um die Sichtbarkeit der extrahierten Linien zu bestimmen (Abb. 2(a)–2(c)). Anschließend wird die Szene normal gerendert (Abb. 2(d)) und mit den extrahierten Linien angereichert ((Abb. 2(e)). Die Implementierung erfolgte auf der Basis von OpenNPAR [7]. Für das abschließende Volumen-Rendering wurde MeVisLab [8] genutzt (Abb. 2(f)).

Für verschiedene Kategorien anatomischer und pathologischer Strukturen (z. B. Organe, Gefäßsysteme und pathologische Veränderungen) wurden vordefinierte Visualisierungsparameter empirisch bestimmt, um den Interaktionsaufwand zu reduzieren und die Reproduzierbarkeit zu verbessern.

4 Evaluierung

Um die Akzeptanz und die Nützlichkeit der vorgestellten Methoden zu testen, wurde eine informelle Evaluierung durchgeführt. Dabei wurden Szenarien und Bilder aus der Entwicklung des LiverSurgeryTrainers genutzt [9]. Die Evaluierung basierte auf einem Vergleich einer Vielzahl unterschiedlicher Kombinationen von Renderingparametern. Unter anderem wurden die Bilder aus Abb. 2 und 3 verwendet. 8 Chirurgen und 25 Laien wurden dabei befragt und die Ergebnisse getrennt nach diesen Gruppen ausgewertet.

Abb. 2. Auswahl von Visualisierungen, die mit dem System erzeugt wurden. In allen Fällen befindet sich die Leber mit einem Tumor im Fokus und verwendet Oberflächenvisualisierung. Fokusnahe und Kontextobjekte werden mit Hilfe verschiedener Kombinationen von teilweise farbigen Linien, Oberflächenvisualisierung und direktem Volumen-Rendering dargestellt.

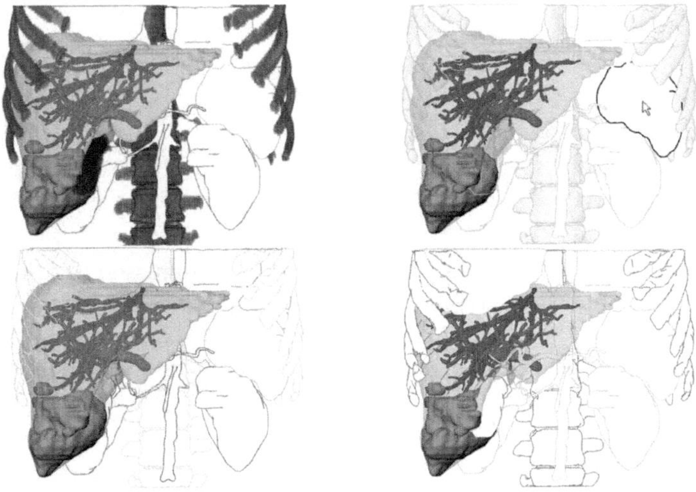

Die Definition von Standardwerten für die Darstellung von Organen, Gefäßen, Knochen und Tumoren basiert auf dieser Befragung. Dabei hat sich gezeigt, dass Silhouettenlinien, die sich in ihrer Darstellung nicht an die Tiefe anpassen, als flach empfunden werden und daher als alleinige Rendering-Technik ungünstig sind. Die Kombination von stark transparenten (beleuchteten) Oberflächen mit Silhouetten ist günstig für größere Objekte, die den Kontext darstellen (Organe, Knochen). Die Darstellung von Fokusobjekten kann verbessert werden, wenn die Merkmalslinien ebenfalls dargestellt werden (Abb. 3).

Bei der Befragung von Nichtmedizinern hat die Verwendung von illustrativen Techniken sehr gute Ergebnisse erzielt. Die Testpersonen sollten dabei Bilder vergleichen und ihre Präferenz ausdrücken. 18 der 25 Befragten wählten ein Bild, in dem Liniengraphiken mit anderen Darstellungstechniken kombiniert waren.

5 Diskussion

Die beschriebenen Visualisierungstechniken sind breit anwendbar. Sie wurden vorrangig für die medizinische Lehre entwickelt, wobei patientenindividuelle klinische Daten verwendet werden. Die Visualisierungstechniken sind aber auch für die Operationsplanung und für die Patientenaufklärung sinnvoll nutzbar. Silhouetten- und Merkmalslinien haben sich bei der Darstellung von stark transparenten Kontextobjekten als sinnvoll erwiesen.

Da der Schichtabstand medizinischer Volumendaten meist größer ist als die Auflösung in den Schichten, entstehen Aliasing-Artefakte bei der Generierung

Abb. 3. Visualisierung Tumor-infiltrierter Gebiete einer Leber durch farbige Linien.

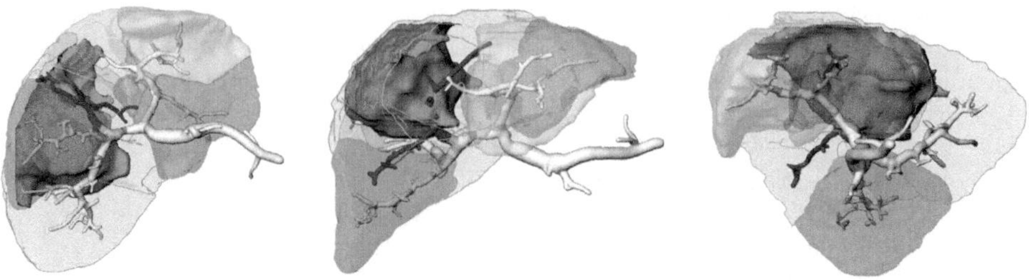

(a) Axial. (b) Coronal. (c) Sagittal.

der polygonalen Modelle aus den Segmentierungsergebnissen mit dem Marching Cubes-Algorithmus. Diese Artefakte werden durch Silhouetten betont. Um diese störenden Effekte zu beseitigen, ist die Interpolation von Zwischenschichten oder eine Oberflächengenerierung mit einer Interpolationsfunktion höherer Ordnung nötig.

Literaturverzeichnis

1. Rheingans P, Ebert D. Volume Illustration: Nonphotorealistic Rendering of Volume Models. IEEE Trans Vis Comp Graph 2001;7(3)(3):253–264.
2. Kindlmann G, Whitaker R, Tasdizen T, Moeller T. Curvature-Based Transfer Functions for Direct Volume Rendering: Methods and Applications. In: Procs IEEE Visualization. IEEE; 2003. p. 513–520.
3. Nagy Z, Schneider J, Westermann R. Interactive Volume Illustration. In: Procs Vision, Modelling and Visualization; 2002. p. 497–504.
4. Hadwiger M, Berger C, Hauser H. High-Quality Two-Level Volume Rendering of Segmented Data Sets on Consumer Graphics Hardware. In: Procs IEEE Visualization. IEEE; 2003. p. 301–308.
5. Viola I, Kanitsar A, Gröller ME. Importance-Driven Volume Rendering. In: Proc. IEEE Visualization 2004. IEEE; 2004. p. 139–145.
6. Isenberg T, Halper N, Strothotte T. Stylizing Silhouettes at Interactive Rates: From Silhouette Edges to Silhouette Strokes. Computer Graphics Forum 2002;21(3)(3):249–258.
7. Halper N, Isenberg T, Ritter F, Freudenberg B, Meruvia O, et al. OpenNPAR: A System for Developing, Programming, and Designing Non-Photorealistic Animation and Rendering. In: Proc. Pacific Graphics. IEEE; 2003. p. 424–428.
8. Hahn HK, Link F, Peitgen HO. Concepts for Rapid Application Prototyping in Medical Image Analysis and Visualization. In: Simulation und Visualisierung. SCS; 2003. p. 283–298.
9. Bade R, Mirschel S, Oldhafer KJ, Preim B. Ein fallbasiertes Lernsystem für die Behandlung von Lebertumoren. In: Bildverarbeitung für die Medizin. Informatik aktuell. Springer-Verlag; 2004. p. 438–442.

Fließende Überblendung von Endoskopiebildern für die Erstellung eines Mosaiks

Diana Wald[1,2], Mireille Reeff[1], Gábor Székely[1], Philippe Cattin[1] und Dietrich Paulus[2]

[1] Medical Image Analysis and Visualization Group
Computer Vision Laboratory, Swiss Federal Institute of Technology
ETH-Zentrum Sternwartstr. 7, CH-8092 Zurich
[2] Institut für Computervisualistik, Universitätsstr. 1, D-56070 Koblenz

Zusammenfassung. Im Beitrag wird ein neues Verfahren zum fließenden Überblenden von Endoskopiebildern vorgestellt. Spezielles Augenmerk wird dabei auf die Erhaltung von feinsten Details in den Aufnahmen und einen guten visuellen Gesamteindruck gelegt. Die Bilder werden zunächst in ihrer Intensität angeglichen. Die Überlappungsbereiche werden anschließend mit dem neuen Verfahren überblendet.

1 Einleitung

Das Twin to Twin Tranfusion Syndrome (TTTS) ist eine Erkrankung der Plazenta, die bei monochoriaten Schwangerschaften auftreten kann (Twin to Twin Transfusion Syndrome Foundation, www.tttsfoundation.org).

Da sich die Föten bei einer solchen Schwangerschaft die Plazenta teilen, kann es auf der Plazenta zu Anastomosen von Blutgefässen der beiden Föten kommen. Wird dabei der venöse Blutkreislauf des einen Fötus mit dem arteriellen des Anderen verbunden, kommt es zu einer unproportionierten Blutverteilung (Abb. 1, UCSF: Twin diseases, www.fetus.ucsf.edu/twindiseases.htm).

Die Sterberate für monochoriate Mehrlinge, die ab der Mitte der Schwangerschaft an TTTS leiden, liegt zwischen 80% und 100%. Rechtzeitig erkannt lassen sich durch einen minimal invasiven Eingriff diese Anastomosen jedoch trennen, woebei mit dem Endoskop die Plazenta abgesucht wird und mit einem Laser die verbundenen Blutgefäße getrennt und koaguliert werden. Durch systematisches Abfahren der Plazenta könnte aus Einzelbildern ein Gesamtbild der Plazenta in Form eines Mosaikes erstellt werden. Dieses Gesamtbild wäre eine ideale Orientierungshilfe für den Chirurgen und würde die Operation beschleunigen und sicherer gestalten.

Die Erzeugung dieses Mosaikbildes aus endoskopischen Bildern stellt einen bisher unbearbeiteten Teil der medizinischen Bildverarbeitung dar. In [1] werden Lichtfelder aus endoskopischen Bildfolgen erzeugt; die erforderliche Interpolation wird jedoch nicht zur Erzeugung von Überblendungen verwendet. Bei der Anwendung in der Photographie haben Bilder meist eine ähnliche Beleuchtung;

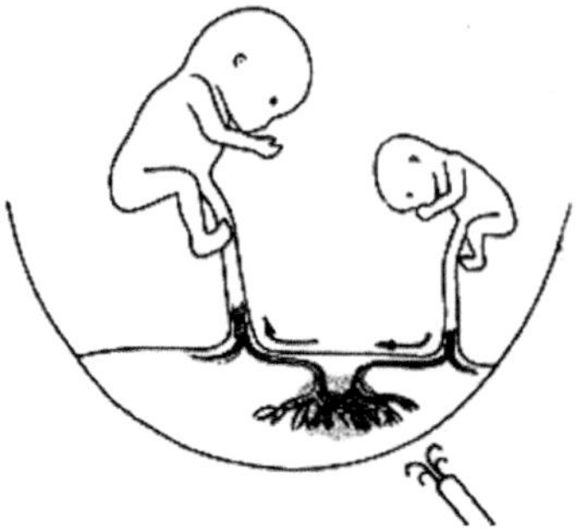

Abb. 1. Der Fötus rechts verliert Blut zugunsten vom Linken

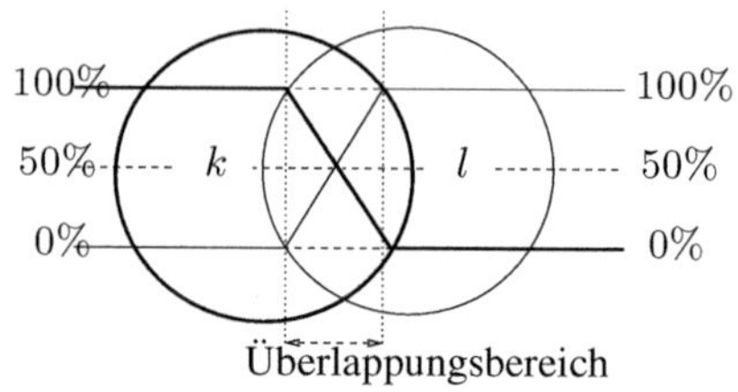

Abb. 2. Gewichtsverteilung des Überlappungsbereiches

daher sind bei der Überlappung z. B. in [2] keine speziellen Anpassungsschritte erforderlich. Falls Illuminanzunterschiede festzustellen sind, so wird z. B. in [3] ein *weighted average blending* durchgeführt. Im Gegensatz zur Panoramabildern sind die Überlappungsbereiche in der Endoskopie nicht quadratisch und die Randregionen der Bilder in der Regel unscharf.

2 Methoden

Endoskopischen Bilder weisen Verzerrungen durch Linsenfehler und Inhomogenitäten in der Beleuchtung auf. Die Korrektur der Linsenfehler wird mittels Kamerakalibrierung nach [4] durchgeführt. Der folgende Absatz beschreibt kurz zwei von uns verwendete Verfahren zum Illuminanzausgleich. Anschließend wird in Abs. 2 das speziell für endoskopische Bilder entwickelte Überblendverfahren vorgestellt.

Illuminanzausgleich. Aufgrund der koaxialen punktförmigen Lichtquelle des Endoskopes sind die Bilder in der Mitte über- und zum Rand hin meist unterbelichtet [5].

Abhilfe schaffen hier Verfahren der *lineraren Filterung* und kalibrierten Filterung aus [6], welche auch schon in [7] und in [8] getestet wurden. Bei dem retrospektiven Verfahren mit linearer Filterung (LF) wird das optimale Bild $\hat{g}$ allein aus dem vorliegenden aufgenommenen Endoskopiebild g abgeschätzt. Voraus geht eine Konvertierung in einen Farbraum, der Farbe und Intensität trennt. Während in [7] eine Normierung im Y-Kanal des YUV-Farbraums durchgeführt wurden, wurden hier die zu Grunde liegenden RGB Bilder in den HSV Farbraum konvertiert. In einem zweiten Schritt folgt der Illuminanzausgleich mittels linearer Filterung, die auf den Intensitätskanal V angewendet wird. Ansatz für die lineare Filterung ist die Bildentstehungsgleichung aus [8]:

$$g(x, y) = \gamma(x, y)I(x, y)\hat{g}(x, y) + o(x, y) \qquad (1)$$

Beim Illuminanzausgleich durch LF wird angenommen, dass das Störsignal γ und der Belichtungsfaktor I tieffrequent sind und der Offset o null sei. Wird das

Bild g mit einem Tiefpassfilter (LP) geglättet, ist das Resultat eine Abschätzung des Hintergrundes bzw. die tieffrequenten Störfaktoren γ und I. Wird nun diese geglättete Version von dem Bild g subtrahiert und eine Konstante, die die Helligkeit im Bild korrigiert, addiert, so ist das Ergebnis das abgeschätzte illuminanzausgeglichene Bild $\hat{g}$.

$$\hat{g}(x, y) = g(x, y) - \mathrm{LP}\{g(x, y)\} + C \tag{2}$$

Im Verfahren der *kalibrierten Filterung* (KF) nach [6] wird das verwendete Endoskop mit Hilfe zweier Referenzbildern f_{black} und f_{white} kalibriert, wobei f_{black} den Dunkelstrom liefert. Damit vereinfacht sich (1) mit $I = 0$ zu $f_{\text{black}}(x, y) = o(x, y)$. Da im weißen Referenzbild f_{white} keine Bildinformationen vorhanden sind, liefert das es die Faktoren γ, I und o:

$$f_{\text{white}}(x, y) = \gamma(x, y)I(x, y) + o(x, y) \tag{3}$$

Für den Illuminazausgleich mit dem Kalibrierungsfilter ergibt sich nach [6]:

$$\hat{g}(x, y) = C\ (g(x, y) - f_{\text{black}}(x, y))/(f_{\text{white}}(x, y) - f_{\text{black}}(x, y)) \tag{4}$$

Überblendung von überlappenden endoskopischen Bildern. Die anatonomischen Begebenheiten erfordern bei einem chirurgischen Eingriff an der Plazenta ein Endoskop mit abgewinkelter Optik. Da es mit einem von Hand geführten Endoskop schwierig ist, die Scheimpflugbedingung einzuhalten, weisen die einzelnen Bilder in der Bildmitte meist ein bessere Bildqualität als am Rand auf. Die Qualität wird durch die perspektivischen Verzerrungen der abgewinkelten Optik noch weiter gemindert. Durch das einfache Übereinanderlegen der Bilder können dadurch wichtige Details, die sich in der Mitte eines Bildes befinden, von einem informationsärmeren Rand eines anderen Bildes verdeckt werden und somit dem Chirurgen wichtige Informationen vorenthalten werden. Im weiteren beeinträchtigen die durch einfaches Überlagern der Endoskopiebilder entstehenden Ränder den visuellen Gesamteindruck des Mosaiks.

Die nun vorgeschlagene Methode trägt diesem Umstand Rechnung, indem die Pixel je nach ihrer Position im jeweiligen Bild, resp. ihrer Entfernung zum Rand, unterschiedlich gewichtet werden. Das bedeutet, die Pixel die sich in der Mitte eines Bildes befinden erhalten eine höhere Priorität als die zumeist unscharfen Randpixel (Abb. 2). Um die Position der Pixel in den jeweiligen Bildern festzustellen, betrachtet eine Maske der Größe $h \times h$ eine bestimmte Anzahl von Nachbarpixeln. Wenn der betrachtete Nachbarpixel innerhalb des jeweiligen Bildes liegt, wird eine Variable i um eins erhöht. Das bedeutet, dass Randpixel einen kleinen Wert erhalten, da ein großer Teil der Nachbarpixel außerhalb des Bildes liegen. Dagegen erhalten Pixel, die sich in der Mitte des Bildes befinden, den maximalen Wert, da bei jedem Nachbarpixel i um eins erhöht wird. Diese Vorgehensweise wird für das existierende Mosaik und das Bild, das neu dazu kommt, an der Stelle (x, y) des zu verarbeitenden Pixel angewendet. Durch die Variable i ist die Entfernung des betrachteten Pixel zum Rand in beiden Bildern bekannt und der neue Pixelwert $\hat{k}(x, y)$ kann wie folgt berechnet werden:

Abb. 3. Beim einfachen Übereinanderlegen werden Details verdeckt

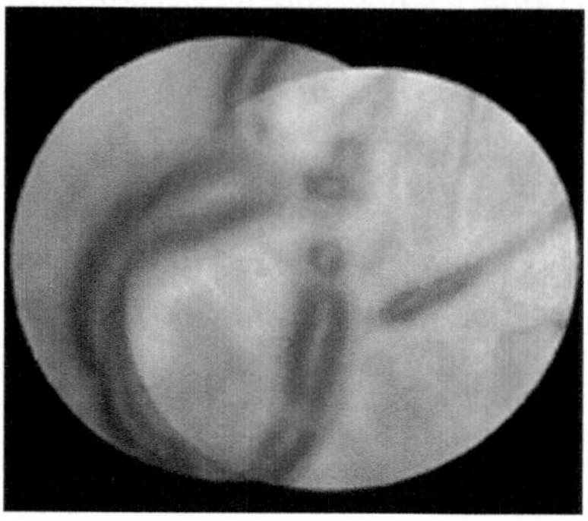

Abb. 4. Die neue Methode erhält auch kleinste Details (Luftblase unten rechts)

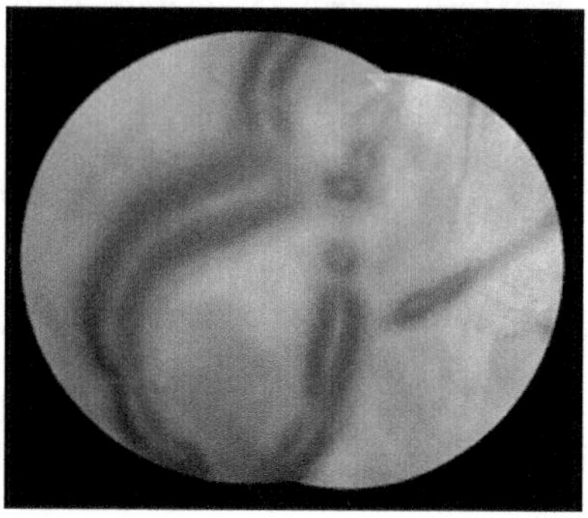

$$\hat{k}(x,y) = \frac{i_\text{k} - \lfloor\frac{h^2}{2}\rfloor}{(i_\text{k} - \lfloor\frac{h^2}{2}\rfloor) + (i_\text{l} - \lfloor\frac{h^2}{2}\rfloor)}\, k(x,y) \; + \; \frac{i_\text{l} - \lfloor\frac{h^2}{2}\rfloor}{(i_\text{k} - \lfloor\frac{h^2}{2}\rfloor) + (i_\text{l} - \lfloor\frac{h^2}{2}\rfloor)}\, l(x,y)$$

wobei h für die verwendete Maskengröße, k für das vorhandene Mosaik und l für das neu dazu kommenden Bild steht. Durch die Subtraktion der Hälfte der Maskenfläche $\lfloor\frac{h^2}{2}\rfloor$ von i wird bewirkt, dass Randpixel eine geringere bzw. keine Gewichtung erhalten. Erst nachdem der komplette Überlappungsbereich abgearbeitet wurde, werden die neuen Farbwerte $\hat{k}$ auf das Mosaik geschrieben. Die Variable i wird für die beiden Bilder k und l separat ermittelt als i_k und i_l.

3 Experimente

Die Bilder zu den Experimenten wurden an einer ex-vivo Plazenta aufgenommen. Um eine anatomische korrekte Form zu garantieren, wurde die Plazenta in einer halbkugelförmigen Schale fixiert und mit Wasser bedeckt. Die Bilder wurden mit dem selben Endoskop aufgenommen, welches für die chirurgischen Eingriffe verwendet wird. Die affine Transformation zwischen den einzelnen Bildern wurde aus semi-automatisch bestimmten korrespondierenden Punkten berechnet. Die Bilder wurden anschließend mit den in Abs. 2 vorgestellten Verfahren in ihrer Beleuchtung angeglichen. Dabei zeigte KF für einzelne Endoskopieaufnahmen visuell die besseren Ergebnisse, da der Gesamtfarb- und Bildeindruck zum Originalbild beibehalten wird. Die Ergebnisse waren jedoch stark von den Referenzbildern abhängig. Die Aufnahme der Referenzbilder ist aber gemäß den Chirurgen introoperativ nur schwer durchzuführen. Im Gegensatz dazu liefert LF für die intraoperative Planung und Navigation nützliche Bilder.

Das vorgeschlagene Überblendungsverfahren zeigt eine visuell deutliche Verbesserung der Bildqualität im zusammengesetzten Bild. Der Übergang von einem zum anderen Bild verläuft durch die prozentuale Gewichtung linear. Dabei werden die informationsarmen Ränder marginal oder gar nicht bewertet und somit werden keine wichtigen Details im Bild verdeckt. Um ein optimales Resultat zu erzielen, wird für die Berechnung eine Maske $h \times h$ in der Größenordnung des Überlappungsbereichs benötigt.

In den Abbildungen 3 und 4 wird das Ergebnis des Verfahrens anhand von realen KF Illuminanz ausgeglichenen Bildern verdeutlicht. Das Verfahren wurde an synthetischen und realen Bildern getestet und ausgewertet. In allen Experimenten zeigte sich, dass Überblendungsartefakte bei einer einfachen Überblendung deutlich sichtbar waren und im vorgestellten neuen Verfahren nicht mehr festzustellen waren.

4 Zusammenfassung und Ausblick

In realen endoskopischen Bildern liefert das Verfahren der retrospektiven linearen Filterung (LF) der Illuminanz nach einer Konvertierung der Eingabebilder in den HSV-Farbraum gute illuminanzausgeglichene Bilder. Das vorgestellte neue Verfahren für die Überblendung von endoskopischen Bildern liefert sowohl bei synthetischen als auch bei realen Bildern gute Ergebnisse und verringert die sonst sichtbaren Artefakte an den Bildgrenzen. Durch die Gewichtung der Pixel in Abhängigkeit der Entfernung zum Bildrand entsteht ein weicher Verlauf zwischen den einzelnen Bildern und wichtige Details werden nicht mehr von informationsarmen Rändern verdeckt.

Danksagung. Die Arbeit wurde im Rahmen des Freemover Programs an der ETH in Zürich durchgeführt. Die Bilder der Plazenta wurden in Kooperation mit Prof. Dr. med. Zimmermann von der Frauenklinik des Universitätsspitals in Zürich erstellt und uns dankenswerter Weise zur Verfügung gestellt.

Literaturverzeichnis

1. Vogt Florian, Paulus Dietrich, Niemann Heinrich. Highlight Substitution in Light Fields. In: International Conference on Image Processing (ICIP); 2002. p. 637–640.
2. Osian M, Gool LJVan. Video shot characterization. Machine Vision and Applications 2004;15(3):172–177.
3. Szeliski R. Image mosaicing for tele-reality applications. In: Proceedings of the Second IEEE Workshop on Applications of Computer Vision. Sarasota, FL, USA; 1994. p. 44–53.
4. Heikkilä Janne. Geometric Camera Calibration Using Circular Control Points. TPAMI 2000;22(10):1066–77. Print, Mireille Reeff, Christian Wengert.
5. Reling J, Flogel H, Werschy M. Technische Endoskopie. expert Verlag; 2001.
6. Young IanT. Shading Correction: Compensation for Illumination and Sensor Inhomogeneities. New York: John Wiley & Sons; 2000.
7. Münzenmayer Christian, Naujokat Frederic, Mühldorfer Steffen, Wittenberg Thomas. Enhancing Texture Analysis by Color Shading Correction. In: Franke KH, editor. 9. Workshop Farbbildverarbeitung. Ilmenau: Schriftenreihe des Zentrums für Bild- und Signalverarbeitung e.V. Ilmenau, 1/2003; 2003. .
8. Tomazevic Dejan, Likar Bostjan, Pernus Franjo. A Comparison of Retrospective Shading Correction Techniques. In: International Conference on Pattern Recognition (ICPR'00). vol. 3. IEEE Inc.; 2000. p. 564–567.

Automatische mikroskopische Relokalisation von Zellkern-Ensembles mit Hilfe eines multimodalen Szenenvergleiches

Sven-Olaf Ropers[1], Thomas Würflinger[1], André Alexander Bell[1], Alfred Böcking[2] und Dietrich Meyer-Ebrecht[1]

[1]Lehrstuhl für Bildverarbeitung, RWTH Aachen, 52056 Aachen
Internet: http://www.lfm.rwth-aachen.de/mmza
[2]Institut für Cytopathologie, Heinrich-Heine-Universität, Moorenstraße 5, 40225 Düsseldorf
Internet: http://www.med.uni-duesseldorf.de/CytoPathologie/
Email: {sr,tw,ab}@lfm.rwth-aachen.de

Zusammenfassung. Die vorgestellte Methode ist ein Lösungsansatz für die automatische erneute Aufnahme von Serien von Zellbildern an gespeicherten Positionen dar, die nun in anderen zytologischen Färbungen vorliegen. Alleiniges Wiederanfahren der Positionen (Repositionierung) reicht zur Wiederauffindung (Relokalisation) der Zellen aufgrund von Ungenauigkeiten nicht aus. Ein auf Segmentierung basierender Vergleich von Zellkernkonstellationen (Szenen) in unterschiedlichen Färbungen soll die anschließende Positionskorrektur und eine robuste Initialisierung für die abschließende Registrierung der multimodalen Bilder ermöglichen. Die Erfolgsquote der hier beschriebenen Methode liegt bei $\approx 85\%$.

1 Einleitung

Entartete Zellen sind die frühesten Manifestationen einer Tumorbildung; an ihnen sind bereits Vorstadien von Krebs zu diagnostizieren. Einen Fortschritt soll hier die *Multimodale Zellanalyse* (MMZA) bringen. Krebsdiagnosen sollen zu einem früheren Zeitpunkt an nur wenigen Körperzellen mit höherer Treffsicherheit möglich werden. Kern ist die Kombination sich ergänzender Analysemethoden in einem kaskadierten Umfärbeprozess am selben mikroskopischen Präparat an jeweils relokalisierten Zellen, mithilfe einer an einem ansteuerbaren Mikroskop durchgeführten Positionsspeicherung. Die Vorteile verschiedener Färbungen werden kombiniert durch Korrelation jeweils sichtbar gemachter Eigenschaften an individuellen Zellen [1].

Die ab der zweiten Färbung erfolgende *Repositionierung* am Mikroskop führt aufgrund ungenauen Einlegens des Präparates und Toleranzen in der Mikroskop-Mechanik nicht unmittelbar zur exakten *Relokalisation* identischer Zellkern-Ensembles. Obwohl die Zellen meist teilweise im *field of view* (FOV) liegen (typisches, translatorisches, Displacement $10-30\mu m$, Zellkerndurchmesser ca. $10\mu m$), sind doch Nachkorrekturen erforderlich, um die Anzahl multimodal auswertbarer Zellen zu maximieren. Für den routinemäßigen Einsatz muss dieser Vorgang automatisiert werden. Dazu wird die vom Menschen vorgenommene Erkennung von (Sub-)Zellkernensembles und deren Vergleich (*Szenenvergleich*) simuliert. Hierfür werden zunächst Zellkerne im gespeicherten Bild und im Mikroskop-Live-Bild vorsegmentiert. Das resultierende Wissen über die Bildszenen dient als Vergleichskriterium, aufgrund dessen über eine (Teil-)Identität der Szenen entschieden und ggf. die Aufnahmeposition korrigiert wird.

2 Stand der Forschung

Die Voraussetzungen dieses Problems sind verschieden von denen der klassischen Bildregistrierung: Die ROI liegen i.a. nach Repositionierung noch nicht komplett im FOV. Daher müssen auch Subszenen identifiziert werden, und zwar zur Aufnahmezeit. Bilder von Zellkernen auf annähernd homogenem Hintergrund führen bei rein pixelbasierter Registrierung zu lokalen Optima, weshalb ein inhaltsbasierter Vergleich zu bevorzugen ist. Die Unterschiedlichkeit der Färbungen erschwert die Registrierung auch mit dem Mutual-Information-Kriterium, wenn die Initialisierung nicht sehr nahe am globalen Minimum erfolgt. Somit bedarf auch die abschließende subpixelgenaue Registrierung einer Initialisierung mittels Szenenvergleich. Für das vorliegende Problem wurden in der Literatur keine Lösungsansätze gefunden.

3 Materialien

Der Mikroskop-Arbeitsplatz besteht aus dem Durchlichtmikroskop Leica DMLA mit 63-fach-Objektiv (Öl-Immersion) und PC-gesteuertem, motorbetriebenem Kreuztisch, einer Digitalkamera JAI CV-M90 (768x576 Pixel RGB 3x8Bit) und einem PC für Mikroskopansteuerung, Bildaufnahme und -analyse. Daraus resultieren eine Pixelkantenlänge von 0.0992 μm sowie ein FOV von 76.2 x 57.1 μm. Die automatische Aufnahme mittels Szenenvergleich wurde an acht Präparaten aus entzündlichen und tumorzellenhaltigen Körperhöhlenergüssen durchgeführt. Es lagen jeweils Bildserien ($\approx$ 200 Bilder, $\approx$ 12 Zellen/Bild) in einer oder zwei der Färbungen *May-Grünwald-Giemsa* (MGG), *Feulgen* (FEU) und *Silbernitrat* (SIL) vor. Auf ihnen basierend wurde eine weitere Färbung aufgenommen. Es ergaben sich zwölf Serienaufnahmen mit insgesamt 2014 Zellkonstellationen, sechsmal FEU nach MGG, dreimal SIL nach FEU und dreimal SIL nach MGG.

4 Methoden

Die automatische Relokalisation beginnt mit der Repositionierung und einem Autofokus. Es folgen die Vorsegmentierung von Zellkernen und der Szenenvergleich. Bei Ungleichheit dehnt eine Suchstrategie die Suche über das FOV hinaus aus. Im Folgenden werden Vorsegmentierung und Szenenvergleich erläutert.

4.1 Vorsegmentierung

Wegen der Ausführung zur Aufnahmezeit und des anschließenden Vergleiches lediglich ganzer Konstellationen von Zellkernen wird auf dieser Stufe die Geschwindigkeit auf Kosten einer exakten Delineation bevorzugt. Deshalb wird von *Vor*segmentierung gesprochen.

Die weitgehend monochromatischen Bilder werden zur Vorverarbeitung mittels färbungsspezifisch empirisch ermittelter Linearkombinationen der Farbkanäle in Grauwertbilder transformiert. Für MGG und SIL werden mittels des Otsu-Verfahrens zunächst der Hintergrund segmentiert und durch erneute Anwendung auf dem Rest-Histogramm Zellkerne von Zytoplasma getrennt. Da letzteres von FEU nicht angefärbt wird, reicht eine einmalige Schwellwertbestimmung nach dem Dreieck-Algorithmus [2].

Die resultierenden Binärbilder benötigen eine morphologische Nachbearbeitung. Nach einem Closing werden per Flood-Filling Löcher gefüllt. Um anschließend zu kleine oder zu lang gestreckte Objekte zu entfernen, ohne dabei die Form der Zellkerne zu beeinflussen, werden nun ein Opening und ein kleineres Closing durchgeführt und das Ergebnis- mit dem Eingangsbild UND-verknüpft.

Die Trennung sich berührender und überlappender Zellkerne erfolgt allein aufgrund von Formkriterien: Zellkerne sind meist konvex, wohingegen Cluster gegenüberliegende Konkavitäten aufweisen. Wird auf das Binärbild die Distanztransformation angewendet und das Ergebnisbild invertiert, so trennt eine abschließende Wasserscheidentransformation den geforderten Formkriterien entsprechende Kerncluster entlang den Verbindungslinien der Konkavitäten, was für die vorliegende Anwendung ausreicht.

4.2 Szenenvergleich

Mit Hilfe des Szenenvergleiches soll die (Teil-)Übereinstimmung von Zellkern-Ensembles in zwei Bildern unterschiedlicher Färbung sowie die Parameter einer zum Matching führenden Translation ermittelt werden. Mit paarweiser Überlagerung der segmentierten Binärbilder, dem *Kern-Masken-Matching*, wird zunächst das beste Matching ermittelt. Auf diesem wird im *Bildvergleich* über die Identität entschieden.

Kern-Masken-Matching: Jeder Kern der ersten Maske g_1 wird mit jedem Kern der zweiten Maske g_2, $g_1(x,y), g_2(x,y) \in \{0,1\}$, im Schwerpunkt überlagert. Für jedes Paar berechnet sich das zu maximierende Gütekriterium Q_1 über den gemeinsamen Bildbereich zu

$$Q_1 = \sum_{x,y} (g_1(x,y) \; AND \; g_2(x,y)) \cdot \frac{A_{small}}{A_{big}}, \quad (1)$$

mit A_{small}, der Fläche des kleineren, und A_{big}, der Fläche des größeren Kerns. Q_1 vereint ein globales mit einem lokalen Vergleichskriterium. Ist nur ein gemeinsamer Zellkern in beiden Färbungen hinreichend gut segmentiert, wird das korrekte Matching gefunden. Auch verschiedene Szenen führen zu einem Matching. Die weiteren Operationen werden auf dem gemeinsamen Bildausschnitt des Matchings durchgeführt. Das Matching wird nun mittels Registrierung der Grauwertbilder mit dem Mutual-Information-Kriterium fein justiert.

Bildvergleich: Mit dem Bildvergleich wird nun die hypothetisierte Gleichheit beider Subszenen anhand der Kernmasken überprüft. Zunächst soll ein *multimodaler Schwellwert* die Segmentierung in der vermeintlich weniger robust segmentierbaren Färbung unter Kenntnis der anderen Segmentierung verbessern. Dazu wird die Anzahl der Vordergrundpixel in dieser Färbung der entsprechenden Anzahl in der anderen angepasst, indem ihr Schwellwert adaptiert und erneut auf das Grauwertbild angewendet wird. Dies setzt voraus, dass bei der Abbildung der Färbungsintensitäten gleicher Strukturen von einer Färbung auf die andere möglichst wenig Kontrastumkehr vorkommt. Mit beiden Masken wird anschließend das Güte-Kriterium Q_2 berechnet:

$$Q_2 = \frac{\sum_{x,y}(g_1(x,y)\ AND\ g_2(x,y))}{\sum_{x,y}(g_1(x,y)\ OR\ g_2(x,y))} \quad (2)$$

Dieser Anteil identischer Vordergrundpixel wird 1 für perfekte Übereinstimmung (s. Abb. 1). Die Gleichheit der Szenen wird mit einem empirisch ermittelten Schwellwert entschieden. Ist dieser überschritten, wird die Kreuztischposition mit dem durch das Matching ermittelten Translationsvektor korrigiert und das Bild aufgenommen. Andernfalls wird die Umgebung mit der Suchstrategie abgesucht.

5 Ergebnisse

Für eine bis auf ca. $1\mu m$ genaue Relokalisation war aufgrund mechanischer Ungenauigkeiten eine durchschnittlich 1.6-fache Wiederholung von Szenenvergleich und Korrektur der Tischposition erforderlich. Die hier nicht behandelte Suchstrategie für initiale Fehlpositionierungen über das FOV hinaus, führte zu einer Steigerung der Erfolgsquote um 7%. Zwei der acht Objektträger waren wegen ungeklärter Koordinatensprünge nicht auswertbar, für die restlichen Serien ergab sich eine Erfolgsrate von 85.4% (1328/1556 Bilder bzw. Szenen). Die nicht erfolgreich relokalisierten Szenen gliedern sich in 14.3% nicht gefundene bzw. nicht als identisch erkannte und nur 0.3% fälschlich als identisch erkannte auf. Die diagnostisch bedenkliche Aufnahme falscher Zellen kommt also nur sehr selten vor. Drei Ergebnisse sind in Abb. 1 dargestellt.

6 Diskussion

Es wurde gezeigt, dass es möglich ist, die Relokalisation von umgefärbten Zellen für die multimodale Zellanalyse zu automatisieren. Liefert der beschriebene Szenenvergleich auch bei schlechter Segmentierung robuste Ergebnisse, so liegt doch in der Segmentierung Verbesserungspotential für die Gesamterfolgsrate, z.B. durch Einsatz eines Verfahrens, das bei ähnlicher Geschwindigkeit die lokale Bildinformation besser nutzt.

Abb. 1. Originalbilder und Maskenbild-Überlagerungen erfolgreicher Szenenvergleiche: (a)MGG, (b)FEU, (d)FEU, (e)SIL, (g)MGG, (h)SIL, (c, f, i) Überlagerungen, gemeinsamer Vordergrund hellgrau, Rest-Vordergrund mittel- und dunkelgrau

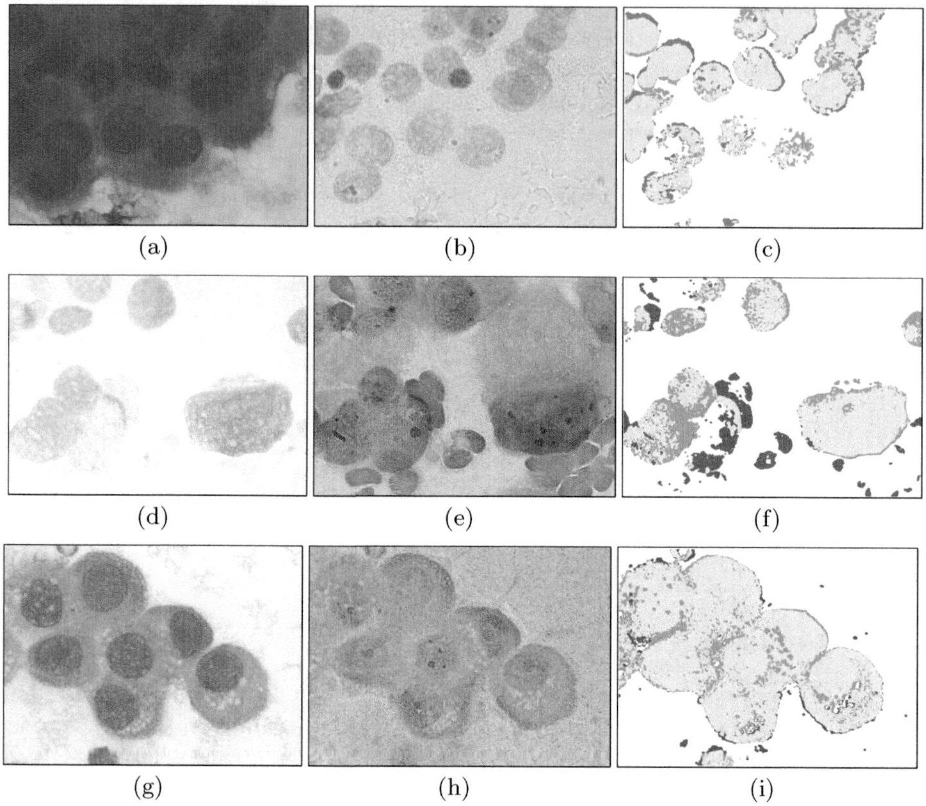

Danksagung

Das Projekt wird vom Viktor-und-Mirka-Pollak-Fonds unterstützt.

Literaturverzeichnis

1. Böcking A, Stockhausen J, Meyer-Ebrecht D. Towards a single cell cancer diagnosis. Multimodal and Monocellular Measurements of Markers and Morphology (5M). Cellular Oncology 2004;26:73–39.
2. Platzek C. Evaluierung verschiedener Segmentierungsalgorithmen. Universität Karlsruhe; 2004.

Analyse von multimodalen Zellkerninformationen für eine frühe cytopathologische Krebsdiagnose

Thorsten Klein[1], Alexander Schega[3], Paul Aschenborn[4], Dietrich Meyer-Ebrecht[1] und Alfred Böcking[2]

[1]Lehrstuhl für Bildverarbeitung, RWTH Aachen, 52056 Aachen
[2]Institut für Cytopathologie, Heinrich-Heine-Universität Düsseldorf
[3]piCognition, Aachen
[4]Philips Medizin Systeme, Böblingen
Email: Thorsten.Klein@rwth-aachen.de

Zusammenfassung. In der Zytopathologie werden Informationen aus mikroskopischen Zellbildern für eine möglichst frühe Krebsdiagnostik eingesetzt. Die Diagnostik beruht auf verschiedenen Färbungen der Zellpräparate, die jeweils unterschiedliche Eigenschaften der Zellen hervorheben. Die hier vorgestellte Kombination und automatische Auswertung verschiedener Zellkernfärbungen ermöglicht eine Steigerung der diagnostischen Treffsicherheit unter Verwendung von Bildverarbeitungsverfahren. Die Ergebnisse wurden manuell validiert. Die diagnostischen Parameter werden zur Zeit klinisch evaluiert.

1 Einleitung

Die Zytopathologie ist ein Teilgebiet der Pathologie, in dem Abstriche, Körperflüssigkeiten oder Punktate auf Objektträger aufgebracht, gefärbt und dann unter dem Lichtmikroskop i.A. visuell subjektiv analysiert werden. Ziel der Analyse ist eine möglichst frühzeitige Krebsdiagnostik und Malignitätsgradbestimmung. Die Diagnostik beruht auf der Auswertung unterschiedlicher Färbungen der Zellpräparate, die nacheinander durchgeführt werden und zur Zeit unabhängig voneinander begutachtet werden. Eine visuelle Färbung stellt morphologische Merkmale der Zelle dar. Falls auf dieser Basis keine eindeutige Diagnose möglich ist, werden die Präparate entfärbt und einer neuen Präparation unterzogen. So kann zum Beispiel der DNA-Gehalt einer Zelle (DNA-Zytometrie [1]) in der Feulgen-Färbung nach einer manuellen Auswahl der Zellen automatisch per Computer bestimmt werden. Bei der Feulgenfärbung wird nur die DNA eingefärbt. Der in dieser Präparation bestimmte DNA-Gehalt einer Zelle ist ein Maß für Störungen der Chromosomenzahl pro Zellkern. In weiterhin zweifelhaften Fällen kann mit Hilfe einer dritten Kernfärbung, der Silbernitrat-Färbung, ein weiteres Merkmal, das direkt die Aktivität der Eiweiß-Synthese abbildet, dargestellt werden. Die betreffenden Zellkernregionen (aktive Nukleolus-organisierende Regionen (AgNOR) [2]) werden in dieser Färbung dunkel gefärbt. Ihre manuell bestimmte Anzahl dient ebenfalls als diagnostisches Merkmal.

2 Stand der Forschung

In dem Forschungsprojekt der Multimodalen Zellanalyse [3] wurde ein System entwickelt, das dem Mediziner ermöglicht, die Zellen in den verschiedenen Färbungen zu repositionieren und mit Hilfe von Bildverarbeitungsverfahren subpixelgenau zu koregistrieren. Dadurch können für ein und dieselbe Zelle alle Merkmale kombiniert betrachtet werden. Dieses Vorgehen ermöglicht eine genauere Diagnose, d.h Fehleinschätzungen werden verringert, da nicht wie bisher alle Färbungen unabhängig von einander analysiert werden. Einer der Analyseschritte, die DNA-Zytometrie, stellt ein Verfahren dar, das in der klinischen Praxis bereits an vielen Stellen zum Einsatz kommt.
Darüber hinaus sind in den verschiedenen Präparationen zusätzliche Informationen enthalten, die durch eine rein visuelle Auswertung durch den Pathologen nicht hinreichend reproduzierbar ermittelt werden können. So ist zum Beispiel die Größe der Nukleolen oder der AgNORs und die Verteilung der DNA diagnostisch relevant. Für diese quantitativen Merkmale gibt es zu Zeit noch keine automatischen und reproduzierbaren Messmethoden zur Unterstützung der Pathologen.

3 Wesentlicher Fortschritt durch den Beitrag

Durch die Repositionierung und subpixelgenaue Koregistrierung der einzelnen Zellen wird es möglich [4], die Informationen aus den verschiedenen Färbungen zu kombinieren. Für die Feulgenfärbung wurde erstmals zusätzlich zur bekannten DNA-Zytometrie eine automatische Detektion und Analyse der Nukleolen innerhalb des Zellkernes entwickelt. Diese Detektion setzt eine Auswertung der Chromatinstruktur (Verteilung der DNA innerhalb des Zellkernes) voraus. Auch für diese Problemstellung konnte ein stabiles Verfahren entworfen werden. Die Information über die Nukleolen wiederum wird in der Silbernitrat-Färbung zur Klassifikation der AgNORs eingesetzt. Darüber hinaus können nun erstmals die AgNORs automatisch detektiert, gezählt und vermessen werden. Mit Hilfe der vorgestellten Methoden kann der Pathologe jetzt auf weitere diagnostisch relevante, stabil und reproduzierbar ermittelte quantitative Informationen zurückgreifen.

4 Methoden und Ergebnisse

4.1 Trennung der Chromatingruppen

Als Grundlage für die Analyse der Feulgenfärbung muss eine Trennung von Hetero- und Euchromatin (spiralisierte und entspiralisierte DNA) durchgeführt werden. Bei der Feulgenfärbung lagert sich ein Farbstoff an der DNA stöchiometrisch an. Als Folge davon wird das Heterochromatin dunkel eingefärbt. Diese Tatsache kann man für eine Trennung der beiden Gruppen ausnutzen.

Abb. 1. Zellkern in Feulgenfärbung

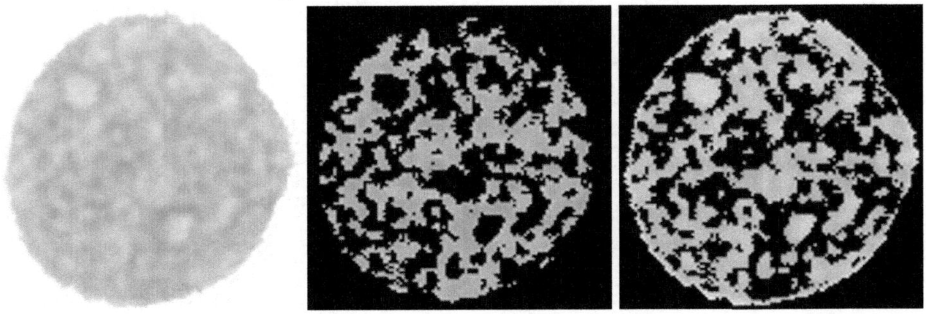

(a) Original (b) Heterochromatin (c) Euchromatin

Als ein erster Schritt wird eine Grauwerttransformation aus einer Kombination der einzelnen Farbkanäle der ursprünglichen Mikroskopaufnahmen durchgeführt. Grundsätzlich haben sich hierfür zwei Darstellungsformen als geeignet erwiesen. Zum einen eine gewichtete Kombination der Einzelkanäle nach einer Farbraumtransformation vom RGB- in den HSV-Farbraum. Gerade die Farbsättigung enthält für diese Problemstellung entscheidende Information. Zum Zweiten erwies sich eine Berechnung einer optischen Dichte (diese wird u.a. auch für die DNA-Bildzytometrie genutzt) und ihre geeignete Grauwertrepräsentation als tauglich.

Auf Basis dieses Grauwertbildes wird anschließend ein Distanzmaß berechnet, mit dessen Hilfe eine robuste Unterscheidung in Eu- und Heterochromatin möglich ist. Abbildung 1 zeigt das Originalbild mit den berechneten Chromatingruppen.

4.2 Detektion der Nukleolen

Bei der Detektion der Nukleolen handelt es sich um einen mehrstufigen Prozess aus Detektion, Segmentierung und Klassifikation. Die Detektion der meist kreisähnlichen Strukturen wird mit Hilfe einer Hough-Transformation realisiert. Die Kombination mit einer anschließenden Segmentierung mittels aktiver Konturen führt zu einer scharfen Repräsentation in Frage kommender Bildstrukturen. Da auf diesem Wege zunächst deutlich mehr Strukturen markiert werden, bei denen es sich nicht ausschließlich um Nukleolen handelt, wird außerdem eine nachgeschaltete Klassifikation nötig. Dazu werden verschiedene visuelle Merkmale (Rundheit, Varianz, Größe) berechnet und derart kombiniert, dass eine Fehlerrate in der Klassifikation von unter 3% erreicht wird. Zur Ermittlung der optimalen Kombination wurde auf das Modell der neuronalen Netze zurückgegriffen, mit dem die benötigten Merkmals-Gewichtungen mittels eines Backpropagation-Ansatzes bestimmt wurden. Die Ergebnisse wurden manuell validiert.

Abb. 2. Detektion der Nukleolen

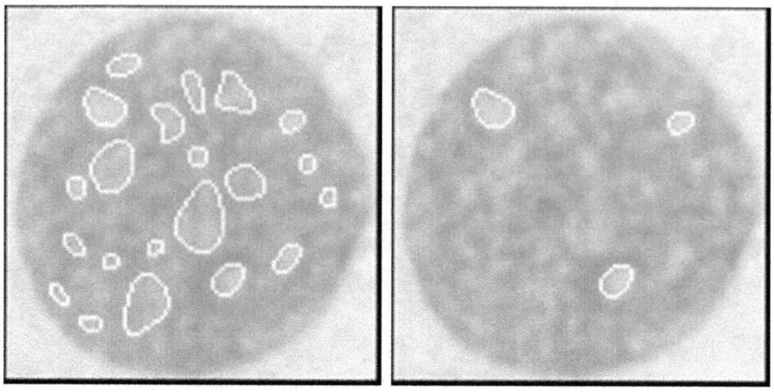

(a) gefund. Strukturen (b) nach Klassifikation

4.3 Kombination der Ergebnisse

Innerhalb der Nukleolen befindet sich RNA, die in der Feulgenfärbung nicht angefärbt wird. Daher werden diese Strukturen bei der Trennung der Chromatinarten als Euchromatin erkannt. Die Ergebnisse der Nukleolendetektion müssen also als Korrektiv in der Chromatingruppentrennung berücksichtigt werden. Auf Basis der erkannten Strukturen werden dann verschiedene Maßzahlen für das Chromatin des restlichen Zellkernes berechnet (durchschnittliche Größe, Verteilungshistogramme). Wie weiter oben bereits erwähnt wurde, werden die gefundenen Nukleolen außerdem in der AgNOR-Analyse verwendet.

4.4 Automatische AgNOR-Analyse

Mit Hilfe der Silbernitrat-Färbung werden die AgNORs automatisch detektiert. Hierbei wird nach einer Grauwerttransformation wiederum auf Basis des HSV-Farbraumes ein Kantenbild berechnet. Dieses Kantenbild liefert die Grundlage für Profillinienscans, die Punkte für mögliche AgNORs ermitteln. Ausgehend von diesen Startpunkten wird ein pixelbasiertes Regionenwachstum durchgeführt. Die gefundenen Regionen werden dann nach statistischen Merkmalen (Grauwertmittel, usw.) klassifiziert. Anschließend werden die AgNORs mit Hilfe der Nukleolen aus der vorherigen Feulgen-Färbung in Satelliten und Cluster unterschieden. Bei einem Satelliten handelt es sich um ein einzelnes AgNOR, während Cluster aus einer Agglomeration von AgNORs bestehen, die in der Feulgenfärbung als korrespondierenden Nukleolus sichtbar sind (siehe Abbildung 3). Sollte keine entsprechende Nukleoleninformation vorhanden sein, werden mit einem Distanz- und Größenmaß die Cluster detektiert. Diese Informationen ermöglichen eine automatische Bestimmung der Zahl und Größe der AgNORs pro Zellkern. Bisher dient nur die Anzahl der AgNORs als diagnostisches Merkmal, aber gerade die Größe verspricht einen entscheidenden diagnostischen Mehrwert zu liefern.
Die Ergebnisse wurden anschließend bezüglich der Zahl der AgNORs gegen manuell ausgezählten Ergebnisse validiert. Da die AgNORs innerhalb des Zellkernes auch in der zur Bildebene orthogonalen Z-Richtung verteilt liegen, wurden die Analyseschritte zusätzlich auf Fokusserien der Zellkerne übertragen.

Abb. 3. Ergebnis der AgNOR-Analyse

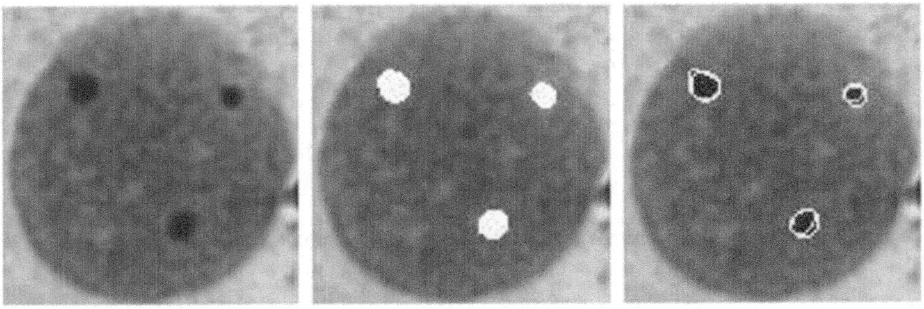

(a) Original (b) gefund. AgNORs (c) Vergl. m. Nukleolen

5 Diskussion

Die automatisch berechneten Merkmale aus den unterschiedlichen Färbungen und ihre Kombination stellen einen diagnostischen Gewinn für den Pathologen dar. So kann zum Beispiel mit Hilfe der Größeninformation der AgNORs sicher zwischen Adenomen und Karzinomen der Schilddrüse unterschieden werden. Die Größeninformation der Nukleolen wird zur Zeit noch nicht diagnostisch verwertet. Es ist aber zu erwarten, dass auch sie diagnostisch relevant ist und unter Umständen eine zusätzliche Silbernitrat-Färbung überflüssig macht. Die Verteilung und Analyse der Chromatinstrukturen muss in Zukunft hinsichtlich ihrer diagnostischen Relevanz untersucht werden. Es ist aber diagnostisch nachgewiesen, dass eine Tumorerkrankung auch in dem umliegenden Gewebe eine Veränderung der Chromatinstrukturen hervorruft (malignancy associated changes). Bisher fehlt allerdings eine Möglichkeit diese Veränderungen darzustellen.

Das Projekt wird vom Viktor-und-Mirka-Pollak-Fonds unterstützt.

Literaturverzeichnis

1. Böcking A, et al. Consensus report for the ESACP task force on standardisation of diagnostic DNA image cytometry. Analytical Cellular Pathology 1995.
2. Rüschoff J. Nukleolus Organisierende Regionen (NORs) in der Pathomorphologischen Tumordiagnostik. Gustav Fischer; 1992.
3. Böcking A, Stockhausen J, Meyer-Ebrecht D. Towards a single cell cancer diagnosis. Multimodal and Monocellular Measurements of Markers and Morphology (5M). Cellular Oncology 2004.
4. Würflinger T, et al. Automatic Coregistration, Segmentation and Classification for Multimodal Cytopathology. In: MIE; 2003.

Diagnose und Therapiekontrolle – Ein System zur Aufnahme, Verarbeitung und Visualisierung von registrierten Freihand-3D-Ultraschall-Daten

Holger Johannes Hewener[1], Matthias Hoss[1], Steffen H. Tretbar[1], Christian G. Günther[1] und Robert M. Lemor[1]

[1]Fraunhofer-Institut für Biomedizinische Technik, Ensheimer Str.48, 66386 St. Ingbert
Email: Holger.Hewener@ibmt.fraunhofer.de

Zusammenfassung. Eine Therapiekontrolle wie die Überwachung der interstitiellen Thermotherapie kann mittels Ultraschall durchgeführt werden. Das therapeutische Ergebnis kann hierbei verbessert werden, indem während der Durchführung eine dreidimensionale computerbasierte Auswertung des Fortschritts vorgenommen wird. Mit diesem Gesamtsystem ist eine Ultrachallvolumenerfassung in Echtzeit möglich, die durch HF-Filterungsverfahren und verschiedenen Visualisierungen die Überwachung der Therapien ermöglicht.

1 Problemstellung

Die Ultraschallbildgebung ist in Diagnose und Therapieüberwachung als bildgebendes Verfahren stark verbreitet und bewährt. Mit Hilfe einer klassischen zweidimensionalen Darstellung ist jedoch eine Auswertung der Ultraschalldaten in Bezug auf Volumenbestimmung und Streckenbemaßung nur bedingt möglich. Distanzen über mehrere Schichtaufnahmen hinweg durch Schätzung zu bestimmen, basiert auf den Erfahrungswerten des Anwenders und erreicht nicht die Genauigkeit einer maschinellen Auswertung. Eine Aufnahme und die darauf folgende Verarbeitung von Volumendaten kann somit qualitative als auch quantitative Aussagen ermöglichen, die mit herkömmlicher zweidimensionaler Bildgebung nicht möglich sind, so dass die maschinelle Auswertung exaktere Diagnosen und Therapiekontrollen in vielen Bereichen der medizinischen Anwendung auf Basis der Ultraschallbildgebung zulässt. Ein Beispiel für eine solche Anwendung stellt die interstitielle Thermotherapie mit Hilfe von Laser- oder Hochfrequenzapplikatoren dar, bei der fokale Weichteiltumore und Metastasen behandelt werden. Zur Reduzierung der Strahlenbelastung durch eine Röntgenbildgebung und zur Online-Darstellung wird dabei mittlerweile oft die Ultraschallbildgebung zur Unterstützung der Punktion und zur Kontrolle des Therapiefortschritts verwendet [1, 2]. Der für die Überwachung einer Anwendung benötigte Untersuchungs- und Zeitaufwand ist im Vergleich zu tomographischen Methoden durch die Echtzeitfähigkeit der Ultraschallbildgebung entschieden besser. Die Überwachung der Thermotherapie mittels Ultraschall basiert auf der Bestimmung der lokalen frequenzabhängigen Dämpfung des Gewebes, die sich während der Koagulation verändert. Die dreidimensionale Darstellung und Vermessung einer Veränderung der frequenzabhängigen Dämpfung lässt somit Rückschlüsse auf die Größe des bereits verödeten Gewebeareals zu. Hierdurch besitzt der Anwender die Möglichkeit, die Therapiedauer und -genauigkeit zu überwachen und zu beeinflussen. Auf diese Weise wird der Patient einer möglichst geringen Belastung ausgesetzt. Weitere Schädigungen von gesundem Gewebe im Umfeld können verhindert werden.

2 Stand der Forschung

Es existieren unterschiedliche Ansätze zur Aufnahme von Volumendaten in der Ultraschallbildgebung. Einer Möglichkeit liegt die Nutzung von Ultraschallwandlern zu Grunde, bei denen die Elemente in einer Matrix angeordnet sind und somit eine Schallausbreitung nicht nur auf eine Ebene beschränkt, sondern auch in Elevationsrichtung möglich ist. Somit kann ein pyramidenförmiges Volumen abgetastet werden. Diese Technik benötigt Ultraschallwandler mit ungefähr 3000 Elementen, was die Gesamtkosten eines Systems durch die kostenintensive Fertigung stark erhöht.

Um auch vorhandene Geräte und Ultraschallwandler für eine Aufnahme von Volumendaten zu nutzen, werden diese durch ein Trackingsystem erweitert, so dass Positionsdaten der einzelnen Schichtaufnahmen erfasst und somit einzelne Messwerte exakt im Raum lokalisiert werden können. Hierfür existieren verschiedene Verfahren, die sich vor allem in ihrer Flexibilität unterscheiden, wobei die Freihand-3D-Aufnahme, bei der ein Ultraschallwandler nicht mechanisch, sondern frei geführt werden kann, oft auf Basis eines Stereokamerasystems erfolgt. So kann die Position und die Lage eines "Rigid-Bodies", einer optisch gut detektierbaren und asymmetrisch aufgebauten Struktur, eindeutig bestimmt werden. Die Tracking-Strukturen werden an dem Ultraschallwandler fest fixiert. Ein Arbeitsvolumen von einem Kubikmeter kann mit einem solchen System erfasst werden, in diesem dann eine freie Führung des Wandlers während der Aufnahme möglich ist. Zusammen mit diesen Informationen ist eine Rekonstruktion der Ultraschallschichten zu einem Volumendatensatz möglich, der als Grundlage zur Verarbeitung und Visualisierung genutzt werden kann. Um aus der gemessenen Position des optischen Markers die Lage und Position der aufgenommenen Schicht zu berechnen, benötigt man die Korrektur des Rigid-Body-Koordinatensystems auf das Wandlerkoordinatensystem in Form einer Transformationsmatrix. Diese muss einmalig für jeden Ultraschallwandler mit Hilfe speziell entworfener Ultraschallfadenphantome erstellt werden [3, 4, 5]. Dort ist die räumliche Lage der Fäden im Phantom bekannt, so dass aus einem Ultraschallbild eindeutig von der Position der Fäden im Wandlerbild auf die Lage der Ultraschallschicht im Phantom geschlossen und somit die Transformation auf das "Rigid-Body"-Koordinatensystem transformiert werden kann.

3 Methoden

Die Hardwarebasis des Systems wird durch ein digitales Ultraschall-System (DiPhAS) [6] gebildet, das mit Schallköpfen der Firmen Hewlett Packard, Edan Instruments Inc. und Vermont ausgestattet wurde. Das System erlaubt die digitale Übertragung der Ultraschallrohdaten in Echtzeit an einen PC mit einer Bildrate von ca. 25 Datensätzen pro Sekunde. Die Rohdaten werden im PC zu Amplitudendaten prozessiert, so dass eine hohe zeitliche und räumliche Genauigkeit der Abbildung gewährleistet ist. Zeitsynchron zur Erfassung der Ultraschalldaten werden mittels eines optischen Positionserfassungsgerätes ("Polaris Accedo", Northern Digital Instruments) die räumliche Lage und Ausrichtung des Ultraschallkopfes erfasst. Durch diese Kombination ist es möglich, bei Nutzung frei wählbarer Bildgeometrien (Curved, Sektor, Linear), pro Sekunde bis zu 25 dreidimensional registrierte Datensätze, bestehend aus Positionsdaten und Hochfrequenzmessdaten zur 2D-Visualisierung und 3D-Verarbeitung, durch Volumenrekonstruktion zu erzeugen. Die mittels Freihand-3D erfassten Daten liegen in unregelmäßiger Form vor, so dass diese beliebig positionierten Messpunkte in eine reguläre Volumenstruktur überführt werden. Hierfür wird ein Gitter gewählt, das die Grundlage für das Volumen bildet. Da Ultraschall mit herkömmlichen Wandlern eine höhere Auflösung parallel der Schallausbreitung besitzt als senkrecht zu dieser Ausbreitungsrichtung, wählt man ein reguläres Gitter mit höherer Auflösung in die Tiefe. Auf dieser Basis ist in den Aufnahmen eine Zellenvolumengröße von circa 0,06 mm^3 möglich. Auf Basis der Gitterstruktur erhält man eine Volumenfunktion, die sich aus der Abbildung von Positionen auf mit 8 Bit diskretisierten Amplitudenwerten der Reflektionsstärken und einer Maskenfunktion zusammensetzt. Mit Hilfe der Maske ist es möglich, verschiedene zusätzliche Parameter pro Volumenelement zu speichern, so dass es unter anderem möglich ist, undefinierte Voxel (die den Grauwert Null besitzen) von Voxel mit dem Messwert Null zu unterscheiden.

Die Rekonstruktion des Volumens auf Basis der einzelnen Schichten basiert auf einer linienweisen Transformation der Ultraschallrohdaten in die Gitterstruktur. Jeder Messpunkt wird durch den Aufpunkt und Richtungsvektor seiner A-Scan-Linie und dem Abstand des Messpunktes vom Aufpunkt eindeutig bestimmt und in das passende Voxel des Volumens in Bezug zu einer Volumenreferenz eingefügt.

Da die Ultraschallschichten nicht ideal dünn sind, kann die Schallfeldform dieser Ebene berücksichtigt werden, wenn sie vermessen und somit bekannt ist. Kommt es bei der Rekonstruktion zu mehrfachem Auftreten von Messwerten für einen Voxel durch beispielsweise Mehrfachscans der gleichen oder ähnlichen Linie und aus unterschiedlichen Richtungen, so muss auf Basis der unterschiedlichen Messwerte ein Voxelamplitudenwert bestimmt werden. Hierbei kann eine Ersetzungsstrategie nur den zeitlich neuesten Messwert berücksichtigen, eine Kombination des erneuten Vorkommens mit den letzten Messwert durchführen oder das Amplitudenmaximum wählen.

Für die echtzeitfähige Aufnahme und Darstellung der Ultraschallvolumendaten wurde ein Framework in der Programmiersprache C++ nach ANSI-Standard entwickelt, das aus den Teilbereichen Filterung, Visualisierung und Rekonstruktion besteht. Weiterhin wurden Applikationen zur Benutzung und für Testzwecke mit graphischer Benutzeroberfläche auf Basis von "Microsoft Visual C++" entwickelt, welche die Szenarien der Punktionshilfe und der Volumenerfassung und -auswertung umfassen. Für die Darstellung von Volumenrepräsentationen wird die OpenGL-Bibliothek genutzt. Der Systemaufbau besteht aus den Hauptkomponenten "DiPhAS-PC-System" zur Aufnahme der Ultraschallrohdaten (HF-Daten) [6], das einen frei programmierbaren Beamformer für codierte und invertierte Pulsformen bietet, dem Kamera-System zum optischen Tracking des Ultraschallwandlers und dem "3D-Ultraschall-PC-System" zum Empfang und zur Verarbeitung der Ultraschallamplitudendaten. Der Visualisierungsrechner kann auch mit dem DiPhAS-System zusammengefasst werden, wenn ausreichend Rechnergeschwindigkeit (>2 GHz) vorhanden ist. Die Datenübertragung kann auf Basis des Netzwerkprotokolls TCP/IP erfolgen, was eine Verteilung der Teilaufgaben auf mehrere Rechner erlaubt.

4 Ergebnisse

Für die Visualisierungen von Volumendaten wurden indirekte Verfahren wie die Berechnung und Darstellung von Iso-Oberflächen und direkte Verfahren wie unterschiedliche Methoden des Volume-Rendering modifiziert und getestet. Eine Entscheidung bezüglich der Wahl einer für Ultraschalldaten adäquaten Volumenvisualisierungsmethode wurde daraufhin unter Betrachtung ihrer Effizienz und des Darstellungsvermögens gefällt. Diese Bewertung der Darstellungseffizienz wurde unter Rücksicht auf die Nutzung eines herkömmlichen PC-Systems vorgenommen, da durch Verzicht auf eine Grafik-Workstation ein kostengünstiges Gesamtsystem konzipiert werden kann. Es zeigte sich, dass nicht alle gängigen Volumenvisualisierungstechniken zur Darstellung von dreidimensionalen Ultraschallmessdaten geeignet sind. Die Berechnung einer Oberflächenvisualisierung mittels "Marching-Cubes" als indirektes Verfahren und die Nutzung der "Ray-Casting"-Technik zur Oberflächendetektion mit anschließender Schattierung auf Basis von Gradient und Tiefenlage als direktes Verfahren sind am Besten zur Darstellung starker Reflektionen in dreidimensionalen Ultraschalldaten geeignet. Gängige Visualisierungstechniken wie die in der NMR genutzten Visualisierung mittels Transferfunktionen und die aus dem Röntgen bekannte "Average-Intensity-Projection" sind für die Visualisierung medizinischer Ultraschalldaten kaum geeignet.

In der zweidimensionalen Ultraschallbildgebung treten Effekte auf, die zu Störungen in den erzeugten Messdaten führen. Diese Effekte wirken sich auch auf die Rekonstruktion eines 3D-Volumens aus. So übertragen sich Störungen wie Doppelreflektionen, Streuermuster durch zufällige Addition von vielen schwachen Reflektoren eines nicht komplett homogen Gewebes, Schallschatten, distale Schallverstärkung, fehlende Darstellbarkeit von vertikalen Strukturen und die problematische Lokalisierung in der Tiefe auch auf die dreidimensionale Rekonstruktion.

Die Aufnahme der Volumendaten umfasst auch die Darstellung beliebig orientierter Schichten im Inneren des Datensatzes. Dies eröffnet dem Anwender somit die Möglichkeit, Ebenen zu betrachten, die durch eine herkömmliche 2D-Schichtaufnahme nicht einsichtig sind, da sich diese orthogonal zu der Ebene des Wandlerbildes befinden können. Das System ist als Forschungsplattform flexibel einsetzbar und erlaubt eine problemlose Anpassung auf spezielle Anwendungsgebiete wie beispielsweise die Thermotherapie. Die onlinefähige Datenaufnahme, Verarbeitung und Visualisierung der Volumendaten ist zusätzlich zu weiteren Werkzeugen wie einer mit 3D-Ultraschall unterstützten Punktionshilfe zur Verbesserung der Platzierung von Applikatoren durch eine gezielte visuelle Führung der Werkzeuge in dieses System integriert worden, um eine umfangreiche Komplettlösung für die Thermotherapie zu entwickeln. Das System wurde an Phantomen getestet und wird in einer klinischen Tierversuchsstudie zur Thermotherapie von fokalen Weichteiltumoren evaluiert.

5 Diskussion

Unser Hardwaresystem ermöglicht mit diesem Software-Konzept eine Aufnahme und Rekonstruktion von Ultraschallvolumendaten in Echtzeit durch die Aufnahme von über 30 Hochfrequenz-Datensätzen pro Sekunde mit zusätzlicher Onlinedarstellung des hierdurch erzeugten Volumens. Die Verarbeitung der gemessenen HF-Daten kann weiterhin durch unterschiedlichste Bildoptimierungs- und Segmentierungsfilter erfolgen. Das entwickelte 3D-Ultraschallsystem stellt für die Anwendungsgebiete der ultraschallunterstützten Punktion und Thermotherapiekontrolle eine günstige Alternative zu anderen bildgebenden Verfahren oder der Nutzung von Matrixschallköpfen in der dreidimensionalen Ultraschallbildgebung dar.

Literaturverzeichnis

1. Hewener H, Hoss M, Tretbar SH, Lemor RM. 3-D Ultraschall Punktionshilfe zur Verbesserung der Applikatorführung bei der interstitiellen Hochfrequenz Therapie (HFITT). 38 Jahrestagung DGBMT (Ilmenau) 2004.
2. Lemor RM, Hoss M, Weiss EC, Schreiner S, Tretbar SH. Ultraschall-Kontrolle thermischer Tumor Therapien; 2002.
3. Amin DV, Kanade T, Jamaraz B, DiGioia AM, et al. Calibration Method for determining the physical location of the ultrasound image plane; 2001.
4. Blackall JM, Rueckert DCR, Maurer J. An image registration approach to automated calibration for freehand 3D ultrasound. vol. 1935; 2000. p. 462–471.
5. Rousseau F, Hellier P, Barillot C. A fully automatic calibration procedure for freehand 3d ultrasound; 2002.
6. Weber P, et al. A Phased Array System for the Acquisition of ultrasonic RF-Data up to 20 MHz. vol. 27; 2004. p. 25–33.

Distanzabhängige Transferfunktionen für die medizinische Volumenvisualisierung

Andreas Tappenbeck[1], Bernhard Preim[2] und Volker Dicken[1]

[1]Mevis gGmbH - Centrum für Medizinische Diagnosesysteme und Visualisierung, Universität Bremen, Universitätsallee 29, 28359 Bremen
[2]Institut für Simulation und Grafik, Otto-von-Guericke Universität Magdeburg, Universitätsplatz 2, 39106 Magdeburg
Email: tappenbeck@gmx.net

Zusammenfassung. Distanzabhängige Transferfunktionen gewährleisten eine hohe Kontrolle der Abbildungseigenschaften und erlauben damit das Erzeugen aussagekräftiger Volumenvisualisierungen. Im medizinischen Bereich können sie bei der Diagnostik und Therapieplanung eingesetzt werden. Sie lassen sich beispielsweise dazu nutzten, die Lage und Umgebung von Tumoren zu erkunden, was für deren Entfernen von erheblicher Relevanz ist.

1 Problemstellung

Tomographische Aufnahmeverfahren erzeugen Volumendaten, die üblicherweise in Form von Schichtbildern oder als Volumenrendering betrachtet werden. Beim Volumenrendering liegt der Schlüssel zu guten Visualisierungen in der Definition geeigneter Transferfunktionen (TF), die die Bildeigenschaften auf Opazität und Farbe abbilden und damit Sichtbarkeit und Färbung von Strukturen steuern. Mit Hilfe von intensitätsabhängigen 1D-TFn ist es nicht möglich, unterschiedliche Gewebe klar von einander zu differenzieren. Zusätzlich können Positionsinformationen genutzt werden. Insbesondere lassen sich Abstände zu Referenzstrukturen auswerten, wodurch eine distanzabhängige Steuerung von Farb- und Opazitätswerten und damit eine bessere Kontrolle der Visualisierung erreicht wird.

2 Stand der Forschung

Eine der ersten Arbeiten, die sich mit TFn auf dem Gebiet der Volumenvisualisierung beschäftigt, stammt von Mark Levoy [1]. Sein Ansatz basiert auf der Darstellung von Kanten in Datensätzen, die durch die Auswertung von Isowerten und Gradientenstärken ermittelt werden. Dieser Ansatz wurde von Kindlmann und Durkin erweitert [2]. Zusätzlich zu Intensität und Gradientenstärke wird über den Einsatz von Histogrammvolumen die zweite Ableitung in Gradientenrichtung in den Visualisierungsprozess einbezogen, was bessere Ergebnisse bei der Darstellung von Kanten ermöglicht. Ein distanzbasierter Ansatz, bei dem

Tabelle 1. Parameter für Visualisierung Abb. 2. (Eigenschaften von Opazitäts- und Farbfunktion: *C* - konstant über Intensität und Distanz, *LI* - linear steigend mit der Intensität, konstant über die Distanz)

Darstellung	Distanz(mm)	Intensität(HU)	Opazität	Farbe
Knochen	[-40, 0]	[100, 1450]	0-1, *LI*	schwarz-hellblau, *LI*
Lungenoberfläche	[0, 1]	[-1024, 3071]	0.1, *C*	rot, *C*
Lungengefäße	[1, 23]	[-824, -424]	0-1, *LI*	schwarz-beige, *LI*
Lunge opak	[23, 60]	[-1024, -424]	1, *C*	schwarz-hellgrün, *LI*

Abstände zur Betrachterposition ausgewertet werden, wird in [3] vorgestellt. Gewebe kann in Abhängigkeit von der Distanz zum Betrachter ein-/ausgeblendet werden. Die Grenzen dieses Verfahrens liegen in der Einschränkung des Distanzbezuges zu einem Punkt. Eine weitere Arbeit von Dicken et al. [4] beschäftigt sich damit, 2D-Projektionsansichten von Gewebeschichten zu erzeugen, die einen konstanten Abstand zu Organoberflächen aufweisen (anatomische Reformatierung). Die letzten beiden Ansätze werden in diesem Paper dahingehend erweitert, dass für die Bereitstellung von 3D-Visualisierungen eine Auswertung von Distanzen zu beliebig komplexen Referenzstrukturen im Datensatz vorgenommen wird.

3 Methoden

Die Ausdruckskraft von Volumenvisualisierungen ist häufig durch eine geringe lokale Kontrolle der Abbildungseigenschaften begrenzt. Visualisierungsparameter werden üblicherweise für gesamte Datensätze einheitlich definiert. Im medizinischen Bereich liegt der Fokus jedoch oft auf anatomisch abgegrenzten Strukturen. Die in der Umgebung befindlichen Gewebe sind von geringerem Interesse und dienen deshalb bestenfalls der Bereitstellung von Kontextinformationen. Der Einsatz von TFn, die in Abhängigkeit von der Distanz zu Referenzstrukturen definiert werden, kann hier sehr nützlich sein. Zu Grunde liegt der Gedanke, dass das Interesse an Gewebestrukturen in Visualisierungen maßgeblich durch ihren Abstand zu Referenzstrukturen, wie beispielsweise Organoberflächen, bestimmt wird. Zusätzlich zur Intensitätsdimension wird eine zweite Datendimension, die Distanz zu Referenzstrukturen, ausgewertet. Die Positionsinformation der Voxel geht dabei über ihre Distanz indirekt in den Visualisierungsprozess ein. Das Konzept wird im Folgenden an einem Beispiel der Visualisierung eines CT-Thoraxdatensatzes verdeutlicht (siehe Abb. 2). Dabei wird Gewebe in verschiedenen Distanzintervallen zur Lungenoberfläche unterschiedlich dargestellt. Die Parameter der verwendeten TF sind in Tab. 1 zusammengefasst.

Es wurden vier Distanz-Intensitätsintervalle festgelegt, die auf Farbwerte ungleich [0, 0, 0] (RGB) und Opazitätswerte ungleich 0 abbilden. Für die Darstellung der Knochen wird in einem Distanzintervall von [-40mm, 0mm] für das Intensitätsintervall [100HU, 1450HU] eine mit der Intensität linear steigende Opazität sowie ein linearer Farbverlauf (schwarz-hellblau) zugewiesen (Distanzwerte

Abb. 1. Nützliche Funktionstypen für CFn. d_min, d_max, i_min und i_max repräsentieren die Grenzen des Distanz- und Intensitätsintervalls.

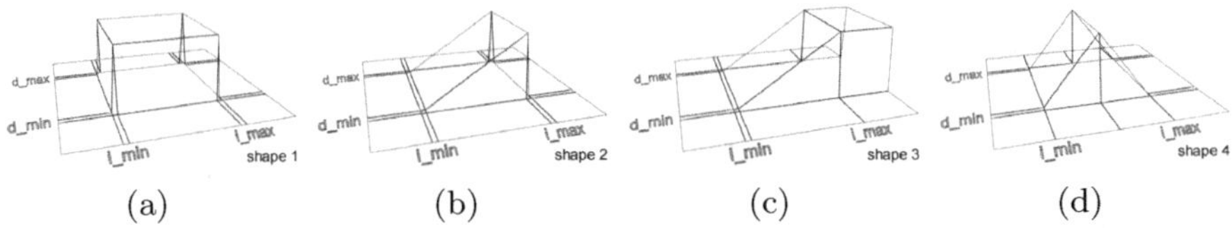

außerhalb der Referenzstruktur sind negativ, innere positiv). Für die Darstellung von Lungenoberfläche, Lungengefäßen und opakem Lungengewebe wurden drei weitere Distanzintervalle definiert. Es ist so leicht möglich, in einem Distanzintervall eine opake Darstellung der Lunge zu erzeugen, während in anderen eine Darstellung der Lungengefäße oder auch ein Ausblenden des Lungengewebes erfolgen. In diesem Beispiel wurden für bestimmte Distanzintervalle über die Distanz konstante Abbildungseigenschaften verwendet. Darüber hinaus ist es möglich, distanzabhängige Farbverläufe/Opazitätsänderungen zu definieren. Für die Bereitstellung der Distanzinformationen wird ein zusätzlicher Volumendatensatz eingesetzt, in dem der euklidische Abstand jedes Voxels zur Referenzstruktur abgelegt ist. Die gewünschten Referenzstrukturen müssen für die Distanzberechnung im Vorfeld segmentiert werden. Dies kann meist (semi-)automatisch geschehen. Als Visualisierungsverfahren wurde 3D-Texturemapping verwendet. Dieses Verfahren ermöglicht qualitativ hochwertige Visualisierungen bei hohen Frameraten. Da TFn als 2D-Lookup-Tabellen repräsentiert werden, ist die Verwendung eines Volumenrenderers erforderlich, der diese unterstützt. Außerdem werden Verfahren für die Definition von 2D-TFn benötigt. Im Folgenden wird ein interaktiver Ansatz hierfür vorgestellt.

Interaktive Definition von 2D-TFn: Wichtige Anforderungen an die Definition von TFn sind geringer Interaktionsaufwand sowie hohe Flexibilität und Intuitivität. Ein verbreitetes Konzept zur Definition von 1D-TFn, welches diese Anforderungen erfüllt, beruht auf der Anwendung stückweise linearer Funktionen, die mit Hilfe von parametrisierten Komponentenfunktionen (CF) definiert werden [5]. Die Verwendung von CFn ermöglicht das Zusammensetzten einfacher und bewährter Grundfunktionen zu komplexen TFn. Hierbei ist die Interaktion auf die Auswahl und Parametrierung der Grundfunktionen beschränkt. Dennoch ist die erforderliche Flexibilität durch die Möglichkeit der Verwendung beliebiger Funktionstypen und Parametrierungen gewährleistet. Wir erweitern dieses Konzept auf 2D. Dabei werden TFn aus einer beliebigen Anzahl von CFn zusammengesetzt, die mit Hilfe von fünf Parametern beschrieben werden. Ein *Distanzintervall* definiert, auf welche Distanzwerte sich eine CF auswirkt. Über ein *Intensitätsintervall* wird der Intensitätsbereich festgelegt, auf den eine CF Einfluss nimmt. Der *Funktionstyp* bestimmt das Verhalten der Opazitäts- und Farbfunktion innerhalb der definierten Intervalle. Die *Opazität und Farbe* definieren die maximale Opazität sowie die Farbe des von der CF darzustellenden

Abb. 2. Visualisierung eines Lungenflügels. Es werden vier Distanzintervalle mit unterschiedlichen Visualisierungsparametern verwendet: Knochen, Lungenoberfläche, Lungengefäße, opake Lungendarstellung.

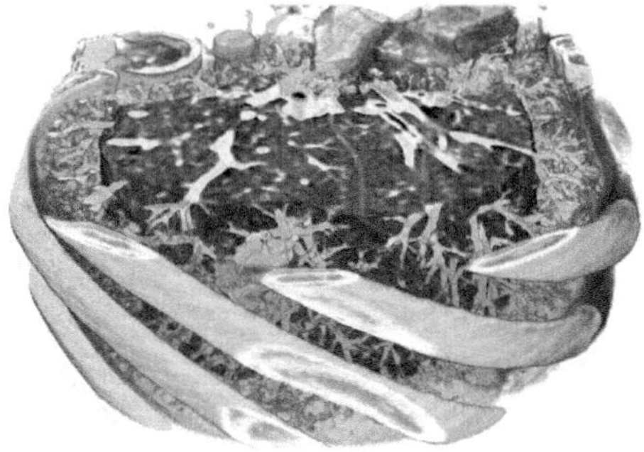

Abb. 3. (links) Visualisierung einer zur Lungenoberfläche äquidistanten Schicht im Abstand von 5.1mm. (rechts) Farbliche Darstellung der Abstände von Lungengefäßen zu einem Rundherd in 15mm-Schritten: rot [0m, 15mm], gelb [15mm, 30mm], grün [30mm, 45mm].

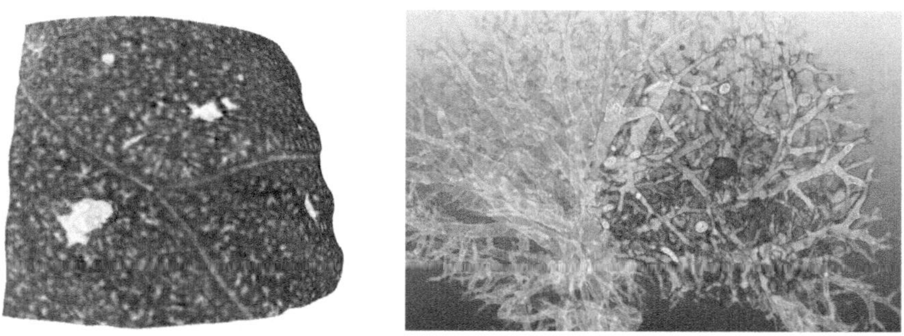

Gewebes. Für die Auswahl eines Funktionstyps haben sich verschiedene Grundfunktionen als nützlich erwiesen.

Die Wahl wird durch das erwünschte Verhalten der Opazitäts- und Farbfunktion bestimmt. Die in Abb. 1a dargestellte Funktion realisiert eine konstante Opazitäts- und Farbfunktion innerhalb des gewählten Intensitäts- und Distanzintervalls (Erweiterung einer Box in 1D). Die Funktionen (b) und (c) haben ein lineares Verhalten, was Opazitäts- und Farbverläufe ermöglicht (Rampe in 1D). Funktion (d) weist ein linear steigendes und fallendes Verhalten auf (Zeltfunktion in 1D). Oft ist es sinnvoll, für Opazität und Farbe den gleichen Funktionstyp zu verwenden, aber auch der Einsatz verschiedener Typen ist möglich. Nach der Definition der vorgestellten fünf Parameter ist eine CF vollständig beschrieben. Durch Überlagerung und Aneinanderfügen lassen sich beliebig viele CFn zu komplexen TFn kombinieren.

4 Anwendungen

Anwendungen distanzabhängiger TFn liegen in der Thoraxdiagnostik. Es wird der Ansatz der anatomischen Reformatierung [4] erweitert, bei dem Gewebeschichten dargestellt werden, die einen konstanten Abstand zu Organoberflächen aufweisen. Klinische Relevanz liegt in der Suche nach Lungenrundherden. Durch die Anwendung distanzabhängiger TFn können verschiedene Distanzen in einer 3D-Visualisierung untersucht werden, indem die dargestellte Distanz interaktiv verändert wird (Abb. 3, links). Dabei steht 3D-Interaktion wie Zoom und Rotation zur Verfügung. Eine weitere Anwendung liegt in der Visualisierung von Distanzen. Bei der Planung chirurgischer Eingriffe ist es mitunter erforderlich, Abstände von z.B. Tumoren zu benachbarten Blutgefäßen zu bestimmen. Über ein distanzabhängiges Einfärben von Gefäßen lassen sich die Abstände an allen Punkten der Gefäßstruktur schnell abschätzen, wodurch ein exakteres Abmessen auf wenige interessante Distanzen reduziert werden kann (Abb. 3, rechts). Über die diskutierten Anwendungen in der Thoraxdiagnostik hinaus ist der Einsatz distanzabhängiger TFn auch in anderen Bereichen sinnvoll. So kann leicht ein distanzabhängiges Ausblenden unerwünschter Strukturen oder ein distanzabhängiges Einblenden von Kontextinformationen erreicht werden.

5 Diskussion

Durch die Auswertung von Distanzinformationen in Bezug zu Referenzstrukturen wird eine hohe Kontrolle über TFn erlangt, was neue Visualisierungsmöglichkeiten erschließt. Bei medizinischen Anwendungen stehen Reproduzierbarkeit sowie schnelle Erzeugung der Visualisierungen im Vordergrund. Durch den Einsatz von TF-Presets konnten ähnliche Visualisierungen bei geringem Interaktionsaufwand (Auswahl eines Presets) für unterschiedliche Anwendungen erzeugt werden.

Literaturverzeichnis

1. Levoy M. Display of Surfaces from Volume Data. In IEEE Computer Graphics and Applications 1988;8(3):29–37.
2. Kindlmann G, Durkin JW. Semi-automatic generation of transfer functions for direct volume rendering. In IEEE Volume Visualization 1998;p. 79–86.
3. Mullick R, Bryan N, Butman J. Confocal Volume Rendering: Fast Segmentation-Free Visualization of Internal Structures. In: Med Imaging-Image Processing 2000.
4. Dicken V, Wein B, Schubert H, et al. Novel Projection Views for Simplified Reading of Thorax CT Scans with Multiple Pulmonary Nodules. Computer Assisted Radiology and Surgery 2003;p. 59–64.
5. Castro S, König A, Löffelmann H, et al. Transfer Function Specification for the Visualization of Medical Data. Vienne University of Techn.; 1998.

An Adaptive Extended Colour Scale for Comparison of Pseudo Colouring Techniques for DCE-MRI Data

Thorsten Twellmann[1], Oliver Lichte[1], Axel Saalbach[1], Axel Wismüller[2] and Tim W. Nattkemper[4]

[1]Applied Neuroinformatics Group, Bielefeld University, 33501 Bielefeld
[2]Department of Radiology, University of Munich, 80336 Munich
Email: ttwellma@techfak.uni-bielefeld.de

Abstract Pseudo colouring techniques are frequently used for analysing multivariate image data such as dynamic contrast enhanced mr images. Dedicated features of the high dimensional signal are mapped to pseudo colour codes and are superimposed on the image data. Nevertheless, the examination and comparison of different mapping functions is difficult, because the variability of the multivariate signal and pseudo colour scale have to be adequately and simultaneously presented. In this paper, we propose a setup for examination of different pseudo colour scales based on self organising maps. Thereby, the data distribution of the high dimensional signal is represented by a structured set of signal prototypes. Application of the pseudo colouring techniques to these prototypes leads to an extended colour scale which simultaneously gives a comprehensive display of the signal space together with the colour codes.

1 Introduction

Multivariate imaging techniques have become an important source of information to aid diagnosis in many medical fields. One example is the dynamic contrast enhanced magnetic resonance imaging (DCE-MRI) technique which has been successfully applied e.g. for diagnosis of breast cancer. Nevertheless, analysis of this kind of data is a challenging task for the human observer due to the multivariate nature of the data: For each case a temporal sequence of n_t three dimensional images is recorded associating each voxel at position $\mathbf{p}$ with a vector $\mathbf{x_p} = (x_{\mathbf{p}1}, .., x_{\mathbf{p}n_t})$. After recording of a *pre-contrast image*, a *contrast agent* (CA) is injected in the bloodstream and a sequence of *post-contrast* images is recorded. The vector $\mathbf{x_p}$ describes the temporal course of CA concentration in local tissue. Even though these temporal patterns allow to infer information about the state of the local tissue [1] (e.g. malignant, benign or normal), this information is distributed on the n_t images and tools are required for it's integration and evaluation.

A common approach to aid analysis of multivariate image data is to augment the visualisation with *pseudo colouring techniques* (PCT). Thereby, suitable features are extracted from the underlying high dimensional signal and mapped to a colour value which is superimposed on the image data at the corresponding spatial coordinate. The value of these augmented images strongly depends on the adequacy of the features as descriptors for the phenomenon under observation.

Different techniques have been proposed for extracting features from DCE-MRI signals which are suitable for characterising different states of tissue. These techniques can be divided in two groups. The first groups consists of *model-based* techniques such as *pharmacokinetic models* [2] or the *three-time-point method* (3TP) [3]. Fitting these models to the measured signal allows to infer the physiological parameterisation of the local tissue which in turn can be displayed as pseudo colours [4]. *Model-free* techniques utilising *artificial neural networks* (ANN) provide a promising alternative which does not depend on an explicit description of a signal model. The information e.g. about signals of different tissue classes is extracted from labelled training data which is frequently obtained during a standard evaluation procedure such as visual inspection or laboratory tests. Thus, these techniques can be applied even if the underlying process is not clear or if the signal pattern is very complex.

In recent years, the number of manuscripts in which new or modifications of existing PCTs are proposed has rapidly grown. Typically, new techniques are discussed and compared by means of a small number of images showing exemplarily visualisations e.g. of lesions. The disadvantage of these example images is that they display the colour coding of the multivariate signal, but only provide limited information about the underlying multivariate signals itself. As a consequence, it is difficult for the observer to examine the relation between the multivariate signal and the assigned colour code.

In this paper, we propose a method for qualitative evaluation of PCTs. The method simultaneously displays a representative set of examples $\mathbf{w} \in \mathcal{S}$ describing the data distribution in the multivariate signal space $\mathcal{S}$ and the corresponding colour codes $\mathbf{c}(\mathbf{w}) \in \mathcal{C}$ associated with the examples by an arbitrary PCT. To this end, the data distribution in the signal space is mapped to a two dimensional manifold using a *self organising map* (SOM) [5] adapted with training data of the investigated signal domain. Afterwards, the SOM is colourised using PCTs and is presented to the user. We believe that this *adaptive extended colour scale* (AECS) provides valuable information for comparing different techniques, educating unexperienced users in the interpretation of augmented images or for examination of different parameterisations of PCTs.

In the remainder of this manuscript, we will describe the AECS and exemplarily demonstrate it's application in a study of two methods for DCE-MRI analysis. In chapter 2, we briefly introduce an ANN based PCT which was recently developed in our group. Additionally, the *three-time-points* method is described as the reference PCT to compare with. In chapter 3, the AECS is described and applied for visualisation of the two PCTs of chapter 2. The corresponding results are discussed in the last chapter.

2 Pseudo Colouring of DCE-MRI Data

Inspection of DCE-MRI image data is a challenging task for a human observer, because the information for discriminating different types of tissue is distributed on the entire sequence of 3D images. Consequently, efficient techniques for dimension reduction are required which, at best, display the desired information in a single image. Pseudo colouring techniques map certain characteristics of the high dimensional signal to different combination colours leading to a visualisation of the DCE-MRI data as a single colourised image which guides the observers attention to locations of suspicious tissue.

2.1 Model-Based Approach: The Three-Time-Points Method

The *three-time-points* method (3TP) is a patented technique for the evaluation of DCI-MRI data in breast and prostate cancer diagnosis. 3TP is based on a model of the CA kinetic signals which is mainly described by the strength of the signal uptake after administration of the CA and the presence of a CA wash-out after an early concentration peak. These parameters are derived from a dynamic sequence consisting of $n_t = 3$ images (one pre-contrast, one early and one late post-contrast image). Each signal pattern $\mathbf{x_p}$ is displayed with a pseudo colour code $\mathbf{c}_{3TP}(\mathbf{x}_p) = (i_\mathbf{p}, h_\mathbf{p})$. The signal uptake $x_{\mathbf{p}2} - x_{\mathbf{p}1}$ is mapped to the colour intensity $i_\mathbf{p}$. The colour hue $h_\mathbf{p}$ is defined by the presence of a significant signal wash-out or uptake between the two post-contrast images:

$$h_\mathbf{p} = \begin{cases} \text{red,} & : \text{ if } x_{\mathbf{p}3} < x_{\mathbf{p}2} \wedge |x_{\mathbf{p}2} - x_{\mathbf{p}3}| > \sigma x_{\mathbf{p}2} \\ \text{blue,} & : \text{ if } x_{\mathbf{p}3} > x_{\mathbf{p}2} \wedge |x_{\mathbf{p}2} - x_{\mathbf{p}3}| > \sigma x_{\mathbf{p}2} \\ \text{green,} & : \text{ else} \end{cases} \tag{1}$$

The parameter σ controls the tolerance during the equality test between $x_{\mathbf{p}3}$ and $x_{\mathbf{p}2}$ and is chosen during a calibration step. Experiments have shown that the colour intensity and hue correlates with the tissue parameters *microvascular permeability* and *extracellular volume fraction.*

2.2 ANN Based Model-Free Approach

Model-based techniques such as 3TP or pharmacokinetic models assume a certain model of the CA kinetic and thus require a priori knowledge about the underlying physiological process. In contrast to this, model-free techniques based on ANNs infer information from the measured data and ancillary source such as manual lesion segmentations or laboratory tests. Therefore, ANNs can be deployed for deriving implicit models e.g. of different type of tissue from the data itself.

We are currently evaluating a system for DCE-MRI evaluation which is based on a supervised hierarchical ANN (a detailed description of the architecture has been submitted to an international journal). The ANN follows a divide-and-conquer strategy for the classification of the DCE-MRI pattern. Thereby, the signal space is divided in a set of subregions $\mathcal{V}_i$ by vector quantisation algorithm. Subsequently, a single layer neural network with softmax activation is assigned to each subregions $\mathcal{V}_i$ for classification of examples $\mathbf{x_p} \in \mathcal{V}_i$ as malignant, normal or benign. The class label of the training data is derived from manual lesion segmentations. Each lesion is attributed as a whole to be malignant or benign according the outcome of a histopathological examination. Thus, the adapted ANN provides a mapping

$$M : \mathcal{S} \rightarrow \mathcal{C} : \quad \mathbf{x_p} \mapsto [0; 1]^3 \tag{2}$$

which maps each example $\mathbf{x_p}$ to a three dimensional vector $\mathbf{c}(\mathbf{x})$ with components c_j, $j = 1, \ldots, 3$ describing the confidence that the evaluated pattern belongs to the class of malignant, normal or benign tissue, respectively. This output vector $\mathbf{c}(\mathbf{x})$ is interpreted as a RGB colour and is superimposed on the DCE-MRI image data. A comparable approach to model-free evaluation of DCE-MRI data was proposed by Lucht et al. [6].

3 Adaptive Extended Colour Scales

Basis of the extended colour scale is a structured set of prototypes $\mathbf{w}_i \in \mathcal{S}, i = 1, \ldots, N$ which represents the major part of the variability of the multivariate data. This set of prototypes is calculated by adapting a SOM with a suitable set of training data Γ.

The SOM is an unsupervised neural network consisting of a lattice of neurons. Each neuron of this lattice has an associated prototype $\mathbf{w}_i \in \mathcal{S}$ which is adapted during the training of the SOM. Thereby, examples $\mathbf{x} \in \Gamma$ are presented to the SOM in random order. For each presented example at time step t, the best matching prototypes $\mathbf{w}^*(\mathbf{x})$ and the prototypes located in the neighbourhood of $\mathbf{w}^*(\mathbf{x})$ are moved towards the presented example according

$$\mathbf{w}_i(t+1) = \mathbf{w}_i(t) + \alpha(t) h_{\mathbf{w}^*(\mathbf{x}),i}(t)(\mathbf{x} - \mathbf{w}_i(t)) \tag{3}$$

with a time dependent learning rate $\alpha(t)$ and neighbourhood function $h_{\mathbf{w}^*(\mathbf{x}),i}(t)$. Following the concept of neighbourhood learning, data points which are close in the signal space are likely to be mapped to nearby nodes on the SOM lattice, i.e. the topology of the signal space is preserved.

After adaptation of the SOM, the lattice structure of prototypes $\mathbf{w}_i$ is displayed as a lattice of diagrams (see Fig.1). Each diagram shows a plot of the corresponding $\mathbf{w}_i$ which itself can be interpreted as prototype of a subset $\{\mathbf{x}_i\} \subset \Gamma$. Additionally, the background of the each diagram is colourised with the colour obtained from the evaluation of $\mathbf{w}_i$ with the investigated PCT, leading to the extended colour scale.

For the domain of DCE-MRI signals, a SOM consisting of a two-dimensional 15×15 lattice of neurons is adapted with a set of training data Γ containing an equal number of malignant, benign and normal signals taken from the DCE-MRI sequences of 14 cases (approx. 5000 pattern total). Afterwards, the adapted SOM is colourised by both methods introduced in chapter 2. Due to the limited space, we provide the colour images of both extended colour scales online [7].

Fig. 1. The SOM lattice, unfolded in $\mathcal{S}$ after adaptation, is displayed as a lattice of diagrams colourised by one of the investigated PCT. Each diagram shows a plot of a prototype $\mathbf{w}_i$ and the associated pseudo colour code $\mathbf{c}(\mathbf{w}_i)$.

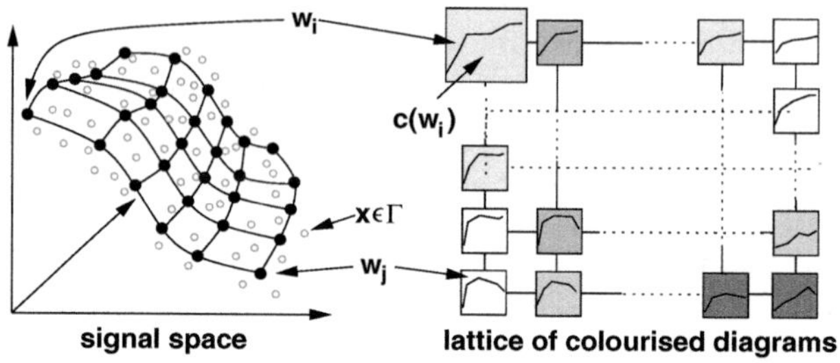

4 Discussion

The prototypes of the trained SOM represent the major part of variability of DCE-MRI signals. Benign signals showing a continuously increasing CA concentration and malignant signals showing a fast uptake followed by a wash-out of CA concentration are both represented as dense clusters on the SOM. Prototypes representing normal signals are located in the upper right part of the SOM. A comparison of the SOM coloured by the ANN and 3TP indicates a significant conformance between display of benign (blue) and malignant (red) signals. In contrast to 3TP, the region of signals indicated as malignant by the ANN is vaster and passes into the region of benign signals indicated by colour codes changing from red to purple to blue. Here, the different meaning of the green colour becomes evident. 3TP displays suspicious signals with a fast uptake followed by an indistinct wash-out as bright green, while the same colour code is used by the ANN for signals which are classifier as normal with high confidence.

References

1. Kuhl CK, Mielcareck P, et al. Dynamic breast MR imaging: Are signal intensity time course data useful for differential diagnosis of enhancing lesions? Radiology 1999;211(101).
2. Tofts PS. Modeling Tracer Kinetics in Dynamic Gd-DTPA MR Imaging. J Magn Reson Imaging 1997;7.
3. Weinstein D, Strano S, et al. Breast Fibroadenoma: Mapping of Pathophysiologic Features with Three-Time-Point, Contrast-enhanced MR Imaging – Pilot Study. Radiology 1999;210.
4. Engelmeier KH, Hellwig G, et al. Morpho-Functional Visualization of Dynamic MR-Mammography. In: et al MFieschi, editor. Proc. of MEDINFO 2004; 2004.
5. Kohonen T. Self-Organizating Maps. Springer; 1997.
6. Lucht R, Knopp MV, et al. Classification of signal-time curves from dynamic MR mammography by neural networks. Magnetic Resonance Imaging 2001;19:51–57.
7. et al TTwellmann. Online supplementary material. Website; 2004. http://www.techfak.uni-bielefeld.de/ags/ani/projects/AdaptiveColourScale/.

Multiparametervisualisierung zur Exploration dynamischer Bilddaten

Steffen Oeltze[1], Christian Bendicks[1], Sarah Behrens[2] und Bernhard Preim[1]

[1]Institut für Simulation und Graphik,
Otto-von-Guericke-Universität Magdeburg, 39106 Magdeburg
[2]MeVis - Center for Medical Diagnostic Systems and Visualization GmbH
University of Bremen, 28359 Bremen
Email: stoeltze.isg.cs.uni-magdeburg.de

Zusammenfassung. Wir beschreiben Methoden zur Exploration dynamischer CT- und MR-Daten. Dabei konzentrieren wir uns auf die Interaktion mit Parameterbildern, speziell auf die gleichzeitige Darstellung mehrerer Parameter. Zu diesem Zweck wurden erstmalig kolorierte Höhenfelder und Farbikonen für die integrierte Visualisierung mehrerer Parameter basierend auf dynamischen Daten eingesetzt. Justierbare synchronisierte Linsen nutzen die Symmetrie in axialen Schichten des Gehirns. Sie erweitern das Konzept herkömmlicher ROIs und erlauben die integrierte Darstellung von originalem Schichtbild und zugehörigem Parameterbild.

1 Einleitung

Dynamische Bilddaten werden vor allem akquiriert, um die Durchblutung bzw. Kontrastmittelanreicherung zu untersuchen. Die Daten enthalten Informationen über Signalveränderungen, die durch Anflutungs- und Auswaschungsvorgänge des Kontrastmittels im Zielgewebe begründet sind. Durch die Abtragung der Signalintensitäten korrespondierender Bildpunkte gegen die Zeit entstehen Zeit-Intensitäts-Kurven. Kurvenparameter wie die maximale relative Signalintensität (peak enhancement) und die Zeitdauer bis zum Erreichen dieses Maximums (time to peak) erlauben die Detektion krankhafter Gewebeveränderungen, z.B. in der Dynamischen MR-Mammographie und in zerebralen MR-Daten, die für die Schlaganfalldiagnostik akquiriert werden. Hier sollen Bereiche identifiziert werden, die aufgrund ihrer Dynamik verdächtig erscheinen (verzögerte und verringerte Perfusion in einem infarktverdächtigen Bereich bzw. sehr schnelle Kontrastmittelanreicherung in einem Tumor). Existierende Softwareassistenten erzeugen Parameterbilder einer ausgewählten Schicht welche jeweils einen Parameter farbkodiert darstellen. Die Diagnose erfordert jedoch oft eine Kombination verschiedener Parameter. Daher werden Methoden der Multiparametervisualisierung benötigt, welche die Integration mehrerer Parameter ermöglichen.

2 Verwandte Arbeiten

Sowohl in kommerziellen Workstations als auch in Forschungsprototypen [1], [2], [3] können ROIs definiert, zugehörige Zeit-Intensitäts-Kurven analysiert und Parameterbilder berechnet und farbkodiert werden. In [4] wurden die Kombination von Isolinien mit Farbabbildungen sowie eine multivariate Farbabbildung für die Darstellung mehrerer Parameter vorgestellt. 3d-Visualisierungen basierend auf Dynamic Contrast Enhanced (DCE) MR-Mammographien wurden in [3] vorgestellt. Durch die interaktive Abbildung dynamischer Parameter in denen Bereiche mit ausgeprägter Dynamik opak dargestellt wurden und eine Rotation des Objektes können Tumore der weiblichen Brust beurteilt werden. Speziell für DCE MR-Mammographien wurde in [5] eine farbkodierte Closest Vessel Projection (CVP) entwickelt. Bildgebende Verfahren für die DCE MR-Mammographie werden in [6] beschrieben. Kommerzielle Software zur Schlaganfalldiagnostik, z.B. von General Electrics und SIEMENS, ermöglicht die Generierung farbkodierter Parameterbilder. Unter Ausnutzung der Symmetrie des Gehirns erlaubt die Spiegelung der in einer Gehirnhälfte eingezeichneten ROI die Beurteilung diagnostisch wesentlicher Unterschiede.

3 Methoden der Multiparametervisualisierung zur Exploration dynamischer Bilddaten

Unsere Arbeit konzentriert sich auf die Entwicklung von Methoden der Multiparametervisualisierung für dynamische CT- und MRT-Daten. Diese neuen Techniken und Erweiterungen bereits bekannter Verfahren, basierend auf unseren Vorarbeiten [2], wurden in die Softwareplattform MeVisLab (www.mevislab.de) integriert. Für die Erprobung der Algorithmen standen DCE MR-Mammographien und zerebrale MR-Daten zur Verfügung. Die DCE MR-Mammographien sind bewegungskorrigiert nach [7]. Für alle Daten wurden vorberechnete Volumina jedes charakteristischen Parameters genutzt. Folgende Visualisierungstechniken wurden entwickelt:

3.1 Farbkodierte Animation der Kontrastmittelanreicherung in 2d und 3d

Zu Beginn wird ein so genanntes Referenzbild (Referenzvolumen) zum Zeitpunkt t festgelegt. Basierend darauf werden für die Animation der dynamischen Kontrastmittelanreicherung zu den restlichen Zeitpunkten Differenzbilder (Differenzvolumina) berechnet und fortlaufend präsentiert (Abb. 1). Während das Referenzbild auf Grauwerte abgebildet wird, sind die Differenzen farbkodiert.

3.2 Kolorierte Höhenfelder

Diese Visualisierungstechnik erlaubt die integrierte Darstellung von zwei Parametern einer Schicht. Basierend auf dem ersten Parameterbild wird ein 3d-Höhenprofil generiert. Für jedes Pixel der gewählten Schicht wird der entsprechende Parameterwert auf die Höhe abgebildet. Das entstandene Höhenfeld wird entsprechend der Werte des zweiten Parameterbildes mit Hilfe einer wählbaren Farbtabelle eingefärbt (Abb. 2). Es kann anschließend frei rotiert werden, so dass auch anfangs verdeckte Teile sichtbar werden. Die Abbildung auf die Höhe ist skalierbar; initial wird sie an den Wertebereich des gewählten ersten Parameters angepasst. Eine lokale Beleuchtung erleichtert die Erkennung von kleineren (Höhen)Unterschieden.

3.3 Flexible synchronisierte Linsen

Linsen werden häufig bei der Exploration konventioneller Bilder zur vergrößerten Darstellung kleiner auffälliger Erscheinungen genutzt. Im Gegensatz dazu können sie innerhalb der Multiparametervisualisierung für die Integration zusätzlicher Information verwendet werden. Bezogen auf Parameterbilder kann so ein Parameter innerhalb der Linse (Fokus) im Kontext eines anderen Parameters oder dem originalen Schichtbild präsentiert werden. Hierzu wird eine achsenparallele, verschiebbare und größenverstellbare Linse durch den Benutzer auf einem Parameterbild bzw. dem Schichtbild platziert. Durch diese rechteckige Linse wird ein zweites, farbkodiertes Parameterbild auf das erste Bild projiziert. Für symmetrische Strukturen, wie das Gehirn in der axialen Ansicht, kann die Linse an einer vertikalen, einstellbaren Symmetrielinie gespiegelt werden, um diagnostisch relevante Unterschiede zwischen den Hemisphären zu detektieren (Abb. 3).

3.4 Farbikonen

Mit Hilfe von Farbikonen können bis zu vier Parameter gleichzeitig dargestellt werden. Hierzu wird jedes Pixel des Originalbildes durch vier neue, quadratisch angeordnete Pixel (Farbikone) ersetzt. Jedem der neuen Pixel kann nun die Intensität des korrespondierenden Pixels aus einem Parameterbild zugewiesen werden. Wird für die abzubildenden Parameter dieselbe Farbkodierung verwendet, können so homogene Bereiche erkannt werden. Der Einsatz von Farbikonen ist motiviert durch [8].

3.5 HSV-Farbkodierung und Isolinien

Diese in [4] vorgestellte Methode gestattet ebenfalls die Abbildung von vier Parametern. Die ersten drei Parameter werden auf die HSV-Kanäle abgebildet und so zu einem Farbbild fusioniert. Durch farbige Isolinien wird der vierte Parameter visualisiert. Mittels frei wählbarer Isowerte kann der Benutzer Bereiche mit gleichem Parameterwert identifizieren.

4 Ergebnisse

Im Rahmen unserer Arbeit sind verschiedene Werkzeuge zur Exploration dynamischer Daten entwickelt worden. Kolorierte Höhenfelder wurden erstmals in diesem Kontext verwendet. Hier haben sich verschiedene Voreinstellungen als

Abb. 1. Farbkodierte Differenzvolumina zu drei aufeinanderfolgenden Zeitpunkten einer Perfusionsuntersuchung des Gehirns nach akutem Schlaganfall. Schlecht durchblutete Regionen äußern sich durch Transparenz im mittleren und rechten Bild.

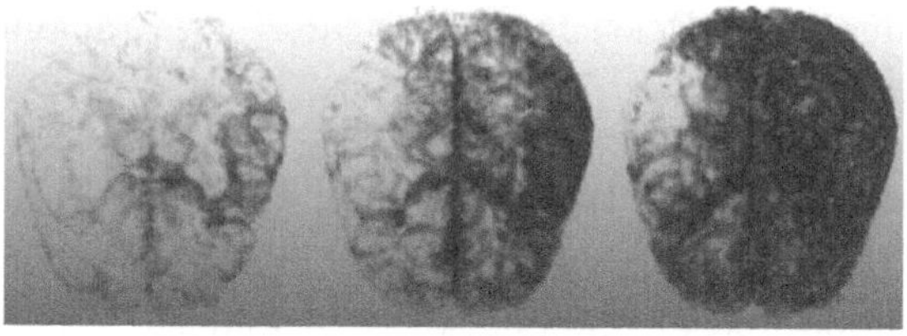

Abb. 2. Höhenfeld einer Hirnschicht. Abbildung des Parameters „Integral“ auf Höhe. Der TTP-Parameter wird auf Farbe abgebildet. Der Infarktkern erscheint als weißes Tal (gelber Pfeil). Geschädigte Areale um den Infarktkern sind durch braun-grüne Bereiche auf Talhöhe bzw. weiße bis hellblaue Erhebungen repräsentiert.

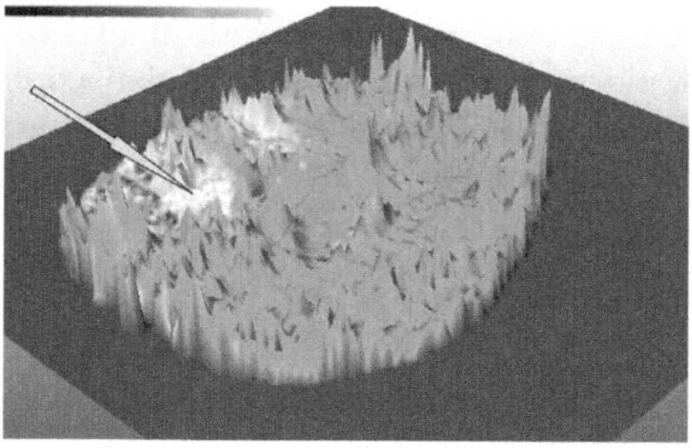

Abb. 3. Asymmetrie als Anzeichen krankhafter Veränderungen nach einem akuten Schlaganfall. Das TTP-Parameterbild einer Schicht des Gehirns dient als Kontext. Innerhalb der gespiegelten ROIs (im Fokus) wird der Parameter „Peak“ dargestellt. In der rechten Hemisphäre zeichnet sich der Infarktkern durch eine dunklere Färbung ab.

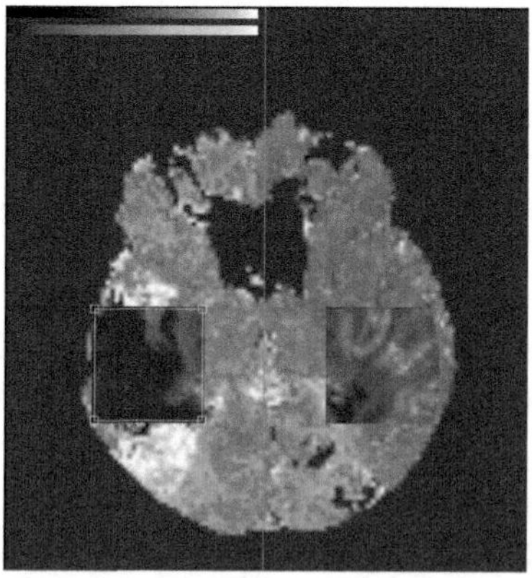

günstig erwiesen. So werden die Höhenwerte zur besseren Interpretierbarkeit an einen konkreten Wertebereich angepasst. Weiterhin sichert eine isometrische Parallelprojektion und eine lineare Interpolation der Messwerte die Eindeutigkeit der Beziehung zwischen Darstellung und Daten. Einzelne Höhen, z.B. starke Maxima, werden beschriftet. Zusätzlich können dem Höhenfeld Gitterlinien überlagert werden, wobei die resultierende Krümmung der Linien die Homogenität bzw. Inhomogenität deutlich macht. Eine lokale Beleuchtung sichert die Erkennbarkeit leichter Unebenheiten. Die hier vorgestellten Farbikonen erlauben die platzsparende Visualisierung von bis zu vier Parametern. Die Wahrnehmung der Textur des Ergebnisbildes gibt ein Gefühl für die globale Verteilung bestimmter Parameterkombinationen. Bei der Schlaganfalldiagnostik nutzen flexible synchronisierte Linsen die Symmetrie des Gehirns und erleichtern die Detektion von diagnostisch relevanten Unterschieden in beiden Hemisphären.

5 Diskussion

Die beschriebene Entwicklung von Multiparametervisualisierungen basiert auf Diskussionen mit Radiologen, in denen die Notwendigkeit Parameterinformationen zu integrieren, deutlich wurde. Die hier beschriebenen Visualisierungstechniken müssen von klinischer Seite evaluiert und innerhalb einer konkreten Anwendung getestet werden. Wesentlich sind die Bestimmung geeigneter Parameterkombinationen und ein Vergleich der Techniken hinsichtlich der Schnelligkeit und Genauigkeit der Interpretation.

Literaturverzeichnis

1. Beier J, Stroszczynski C, Oellinger H, Fleck E, et al. 2D- und 3D-Parameterbilder zur Analyse der Kontrastmittelverteilung bei dynamischen CT- und MR-Untersuchungen. Der Radiologe 1998;38(10):832–840.
2. Meyer S, Müller-Schimpfle M, Jürgens H, et al. MT-DYNA: Computer Assistance for the Evaluation of Dynamic MR and CT Data in a Clinical Environment. In: CARS; 1999. p. 331–334.
3. Englmeier KH, Griebel J, Lucht R, et al. Dynamische MR-Mammographie: Multidimensionale Visualisierung der Kontrastmittelanreicherung in virtueller Realität. Der Radiologe 2000;40(3):262–266.
4. Preim B, Kohle S, Konrad-Verse O, et al. Mehrdimensionale Visualisierung dynamischer Bilddaten am Beispiel der Durchblutungsquantifizierung. In: SimVis; 2003. p. 77–88.
5. Kohle S, Preim B, Wiener J, et al. Exploration of time-varying data for medical diagnosis. In: Vision, Modeling, and Visualization; 2002. p. 31–38.
6. Heywang-Köbrunner SH, Beck R. Contrast-enhanced MRI of the breast. 2nd ed. Berlin, Heidelberg, New York: Springer; 1996.
7. Rueckert D, Sonoda LI, Hayes C, et al. Nonrigid registration using free-form deformations: application to breast MR images. IEEE Trans Med Imaging 1999;18(8):712–721.
8. Levkowitz H. Color icons: merging color and texture perception for integrated visualization of multiple parameters. In: IEEE Visualization; 1991. p. 164–170.

Neue Entwicklungen in der grenzflächenbasierten Patientenregistrierung

Rüdiger Marmulla, Georg Eggers und Joachim Mühling

Klinik und Poliklinik für Mund-, Kiefer- und Gesichtschirurgie
der Universität Heidelberg, D-69210 Heidelberg
Email: Ruediger_Marmulla@med.uni-heidelberg.de

Zusammenfassung. Um künstliche Landmarken (Haut- oder Knochenmarker) zu vermeiden, können natürliche, geometrisch eindeutig definierbare Oberflächen zur Referenzierung zwischen einem Patienten auf einem Operationstisch und seinem zugehörigen Patientendatensatz (CT oder MRT) genutzt werden. In der vorgelegten Arbeit wurden verschiedene natürliche Oberflächen zur Patientenregistrierung in der Kopfchirurgie beschrieben und in Hinblick auf ihre klinisch Relevanz beurteilt.

1 Einleitung

Im Operationssaal können mithilfe der computergestützten Chirurgie direkt am Patienten Informationen eines Bilddatensatzes (CT, MRT) genutzt werden, um Instrumente oder auch körpereigene Gewebesegmente zu navigieren. Bisherige Arbeiten beschreiben die höhere Präzision und Sicherheit, die durch diese Methode intraoperativer Navigation erreichbar seien [1,2,3].

Um die Möglichkeiten eines computergestützten Eingriffs im Operationssaal zur Verfügung zu stellen, müssen derzeit allerdings zahlreiche, logistisch aufwändige Maßnahmen im Vorfeld eines navigierten Eingriffs von Patient und Arzt in Kauf genommen werden:Für einen computergestützten Eingriff ist eine Korrelation zwischen Operationssitus und Bilddatensatz erforderlich. Zu diesem Zweck werden üblicherweise künstliche Registriermarker verwendet. Diese werden vor der Erhebung des Bilddatensatzes am Patienten angebracht und müssen bis zum operativen Eingriff unverändert in situ bleiben oder zumindest eindeutig reproduzierbar wiedereingesetzt werden können.

Mitunter muß – wenn bereits ein konventionelles (markerloses) CT eines Patienten existiert – allein zum Zweck der Navigation ein neuerliches CT angefertigt werden, bei dessen Akquisition röntgensichtbare Registriermarker installiert sind. Solch eine Situation ist mit einer unerwünschten zusätzlichen Strahlenbelastung für den Patienten verbunden.

Aus diesem Grund streben wir an, die markerbasierte Patientenregistrierung ganz zu verlassen.

Die markerlose Registrierung mittels anatomischer Landmarken – beispielsweise der Nasenspitze oder des Tragus am Ohr – bildet dabei jedoch eine nur unbefriedigende Alternative, da das exakt reproduzierbare Wiederauffinden solcher Landmarken in Operationsfeld und Bilddatensatz schwierig bis unmöglich ist. Entsprechend kann mit dieser Methode eine nur geringe Präzision erreicht werden.

Eine Alternative stellt die Referenzierung über anatomisch vorgegebene Grenz-flächen dar. In diesem Zusammenhang wurde die Verwendung eines Laserscanners zur intraoperativen metrischen Analyse anatomischer Grenzflächen und zugleich zur intraoperativen Patientenregistrierung in der Mund-, Kiefer- und Gesichtschirurgie erstmals 1999 beschrieben. Inzwischen wurde die präzise Patientenregistrierung anhand des Weichteilmantels des Gesichts mithilfe eines Abgleichs von hochauflösendem Laserscan und CT-Datensatz realisiert.

In der vorgelegten klinischen Studie sollte nun geklärt werden, ob neben dem Weichteilmantel des Gesichts auch andere natürliche anatomische Grenzflächen zur präzisen Patientenreferenzierung in der cranio-maxillofazialen Chirurgie herangezogen werden können: Ohrmuschel, Ober- und Unterkiefer.

Ein Ausweichen vom Gesichtsweichteilmantel auf andere anatomische Grenzflächen scheint dann sinnvoll, wenn progrediente Schwellungszustände vorliegen, die zu einer Inkongruenz zwischen der Hautoberfläche im Laserscan- und CT führen können, oder wenn das CT mit seiner Scanweite nicht das komplette Gesicht (mit Stirn, Periorbital- und Wangenregion) wiedergibt.

Für diese Untersuchung erhielten 20 Patienten konventionelle röntgensichtbare Marker, um die Genauigkeit der neuen – an sich markerlosen Registriermethode – zu überprüfen. In der vorgelegten Studie wurde bestimmt, wie genau diese Marker mithilfe eines Infrarotpointers nach markerloser Laserscanregistrierung anhand von Ohrmuschel, Ober- und Unterkiefer aufgesucht werden konnten.

2 Methode

Vor einem chirurgischen Eingriff wurde die räumliche Lage von zwanzig 20 Patienten mithilfe eines hochauflösenden 3D-Laserscans registriert und markerlos mit dem praeoperativen CT-Datensatz korreliert. Indikation für den chirurgischen Eingriff waren Tumore, skelettale Fehlbildungen und Fremdkörper. Die Ohrmuschel sowie der Ober- und Unterkiefer wurden dabei zur Registrierung der Patientenlage genutzt. Durch eine zusätzliche konventionelle markerbasierte Patientenregistrierung wurde die Genauigkeit dieser neuen – an sich markerlosen – Methode klinisch evaluiert. Die Untersuchungen wurden mit dem Surgical Segment Navigator SSN++ durchgeführt, einem Navigationssystem, das ursprünglich zusammen mit Carl Zeiss, Oberkochen, entwickelt wurde und eine markerlose, flächenbasierte Patientenregistrierung ermöglicht [4].

3 Ergebnisse

Die markerlose Patientenregistrierung auf Basis natürlicher anatomischer Grenzflächen war verläßlich im Bereich des Oberkiefers möglich (Abweichung: 0,8 mm ± 0,3 mm), im Unterkiefer haben Zunge und beweglicher Mundboden zu geometrischer Inkongruenz und mangelhafter Laserregistrierung geführt. Mithilfe der

Ohrmuschelregistrierung war eine hohe Präzision zu erzielen, solange die Ohrmuschel während der CT-Bildgebung oder während des Laserscannens nicht deformiert wurde (Abweichung: 1,9 mm ± 0,9 mm). Die übliche CT-Bildakquisition mit Kopfschale führte jedoch bei mehr als der Hälfte der Patienten zu temporären Ohrmuscheldeformierungen, die eine exakte Laserscanregistrierung unmöglich machte.

4 Diskussion

Die vorgelegten Ergebnisse zeigen, daß innerhalb der Mund-, Kiefer- und Gesichtschirurgie, Neurochirurgie und Hals-Nasen-Ohrenheilkunde der logistische Aufwand im Zusammenhang mit bildgestützten Eingriffen reduziert werden kann, indem markerlose automatische Registrierverfahren eingesetzt werden, die neben der anatomischen Grenzfläche des Gesichtsweichteilmantels auch den Oberkiefer oder die Ohrmuschel nutzen. Die dabei erzielbare Präzision ist vergleichbar mit Verfahren, die rigide fixierte Marker verwenden. Aus diesem Grund halten wir es für möglich, daß sich die vorgestellten markerlosen Registriertechniken zu einem Goldstandard in der craniofazialen Chirurgie entwickeln.

Literaturverzeichnis

1. Burkart A, Debski RE, McMahon PJ, Rudy T, Fu FH, Miusahl V, et al. Precision of ACL tunnel placement using traditional and robotic techniques. Comput Aided Surg 2001;6(3):270–278.
2. Magee MJ, Mack MJ. Robotics and coronary artery surgery. Curr Opin Cardiol 2002;17:602–607.
3. Musahl V, Plakseychuk A, Fu FH. Current opinion on computer-aided surgical navigation and robotics: role in the treatment of sports-related injuries. Sports Med 2002;32:809–818.
4. Marmulla R, Hassfeld S, Lüth T, Mühling J. Laser-Scan-Based Navigation in Cranio-Maxillofacial Surgery. J Cranio Maxillofac Surg 2003;31:267–277.

Non-linear 2D and 3D Registration Using Block-Matching and B-Splines

Heike Hufnagel[1], Xavier Pennec[1], Grégoire Malandain[1], Heinz Handels[2] and Nicholas Ayache[1]

[1]INRIA Sophia Antipolis, Epidaure Project, F-06902 Sophia Antipolis, France
[2]Institut für Medizinische Informatik, Universitätsklinikum Hamburg-Eppendorf, 20246 Hamburg
Email: heike.hufnagel@sophia.inria.fr

Abstract We developed a non-linear registration technique to align images that feature anatomical variabilities. The algorithm is based on a block-matching technique that identifies a sparse displacement vector field from the iconic features of two images. Subsequently, the displacement vectors are used as sampling points to estimate a parametric non-linear transformation that is represented by a tensor product of B-Splines. The B-Spline transformation estimation approximates the correspondences while minimizing the second order derivatives in the transformation function. The block-matching and the transformation estimation are then iterated in a multiscale framework to improve robustness and accuracy. Experiments on 2D histological slices and 3D MR images show qualitatively good results.

1 Introduction

In this article, we present a registration technique developed to automatically align images that feature anatomical variabilities. We work on anatomical structures that are subject to deformations which are simple locally but complex globally. For instance, we consider the problem of aligning histological slices for 3D reconstruction and analysis. During their preparation process, the slices may undergo geometric distortions, twists, and disruptions. Hence, the sought transformation has to be able to represent complex deformations. In the scale of complexity, we may roughly classify the existing transformation classes as follows: We distinguish rigid or affine transformations that have a very constrained number of degrees of freedom, parameterized deformations that have an arbitrary number of degrees of freedom and deformation fields that define a displacement at every voxel. For our complex deformation, a non-linear function has to be determined and applied. An affine transformation is not sufficient to compensate for local bendings of a gyrus. On the other hand, deformation fields seem to be too elaborate for the considered problem. This led us to choose a *parameterized* transformation. These can be described by e.g. B-Splines, Thin-Plate-Splines, or more general deformable models.

Robustness plays a key role in the algorithm as the transformation could be misled by possible twists or fissures in the slices. Eventually, the algorithm should be applicable also to 3D registration problems of the brain.

In [1] a regularized non-linear transformation estimation based on B-Splines is presented to register local breast motions, and in [2] a B-Spline deformation model for fast elastic multidimensional intensity-based image registration is used and tested successfully on different image types. By varying the number of control points and therewith the number of degrees of freedom in a multi-scale scheme, the registration can easily be adapted to the problem at hand. The authors of [3] developed a fast registration algorithm based on 3D radial basis functions of compact support for 2D and 3D inter-patient images. However, the mentioned works did not specifically focus on robustness matters in their algorithms.

To ensure the robustness of the estimation we combine in this paper a B-Spline representation of the transformation with a block-matching algorithm applied to the images. The block-matching scheme proved to be very robust and accurate as shown in [4]. Based on the satisfying results obtained with rigid and affine transformations [5], we believe that the extension to a B-Spline deformation covers well registration problems that require a non-linear approach.

2 Methods

The registration algorithm consists of two principal components that are executed alternately. First, the algorithm finds matches between two images by regarding regional iconic similarities, then, it estimates a global transformation based on these local correspondences. The first component is based on a block-matching technique and works on the iconic features of the two images to identify a sparse displacement vector field. The source image is cut into an ensemble of possibly overlapping blocks. Each block is moved around its equivalent position in the target image in order to find the position where its voxels hold the highest degree of intensity similarity with the voxels of the target image. We use the correlation coefficient as similarity measure so that the intensity distributions of the two images may differ and may spatially vary [6]. Subsequently in the second component, the displacement vectors are used as sampling points to estimate the parametric non-linear transformation T that assigns a corresponding voxel $T(x,y,z)$ in the target image to each voxel at position x,y,z in the source image. We define $T(x,y,z) = (x,y,z) + \boldsymbol{u}_{Bsplines}(x,y,z)$, where $\boldsymbol{u}_{Bsplines}(x,y,z)$ denotes the displacement for the respective voxel. We chose the transformation to be represented by a tensor product of uniform cubic B-Splines (1) as they possess mathematical advantages for that task, in particular local support. They are supported by a control point grid spread over the entire image.

$$\boldsymbol{u}_{Bsplines}(x,y,z) = \sum_{l=0}^{3}\sum_{m=0}^{3}\sum_{n=0}^{3} B_l^x(\alpha)B_m^y(\beta)B_n^z(\gamma)P_{i+l,j+m,k+n}, \tag{1}$$

where i, j, k are the integer position of the nodes of the control point grid, $P_{i,j,k}$ is a 3D vector of parameters at that node and $B_l^x(\alpha), B_m^y(\beta), B_n^z(\gamma)$ represent the lth (respectively mth and nth) basis functions of the cubic B-Splines. With Δ_x, Δ_y, and Δ_z denoting the spacings of the grid, we define $i = \lfloor \frac{x}{\Delta_x} \rfloor - 1$, $j = \lfloor \frac{y}{\Delta_y} \rfloor - 1$, and $k = \lfloor \frac{z}{\Delta_z} \rfloor - 1$, as well as $\alpha = \frac{x}{\Delta_x} - \lfloor \frac{x}{\Delta_x} \rfloor$, $\beta = \frac{y}{\Delta_y} - \lfloor \frac{y}{\Delta_y} \rfloor$, and $\gamma = \frac{z}{\Delta_z} - \lfloor \frac{z}{\Delta_z} \rfloor$. The algorithm searches the control points that result in the optimal B-Spline approximation. The robustness of the approximation is ensured as we furnish each sampling point with a weight that proportionally depends on the variance in the respective region. Thus, a weighted Least-Squares approach is employed to solve the approximation as described in detail in [7].

To improve the accuracy and the capture range, the two components are iterated several times and in addition nested in a multiscale concept.

In homogeneous image regions, the number of data may fall below the number of parameters to estimate in which case the data noise influences arbitrarily the estimation. In order to cope with that problem, a smoothing term is integrated in the estimation to smooth undesirable high frequency deformations, see [7]. We optimize $C = C_{similarity} + \lambda C_{regularization}$ where $C_{similarity}$ denotes the sum of the weighted differences between the registered and the target image and $C_{regularization}$ depicts the smoothing term. The parameter λ defines the tradeoff between alignment of the images and smoothness of the transformation. We chose a biharmonic regularization term as it proves to be optimized easily. The minimization of the associated cost function is solved iteratively by the conjugate gradient algorithm which is less sensitive to a non quadratic shape of the criterion than most classical gradient optimization techniques as shown in [8].

3 Experimental Results

We applied the registration algorithm on different synthetic testing images as well as on images of histological slices of the brain and MR image volumes of the brain. The experimental outputs demonstrate that our non-linear approach yields qualitatively good registration results with respect to the considered applications, see figures 1 and 2. When performing the registration on two consecutive histological slices of size 3000×3000 pixel, a typical parameter setting would be 10 control points per direction, a smoothing term $\lambda = 100$, 3 scale levels (e.g. from 6 to 3 in a 2D quaternaire Gaussian pyramid) and 10 iterations on each level. The calculation on a Pentium III machine (1GHz, 1GB Ram) takes less than 4 minutes and the resulting transformation describes satisfyingly well the local rotations, twists and scalings undergone by the structures without being misled by fissures or holes. For 3D MR images of the brain of two different subjects of size $256 \times 256 \times 152$, a good result demands about 30 iterations and calculation time goes up to several hours. Our algorithm issues a good mapping of the ventricles which is not an easy task ($\lambda = 0.0001$, number of control points per direction equals 20). Moreover, our algorithm achieves a globally correct mapping of the cortexes and the skulls, even if only the main sulci are put into

Fig. 1. Registration of two histological slices. The figure represents the source image a), the target image b), the deformed source image c) and the difference image d) between deformed source image and target image.

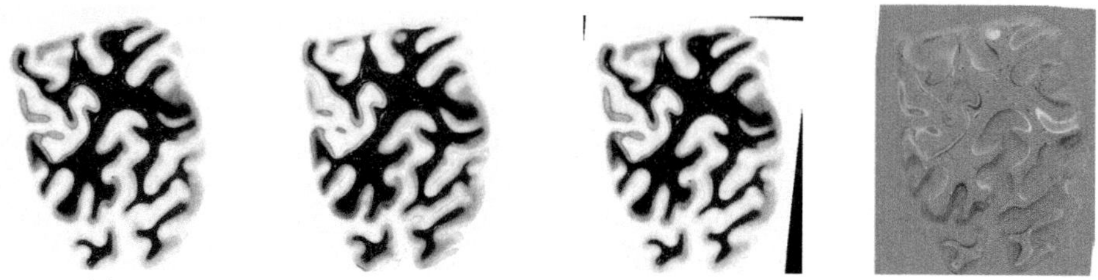

(a) (b) (c) (d)

Fig. 2. Registration of two MR images of the brain. The figure represents the respective sagittal slices. To make the transformation visible, it is applied to a grid as seen in e).

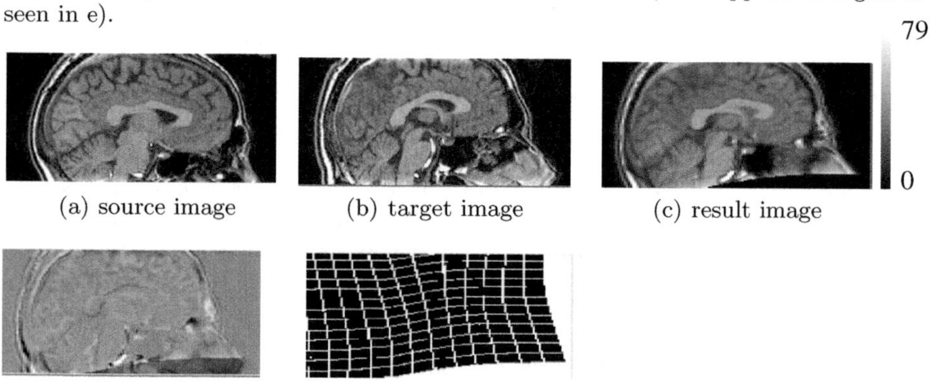

(a) source image (b) target image (c) result image

(e) difference img. (f) deformation grid

good correspondence when we look in more detail. Admittedly, this was expected since a one to one correspondence generally does not exist between the sulci and gyri of two different subjects.

4 Conclusion

Non-linear image registration techniques are designed to find mapping functions for images which feature anatomical variabilities. The non-linear transformation estimation presented in this work is represented by a tensor product of cubic B-Splines that approximates a sparse displacement field, the latter being the result of a block-matching technique applied to the two images in question. The cost function to be minimized consists of the least-squares distances and a smoothing term. The algorithm works satisfyingly well on 2D and 3D images, although the calculation time for 3D images is costly. By varying the number of control points it is possible to modify the degree of detail to be registered, hence, the algorithm is applicable for a great range of different images. However, the respective adaption of the parameters seems to be an heuristic task.

Future work will focus on the acceleration of the transformation estimation. Besides, we need to determine on each multiscale level the optimal number of control points that are used for the B-Spline approximation. Next, by validating the algorithm for various typical clinical applications we want to extensively evaluate the impact of the smoothing term and - according to the results - introduce some methods to automatically adapt it to the considered problem. Last but not least, this registration technique should be carefully evaluated against other non-linear methods, e.g. the algorithm presented in [9] that offer a faster calculation but might be less robust or accurate.

References

1. Rueckert D, Sonoda LI, Hayes C, et al. Nonrigid Registration Using Free-Form Deformations: Application to Breast MR Images. IEEE Trans Med Imaging 1999;18(8):712–721.
2. Kybic J, Unser M. Fast Parametric Elastic Image Registration. IEEE Trans Med Imaging 2003;12(11):1427–1442.
3. Rohde GK, Aldroubi A, Dawant BM. Adaptive free-form deformation for interpatient medical image registration. SPIE Medical Imaging 2001;4322:1578–1587.
4. Ourselin S, Roche A, Prima S, Ayache N. Block Matching: A General framework to improve robustness of rigid registration of medical images. In: Medical Image Computing and Computer-Assisted Intervention, MICCAI '00. vol. 1935 of Lecture Notes in Computer Science; 2000. p. 557–566.
5. Ourselin S. Recalage d'images médicales par appariement de régions. Application à la constuction d'atlas histologiques 3D. Ph.D. thesis. Université de Nice - Sophia Antipolis; 2002.
6. Ourselin S, Roche A, Subsol G, et al. Reconstructing a 3D Structure from Serial Histological Sections. Image and Vision Computing 2001;19(1-2):25–31.
7. Hufnagel H. Non-linear 2D and 3D Registration Using Block-Matching and B-Splines. Master's thesis. INRIA Sophia Antipolis, France - University of Luebeck, Germany; 2004.
8. Declerck J. Étude de la dynamique cardiaque par analyse d'images tridimensionnelles. Ph.D. thesis. Université de Nice - Sophia Antipolis; 1997.
9. Stefanescu R, Pennec X, Ayache N. Grid Powered Nonlinear Image Registration with Locally Adaptive Regularization. In: Medical Image Analysis. vol. 8; 2004. p. 325–342. MICCAI 2003 Special Issue.

On Elastic Image Registration with Varying Material Parameters

Sven Kabus[1,2], Astrid Franz[2] and Bernd Fischer[1]

[1]Institute of Mathematics, University of Lübeck, 23560 Lübeck
[2]Philips Research Laboratories, 22335 Hamburg
Email: kabus@math.uni-luebeck.de

Abstract In this paper we are concerned with elastic image registration. Usually elastic approaches assume constant material parameters and result in a smooth displacement field. This approach has its shortcomings for images with varying elastic properties, like bones and soft tissue. Here, we present a scheme which not only allows for spatially varying material properties but enables the introduction of discontinuities within the displacement field. First numerical test runs for phantom images as well as for MR images indicate the potential of the discussed scheme.

1 Introduction

Nonrigid image registration is a challenging field in medical imaging. The task is to find a vector field of displacements such that each point in a template image can be mapped onto a corresponding and meaningful point in the reference image. By the notion 'meaningful' often a type of topology preserving constraint is meant. However, there exist several cases where changes in topology are essential. For instance, structures which are connected in one image may be disconnected in the other image, like the brain-skull interface subject to a brain shift. Additionally, structures may move along each other and thereby causing discontinuities, like the liver and its surrounding tissue.

Typically, the wanted displacement is computed subject to a smoothness constraint. For example, in elastic matching, the constraint is realized by a regularization based on the linear elastic potential of the displacement. In general, the constraint is applied globally with one global regularization parameter. Usually, the method provides satisfactory results due to the underlying physical model. Nonetheless it fails in cases described above, since a global regularization does not allow for any local changes in the topology and does not reflect possible different elasticity properties.

In the literature one may find a few attempts dealing with nonrigid image registration in conjunction with spatially varying material parameters, for example the radial basis functions [1], the Bezier tensor product [2], the damped springs [3], the finite elements [4, 5, 6] or the finite differences [7] based approaches, respectively. However, these methods either do not reflect the elastic behavior of the underlying material, or the registration yields a smooth transformation field, allowing for no discontinuities at all.

In this note, we present a new approach which overcomes the above mentioned shortcomings. We briefly summarize its mathematical formulation and report on some preliminary numerical test runs.

2 Theory and Methodology

Let $R, T : \Omega \to G$ denote the reference and the template image. Here, G denotes a set of grey values and, for simplicity, $\Omega \subset \mathbb{R}^2$ the image region. The registration aims at finding a displacement field $\boldsymbol{u} : \Omega \to \mathbb{R}^2$ such that $T_{\boldsymbol{u}} := T(\mathrm{id} - \boldsymbol{u})$ is similar to R. For the mathematical formulation of the registration problem, we make use of a variational model. Here, the functional $\mathcal{J}$ combined from two building blocks

$$\mathcal{J}[\boldsymbol{u}; T, R] := \mathcal{D}[\boldsymbol{u}; T, R] + \alpha \mathcal{S}[\boldsymbol{u}] \tag{1}$$

has to be minimized. The first ingredient $\mathcal{D}$ denotes a similarity measure, whereas $\mathcal{S}$ indicates a regularizer with regularization parameter α (for further details, see [8]). $\mathcal{D}$ can be chosen as any popular measure whenever its Gâteaux derivative exists. However, this note is restricted to the common sum of squared differences, $\mathcal{D}[\boldsymbol{u}; T, R] = \|R - T_{\boldsymbol{u}}\|_{L^2}$, which assumes monomodal images. Furthermore, we have chosen $\mathcal{S}$ as the widely-used linear elastic potential. However, in contrast to the conventional approach (1), where the weighting factor α is a global constant, α as well as the Lamé parameters λ, μ are assumed to be spatially dependent. Thus, a regularizer based on the linear elastic potential now looks like

$$\mathcal{S}[\boldsymbol{u}] = \mathcal{S}[\boldsymbol{u}; \alpha, \lambda, \mu] = \int_\Omega \alpha(\boldsymbol{\phi}) \Big(\frac{\mu(\boldsymbol{\phi})}{4} \sum_{i,j=1}^{2} (\partial_{x_j} u_k + \partial_{x_k} u_j)^2 + \frac{\lambda(\boldsymbol{\phi})}{2} (\nabla \cdot \boldsymbol{u})^2 \Big) dx, \tag{2}$$

where $\boldsymbol{\phi}(x) = x - \boldsymbol{u}(x)$. The computation of a Gâteaux derivative of (1) yields a necessary condition for $\boldsymbol{u}^*$ being a minimizer of (1). The outcome are non-linear partial differential equations known as the Navier-Lamé equations. Care has to be taken, in order to incorporate the spatial change in the parameters appropriately. Finally, a fixed-point type iteration scheme is applied to solve the partial differential equations.

Now, we briefly comment on how to exploit the additional information due to spatially variant material dependent parameters α, λ, μ. First of all, a meaningful segmentation needs to be computed. That is, we are looking for disjoint regions Ω_l, such that $\Omega = \cup_{l=0}^{m} \Omega_l$ and each region Ω_l^R in R corresponds intrinsically to a region $\Omega_l^{T\boldsymbol{u}}$ in image $T_{\boldsymbol{u}}$. For convenience, let Ω_0^R, $\Omega_0^{T\boldsymbol{u}}$ denote the background of image R and image $T_{\boldsymbol{u}}$, respectively. Such a segmentation may not be easy to get. However, its computation is outside the scope of this note.

Having computed a segmentation, we are now in a position to let discontinuities be introduced, if these appear to be physically meaningful. More precisely, $\alpha = 0$ is set along a non-overlapping interface between two regions Ω_{l_1} and Ω_{l_2}.

If, in addition, the forces induced by $\mathcal{D}$ in $\Omega_{l_1}^{T\boldsymbol{u}}$ and $\Omega_{l_2}^{T\boldsymbol{u}}$ along the interface do not point in the same direction, a discontinuity in the displacement field will arise. Here, non-overlapping regions can be detected by $\Omega_{l_1}^{R} \cap \Omega_{l_2}^{T\boldsymbol{u}} = \emptyset$ and $\Omega_{l_2}^{R} \cap \Omega_{l_1}^{T\boldsymbol{u}} = \emptyset$.

Also, the segmentation may be used to assign to each subdomain different elastic properties and thereby to simulate diverse elastic behavior of different materials, like bones and muscles.

The system of partial differential equations can be discretized using finite differences, yielding a system of equations of size $2N$ (N being the total number of voxels in $\Omega \backslash \Omega_0^{T\boldsymbol{u}}$). This system has to be solved in every step of the fixed-point iteration. The system matrix corresponds to the Navier-Lamé differential operator and includes the additional information given by the segmentation and local parameters. The righthand-side results from the similarity measure and may be seen as force vector.

To evaluate the deformed template image $T_{\boldsymbol{u}}(x)$, an interpolation scheme has to be exploited. The interpolation, again, has to be done with respect to the segmentation. The grey value $T_{\boldsymbol{u}}(x)$ is calculated by a linear interpolation of $\phi(x)$ with respect to T provided that x and $\phi(x)$ belong to corresponding segmentation regions. Otherwise $T_{\boldsymbol{u}}(x)$ is set to some prescribed background value. This situation indicates a change of topology, since there exist a subregion in $T_{\boldsymbol{u}}$ with no correspondence in R.

3 Results

The proposed method has been applied to 2D phantom images as well as to 2D MR-images.

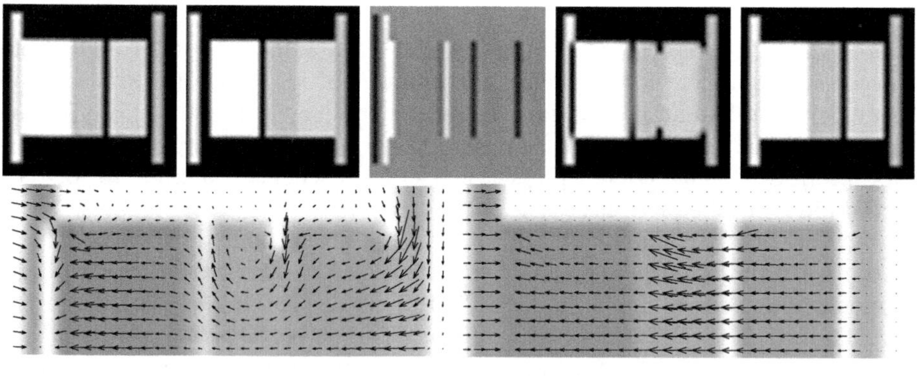

Fig. 1. Registration for a phantom image. In the upper row from left to right are shown the reference, template and subtraction image as well as the deformed template image using constant and varying parameters, respectively. In the lower row, parts of the deformation fields for the constant and the varying case are depicted (images inverted).

Fig. 2. Registration for a 2D MR head image. In the upper left quarter the reference and the template image together with their corresponding segmentation images are shown. The upper right quarter displays the deformed template together with the subtraction image for the case of constant parameters (third column) as well as for the case of varying parameters (last column). Below, parts of the deformation field are depicted (images inverted): left for constant parameters, right for varying parameters.

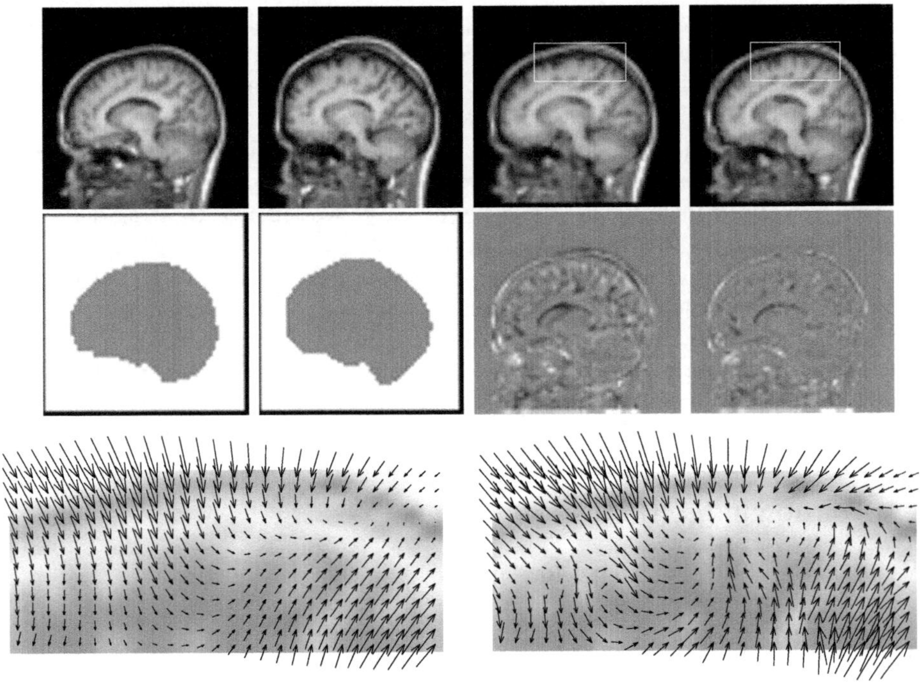

At first, a phantom image consisting of five rectangular objects is considered (Figure 1). Each object belongs to a single region Ω_l. For the outer objects there is nearly no change in position during transition from the template image to the reference image. The other ones are designed, such that they do change their positions in such a way that gaps between them show up or disappear. As it is apparent from Figure 1, a registration approach with constant parameters fails in such a case, whereas spatially varying parameters allow for a correct transformation of the template image. Note that the corresponding deformation fields nicely display the difference between the two approaches.

Next, slices from two MR data sets showing a human head have been registered. Again, registration is performed using the common elastic matching scheme with no spatially varying parameters and with the proposed method based on a manual segmentation of the brain (cf. Figure 2). Comparing the deformed images as well as the subtraction images and the zoomed displacement fields, an improved registration result is nicely visible. In particular at the brain-skull interface a displacement in opposite directions is expected (cf. the reference and the template image in Figure 2). While the common scheme fails for this task, the proposed method yields an outward displacement of the brain and an inward displacement of the skull.

4 Conclusion and Discussion

We have introduced an elastic matching based registration scheme with local parameters. It is shown that indeed this approach is superior to the conventional schemes, when pathological changes occur in the images. The feasibility of the proposed algorithm has been shown for an academic example as well as for a nontrivial real-life example. The first results are very convincing.

However, it should be noted, that the system matrices are not as nicely structured as for the conventional case. As a consequence, they are no longer solvable by Fourier techniques (see [8]). Currently, we are investigating dedicated multigrid techniques for the solution part.

Also, it would be desirable, if only one of the images needs to be segmented. In particular for time-critical tasks, like brain shift, it is of great interest if a segmentation of the pre-operative generated image is sufficient. If so, a time consuming segmentation of the intra-operative generated image would be redundant. We are currently investigating possible strategies for this nontrivial task.

5 Acknowledgements

We are grateful to Benoît Dawant for providing the MR-images.

References

1. Rohde GK, Aldroubi A, Dawant BM. The Adaptive Bases Algorithm for Intensity-Based Nonrigid Image Registration. IEEE Trans Med Imaging 2003;22(11):1470–1479.
2. Soza G, Hastreiter P, Vega F, et al. Non-linear Intraoperative Correction of Brain Shift with 1.5 T Data. In: Procs BVM; 2003. p. 21–25.
3. Edwards PJ, Hill DLG, Little JA, et al. A three-component deformation model for image guided surgery. Med Image Anal 1998;2(4):355–367.
4. Rexilius J, Handels H, Nabavi A, et al. Automatic Nonrigid Registration for Tracking Brain Shift During Neurosurgery. In: Procs BVM; 2002. p. 135–138.
5. Ferrant M, Nabavi A, Jolesz FA, et al. Registration of 3D Intraoperative MR Images of the Brain Using a Finite Element Biomechanical Model. IEEE Trans Med Imaging 2001;20(12):1384–1397.
6. Hagemann A. A Biomechanical Model of the Human Head with Variable Material Properties for Intraoperative Image Correction. Logos, Berlin; 2001.
7. Davatzikos C. Nonlinear Registration of Brain Images Using Deformable Models. In: Proc. of the IEEE Workshop on Math. Methods in Biomedical Image Analysis; 1996. p. 94–103.
8. Fischer B, Modersitzki J. Fast inversion of matrices arising in image processing. Num Algo 1999;22:1–11.

Zur Vereinheitlichung und dem Vergleich nichtlinearer Registrierung

Gert Wollny[1], Heiko Lippmann[1], Thomas Hierl[2] und Jörg Hendricks[2]

[1]Max-Plank-Institut für Kognitions- und Neurowissenschaften, 04103 Leipzig
Email: {wollny, lippmann}@cbs.mpg.de
[2]Klinik und Poliklinik für Mund- Kiefer- und Gesichtschirurgie, 04103 Leipzig
Email: hiet@medizin.uni-leipzig.de

Zusammenfassung. Nichtlineare Registrierung findet viele Anwendungen in der medizinischen Bildverarbeitung. Eine Validierung und ein Vergleich der Verfahren ist bisher aber nur punktuell erfolgt. In dieser Arbeit wird ein Ansatz vorgestellt der die Implementierung von nichtlinearen Registrierungsverfahren vereinheitlicht, Komponenten dieser Implementierung austauschbar macht, und damit die Vergleichbarkeit verbessert. Weiterhin erfolgt ein Vergleich dreier Verfahren anhand der Registrierung eines chirurgisch veränderten Schweinekopfs.

1 Einleitung

Nichtlineare Registrierung findet viele verschiedene Anwendungen in der medizinischen Bildverarbeitung. Werkzeuge zur nichtlinearen Registrierung können beispielsweise verwendet werden, um Veränderungen in Zeitreihen medizinischer Bilder zu analysieren und damit Krankheits- oder Therapieverläufen zu bewerten. Nichtlineare Registrierung kann zur modellbasierten Segmentierung verwendet werden, oder um Serien von Bildern zu normalisieren und so für eine nachfolgende statistische Analyse vorzubereiten. Eine große Anzahl von Verfahren zur nichtlinearen Registrierung wurde entwickelt; für eine Überblick sei auf Maintz und Viergever verwiesen [1].

Allerdings existieren bisher nur wenige Ansätze, diese Verfahren zu validieren und miteinander zu vergleichen. Für gewöhnlich erfolgt die Bewertung eines vorgestellten Verfahrens - wenn überhaupt - nur nach den vom Autor selbst gewählten Maßstäben. Die Ergebnisse verschiedener Autoren sind damit schwer oder überhaupt nicht vergleichbar.

Ziel dieser Arbeit ist es, Registrierungsverfahren softwareseitig zu vereinheitlichen, und Daten sowie Maße zu entwickeln, die eine Vergleichbarkeit unterschiedlicher Verfahren ermöglicht.

2 Verwandte Arbeiten

2.1 Vereinheitlichung der nichtlinearen Registrierung

Ein theoretischer Ansatz zur Vereinheitlichung von Registrierungsverfahren wurde von Modersitzki und Fischer [2] vorgestellt: Sind zwei Bilder gegeben, das *Studienbild* S und das *Referenzbild* R, und wird weiterhin die Menge erlaubter Transformationen mit Θ vorgegeben, dann bezeichnet die Registrierung die Suche nach einer Transformation T_{reg}, die folgenden Term minimiert:

$$T_{\text{reg}} = \min_{T \in \Theta} \arg F_{\text{cost}}(S(T), R) + \kappa E(T). \tag{1}$$

Hierin beschreibt F_{cost}den Unterschied zwischen dem mit Transformation T deformierten Studienbild S und dem Referenzbild R, $E(T)$ ist eine Energie die den Topologieerhalt der Transformation T sicherstellt und der Faktor κ wichtet zwischen beiden zu optimierenden Maßen.

Eine vereinheitlichte Implementierung von Bildverarbeitungsalgorithmen im allgemeinen wird durch das *Image Processing Toolkit* (ITK) angestrebt. Da ITK einen sehr komplexen Ansatz zur Implementierung der Algorithmen verwendet, der im wesentlichen auf C++ Templates basiert, ergeben sich allerdings Nachteile: Das Hinzufügen neuer Algorithmen und Datentypen erfordert ein Rekompilieren des Toolkits, und die Einbindung eigener Algorithmen ist ohne tiefere Kenntnisse im Bereich Softwaredesign recht schwierig.

2.2 Ansätze zur Validierung von Bildverarbeitungsalgorithmen

In den letzten Jahren wurden verschiedene Projekte für die Validierung von Bildverarbeitungs-Algorithmen vorgestellt, wie z.B. der von M. Bach Cuadra entwickelte Ansatz zur Bewertung von Segmentierungsverfahren [3]. Ein vergleichbares Projekt für die nichtlineare Registrierung existiert unseres Wissens nach nicht.

Bisher wird die Genauigkeit nichtlinearer Registrierungsverfahren im wesentlichen durch eine der folgenden Methoden bewertet:

Oftmals nicht öffentlich zugängliche Patientendatensätze oder vereinfachte synthetisch generierte Testdatensätze werden verwandt und die Bildinhalte werden unter Verwendung synthetisch generierter Deformationsfelder verformt. Die Registration des so gewonnen Bildes mit dem originalen Datensatz liefert dann ein Verschiebungsfeld, welches mit der originalen Deformation verglichen wird. Allerdings ist eine synthetische Deformation nur schwer so zu modellieren, dass sie einer realen ähnlich ist; weiterhin ist es im allgemeinen nicht gegeben, dass die synthetische Deformation - insbesondere in homogenen Bildbereichen - tatsächlich ein Minimierer für das Registrierungsproblem ist, und schließlich werden Effekte wie der Partial Volume Effekt, Kontrastschwankungen o.ä. nicht mit berücksichtigt. Diese treten aber bei der Bildakquisition oft auf.

Eine andere Möglichkeit der Validierung ist die Verwendung und Verformung eines mit Landmarken versehenen (oftmals groben oder nur quaderförmigen) Phantoms. Die Genauigkeit der Registrierung wurde hier durch die Abweichung bei der Verlagerung korrespondierender Landmarken bewertet.

Abb. 1. Chirurgische Verlagerung des Oberkiefers (links: vorher, rechts: nach der zweiten Verlagerung). Da für die Verlagerung Weichgewebe entfernt wurde, muss es vor der Registrierung aus den Bilddaten entfernt werden.

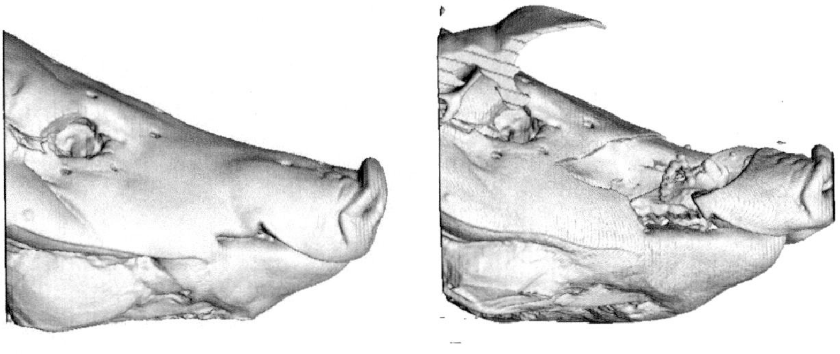

3 Software Design

Verschiedene Ansätze zur Lösung des Registrierungsproblems (1) sind möglich. Einerseits können Optimierungsverfahren direkt auf (1) angewandt werden, andererseits ist es möglich mittels einer Nullstelle der ersten Ableitung

$$\kappa \frac{\partial}{\partial T} E(T) + \frac{\partial}{\partial T} F_{\text{cost}}(S(T), R) = 0 \tag{2}$$

ein Lösung von (1) zu finden.

Die bisher von uns implementierte Methode verwendet letztgenannte Methode. Dabei stellt (2) eine Euler-Langrange Gleichung dar die mittels eines Zeitschrittverfahres gelöst werden kann. Dabei wird eine künstliche Zeit eingeführt, (2) wird sukzessive gelöst und vermöge

$$T_{t+\Delta t} = f(T_t, \Delta t) \tag{3}$$

erfährt T über einen Zeitschritt Δt ein Update. Die Funktion $f(T_t, \Delta t)$ kann dabei, je nach Registrierungsverfahren, verschieden definiert sein.

Bei diesem Lösungsverfahren lässt sich das Registrierunsverfahren in folgende Module zerlegen:

- Berechnung der Kostenfunktion und des zugehörigen Gradienten
- Allgemeines Lösungsverfahren für ein lineares Gleichungssystem der Art (2)
- Durch $E(T)$ definierter Kern für diese Lösungsverfahren
- die Zeitschrittfunktion f.

Durch ein auf Plugins und dynamischer Bindung basierendes Design der Registrierungsoftware ist es möglich, verschiedene Löser, Kerne, Zeitschrittfunktionen und Kostenfunktionen unabhängig voneinander zu definieren und zu implementieren.

Abb. 2. Landmarken: K1-K6 natürliche Landmarken, S1 - SK Titanschrauben

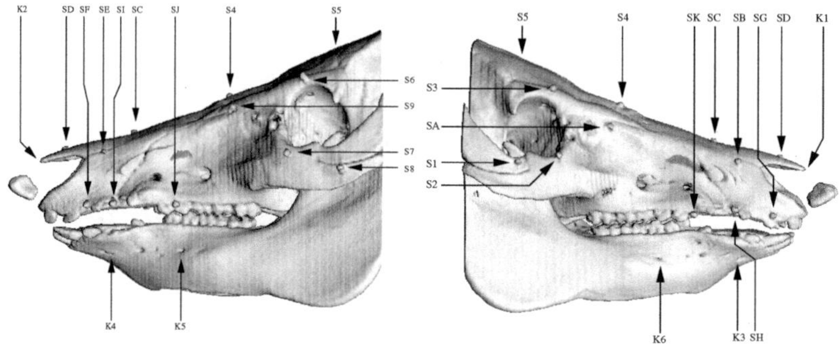

Bisher wurden implementiert

- als Lösungsverfahren: Relaxation,
- als Kerne:
  - der Navié-Lame Operator $\mu\nabla^2 + (\mu + \lambda)\nabla(\nabla\cdot)T$ und
  - der Diffusionsoperator gemäß Modersitzki und Fischer [2],
- als Zeitschritt: ein Eulerschritt und ein "fluider" Schritt und
- als Kostenfunktion: die Summe der quadratischen Differenzen.

4 Ein erster Landmarkenbasierter Vergleich

Um die Qualität der Registrierung zu bewerten, wurde ein Schweinekopf mehrfach chirurgisch deformiert (siehe Abb. 1). Mittels in den Schädel eingebrachter Titanschrauben konnten neben den natürlichen auch leicht identifizierbare, künstliche Landmarken in den Datensatz eingebracht werden (siehe Abb. 2). Zusätzlich zu dieser Deformation traten auch nichtlineare Veränderungen dadurch auf, dass während des Eingriffs Weichgewebe, und dabei insbesondere Muskeln entfernt wurden. Mittels Computertomographie wurden 3D Datensätze des Schweinekopfes vor der Verformung, nach der ersten und nach der zweiten Verformung gewonnen.

Nachdem die Titanschrauben aus den Datensätzen manuell mittels einer Bildbearbeitungssoftware entfernt wurden, erfolgte die nichtlineare Registrierung unter Verwendung

1. des Navié-Lame-Operators und des Eulerschrittes, dies entspricht einer elastischen Registrierung [4],
2. des Navié-Lame-Operators und des fluiden Zeitschrittes, dies entspricht einer fluide Registrierung [5] und
3. des Diffusionsoperators in Verbindung mit dem Eulerschritt, dies entspricht der schnellen diffusionsbasierten Registration [2].

Tabelle 1. Fehler bei der Registrierung der Landmarken in mm (Euklidischer Abstand)

	K1	K2	K3	K4	K5	K6	S1	S2	S3	S4	S5	S6	S7	S8	S9	SA	SB	SC	SD	SE	SF	SG	SH	SI	SJ	SK
Diff.	3	1	1	0	0	1	0	1	1	1	1	0	0	0	1	1	1	0	2	3	1	1	2	1	0	1
Elast.	1	0	1	1	1	1	0	2	1	2	1	0	1	1	1	1	4	0	1	10	1	2	4	1	2	1
Fluide	1	1	0	0	1	1	0	2	1	2	1	0	1	1	1	1	2	0	2	3	1	1	2	0	3	1
Diff.	6	4	2	1	2	1	0	1	1	2	2	1	1	1	1	1	25	2	21	20	1	1	5	3	7	8
Elast.	1	0	2	0	2	1	0	1	1	2	1	1	1	1	1	1	6	7	1	20	1	1	1	2	4	2
Fluide	2	1	3	0	2	1	0	1	1	2	2	1	1	1	1	1	6	2	2	10	1	1	1	3	8	10

Die Ergebnisse der Registrierung sind in Tabelle 1 zusammengefasst. Insbesondere an den Landmarken SB, SD, SE, SJ und SK treten teilweise erhebliche Registrationsfehler auf. Eine genauere Analyse des Registrationsfehlers ergab, dass die Registrierungverfahren die Verschiebung der Landmarken in Richtung des Knochens - also in einer Richtung mit niedrigem Intensitätsgradienten - nicht adequat modelliert.

5 Diskussion

Wir haben eine Software-Design vorgestellt und implementiert, welches eine einfache Implementierung verschiedener Registrierungsverfahren in einem homogenen Kontext ermöglicht. Eine derartige Vereinheitlichung der Implementierung ermöglicht einen besseren Vergleich der Verfahren, da immer genau definiert ist, welche Komponenten des Verfahrens ausgetauscht werden. Im obengenannten Falle waren z.B. der Löser und die Methode zur Berechnung der Kostenfunktion immer identisch. Es ist unser Ziel, weitere Registrierunsverfahren Löser und Kostenfunktionen hinzuzufügen, andere Vergleichsmethoden zu entwickeln und sowohl die Software als auch die Vergleichsdaten unter einer freien Lizenz zu veröffentlichen.

Danksagung. Die Arbeit von G. Wollny und H. Lippmann wird von der Europäischen Kommission unter Grand No. IST-2001-37153 unterstützt.

Literaturverzeichnis

1. Maintz JBA, Viergever MA. A survey of medical image registration. Medical Image Analysis 1998;2(1):1–36.
2. Fischer B, Modersitzki J. Fast Diffusion Registration. In: Nashed MZ, Scherzer O, editors. Contemporary Mathematics 313, Inverse Problems, Image Analysis, and Medical Imaging. AMS; 2002. p. 117–129.
3. Bach Cuadra M, Platel B, Solanas E, Butz T, Thiran JP. Validation of Tissue Modelization and Classification Techniques in T1-Weighted MR Brain Images. In: MICCAI; 2002. p. 290–297.
4. Christensen GE, Miller MI, Vannier M. A 3D deformable magnetic resonance textbook based on elasticy. In: AAAI Spring Symposium Series: Applications of Computer Vision in Medical Image Processing. Stanford University; 1994. p. 153–156.
5. Christensen GE. Deformable shape models for neuroanatomy. DSc.-thesis. Server Institue of Technology. Washington University, Saint Louis; 1994.

In vivo Evaluierung und in vitro Genauigkeitsmessung für einen Algorithmus zur Registrierung von Ultraschall- und CT-Datensätzen

Bernhard Brendel[1], Jennifer Siepermann[1], Susanne Winter[2] und Helmut Ermert[1]

[1]Lehrstuhl für Hochfrequenztechnik, Ruhr-Universität Bochum, 44780 Bochum
[2]Institut für Neuroinformatik, Ruhr-Universität Bochum, 44780 Bochum
Kompetenzzentrum Medizintechnik Ruhr (KMR)
Email:bernhard.brendel@rub.de

Zusammenfassung. Ein Algorithmus zur Registrierung von Knochen in dreidimensionalen CT- und Ultraschalldatensätzen, der auf einem Oberflächen-Volumen-Matching basiert, wurde bezüglich seiner Genauigkeit in vitro getestet. Als Vergleichsverfahren diente eine Punktregistrierung anhand künstlicher Mar-ken. Der Vergleich ergab, dass für einen Wirbel Abweichungen bis 1.7 mm zwischen den Registrierungen auftraten, wobei der systematische Anteil der Abweichung vernachlässigbar klein war. Weiterhin wurde die Ultraschallregistrierung an in vivo Daten evaluiert, wobei sich ergab, dass der Algorithmus für unterschiedliche Knochenstrukturen geeignet ist.

1 Einleitung

Navigationsverfahren ermöglichen dem Chirurgen, ein chirurgisches Instrument oder ein Implantat minimalinvasiv und unter stetiger Kontrolle der Position an den gewünschten Ort zu führen. Die präzise Registrierung von präoperativen Bilddatensätzen im Koordinatensystem des Navigationssystems ist ein wichtiger Schritt für einen erfolgreichen bildbasierten navigierten Eingriff. In vielen chirurgischen Disziplinen ist die genaue Registrierung von Knochen von Interesse (Orthopädie, Neurochirurgie, Unfallchirurgie etc.). Herkömmliche Methoden basieren auf Punkt-Punkt Registrierungen unter der Verwendung von anatomischen Landmarken oder künstlichen Markern. Solche Methoden erhöhen die Invasivität, da anatomische Landmarken während des Eingriffs freigelegt und künstliche Marker vor der Aufnahme präoperativer Daten am Knochen befestigt werden müssen.

Intraoperative Bildgebung, die Knochen trotz überlagernden Gewebes lokalisiert, kann hier Abhilfe schaffen. Die Nutzung intraoperativer CT- oder MR-Bildgebung wurde bereits implementiert, hat aber Nachteile bezüglich intraoperativer Anwendbarkeit, Strahlenbelastung und Kosten. Diesbezüglich hat Ultraschall große Vorteile. Problematisch ist allerdings die Darstellung von Knochen

Abb. 1. Phantom für in vitro Genauigkeitsmessungen. Die am Gefäßrand sichtbaren Vertiefungen werden für eine Punkt-Registrierung genutzt, die als Referenz dienen soll.

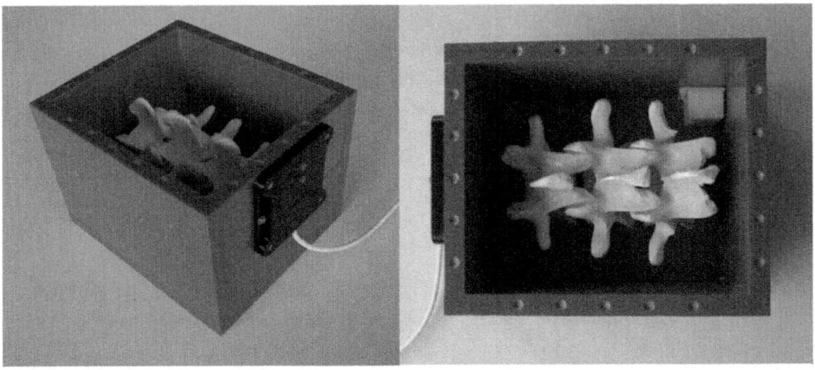

mit Ultraschall, da Ultraschallwellen an Gewebe-Knochengrenzen spiegelnd reflektiert und im Knochen stark gedämpft werden. Dies schränkt den Anteil der abbildbaren Knochenoberfläche stark ein, was beim Entwurf eines automatischen Registrierungsalgorithmus zu berücksichtigen ist.

2 Stand der Forschung

Die in der Literatur dargestellten Ansätze zur Registrierung von CT- und Ultraschall-Datensätzen im Bereich der Knochen beruhen alle auf einer Segmentierung der Knochenoberfläche sowohl in den CT- als auch in den Ultraschall-Bildern [1-4]. Die so gewonnenen Oberflächen werden dann registriert. Problematisch ist hierbei die Segmentierung der Ultraschall-Bilder, da diese ein hohes Maß an systematischem Rauschen (Speckle) aufweisen, und die Knochenoberflä-che häufig nicht durchgängig darstellbar ist. Ansätze, die bisher an in vivo Datensätzen erprobt wurden, haben daher folgende Probleme:
- Es können nicht alle akquirierten Ultraschall-Bilder segmentiert werden, da ein Teil der Ultraschallbilder die Knochengrenze nicht mit der erforderlichen Güte darstellen.
- Die Rechenzeit für die Segmentierung ist relativ hoch, was für den intraoperativen Einsatz ungünstig ist.

Der von uns entwickelte Registrierungs-Algorithmus [5, 6] ist so entworfen, dass eine Segmentierung der Ultraschall-Bilder nicht notwendig ist. Stattdessen wird der Ultraschall-Volumendatensatz direkt mit einer Auswahl von Knochenoberflä-chen aus dem CT registriert (Volumen-Oberflächen-Registrierung). Der Algorithmus ist sehr robust und funktioniert für verschiedene Knochenstrukturen. Die Registrierung benötigt auf einem handelsüblichen PC eine Rechenzeit von wenigen Sekunden (abhängig von der zu registrierenden Knochenstruktur).

3 Material und Methode

Der Algorithmus wurde implementiert und in eine einfache Navigationssoftware integriert. In Laborversuchen wurde die Genauigkeit des Algorithmus in vi-

Abb. 2. Abweichung zwischen Punkt- und Ultraschall-Registrierung. Die gestrichelten Linien zeigen den Fehler nach Abzug der systematischen Abweichung zwischen den beiden Registrierungsverfahren.

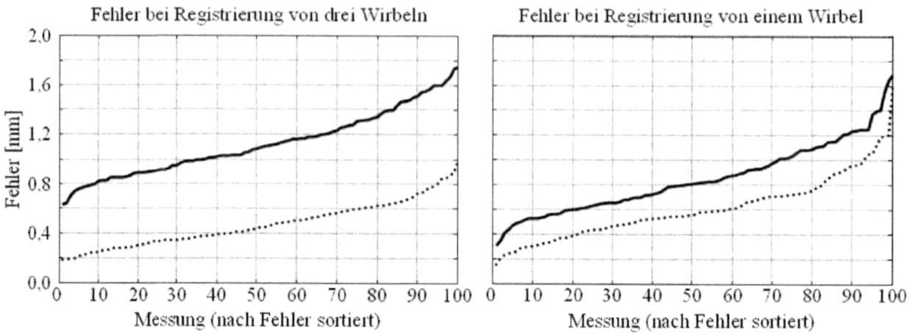

tro getestet. Als Phantom diente eine Anordnung von 3 Kunststoffwirbeln im Wasserbad (siehe Abbildung 1). Der Phantombehälter wurde mit Bohrungen versehen, die als Referenzpunkte für die Lokalisierung des Phantoms mit einer konventionellen Punkt-Registrierung dienten. Von diesem Phantom wurde ein CT-Datensatz erstellt. Im CT-Datensatz wurden sowohl die Referenzpunkte für die Punkt-Registrierung markiert, als auch die sichtbaren Wirbeloberflächen für die Ultraschall-Registrierung geschätzt. Nach Kalibrierung von Pointer und Ultraschallwandler [7] wurden Punkt- und Ultraschall-Registrierung durchgeführt und die Ergebnisse verglichen.

Anhand der aus den beiden Registrierungen stammenden Transformationsmatrizen konnten die geschätzten Wirbeloberflächen aus dem Koordinatensystem des CT-Datensatzes in das Koordinatensystem des Navigationssystems transformiert werden. Als Fehler zwischen den Registrierungen wurde der maximale Abstand der Wirbeloberflächen im Koordinatensystem des Navigationssystems definiert.

4 Ergebnisse

Der Vorgang von Kalibrierung und Registrierung wurde 100-mal wiederholt, wobei für die Ultraschall-Registrierung sowohl die Oberfläche von allen 3 Wirbeln als auch die Oberfläche eines einzelnen Wirbels herangezogen wurde. Die dabei sich ergebenden Fehler sind in Abbildung 2 dargestellt.

Zunächst werden die Fehler betrachtet, die als durchgezogene Linien eingezeichnet sind. Es fällt auf, dass für drei Wirbel der Fehler größer ist als für einen Wirbel. Die Fehler liegen in jedem Fall unter 2 mm, in über 90% der Fälle unter 1.5 mm. Hierbei ist zu beachten, dass der Fehler eine Überlagerung aus den Abweichungen der Ultraschall-Registrierung und Punkt-Registrierung ist. Bezogen auf die größten beobachteten Fehler bedeutet dies, dass hier von einer "konstruktiven" Überlagerung dieser beiden Abweichungen auszugehen ist.

Um einen Eindruck vom systematischen Fehler zwischen den beiden Registrierungsverfahren zu erhalten, wurde die mittlere Abweichung für jeden Knochenoberflächenpunkt bestimmt und kompensiert. Der verbleibende Fehler ist als

Abb. 3. Registrierung eines in vivo Datensatzes der Lendenwirbelsäule. Dargestellt sind sagittale Schnittbilder durch den dreidimensionalen Ultraschalldatensatz in Höhe des Laminarbogens. Die grauen Linien zeigen die Position der CT-Oberfläche (links vor der Registrierung und rechts nach der Registrierung

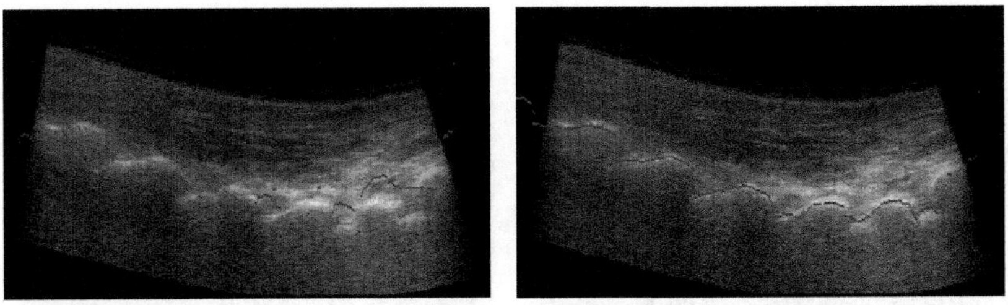

Abb. 4. Registrierung eines in vivo Datensatzes der Tibia. Dargestellt sind ein axiales (links) und ein sagittales (rechts) Schnittbild durch den dreidimensionalen Ultraschalldatensatz im Bereich der Tuberositas Tibiae. Die grauen Linien zeigen die Position der CT-Oberfläche nach der Registrierung.

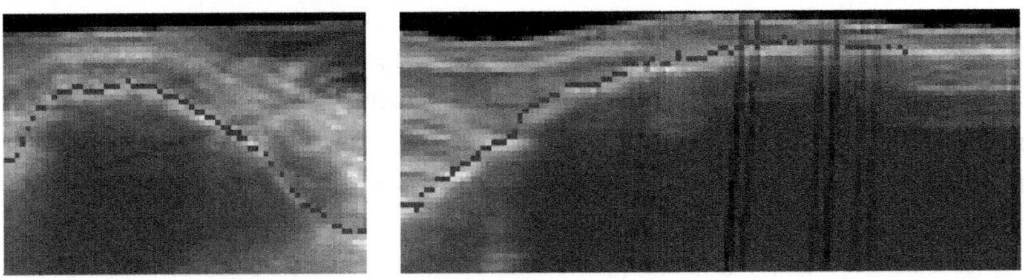

gepunktete Linie in Abbildung 2 eingezeichnet. Ein großer Abstand ergibt sich für die Registrierung mit der Oberfläche von drei Wirbeln. Hier ist eine Reduktion des Fehlers von etwa 0,6 mm zu beobachten. Bei der Registrierung eines Wirbels ist dies mit etwa 0,2 mm deutlich geringer. Weiterhin ist interessant, dass der verbleibende Fehler nun für einen Wirbel größer ist als für drei Wirbel. Grund hierfür könnte eine Deformierung oder Verschiebung der Wirbel im Phantom zwischen der Aufnahme der CT- und der Ultraschalldaten sein, die für die äußeren beiden Wirbel größer war als für den mittleren Wirbel.

Angesichts des sehr kleinen systematischen Anteils für die Registrierung eines Wirbels ist davon auszugehen, dass der systematische Fehler durch die Ultraschall-CT-Registrierung vernachlässigbar ist.

Um weiterhin die Funktion des Algorithmus an in vivo Daten zu verifizieren, wurden Ultraschall-Daten von Patienten erhoben, von denen ein CT-Datensatz aus diagnostischen Gründen vorlag. Zur Akquisition der 3D-Ultraschall-Daten diente ein Siemens Sonoline Omnia Ultraschallgerät, das mit einem 3D-Add-On-System der Firma Echotech ausgestattet war. Zielregionen waren zunächst Lendenwirbelsäule (Abbildung 3), Tibia (Abbildung 4) und Humerus (Abbildung 5). Bei allen drei Zielregionen ist nach visueller Beurteilung eine erfolgreiche Registrierung der Ultraschall-Daten mit den CT-Daten möglich.

Abb. 5. Registrierung eines in vivo Datensatzes des Humerus. Dargestellt sind ein axiales und ein sagittales Schnittbild durch den dreidimensionalen Ultraschalldatensatz im Bereich der Sulcus Intertubercularis. Die grauen Linien in den rechten Bildern zeigen die Position der CT-Oberfläche nach der Registrierung.

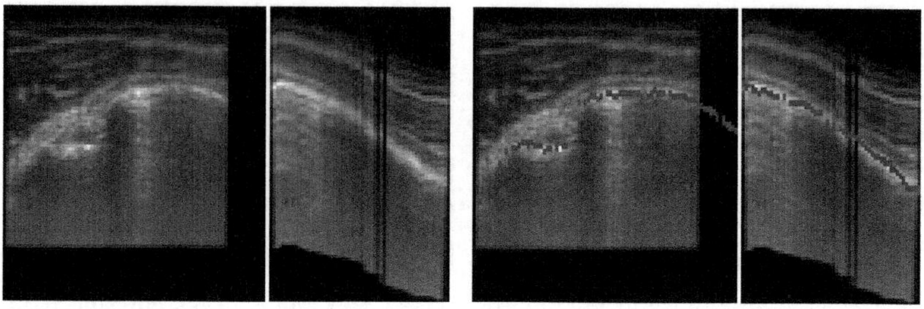

5 Diskussion

Der hier vorgestellte Algorithmus zur Registrierung von CT- und Ultraschall-Datensätzen eignet sich zur schnellen und robusten Registrierung von Knochenstrukturen unterschiedlicher Körperregionen. Die Genauigkeitsmessungen am Phantom zeigen, dass die erreichbare Genauigkeit für die chirurgische Navigation ausreichend ist. Die Anwendbarkeit des Algorithmus wurde weiterhin an in vivo Daten nachgewiesen. Eine Messung der Genauigkeit im klinischen Umfeld ist z. Zt. in Vorbereitung.

Diese Arbeit ist eine Aktivität des Kompetenzzentrums Medizintechnik Ruhr (KMR), Bochum. Es wird gefördert vom Bundesministerium für Bildung und Forschung (BMBF, Az. 13N8079) und Siemens AG Medical Solutions, Erlangen.

Literaturverzeichnis

1. Carrat L, Tonetti J, Merloz P, Troccaz J. Percutaneous Computer Assisted Iliosacral Screwing: Clinical Validation. In: Procs MICCAI; 2000. p. 1229–1237.
2. Amin DV, Kanade T, DiGioia AM, Jaramaz B, Nikou C, LaBarca RS. Ultrasound based registration of the pelvic bone surface for surgical navigation. In: Procs International Computer Assisted Orthopaedic Surgery (CAOS); 2001. p. 36.
3. Muratore DM, Dawant BM, Galloway RL. Vertebral surface extraction from ultrasound images for technology-guided therapy. In: Procs SPIE. vol. 3661; 1999. p. 1499–510.
4. Ioppolo J, Kowal J, Nolte LP. Ultrasonic Registration Techniques. In: Procs CAOS; 2002. p. 295.
5. Brendel B, Winter S, Rick A, Stockheim M, Schmieder K, Ermert H. Registration of 3D CT- and ultrasound-datasets of the spine using bone structures. Comput Aided Surg 2002;7:146–155.
6. Winter S, Brendel B, Illerhaus B, Al-Amin A, Ermert H, Schmieder K. Parametrisierung evolutionärer Strategien für die Registrierung von Wirbelknochen in Ultraschall und CT-Daten. In: Procs BVM. Springer; 2004. p. 304–308.
7. Brendel B, Winter S, Ermert H. A simple and accurate calibration method for 3D freehand ultrasound. Biomedizinische Technik 2004;49(2,2):872–873.

Registrierung von Knochen in 3D-Ultraschall- und CT-Daten: Vergleich verschiedener Optimierungsverfahren

Susanne Winter[1], Bernhard Brendel[2] und Christian Igel[1]

[1]Institut für Neuroinformatik, Ruhr-Universität Bochum, 44780 Bochum
[2]Lehrstuhl für Hochfrequenztechnik, Ruhr-Universität Bochum, 44780 Bochum, Kompetenzzentrum Medizintechnik Ruhr (KMR) Bochum
Email: Susanne.Winter@neuroinformatik.rub.de

Zusammenfassung. Ein zentrales Problem in der bildgestützten, navigierten Chirurgie ist die exakte Registrierung präoperativer CT/MR-Daten im Koordinatensystem des Operationssaales. Um die Nachteile einer landmarkenbasierten Registrierung zu umgehen, dient bei unserem Ansatz 3-dimensionaler, intraoperativer Ultraschall zur Registrierung. Ein automatischer Registrieralgorithmus leistet die Abbildung der Knochenstrukturen aus einem präoperativen CT in den Ultraschalldatensatz. Gegenstand unserer Untersuchungen ist die Umsetzung der Registrierung, die Robustheit des Registrieralgorithmus und die intraoperativ benötigte Rechenzeit. Das Zielgebiet ist exemplarisch die Lendenwirbelsäule; die Datensätze stammen von einem Phantom mit 3 Plastikwirbeln und von einem Patienten.

1 Einleitung

In den letzten Jahren ist das Interesse an der Registrierung verschiedener medizinischer Bildgebungsmodalitäten stark gestiegen [1]. Ein wichtiges Einsatzgebiet für die Bildregistrierung ist die navigierte Chirurgie. Die Nutzung von Ultraschall zur intraoperativen Bildgebung hat verglichen mit intraoperativem CT oder MR den Vorteil niedrigerer Kosten und geringeren Platzbedarfs. Außerdem sind Ultraschallsysteme bei Freihandführung des Schallkopfes einfach und flexibel einsetzbar. Während Ultraschall seine Stärken bei der Weichteildarstellung hat und hier auch eine Reihe von Ansätzen mit Volumen-Registrierverfahren existieren, gewinnt auf Grund der genannten Vorteile zunehmend die Registrierung von Knochenstrukturen mittels intraoperativem Ultraschall an Bedeutung [2, 3, 4, 5]. Von Nachteil ist hier, dass der Ultraschall nur einen geringen Teil der Knochenoberfläche abbildet und darunter liegende Strukturen auf Grund der so genannten Abschattung nicht abbildbar sind. Die in der Literatur beschriebenen Ansätze zur Registrierung von Knochenstrukturen in Ultraschalldaten und CT/MR-Daten basieren auf Oberflächen-Oberflächen-Registrierung, wozu die Knochenoberfläche in beiden Modalitäten segmentiert werden muss. Der von uns entwickelte Ansatz [6, 7] basiert auf einer Oberflächen-Volumen-Registrierung,

Abb. 1. Knochenoberfläche jeweils eines Wirbels nach Registrierung; oben Ultraschallbilder des Phantomdatensatzes (links axial, rechts sagittal), unten Schichtbilder des Patientendatensatzes (links axial, rechts sagittal).

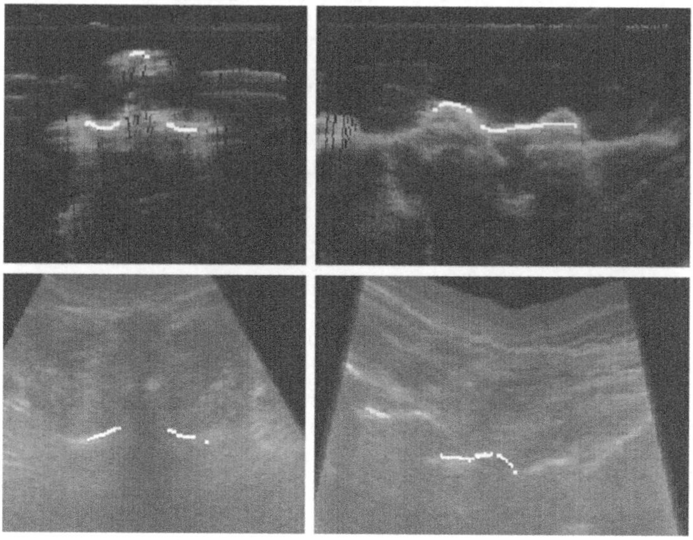

bei der die Knochenoberfläche nur in den präoperativen Daten segmentiert wird und die Ultraschalldaten als Grauwert-Volumendatensatz belassen werden.

Die Registrierung von Bilddatensätzen ist ein Optimierungsproblem, bei dem diejenige Koordinatentransformation gesucht wird, die eine optimale Abbildung des einen Datensatzes auf den anderen leistet. Die unterschiedlichen existierenden Registrierverfahren nutzen verschiedene Optimierungsstrategien [8]. Ein Großteil der Verfahren verwendet gradientenbasierte Algorithmen. Es existieren aber auch einige Ansätze mit evolutionärer Optimierung [9, 10, 11, 12]. Ein Nachteil ist häufig die Einstellung der Parameter der einzelnen Optimierungsverfahren, die vom Benutzer vorgenommen werden muss.

2 Material und Methoden

Es wurden 3D-Ultraschall- und CT-Datensätze von einem Phantom, bestehend aus drei Kunststoffwirbeln im Wasserbad, aufgenommen. Außerdem wurde von einem Patienten, der ein Spiral-CT der Lendenwirbelsäule erhalten hatte, 3D-Ultraschall dieser Region erhoben. Aus allen Datensätzen wurden zu Beginn isotrope Datensätze mit einer Auflösung von $0{,}5 \times 0{,}5 \times 0{,}5\,\mathrm{mm}^3$ erstellt. Aus den Phantomdaten ließen sich 3 Wirbel, aus den Patientendaten 2 für die Registrierung verwenden.

Für jeden Wirbel wurde aus den CT-Daten mittels Schwellwertverfahren und einer einfachen Prüfung der relativen Lage der Oberfläche zum Schalleinfall die

Tabelle 1. Anzahl der richtigen Registrierungen von 1000 bei Verwendung verschiedener Optimierungsstrategien; Startdistanzen bis 32 mm; links 3 Phantomwirbel, rechts 2 Patientenwirbel.

	LWK2	LWK3	LWK4	ØPhantom	LWK3	LWK4	ØPatient
BFGS	268	278	232	259,3	266	57	161,5
CG	367	396	302	355,0	331	241	286,0
iRprop$^+$	497	498	470	488,3	398	206	302,0
CMA	604	735	539	626,0	412	459	435,5
CMA_5	797	924	785	835,3	619	634	626,5

relevante Knochenoberfläche extrahiert. Im nächsten Schritt wurde die optimale Position dieser Oberfläche in den Ultraschalldaten ermittelt. Dies geschieht unter der Annahme, dass das lokale Optimum, welches unter visueller Kontrolle als plausibel erscheint, auch das globale Optimum ist. In Abbildung 1 ist die Lage der Oberfläche jeweils eines Wirbels an seiner optimalen Position im Ultraschalldatensatz dargestellt (oben: Phantomdaten, unten: Patientendaten). Für den Phantomdatensatz kann ein Vergleich mit einem punktbasierten Registrierungsverfahren herangezogen werden, der eine Abweichung von < 2 mm zwischen den beiden Registrierungen ergibt [13]. Hierbei überlagern sich allerdings die Fehler durch die punktbasierte Registrierung mit den Fehlern durch die ultraschallbasierte Registrierung.

Als Optimierungskriterium der Registrierung diente die Summe der Ultraschallgrauwerte, die mit den projizierten CT-Knochenoberflächenpunkten zur Deckung kamen. Optimierungsparameter waren für die rigide Registrierung 3 Verschiebungs- und 3 Rotationsparameter. Es wurden verschiedene Optimierungsverfahren implementiert: Liniensuche in Richtung konjugierter Gradienten (CG) [14], das Broyden-Fletcher-Goldfarb-Shanno Quasi-Newton Verfahren (BFGS) [14], improved Resilient Backpropagation (iRprop$^+$) [15, 16] und die Covarianz-Matrix-Adaptation Evolutionsstrategie (CMA) [17, 18]. Alle Verfahren wurden mit den in der Literatur beschriebenen Standardparametern verwendet.

3 Ergebnisse

Für jeden der 3 Plastik- und 2 Patientenwirbel wurden mit jedem der implementierten Optimierungsverfahren jeweils 1000 Registrierungen mit verschiedenen Startpositionen durchgeführt. Der mittlere Abstand aller Oberflächenpunkte eines Wirbels zu ihrem jeweiligen Zielpunkt betrug für die verschiedenen Startpositionen maximal 32 mm, wobei die Verschiebung zwischen 0 und 30 mm gleichverteilt über alle Raumrichtungen und die Rotation zwischen 0 und 20 Grad variierte.

Als richtig registriert wurden die Versuche gewertet, die nach der Registrierung einen mittleren Punktabstand zum definierten Optimum kleiner als 1 mm hatten. Die folgenden Zahlen gelten für die Phantomdaten, die in Klammern

Tabelle 2. Anzahl der richtigen Registrierungen von 1000 bei Verwendung verschiedener Optimierungsstrategien; Startdistanzen bis 15 mm; links 3 Phantomwirbel, rechts 2 Patientenwirbel.

	LWK2	LWK3	LWK4	ØPhantom	LWK3	LWK4	ØPatient
BFGS	499	556	431	495,3	510	123	316,5
CG	653	745	570	656,0	685	489	587,0
iRprop$^+$	883	888	803	858,0	795	501	648,0
CMA	972	988	964	974,7	906	884	895,0
CMA_5	1000	1000	1000	1000,0	975	993	984,0

stehenden für die Patientendaten: Bei Verwendung des BFGS wurden 25,9 % (16,2 %) richtig registriert, mittels CG 35,5 % (28,6 %), iRprop$^+$ lieferte 48,8 % (30,2 %) richtige Registrierungen und die CMA 62,6 % (43,6 %). Die Ergebnisse der einzelnen Wirbel sind in Tabelle 1 aufgezeigt. Weitere 1000 Registrierungen wurden mit eingeschränkteren Startpositionen durchgeführt (siehe Tabelle 2). Die Verschiebung variierte dabei von 0 bis 15 mm und die Rotation von 0 bis 11 Grad. Die Ergebnisse waren wie folgt: BFGS 49,5 % (31,7 %); CG 65,6 % (58,7 %); iRprop$^+$ 85,8 % (65,2 %); CMA 97,5 % (89,5 %). Die mittleren Rechenzeiten für eine Registrierung (AMD Athlon 1600+) lagen für den BFGS bei 3,68 s; CG 10,8 s; iRprop$^+$ 1,4 s; CMA 4,3 s.

Da die Evolutionsstrategie ein stochastisches Verfahren ist, kann ihre Leistungsfähigkeit durch mehrfache parallele Ausführung gesteigert werden. Bei fünffacher Ausführung erreichte die CMA ein Ergebnis von 83,5 % (62,7 %) für Startwerte bis 32 mm bzw. 100 % (98,4 %) für Startwerte bis 15 mm.

4 Diskussion

Der iRprop$^+$-Algorithmus ist ein sehr schnelles gradientenbasiertes Verfahren, das unter Verwendung von Standardparametern im Vergleich mit den beiden anderen, etablierten gradientenbasierten Verfahren bei wesentlich geringeren Rechenzeiten das beste Registrierungsergebnis lieferte. Die CMA-Evolutionsstrategie erreichte das beste Ergebnis insgesamt, wobei die Zahl der Rechenschritte höher war als mit iRprop$^+$ und CG, aber niedriger als mit BFGS. Bei der CMA konnte das Registrierungsergebnis durch Evolution unabhängiger Populationen weiter verbessert werden. So gelang es, bei nur wenigen Sekunden Rechenzeit, die Phantomdaten mit Startdistanzen bis zu 1,5 cm zu 100 % zu registrieren.

Die Versuche mit den Patientendaten zeigten, dass es noch Probleme durch ausgeprägte Nebenmaxima in den Ultraschalldaten gibt, aber bei Einschränkung der Startpositionen und des Suchraumes auf maximal 1,5 cm konnte auch hier in über 98 % der Fälle richtig registriert werden.

Danksagung. Diese Arbeit ist im Rahmen des Kompetenzzentrum Medizintechnik Ruhr (KMR) Bochum entstanden und wird gefördert vom BMBF (Az. 13N8079) und der Siemens Medical Solutions, Erlangen.

Literaturverzeichnis

1. Pluim JPW, Fitzpatrick JM. Image registration. IEEE Trans Med Imaging 2003;8(22):1341–1343.
2. Ault T, Siegel MW. Frameless patient registration using ultrasonic imaging: A preliminary study. J Image Guid Surg 1995;1:94–102.
3. Amin DV, Kanade T, III AMDiGioia, Jaramaz B, Moody JE, Nikou C, et al. Minimally Invasive Registration Techniques for Surgical Navigation using Intra-operative Ultrasound. In: Procs CAOS; 2002. p. 103–105.
4. Carrat L, Tonetti J, Merloz P, Troccaz J. Percutaneous Computer Assisted Iliosacral Screwing: Clinical Validation. In: Procs MICCAI; 2000. p. 1229–1237.
5. Ioppolo J, Kowal J, Nolte LP. Ultrasonic Registration Techniques. In: Procs CAOS; 2002. p. 295.
6. Brendel B, Winter S, Rick A, Stockheim M, Schmieder K, Ermert H. Registration of 3D CT- and ultrasound-datasets of the spine using bone structures. Comput Aided Surg 2002;7:146–155.
7. Winter S, Brendel B, Rick A, Stockheim M, Schmieder K, Ermert H. Registration of bone surfaces, extracted from CT-datasets, with 3D-ultrasound. Biomed Tech (Berl) 2002;47(1):57–60.
8. Maintz JBA, Viergever MA. A survey of medical image registration. Medical Image Analysis 1998;2(1):1–36.
9. Rouet JM, Jacq JJ, Roux C. Genetic algorithms for a robust 3-D MR-CT registration. IEEE Trans Inf Technol Biomed 2000;4(2):126–136.
10. Kagadis GC, Delibasis KK, Matsopoulos GK, et al. A comparative study of surface- and volume-based techniques for the automatic registration between CT and SPECT brain images. Medical Physics 2002;29(2):201–13.
11. Wachowiak MP, Smolíkova R, Zheng Y, Zurada JM, Elmaghraby AS. An Approach to Multimodal Biomedical Image Registration Utilizing Particle Swarm Optimization. IEEE Trans Evol Comput 2004;8(3):289–301.
12. Winter S, Brendel B, Illerhaus B, Al-Amin A, Ermert H, Schmieder K. Parametrisierung evolutionärer Strategien für die Registrierung von Wirbelknochen in Ultraschall und CT-Daten. In: Procs BVM; 2004. p. 304–308.
13. Brendel B, Winter S, Ermert H. In vivo Evaluierung und In vitro Genauigkeitsmessung für einen Algorithmus zur Registrierung von Ultraschall- und CT-Datensätzen. In: Procs BVM; 2005.
14. Press WH, Teukolsky SA, Vetterling WT, Flannery BP. Numerical Recipes in C. Cambridge University Press; 1995.
15. Riedmiller M. Advanced supervised learning in multi-layer perceptrons - from backpropagation to adaptive learning algorithms. Computer Standards and Interfaces 1994;p. 265–278.
16. Igel C, Hüsken M. Empirical Evaluation of the Improved Rprop Learning Algorithm. Neurocomputing 2003;50(C):105–123.
17. Hansen N, Ostermeier A. Completely Derandomized Self-Adaptation in Evolution Strategies. Evol Comput 2001;9(2):159–195.
18. Hansen N, Kern S. Evaluating the CMA Evolution Strategy on Multimodal Test Functions. In: Yao Xin, et al, editors. Parallel Problem Solving from Nature (PPSN VIII). vol. 3242 of LNCS. Springer; 2004. p. 282–291.

Beyond Mutual Information: A Simple and Robust Alternative

Eldad Haber[1] and Jan Modersitzki[2]

[1]Department of Mathematics, Emory University, Atlanta USA
[2]Institute of Mathematics, University of Lübeck, 23560 Lübeck, Germany
Email: haber@mathcs.emory.edu, modersitzki@math.uni-luebeck.de

Abstract One of the remaining challenges in image registration arises for multi-modal images taken from different imaging devices and/or modalities. Starting in 1995, mutual information has shown to be a very successful distance measure for multi-modal image registration. However, as it is well-known, mutual information also has a number of drawbacks. Here, we present an alternative image similarity measure which is also capable to handle multi-modal images but better suited for optimization. As we show, the alternative normalized gradient based approach is deterministic, much simpler, easier to interpret, fast and straightforward to implement, faster to compute, and also much more suitable to optimization.

1 Introduction

Image registration is one of today's challenging medical image processing problems. The objective is to find a geometrical transformation that aligns points in one view of an object with corresponding points in another view of the same object or a similar one. An open challenges in image registration arises for multi-modal images taken from different imaging devices and/or modalities; see Figure 1 for an example. In many applications, the relation between the gray values of multi-modal images is complex and a functional dependency is generally missing. However, for the images under consideration, the gray value patterns are typically not completely arbitrary or random. This observation motivated the usage of mutual information (MI) as a distance measure between two images [1, 2]. Starting in 1995, mutual information has shown to be a successful distance measure for multi-modal image registration and is to be considered as the state-of-the-art technique.

However, mutual information has a number of well-known drawbacks; cf. e.g., [4, 5]. Firstly, mutual information is highly non-convex and has typically many local minima; see for example the discussion in [6, §6.6] and Section 2. Therefore, the non-convexity and hence non-linearity of the registration problem is enhanced by the usage of mutual information. Secondly, as it has its foundation in information theory, mutual information has a naturally discrete nature. However, fast and efficient registration schemes rely on powerful optimization techniques and thus on smooth functions. Thirdly, since mutual information is defined via the typically unaccessible joint density of the gray value

Fig. 1. Original BrainWeb [3] T1 (a) and T2 (b) weighted magnetic resonance images; (c) the joint density approximation for R and T, (e) mutual information versus shift, (d) the normalized gradient field for R and T, (f) normalized gradient field versus shift.

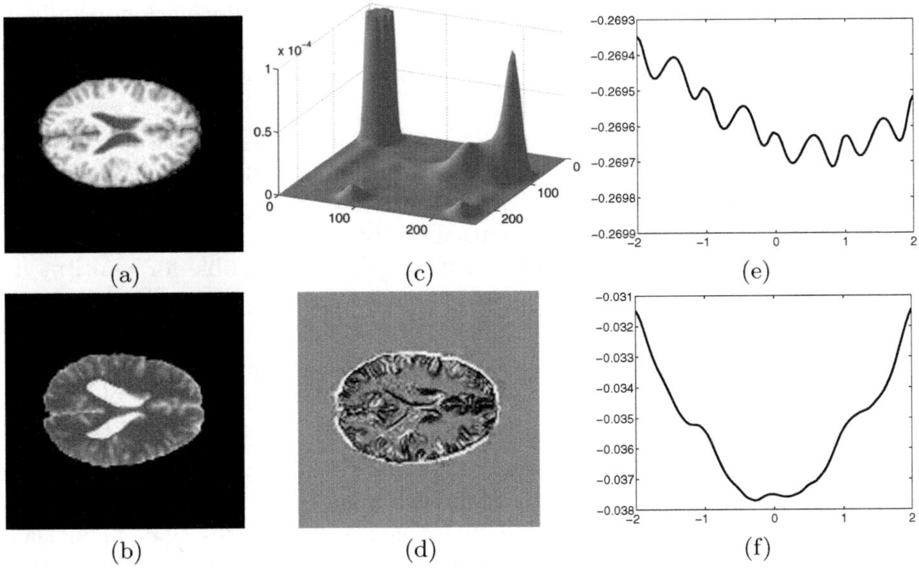

distribution, approximations of the density are required. These approximations typically involve some very sensitive smoothing parameters (e.g. a binning size or a Parzen window width). Fourthly, mutual information completely decouples the gray value from the location information. Therefore judging the output of the registration process is difficult. Finally, because of the previous difficulties, there is not a unique or even common implementation for mutual information and its derivatives. These difficulties had stem a vast amount of research into mutual information registration, introducing many nuisance parameters to help and bypass at least some of the difficulties; see, e.g, [4]. As a result, a practical implementation of mutual information is highly non-trivial.

In this paper we investigate an alternative distance measure which is based on normalized gradients using properties of differential geometry. As we show, the alternative approach is deterministic, much simpler, easier to interpret, fast and straightforward to implement, faster to compute, and also much more suitable to optimization.

2 An Illustrative Example

To emphasize the difficulty explained above, we present an illustrative example. Figure 1 shows a reference (a) and a template (b) image in different modalities. Since the image modalities are different, a direct comparison of gray values is not advisable and we hence study a mutual information based approach. Figure 1c) displays an approximation to the joint density which is based on a kernel estimator; see [7] for details. Note that the joint density is completely unrelated to the spatial image content. We now slide the template image along the horizontal axis. Figure 1e) shows the mutual information versus the shift ranging from -2 to 2 pixels. This figure clearly demonstrates that mutual information is a highly non-convex function with respect to the shift parameter. In particular, the curve suggests that there are many pronounced local minima which are closed in value to the global minima.

Figure 1d) displays a typical visualization of our alternative distance between R and T (discussed in the next section). Note that for the alternative distance measure, image differences are related to spatial positions. Figure 1f) shows the alternative distance measure versus the shift parameter. For this particular example, it is obvious that the alternative measure is capable for multi-modal registration and it is much better suited for optimization.

3 A Simple and Robust Alternative to Mutual Information

Given a reference image R and a template image T, the goal of image registration is to find a "*reasonable*" transformation such that the "*distance*" between the reference image and a deformed template image is small. As described in [6], there are basically two registration approaches. Since our interest is the discussion of distance measures, we focus on so-called parametric image registration which is easier to explain.

Given a distance measure $\mathcal{D}$ and some basis functions $\phi_1, \ldots, \phi_m$, the registration problem is to find a minimizer γ of

$$f(\gamma) := \mathcal{D}[R(\mathbf{x}), T(\phi(\gamma, \mathbf{x}))], \quad \text{where} \quad \phi(\gamma, \mathbf{x}) = \textstyle\sum_{k=1}^{m} \gamma_k \phi_k(\mathbf{x}). \tag{1}$$

Our alternative multi-modal distance measure is based on observation that two image are considered to be similar, if intensity changes occur at the same locations. Intensity change can be detected via the image gradient. However, since the magnitudes of changes might be related to the imaging devices, and are not related to image differences, it is not advisatory to directly base a distance measure on gradients. We thus consider a regularized normalized gradient field

$$\boldsymbol{n}_{\mathcal{E}}(I, \mathbf{x}) := \frac{\nabla I(\mathbf{x})}{\|\nabla I(\mathbf{x})\|_{\mathcal{E}}}, \tag{2}$$

where, for $\mathbf{x} \in \mathbb{R}^d$ we set $\|\mathbf{x}\|_{\mathcal{E}} = \sqrt{\sum_{\ell=1}^{d} x_\ell^2 + \mathcal{E}^2}$ and $\nabla I := (\partial_1 I, \ldots, \partial_d I)^\top$. In regions where $\mathcal{E}$ is much larger than the gradients the maps $\boldsymbol{n}_{\mathcal{E}}(I, \mathbf{x})$ are almost zero and therefore do not have a significant effect. However, in regions where $\mathcal{E}$ is much smaller than the gradients, the regularized maps are close to the non-regularized ones and these regions make a substantial difference in the calculation of the distance measures. The parameter $\mathcal{E}$ therefore answers the question, "what can be interpreted as a jump?", and can be computed by the following *automatic choice*:

$$\mathcal{E} = \frac{\eta}{V} \int_{\Omega} |\nabla I(\mathbf{x})| \, d\mathbf{x}, \tag{3}$$

where η is the estimated noise level in the image and V is the volume of the domain Ω; see also [8].

For two related points $\mathbf{x}$ in R and $\phi(\mathbf{x})$ in T or, equivalently, $\mathbf{x}$ in $T \circ \phi$, we look at the vectors $\boldsymbol{n}(R, \mathbf{x})$ and $\boldsymbol{n}(T \circ \phi, \mathbf{x})$. These two vectors form an angle $\theta(\mathbf{x})$. Since the gradient fields are normalized, the inner product (dot-product) of the vectors is related to the cosine of this angle, while the norm of the outer product (cross-product) is related to the sine. In order to align the two images, we can either minimize the square of the sine or, equivalently, maximize the square of the cosine.

This observation motivate the following distance measures, which are equivalent from an optimization point of view:

$$\mathcal{D}^c(T,R) = \tfrac{1}{2}\int_\Omega d^c(T,R)\,d\mathbf{x}, \qquad d^c(T,R) = \|\boldsymbol{n}(R,\mathbf{x}) \times \boldsymbol{n}(T,\mathbf{x})\|^2, \tag{4}$$

$$\mathcal{D}^d(T,R) = -\frac{1}{2}\int_\Omega d^d(T,R)\,d\mathbf{x}, \quad d^d(T,R) = \langle \boldsymbol{n}(R,\mathbf{x}), \boldsymbol{n}(T,\mathbf{x})\rangle^2. \tag{5}$$

To find the image deformation we need to minimize $f(\gamma)$ (cf. (1)) for $\mathcal{D}^c$ or $\mathcal{D}^d$. Since this function is twice differentiable with respect to γ, we are able to use a Newton type method. Note that the distance measure has a least-squares from. Therefore a natural optimization algorithm is the Gauß-Newton method.

4 Numerical Experiments

In the second example we use the images from Viola's Ph.D thesis [2]. In the original work a few thousands of iterations of stochastic optimization algorithm where needed to achieve registration using MI as a distance measure. Here, we have used a more efficient implementation of mutual information [7] to obtain competitive results. We then compare the results of both registrations. The difference between the MI registration and the normalized gradient field (NGF) registration was less than 0.25 of a pixel, thus we conclude that the methods give virtually identical minima. However, to obtain the minima using MI we needed to use a random search technique to probe the space. This technique requires the estimation of many joint density distribution and therefore it is rather slow. When probing the space we have found many local minima. Furthermore, the local minima and the global minima tend to have roughly the same magnitude. The global minima has the value of about -9.250×10^{-2} while the guess $\gamma = 0$ has the value of about -9.115×10^{-2}. Thus the "landscape" of the MI function for this example is similar to the one plotted in Figure 1.

In comparison, our NGF algorithm used 15 iteration on the coarse grid which is 22×24 and 5 iterations on each finer grid. The registration was achieved in a matter of seconds and no special space probing was needed to obtain the minima. The value of the NGF function at $\gamma = 0$ was -4.63×10^1 while at the minima its value was -2.16×10^2 thus our minima is much deeper compared with the MI minima.

Fig. 2. Experiments with Viola's example; (a) reference R, (b) template T, (c) registered T , (d) overlay of T and R (20^2 pixels checkerboard presentation), (e) cross product $\mathbf{n}_T \times \mathbf{n}_R$, (f) joint density at the minimum.

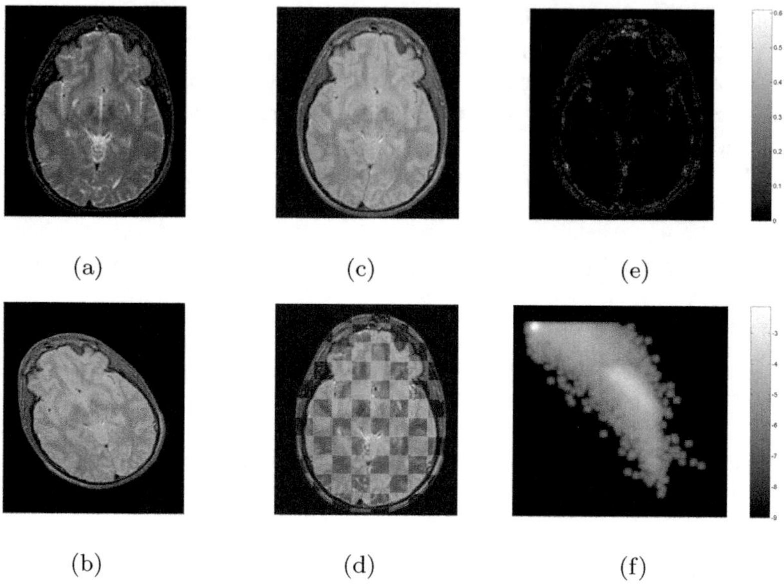

References

1. Collignon A, Vandermeulen A, Suetens P, Marchal G. 3D Multi-Modality Medical Image Registration Based on Information Theory. Kluwer Academic Publishers: Computational Imaging and Vision 1995;3:263–274.
2. Viola PA. Alignment by Maximization of Mutual Information. Ph.D. thesis. Massachusetts Institute of Technology; 1995.
3. Cocosco CA, Kollokian V, Kwan RKS, Evans AC. BrainWeb MR simulator; 2004. Available at http://www.bic.mni.mcgill.ca/brainweb/.
4. Pluim JPW, Maintz JBA, Viergever MA. Mutual-information-based registration of medical images: a survey. IEEE Transactions on Medical Imaging 1999;22:986–1004.
5. Pluim JPW, Maintz JBA, Viergever MA. Interpolation artefacts in mutual information based image registration. In: Hanson KM, editor. Proceedings of the SPIE 2004, Medical Imaging, 1999. vol. 3661. SPIE; 1999. p. 56–65.
6. Modersitzki J. Numerical Methods for Image Registration. Oxford University Press; 2004.
7. Haber E, Modersitzki J, Heldmann S. Computational Methods for Mutual Information Based Registration. Department of Mathematics and Computer Science. Emory University, Atlanta GA 30322; 2004. Submitted to Inverse Problems.
8. Ascher U, Haber E, Haung H. On effective methods for implicit piecewise smooth surface recovery. Dept of Math. & CS.. Emory University, Atlanta GA 30322; 2004.

A Robust Matching Algorithm for Active Appearance Models

Reinhard Beichel[1], Horst Bischof[1], Georg Langs[1,2] and Milan Sonka[3]

[1]Institute for Computer Graphics and Vision, Graz University of Technology, Inffeldgasse 16/2, A-8010 Graz, Austria
[2]Pattern Recognition and Image Processing Group, Vienna University of Technology, Favoritenstr. 9, A-1040 Vienna, Austria
[3]Department of Electrical and Computer Engineering, The University of Iowa, Iowa City, IA 52242 USA
Email: beichel@icg.tu-graz.ac.at

Abstract This paper proposes a method for robustly matching active appearance models (AAMs) on images with gross disturbances (outliers). The method consists of two steps. First, an initial residual is calculated by comparing model and image appearance, and modes of the residual are analyzed. Second, all possible mode combinations are tested by evaluating an objective function. The objective function allows the selection of an outlier-free mode combination. Experiments demonstrate the ability of the robust matching method to successfully cope with outliers – compared to standard AAM matching, no degeneration of the model during matching occurs.

1 Introduction

Active Appearance Models (AAMs), developed by Cootes et al. [1, 2], have proven their usefulness for a wide variety of different computer vision problems like the segmentation and interpretation of faces or the tracking of objects (see [2] for an overview). Especially in medicine, AAMs are frequently used for image analysis tasks like the segmentation of cardiac MRI data [3, 4], diaphragm segmentation in CT data [5], the segmentation of ventricles of the human brain [1], or the segmentation of metacarpals in radiographs [6], to give a few examples. One drawback is that AAM matching frequently fails in cases where object appearance is significantly changed due to gross disturbances (e.g., imaging artifacts, implants, etc.) or if parts of the target object are occluded. In this paper we propose a novel robust AAM matching algorithm that is capable of matching AAMs correctly even when gross outliers perturb object appearance.

Robustness is an important issue in computer vision. However, in the case of AAMs, it has not been addressed extensively. Attempts to make AAMs more robust have been reported by Edwards et al. [7], Stegmann at al. [6], and Gross et al. [8]. Edwards et al. [7] proposed to learn the usual residual magnitudes during the training phase of the AAM. Pixels from the input image with a deviating residual are ignored during model matching. Stegmann at al. [6] and Gross et al.

[8] use the same principle – the quadratic error measure is replaced by a robust error measure. Basically, all three approaches discard outliers based on the magnitude of the residual. However, it has been completely overlooked that a large residual during AAM matching is not an information that should be discarded a priori. For example, the error might be due to an initial model displacement. In this case, the residual provides valuable information for positioning the AAM. If discarded, a slower convergence or a complete failure to segment image data might result.

2 Methods

The robust AAM matching method presented below builds on the AAM framework described by Cootes et al. [2]. During standard AAM matching, updates of model parameter vector $\mathbf{p}$ are obtained by evaluating

$$\delta\mathbf{p} = -\left(\left[\mathbf{J}(\mathbf{r})^T\mathbf{J}(\mathbf{r})\right]^{-1}\mathbf{J}(\mathbf{r})^T\right)\mathbf{r}(\mathbf{p}) = -\mathbf{R}\mathbf{r}(\mathbf{p}) \tag{1}$$

based on the observed actual residual $\mathbf{r}$, calculated by comparing the gray-values of the model and the image data underneath [2]. In Eq. (1), $\mathbf{J}(\mathbf{r}) = \partial\mathbf{r}/\partial\mathbf{p}$ denotes the Jacobian of $\mathbf{r}$. To increase the robustness of AAMs to outliers, "misleading" coefficient updates (incorrect $\delta\mathbf{p}$) must be avoided. If the outliers are known, Eq. (1) can be adjusted accordingly. Let $\mathbf{v}_{sel} = (v_1, \ldots, v_M)^T$ be the selection vector with respect to the residual $\mathbf{r} = (r_1, \ldots, r_M)^T$ with the property that $v_i = 1$ if r_i is an inlier and $v_i = 0$ if r_i belongs to outliers. Then the rows of the Jacobian $\mathbf{J}(\mathbf{r})$ are rearranged into the vector $\mathbf{J}(\mathbf{r})_{sel}$. $\mathbf{J}(\mathbf{r})_{sel}$ denotes the components of $\mathbf{J}(\mathbf{r})$ for which $\mathbf{v}_{sel}$ is equal to one. According to Eq. (1), a new matrix $\mathbf{R}_{sel}$ and a new parameter update vector $\delta\mathbf{p}_{sel}$ are calculated. By using $\delta\mathbf{p}_{sel}$ instead of $\delta\mathbf{p}$, only inliers are used for the update of model parameters $\mathbf{p}$ during matching. A degeneration of the model, due to outliers, can be avoided. Note, that $\mathbf{R}_{sel}$ has to be recalculated in each iteration of the matching procedure, since the residual $\mathbf{r}(\mathbf{p})$ changes during matching. The crucial step is the classification of the residual into inliers and outliers. Since classification of outliers only according to the magnitude of the residual $\mathbf{r}(\mathbf{p})$ is not sufficient, a novel robust matching algorithm is proposed:

a) **Initialize the AAM:** Initialize the AAM with the parameter vector $\mathbf{p}_0$ based on an initial estimate.

b) **Calculate an initial residual:** Calculate the initial residual $\mathbf{r}(\mathbf{p}_0)$ by roughly aligning the texture vector of the model $\mathbf{g}_m$ to the image texture vector $\mathbf{g}_i$ (model frame):

$$\mathbf{r}(\mathbf{p}_0) = \mathbf{g}_i - a(\mathbf{g}_m)\,, \tag{2}$$

where $a(\mathbf{g})$ denotes the alignment function.

c) **Mean shift based mode detection:** To partition the residual $\mathbf{r}(\mathbf{p}_0)$ into modes, the mean shift algorithm is utilized [9]. Mode boundaries are detected by finding the valleys between residual modes. This is done by following the mean shift iteration

$$\mathbf{m}_{h,G}(\mathbf{x}) = \mathbf{x} - \left[\sum_{i=1}^{n} g\left(\left\|\frac{\mathbf{x}-\mathbf{x}_i}{h}\right\|^2\right)\mathbf{x}_i\right] / \left[\sum_{i=1}^{n} g\left(\left\|\frac{\mathbf{x}-\mathbf{x}_i}{h}\right\|^2\right)\right] \quad (3)$$

where h is the bandwidth parameter of the radial symmetric kernel G with the profile function g. The found modes are stored in the set $M_X = \{\mathcal{M}_1, \ldots, \mathcal{M}_o\}$ where each mode $\mathcal{M}_i$ is limited by the corresponding valley points.

d) Evaluate mode combinations: To find a mode combination which is only based on inlier modes, an objective function is used. The objective function is evaluated for the set S of all possible mode combinations with at least one mode selected: $S = \wp(M_X) \setminus \{\emptyset\} = \{\mathcal{S}_1, \ldots, \mathcal{S}_l\}$, where $\wp$ denotes the power set and $l = |S| = 2^o - 1$; o is the number of modes. An evaluation step of a mode combination $\mathcal{S}_i$ consists of:

1. A conventional AAM matching with selective parameter updates is applied. A selection vector $\mathbf{v}_{sel}$ is generated and utilized for calculating $\mathbf{r}_{sel}$, $\mathbf{R}_{sel}$ and $\delta\mathbf{p}_{sel}$, respectively. The generation of $\mathbf{v}_{sel}$ is based on an estimate $\tilde{\mathbf{r}}$ for the residual $\mathbf{r}$. $\tilde{\mathbf{r}}$ is calculated using Eq. (2) and the rough alignment function $a(\mathbf{g})$. The components of $\mathbf{v}_{sel}$ are set to one, if the corresponding value in $\tilde{\mathbf{r}}$ is covered by the actual mode selection under evaluation.
   In addition, a z-score function $z(\mathbf{x}) = [\mathbf{x} - \mu(\mathbf{x})\mathbf{i}]/\sigma(\mathbf{x})$ is used for the alignment of the image and the model texture vectors

   $$\mathbf{r}(\mathbf{p}) = z\left(\mathbf{g}_i(\mathbf{p})\right) - z\left(\mathbf{g}_m(\mathbf{p})\right) , \quad (4)$$

   where the mean of the components of vector $\mathbf{x}$ is denoted as $\mu(\mathbf{x})$, the standard deviation as $\sigma(\mathbf{x})$ and the unit vector as $\mathbf{i}$. Based on $\mathbf{r}(\mathbf{p})$ and $\mathbf{v}_{sel}$, $\mathbf{r}_{sel}(\mathbf{p})$ is generated by taking only components of $\mathbf{r}(\mathbf{p})$ for which $\mathbf{v}_{sel}$ is equal to one and used in combination with $\mathbf{R}_{sel}$ for a parameter update: $\delta\mathbf{p}_{sel} = -\mathbf{R}_{sel}\mathbf{r}_{sel}(\mathbf{p})$.
2. Evaluation of the objective function $Q(S_i) = Y_{max}/(1 + |X_{max}|)$ where $Y_{max}(\mathbf{r}_{\mathcal{S}_i})$ denotes the maximum histogram value of the residual $\mathbf{r}_{\mathcal{S}_i}$ (Eq. 4), and the residual corresponding to $Y_{max}(\mathbf{r}_{\mathcal{S}_i})$ is denoted as $X_{max}(\mathbf{r}_{\mathcal{S}_i})$. The objective function measures the quality of the AAM matching result based on the selected mode combination S_i. It is maximal if the residual vector $\mathbf{r}$ is equal to $\mathbf{0}$, the zero-vector.

e) Select the final mode combination: Finally, the best mode combination $\mathcal{S}_j$ is selected: $Q(\mathcal{S}_j) = \max_{i=1,\ldots,l}\{Q(\mathcal{S}_i)\}$. The AAM matching obtained by this selection is taken as final result.

3 Results

A comparison of AAM (with z-score alignment) and robust AAM (RAAM) is used for evaluation. A leave-one-out approach based on 40 metacarpal bone X-ray images of the small finger is applied. Model based segmentation of metacarpal

Fig. 1. Example of segmentation results. (a) Undisturbed image with reference tracing. (b) AAM and (c) RAAM matching result on disturbed image (partially additive noise, normally distributed within the range of [0, 200]). A histogram equalization was applied for a better visualization.

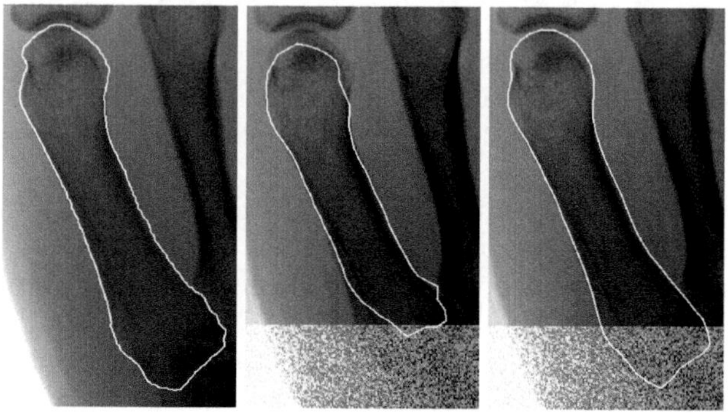

(a) Reference (b) AAM (c) RAAM

bone images is of particular interest for the automated assessment of rheumatoid arthritis [10]. Reference tracings were made manually by a physician, and landmarks were placed automatically by using the method proposed by Thodberg [11]. The gray-values of the images were scaled to [0, 255]. Image data is disturbed artificially (see Fig. 1). RAAM parameters were as follows: $g(x) = \exp(-x/2)$ and $h = 8$. For model building, only eigen vectors corresponding to 99% of the largest eigen values have been used. Matching performance is measured by the relative overlap error $E_{rol\%} = 100\%(|A_{ref} \oplus A_{model}|)/|A_{ref}|$ where A_{ref} and A_{model} are object masks for the reference segmentation and the matched model, respectively. The operator $\oplus$ denotes the XOR operation between masks and the number of object pixels is denoted as $|A|$. Both, AAM and RAAM matching are started with identical initial model parameters.

The mean and standard deviation of the relative overlap error was $12.87 \pm 2.43\%$ for the AAM and $5.25 \pm 3.71\%$ for the RAAM. The occluded part was excluded from error calculation. The matched models are shown in Fig. 1. The AAM (Fig. 2(b)) is severely influenced by the added noise. In comparison, the RAAM (Fig. 2(c)) does not show such a behavior and delivers a good match.

4 Discussion and Conclusion

A novel robust AAM matching method was presented and compared to the standard AAM matching algorithm. It was shown, using a leave-one-out approach on 40 cases, that the robust method successfully copes with outliers and shows no degeneration of the border accuracy. Compared to other methods, no assumptions regarding "normal" residuals are made. This translates into a higher flexibility regarding types of disturbances that can be handled without adjusting the algorithm.

Acknowledgment

This work was supported in part by the Austrian Science Fund (FWF) under Grants P14897-N04, P17066-N04, and P17083-N04; and by NIH-NHLBI R01-HL071809. We are grateful to Philipp Peloschek of the Department of Diagnostic Radiology, Medical University of Vienna for contributing segmented X-ray images of the small finger.

References

1. Cootes TF, Taylor CJ. Statistical models of appearance for medical image analysis and computer vision. In: Sonka Milan, Fitzpatrick JMichael, editors. SPIE: Medical Imaging: Image Processing. vol. 4322; 2001. p. 236–248.
2. Cootes TF, Taylor CJ. Statistical models of appearance for computer vision. Division of Imaging Science and Biomedical Engineering, University of Manchester; 2004. Available at http://www.isbe.man.ac.uk/~bim/refs.html.
3. Stegmann MB. Analysis of 4D Cardiac Magnetic Resonance Images. Journal of The Danish Optical Society, DOPS-NYT 2001;(4):38–39.
4. Mitchell SC, Bosch JG, Lelieveldt BPF, van der Geest RJ, Reiber JHC, Sonka M. 3-D Active Appearance Models: Segmentation of Cardiac MR and Ultrasound Images. IEEE Trans Med Imaging 2002;21:1167–1178.
5. Beichel R, Gotschuli G, Sorantin E, Leberl F, Sonka M. Diaphragm dome surface segmentation in CT data sets: A 3D active appearance model approach. In: Sonka Milan, Fitzpatrick JMichael, editors. SPIE: Medical Imaging: Image Processing. vol. 4684; 2002. p. 475–484.
6. Stegmann MB, Fisker R, Ersbøll BK. Extending and applying active appearance models for automated, high precision segmentation in different image modalities. In: Austvoll Ivar, editor. Proc. 12th Scandinavian Conference on Image Analysis - SCIA 2001, Bergen, Norway. Stavanger, Norway: NOBIM; 2001. p. 90–97.
7. Edwards GJ, Cootes TF, Taylor CJ. Advances in Active Appearance Models. In: Proc. International Conference on Computer Vision; 1999. p. 137–142.
8. Gross R, Matthews I, Baker S. Constructing and Fitting Active Appearance Models With Occlusion. In: Proceedings of the IEEE Workshop on Face Processing in Video; 2004.
9. Comaniciu D, Meer P. Mean shift: a robust approach toward feature space analysis. IEEE Trans Pattern Anal Machine Intell 2002;24(5):603–619.
10. Langs G, Peloschek P, Bischof H. ASM Driven Snakes in Rheumatoid Arthritis Assessment. In: Proceedings of 13th Scandinavian Conference on Image Analysis, SCIA 2003, Goeteborg, Sweden, Lecture Notes in Computer Science, LNCS2749; 2003. p. 454–461.
11. Thodberg HH. Shape Modelling and Analysis Minimum Description Length Shape and Appearance Models. In: Information Processing in Medical Imaging - IPMI2003. Springer; 2003. p. 51–62.

Parallelisierung eines nichtlinearen Registrierungsalgorithmus zur Verarbeitung sehr großer Volumen-Daten

Matthias Bolten[1], Nils Papenberg[1], Bernd Fischer[1], Panagiotis Adamidis[2], Rolf Rabenseifner[2] und Holger Berger[3]

[1]SAFIR, Institut für Mathematik, Universität zu Lübeck, 23560 Lübeck
[2]Höchstleistungsrechenzentrum Stuttgart, 70550 Stuttgart
[3]NEC High Performance Computing Europe GmbH, 70565 Stuttgart
Email: [bolten,papenber,fischer]@math.uni-luebeck.de,
[rabenseifner,adamidis]@hlrs.de, hberger@hpce.nec.com

Zusammenfassung. Nichtlineare Registrierung ist eine der rechenintensivsten Aufgaben in der Bildregistrierung. Dies verbietet oftmals einen Einsatz dieser Methoden in zeitkritischen Anwendungen im klinischen Einsatz. In dieser Arbeit wird eine sehr effiziente parallelisierte und vektorisierte Implementierung des diffusiven Registrierungsalgorithmus vorgestellt. Testläufe auf Höchstleistungsrechnern haben gezeigt, dass damit die Durchführung einer Iteration des Verfahrens auch bei Datensätzen mit 511^3 Voxeln in weniger als einer Sekunde möglich ist. Damit stehen diese Methoden auch bei hochauflösenden Daten für zeitkritische Anwendungen zur Verfügung.

1 Einleitung

Die Registrierung zweier Bilder ist ein häufig auftretendes Problem in der medizinischen Bildverarbeitung. Bei der Registrierung ist eine Beschreibung der Deformation gesucht, die ein Bild in ein gegebenes anderes transformiert. Diese Deformation benötigt man in der Medizin unter anderem um Atlas-Informationen auf ein zweites Bild zu übertragen oder um Therapieverläufe zu analysieren.

Neben rigiden Methoden haben sich rechenintensivere nicht-rigide Verfahren etabliert. Die nicht-rigiden Verfahren liefern deutlich bessere Registrierungsergebnisse als die rigiden Verfahren. Populäre Vertreter der nicht-rigiden Verfahren sind beispielsweise die elastische Registrierung, die fluidale Registrierung oder die hier betrachtete diffusive Registrierung (siehe [1]). Die algorithmische Komplexität dieser Verfahren verbietet ihren Einsatz aber oftmals, da z.B. bei intraoperativem Einsatz das Ergebniss in möglichst kurzer Zeit geliefert werden muss.

Da nicht-rigide Bildregistrierung ein aufwändiger Vorgang ist, sind in der Vergangenheit verschiedene Ansätze parallelisiert worden, etwa der Dämonenansatz [2] oder die elastische Registrierung [3]. In dieser Arbeit wurde der diffusive Registrierungsalgorithmus parallelisiert und vektorisiert, für den bereits ein schneller serieller Algorithmus, der $\mathcal{O}(N)$ arithmetische Operationen pro Iterationsschritt benötigt, zur Verfügung steht. Dadurch steht nun ein Werkzeug zur Verfügung, das ein nicht-rigides Registrierungsverfahren auch für zeitkritische Applikationen zur Verfügung stellt.

2 Diffusive Registrierung

Als Grundlage dieser Arbeit wurde die diffusive Registrierung gewählt. Zum besseren Verständniss wird hier zunächst die variationelle Formulierung und die numerische Lösung des Registrierungsproblems mit der diffusiven Registrierung skizziert. Weitergehende Informationen findet man in [1, 4, 5].

2.1 Variationelle Formulierung

Mathematisch lässt sich das Registrierungsproblem folgendermaßen formulieren. Seien $R, T : \Omega \to \mathbb{R}$, $\Omega \subset \mathbb{R}^d$, d-dimensionale Bilder. Gesucht ist ein Verrückungsfeld $\mathbf{u} : \mathbb{R}^d \to \mathbb{R}^d$, so dass der Abstand $\mathcal{D}$ zwischen $T(\mathbf{x} - \mathbf{u}(\mathbf{x}))$ und $R(\mathbf{x})$ minimal wird. Da in der medizinischen Anwendung die Glattheit von $\mathbf{u}$ gewünscht ist, wird ein Regularisierer $\mathcal{S}$, dessen Einfluss über α gesteuert wird, eingeführt und man erhält das folgende Funktional zur Minimierung:

$$\mathcal{J}[\mathbf{u}] = \mathcal{D}[R, T; \mathbf{u}] + \alpha \mathcal{S}[\mathbf{u}]. \tag{1}$$

Mit Hilfe der Variationsrechnung kann in Abhängigkeit von $\mathcal{D}$ und $\mathcal{S}$ ein System von partiellen Differentialgleichungen, die *Euler-Lagrange-Gleichungen*, aufgestellt werden, die numerisch gelöst werden können, um $\mathbf{u}$ zu bestimmen.

Es wurde die bekannte *sum of squared differences* (*SSD*) als Distanzmaß und der Regularisierer der diffusiven Registrierung gewählt:

$$\mathcal{D}^{SSD}[R, T; \mathbf{u}] = \int_{\Omega} (R(\mathbf{x}) - T(\mathbf{x} - \mathbf{u}(\mathbf{x})))^2 \, d\mathbf{x},$$

$$\mathcal{S}^{diff}[\mathbf{u}] = \frac{1}{2} \sum_{l=1}^{d} \int_{\Omega} ||\nabla \mathbf{u}_l||_2^2 d\mathbf{x}.$$

Damit $\mathbf{u}$ das Funktional (1) minimiert, muss $\mathbf{u}$ die Euler-Lagrange-Gleichungen erfüllen:

$$\mathbf{f}^{SSD}(\mathbf{x}, \mathbf{u}(\mathbf{x})) + \alpha \mathcal{A}^{diff}[\mathbf{u}](\mathbf{x}) = 0, \ \mathbf{x} \in \Omega$$

mit $\mathbf{f}^{SSD}(\mathbf{x}, \mathbf{u}(\mathbf{x})) = (R(\mathbf{x}) - T(\mathbf{x} - \mathbf{u}(\mathbf{x}))) \cdot \nabla T(\mathbf{x} - \mathbf{u}(\mathbf{x}))$ und $\mathcal{A}^{diff}[\mathbf{u}] = \Delta \mathbf{u}$.

2.2 Numerische Lösung

Das erhaltene System wurde mit Hilfe von finiten Differenzen diskretisiert und mit einem Zeitschrittverfahren der Form

$$\partial_t \mathbf{u}^{(k+1)}(\mathbf{x}, t) - \alpha \mathcal{A}^{diff}[\mathbf{u}^{(k+1)}](\mathbf{x}, t) = \mathbf{f}^{SSD}(\mathbf{x}, \mathbf{u}^{(k)}(\mathbf{x}, t)), \ k \geq 0$$

gelöst. Durch die Diskretisierung erhält man eine Matrix-Repräsentation $\mathbf{A}$ von $\partial_t - \alpha\mathcal{A}^{diff}$. Zur Bestimmung der neuen Iterierten $\mathbf{u}^{(k+1)}$ muss ein lineares Gleichungssystem der Form

$$\mathbf{A}\mathbf{u}^{(k+1)} = \mathbf{f}^{(k)} \tag{2}$$

gelöst werden. Im Falle der diffusiven Registrierung lässt sich dieses Gleichungssystem mit Hilfe eines AOS-Schemas [4] und des Thomas-Algorithmus [6] sehr schnell lösen. Im Unterschied zur herkömmlichen Lösung wird das große Gleichungssystem (2) in kleine Gleichungsysteme aufgeteilt. Dies bedeutet für den 3D-Fall mit Bildern der Größe $m \times n \times o$, dass nicht mehr ein System mit $3*m*n*o$ Gleichungen, sondern $3*n*o$ Systeme mit m Gleichungen in x-Richtung, $3*m*o$ Systeme mit n Gleichungen in y-Richtung und $3*m*n$ Systeme mit o Gleichungen in z-Richtung zu lösen sind. Diese kleineren Gleichungssysteme sind nur noch tridiagonal. Mit dem Thomas-Algorithmus [6] steht ein schneller $\mathcal{O}(N)$-Löser für tridiagonale Gleichungssysteme zur Verfügung. Näheres zum AOS-Schema und dem Einsatz in der diffusiven Registrierung findet sich in [4].

3 Parallelisierung

Bei der numerischen Lösung muss in jedem Schritt die Kraft $\mathbf{f}$ als rechte Seite und die Lösung des linearen Gleichungssystems (2) bestimmt werden. Da die Kraftberechnung punktweise mit Benutzung von Nachbarschaftsinformationen erfolgt, ist die Parallelisierung dieses Schrittes trivial. Die Parallelisierung des Lösens des Gleichungssystems stellt eine größere Herausforderung dar. Der verwendete Thomas-Algorithmus ist inhärent sequentiell, da für jede Komponente die jeweils vorhergehende Komponente benötigt wird. Der Thomas-Algorithmus selbst ist also nicht parallelisierbar. Dieses Problem ist jedoch zu umgehen, da viele tridiagonale Gleichungssysteme gelöst werden müssen. Folglich werden die jeweils zu lösenden Gleichungssysteme in x-, y- bzw. z-Richtung auf die einzelnen Prozessoren verteilt. Die Zielplattform hat gemeinsamen Speicher, so dass hier keine Probleme auftraten.

Auf Maschinen mit verteiltem Speicher benötigt man einen anderen Ansatz. Eine Möglichkeit ist die Verteilung der Daten auf die einzelnen Prozessoren, so dass die Gleichungssysteme in x-Richtung und y-Richtung unabhängig voneinander gelöst werden können. Für die Lösung in z-Richtung werden die Daten dann umverteilt. Dieser Ansatz wird für ein AOS-Schema in [7] verfolgt.

4 Implementierung

Die Implementierung des Algorithmus erfolgte in C. Das C-Programm wurde dann wie oben beschrieben mit OpenMP parallelisiert und mit Hilfe der Compilerdirektiven des NEC-Compilers vektorisiert. Bei der Vektorisierung wurde die beschriebene Idee zur Parallelisierung auf den einzelnen Prozessoren ausgenutzt, so dass zwei verschiedene Ebenen von Parallelität im Programm existieren: Eine grobe Verteilung auf die einzelnen Prozessoren und eine feine Verteilung, um die

Tabelle 1. Benötigte Zeit für 50 Iterationen der Fixpunktiteration auf einer NEC SX-5 bei Eingabe eines Bildes mit 511^3 Voxeln

#CPUs	Gesamtzeit	**Zeit/Iteration**	Mflops/CPU	Mflops gesamt	Speedup	Effizienz
1	486 s	**9,72 s**	1307	1307	1,0	-
8	75 s	**1,50 s**	1059	8469	6,5	0,81
16	49s	**0,98 s**	810	12963	9,9	0,62

Vektorprozessoren auszunutzen. Als Zielplattform wurde die NEC SX-6/48M6 beim Höchsteleistungsrechenzentrum Stuttgart ausgewählt, da es sich um eine Vektormaschine handelt. Der Einsatz eines Vektorrechners bietet sich an, da die Art des zugrundeliegenden Algorithmus, der in sehr kurzer Zeit das gesammte Datenvolumen in einer bestimmten Reihenfolge bearbeiten muss, sehr Cache-unfreundlich ist. Bei ccNUMA-Maschinen wäre neben diesem Problem zusätzlich zu beachten, dass das Programmiermodell zwar von gemeinsamen Speicher ausgeht, Speicher auf anderen physikalischen Knoten aber deutlich langsamer ist. Auch dieses Problem ergibt sich bei Vektorrechnern naturgemäß nicht.

5 Ergebnisse

Die Implementierung wurde zunächst auf der NEC SX-5 des Höchstleistungsrechenzentrums Stuttgart (HLRS) getestet. Für die Zeitmessungen wurden zwei synthetische Datensätze mit jeweils 511^3 Voxeln registriert, wobei 50 Iterationen der Fixpunktiteration durchgeführt wurden. Bei dieser Größe muss in jeder Iteration ein lineares Gleichungssystem mit 4.000.298.493 Unbekannten gelöst werden, bzw. bei der Verwendung von AOS 783.363 Gleichungssysteme mit jeweils 511 Unbekannten. Die erhaltenen Zeiten sind in Tabelle 1 zu finden.

Zum Vergleich wurden die selben Bilder noch einmal auf dem Nachfolgemodell der SX-5, der NEC SX-6/48M6, am HLRS gerechnet. Bei der Verwendung von 8 CPUs auf dieser Maschine benötigte der Algorithmus nur noch 35 Sekunden für die 50 Iterationen, d.h. 0,70 Sekunden pro Iteration.

Die Bildgröße von 511^3 Voxeln wurde gewählt, um Performance-Einbußen zu vermeiden, da die NEC-Maschine 4096 Speicherbänke besitzt und die Anzahl der Speicherbänke nicht durch die Inkremente teilbar sein sollte, um mit der vollen Geschwindigkeit auf den Speicher zugreifen zu können. Ein Verzicht auf einen Voxel in jeder Dimension sollte aber kein Problem darstellen.

Zusätzlich zu den großen synthetischen Testdaten wurden kleinere Datensätze mit 256^3 Voxeln registriert, die aus den oben genannten Gründen auf die Größe von 255^3 reduziert wurden. Die Daten wurden freundlicherweise von Benoît Dawant (Vanderbilt University) zur Verfügung gestellt. Dieser Test soll dazu dienen, um zu zeigen, dass der Algorithmus praktisch anwendbar ist. Die Ergebnisse sind in Abbildung 1 zu finden.

Abb. 1. Schicht 128 des Referenzvolumens, des verrückten Templatevolumens nach 50 Iterationen und des unveränderten Templatevolumens. Die Ähnlichkeit ist insbesondere an der äußeren Schädelform und der Form der Ventrikel zu erkennen.

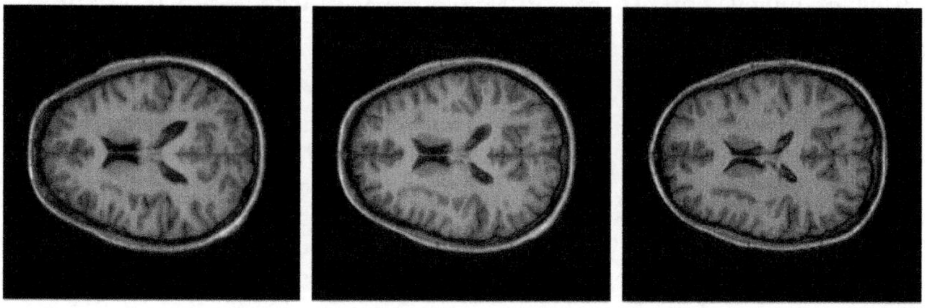

6 Fazit und Ausblick

Mit der hier vorgestellten Implementierung einer parallelen und vektorisierten Variante der diffusiven Registrierung steht ein Algorithmus zur Verfügung, mit dem sich auch sehr große klinisch relevante Bilddatensätze in sehr kurzer Zeit mit nicht-linearen Methoden registrieren lassen. Die erste Implementierung auf einem Vektorrechner ergab eine hervorragende Performance. Damit sind diese Werkzeuge auch in zeitkritischen Bereichen wie der intraoperativen Bildverarbeitung einsetzbar. In Zukunft werden wir weitere Regularisierer und Distanzmaße parallelisieren, um in vielen Anwendungsbereichen adäquate Werkzeuge zur schnellen Registrierung auf Parallelrechnern zur Verfügung zu haben. Zudem arbeiten wir neben der hier verwendeten Shared-Memory-Parallelisierung an parallelen Algorithmen für verteilte Systeme ohne gemeinsamen Speicher, um die Anzahl der verwendbaren Systeme zu erhöhen.

Literaturverzeichnis

1. Modersitzki J. Numerical Methods for Image Registration. Numerical Mathematics and Scientific Computation. Oxford University Press; 2004.
2. Stefanescu R, Pennec X, Ayache N. Grid-enabled non-rigid registration of medical images. Parallel Processing Letters 2004;14(2):197–216.
3. Christensen GE. MIMD vs. SIMD Parallel Processing: A Case Study in 3D Medical Image Registration. Parallel Computing 1998;(24):1369–1383.
4. Fischer B, Modersitzki J. Fast diffusion registration. In: Nashed MZ, Scherzer O, editors. Inverse Problems, Image Analysis and Medical Imaging. vol. 313 of Contemporary Mathematics. AMS; 2002. p. 117–129.
5. Fischer B, Modersitzki J. A unified approach to fast image registration and a new curvature based registration technique. Linear Algebra and its Applications 2004;(380):107–124.
6. Ames WF. Numerical Methods for Partial Differential Equations, Second Edition. Academic Press, New York; 1977.
7. Bruhn A, Jakob T, Fischer M, et al. High performance cluster computing with 3-D nonlinear diffusion filters. Real-Time Imaging 2004;(10):41–51.

Gradientenabhängige Transferfunktionen für die medizinische Volumenvisualisierung

Diana Stölzel[1], Bernhard Preim[2] und Volker Dicken[1]

[1]Mevis gGmbH - Centrum für Medizinische Diagnosesysteme und Visualisierung an der Universität Bremen, Universitätsallee 29, 28359 Bremen
[2]Institut für Simulation und Grafik, Otto-von-Guericke Universität Magdeburg, Universitätsplatz 2, 39106 Magdeburg
Email: d.stoelzel@gmx.de

Zusammenfassung. Beim direkten Volumenrendering (VR) werden Visualisierungsparameter mit Hilfe von Transferfunktionen (TF) definiert. In diesem Beitrag wird eine Definition gradientenabhängiger TFs basierend auf einem 2D-Histogramm (Repräsentation von Intensitätswerten und Gradienten) vorgestellt, wobei an die erkennbaren Strukturen im Histogramm angepasste 2D-TFs zum Einsatz kommen.

1 Problemstellung

Tomographische Verfahren der medizinischen Bildgebung wie die Computertomographie (CT) und die Magnetresonanztomographie (MRT) liefern skalare 3D-Datensätze. Aufgrund der technischen Weiterentwicklung ist es möglich, genauere und detailliertere Daten zu gewinnen, jedoch ist dies auch mit einem Wachsen der Datenmengen, mit denen Ärzte konfrontiert werden, verbunden. Das direkte VR ist gut geeignet, um anatomische Strukturen im Überblick darzustellen. Dabei ist es möglich, den kompletten 3D-Datensatz zu visualisieren, was eine gute räumliche Orientierung erlaubt. Mit Hilfe einer geeigneten TF werden unbedeutende Bereiche transparent und die anatomisch wichtigen Strukturen ähnlicher Intensität opak dargestellt. 1D-TFs sind oft nicht ausreichend, um Strukturen zu diskriminieren. Daher werden neuere Verfahren gesucht, die andere Informationen, wie z.B. die Gradientenstärke in die TF-Definition integrieren. Die Definition mehrdimensionaler TFs ist oft mit hohem Interaktionsaufwand verbunden und erfordert fachspezifisches Vorwissen. Von besonderem Interesse sind kantendetektierende 2D-TFs, die dem Benutzer eine einfache Bedienung ermöglichen. Mit wenigen Bedienhandlungen soll eine TF generiert werden und der Benutzer erste Ergebnisse sehen können.

2 Stand der Forschung

TFs für die medizinische Volumenvisualisierung konzentrieren sich im Wesentlichen auf die Definition von 1D-TFs. So wurde von He et al. [1] eine bildbasierte Methode vorgestellt, in der die TFs mittels stochastischer Suche erzeugt werden. Von Castro et al. [2] wurde ein interaktives Verfahren vorgestellt, in dem sich eine TF aus mehreren gewichteten stückweise linearen Komponentenfunktionen zusammensetzt. Wenige Arbeiten behandeln mehrdimensionale TFs. Kindlmann et al. beschäftigen sich mit dreidimensionalen kantendetektierenden TFs [3]. Dafür wird ein 3D-Histogramm erzeugt, welches die Verteilungen der Intensitätswerte, der Gradientenstärke und der 2. Ableitung in Gradientenrichtung charakterisiert. Auf Basis des Histogrammvolumens werden TFs definiert. Die von Kindlmann untersuchten Datensätze entsprechen nicht den medizinischen Alltagsdaten, da die Abtastraten sehr hoch sind und die Daten nur wenig verschiedene Gewebe enthalten. Außerdem liegen in den Datensätzen weiche und klar voneinander abgegrenzte Kanten vor. Daher ist es interessant, zu untersuchen inwieweit kantendetektierende TFs für das VR medizinischer Alltagsdaten geeignet sind und welchen Einfluss verschiedene Rekonstruktionskernel, die die Qualität der Kanten beeinflussen, auf die Visualisisierung nehmen.

3 Methoden

Basierend auf dem Verfahren von Kindlmann, Auswertungen an einem Histogramm vorzunehmen, wird ein 2D-Histogramm generiert. Das Histogramm wird als ein regelmäßiges Gitter repräsentiert, wobei ein Element dieses Gitters als Bin bezeichnet wird. Auflösungen in der Größenordnung von 500×500 Bins haben sich dabei als geeignet erwiesen, da die Berechnung schnell ist und Strukturen bei dieser Auflösung gut erkennbar sind. Das 2D-Histogramm verdeutlicht Zusammenhänge zwischen Intensitätswerten, abgetragen auf der x-Achse, und Gradientenstärken, abgetragen auf der y-Achse. Diese Zusammenhänge spiegeln sich in Bogenstrukturen wieder, die mehr oder weniger klar hervortreten. Das Auftreten dieser Bogenstrukturen lässt sich anhand des Partialvolumeneffektes, der zu einer Glättung der Kanten führt, erklären. Die Bins, die von einer Bogenfläche eingeschlossen werden, repräsentieren eine Grenzfläche zwischen zwei Gewebearten im Datensatz. Diese Bogenflächen bilden die Grundlage für die vorgeschlagene Definition von gradientenabhängigen TFs. Indem der Benutzer mit der Maus einen Extrem- und einen Fußpunkt definiert, können halbelliptische Bogenflächen über dem Histogramm angelegt werden. Anschließend wird in Bezug zum Fuß- und Extrempunkt jeweils eine Breite und eine Höhe definiert. So entstehen parametrisierte halbelliptische Bogenflächen. Der Bogenfläche wird eine Farbe, eine Opazität, ein Farbverlauf und ein Opazitätsverlauf zugeordnet. Die TF setzt sich aus mehreren halbelliptischen Bogenflächen zusammen, wobei die Bins, die von einer Bogenfläche eingeschlossen werden, die Voxel repräsentieren, die eine Kante zwischen zwei Geweben bilden. Überschneiden sich Bogenflächen, so kann in dem Überschneidungsbereich über verschiedene Kriterien (wie beispielsweise starke oder niedrige Opazität) einer der Bögen ausgewählt werden, was jedoch dazu führen kann, dass eines der beiden beteiligten Gewebe falsch visualisiert wird. Dieses Problem kann umgangen werden, indem der Überschneidungsbereich transparent gesetzt wird. Mit dieser Option konnten

Abb. 1. Gradientenabhängige TFs am Beispiel eines Zahndatensatzes aus dem Projekt The Transfer Function Bake-Off, [4]. (a) 2D-Histogramm (Gradientenstärke/Intensität) des Datensatzes, (b) Definition halbelliptischer Bogenflächen, (c) Volumenvisualisierung

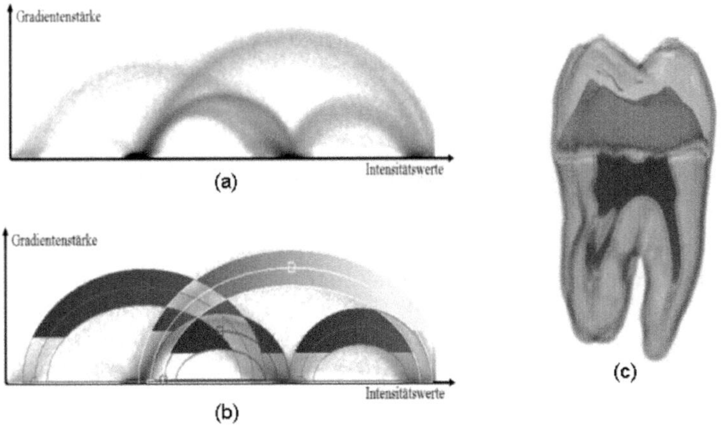

gute Visualisierungen erzielt werden. Abbildung 1 verdeutlicht den hier vorgestellten Ansatz an einem Beispiel.

Um die Definition einer geeigneten TF zu unterstützen, kann der Datensatz mit einer Kantendetektionskomponente erkundet werden. In der Schichtdatendarstellung können Voxel entlang einer einzelnen Kante betrachtet und selektiert werden, woraufhin im Histogramm die korrespondierenden Bins markiert werden. Anhand der markierten Bins lässt sich dann eine neue Bogenfläche erzeugen. Abbildung 2 verdeutlicht das Prinzip der Kantendetektionskomponente am Beispiel der Lebergefäßvisualisierung.

4 Ergebnisse

Es wurden fünf CT-Abdomendatensätze mit kontrastierten Lebergefäßen untersucht. Mittels der Kantendetektionskomponente konnten im Histogramm die zu den Lebergefäßen korrespondierenden Bins gefunden und eine TF definiert werden. Die Lebergefäße wurden im VR in Abhängigkeit von den gewählten Einstellungen gut bis sehr gut dargestellt. Es wurde festgestellt, dass es mitunter schwierig ist, die TFs gut einzustellen, da die Bögen, die die Kanten repräsentieren, nicht genau getroffen werden und in den Histogrammen teilweise ein starkes Rauschen auftritt, wobei die Stärke des Rauschens abhängig vom verwendetem Rekonstruktionsfilter in der Bildgebung ist. So tritt in hart-rekonstruierten Datensätzen starkes Rauschen auf. Dieses Rauschen spiegelt sich in den Gradienten und auch in den Histogrammen wieder. Dadurch werden die Bögen sehr unscharf und die Lage eines Bogens kann nur schwer abgeschätzt werden. In Abbildung 3 sind zwei Histogramme eines CT-Abdomendatensatzes dargestellt. Die einzelnen Bögen können nur schwer voneinander differenziert werden.

Abb. 2. Visualisierung der Lebergefäße mittels der Kantendetektionskomponente. (a) Lebergefäße im Schichtdatensatz, (b) korrespondierende Bins im 2D-Histogramm und definierte TF, (c) Resultierende Visualisierung der Lebergefäße

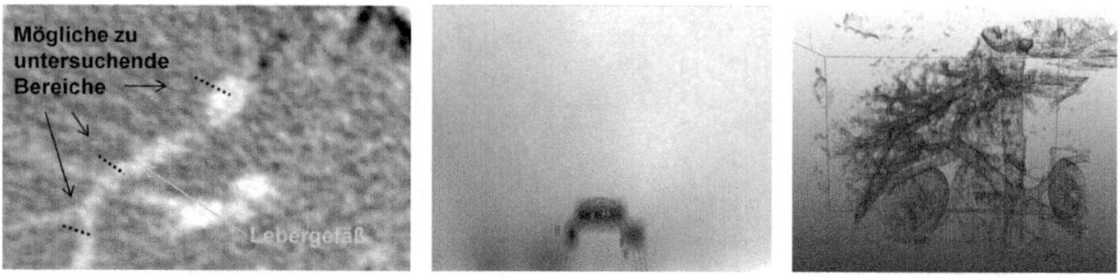

(a) (b) (c)

Abb. 3. 2D-Histogramm eines weich-rekonstruierten CT-Abdomendatensatzes, in dem die Bögen gut erkennbar sind (links) und eines hart-rekonstruierten CT-Abdomendatensatzes, in dem viel Rauschen auftritt und die Bogenform kaum erkennbar ist (rechts).

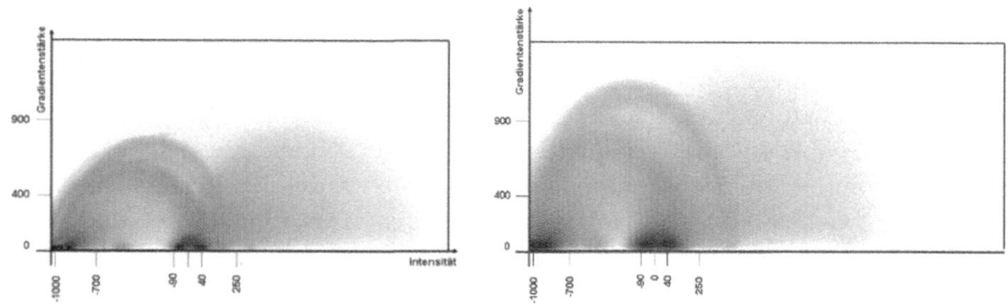

Der verwendete Rekonstruktionsfilter nimmt auch Einfluss auf das VR. Werden beispielsweise weich-rekonstruierte Lungendatensätze betrachtet, gehen feine Strukturen (kleine Verästelungen der Bronchien) verloren, andererseits sind Visualisierungen hart-rekonstruierter Daten stark verrauscht. Visualisierungen der Lungenblutgefäße führten zu guten Ergebnissen, dabei ist jedoch zu beachten, dass möglichst weich-rekonstruierte Daten vorliegen. An drei Datensätzen mit jeweils verschiedenen Rekonstruktionskerneln wurde dieser Zusammenhang untersucht. Es wurde festgestellt, dass das Rauschen mittels eines Medianfilters kompensiert werden kann. Durch eine anschließende Gaußfilterung werden die Kanten im Datensatz geglättet, was zu einer guten Visualisierung führt. Nachteilig hierbei ist, dass durch die Filterungen wiederum die feinen Strukturen unterdrückt werden, siehe Abbildung 4.

5 Diskussion

Für die Visualisierung von CT-Datensätzen stellten sich gradientenbasierte 2D-TFs als geeignet heraus. Knochen, die Gefäße der Lunge und Luft-Haut-Über-

Abb. 4. Verbesserung der Visualisierung von hart-rekonstruierten CT-Datensätzen durch Vorverarbeitung der Daten am Beispiel Lunge. (a) weich-rekonstruiert, (b) hart-rekonstruiert, (c) hart-rekonstruiert und median-gefiltert, (d) hart-rekonstruiert und median- und gaussgefiltert

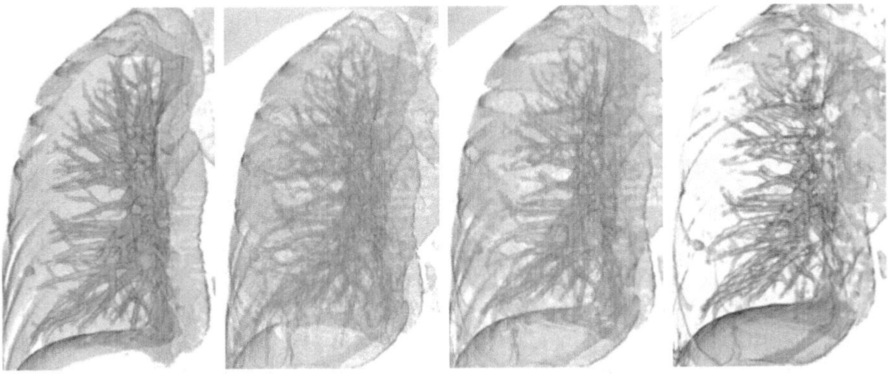

(a) (b) (c) (d)

gänge können gut dargestellt werden. Die Visualisierung der Organe und anderer Weichteile dagegen ist nur mit hohem Interaktionsaufwand bei kontrastierten Datensätzen bzw. gar nicht realisierbar. Um den Entwurf von 2D-TFs zu unterstützen, wurde eine Kantendetektionskomponente entwickelt, die dazu beiträgt, auf intuitive Weise die Bögen in den Histogrammen zu finden. Die Definition von gradientenabhängigen TFs wird dadurch stark vereinfacht. Dadurch können Bögen im Histogramm gefunden werden, die schlecht oder gar nicht erkennbar sind. Mithilfe dieses Tools konnten u.a. die korrespondierenden Bins der Lebergefäße gefunden und eine TF erstellt werden. Untersucht wurden auch MRT-Datensätze, jedoch ließen sich aufgrund der aufnahmebedingten Bildinhomogenitäten keine geeigneten TFs definieren.

Literaturverzeichnis

1. He T, Hong L, Kaufman A, et al. Generation of transfer functions with stochastic search techniques. IEEE Visualization 1996;p. 227–234.
2. Castro S, König A, Löffelmann H, et al. Transfer Function Specification for the Visualization of Medical Data. Vienne University of Technology 1998;.
3. Kindlmann G. Semiautomatic generation of transfer functions for direct volume rendering. Master Thesis, Cornell University; 1999.
4. Pfister H, Lorensen B, Bajaj C. The Transfer Function Bake-off. IEEE Computer Graphics and Applications 2001;21(3):16–22.

Stereoskopische Volumenvisualierung digitaler histologischer Konfokalbilddaten

Alexander Roth[1], Hans-Gerd Lipinski[1], Martin Wiemann[2] und Dieter Bingmann[2]

[1]Arbeitsgruppe Medizintechnische Informatik, Fachhochschule Dortmund, 44227 Dortmund
[2] Institut für Physiologie der Universität Duisburg Essen, Universitätsklinikum Essen, 45147 Essen
Email: alexander.roth@fh-dortmund.de

Zusammenfassung. Durch Erweiterungen des Median-Filteralgorithmus und einen neuartigen Bildschärfungsalgorithmus, der unter Verwendung der zwei- und dreidimensionalen Fouriertransformation gezielte Manipulationen im Ortsfrequenzbereich vornimmt, ist es gelungen die Bildqualität von Konfokalbildern vitaler Zellpräpa-rate soweit zu steigern, dass sich hiermit hochwertige Volumenvisualisierungen durchführen lassen. Für die Volumenvisualisierungen wurde ein Programm implementiert, das die Bilddaten auf gewöhnlichen Bildschirmen und Ausdrucken mit Hilfe einer speziellen 3D-Brille stereoskopisch wiedergeben kann.

1 Einleitung

Mit modernen Konfokalmikroskopen lassen sich durch spezielle Färbetechniken 3D-Bilddaten von lebenden Zellen in vitro erzeugen. Die Darstellung dieser Bilddaten als Abfolge von 2D-Bildern lässt sich problemlos durchführen, die räumliche Darstellung dieser Bilddaten hingegen ist relativ schwierig. Einmal verhindern Störeffekte, die sich bei der Bildgenerierung kaum vermeiden lassen, dass die Bilddaten für eine 3D-Visualisierung eine ausreichend gute Qualität besitzen. Zum anderen sind die heute häufig verwendeten Oberflächenmodelle für die Visualisierung nicht immer effektiv genug. Welche Lösung letztlich zu einem für die biowissenschaftliche Fragestellung adäquaten Resultat bei der räumlichen Darstellung der Mikroskopiebilddaten führt, hängt dabei auch vom zu untersuchenden Zelltyp ab. Im Rahmen dieser Arbeit beschäftigen wir uns mit der Darstellung von lebenden Knochenzellen, die sich in vitro durch ein engmaschiges Netz von Zellverknüpfungen auszeichnen. Das Ziel der Arbeit war es herauszufinden, mit welchen Verfahren sowohl bei der Bildaufbereitung als auch der 3D-Visualisierung für die räumliche Darstellung von vitalen Knochenzellen die bestmöglichen Erfolge erzielt werden können.

2 Methoden

Das Problem gliedert sich in einen Bildvorverarbeitungsteil und in einen Visualisierungsteil. Die Bildvorverarbeitung durchläuft zwei Hauptschritte: Mit dem ersten Schritt erfolgt eine Tiefpassfilterung mit Hilfe eines modifizierten, schwellwertbasierten Medianfilters. Eine Filtermaske wird über die Bildmatrix geführt. Ausgehend von einem festen Bildpunkt in der Bildmatrix wird der Median einer 3x3-Umgebung berechnet. Übersteigt die Differenz von Median und Grauwert des betrachteten Bildpunktes einen Schwellwert, der vorab empirisch ermittelt werden muss, dann wird der Grauwert des betrachteten Bildpunktes durch den Median ersetzt. Auf diese Weise lassen sich niederfrequente Störungen aus den Bildern erfolgreich entfernen, ohne dass die Bilder dabei an Schärfe verlieren.

Im zweiten Schritt wird eine Kombination aus Hochpassfilterung und zusätzlicher Bildschärfung durchgeführt. Dabei werden die komplexen dreidimensionalen Komponenten des Fourierspektrums des Bilddatenstapels durch eine nichtlineare Funktion neu gewichtet. Der Anwender gibt einen Parameterwert vor, mit dem mit Hilfe einer Exponentialfunktion eine 3-dimensionale Gewichtungsmatrix generiert wird. Die Real- und Imaginäranteile des Fourierspektrums werden nun mit den korrespondierenden Einträgen dieser Matrix multipliziert. Damit lässt sich sowohl eine zusätzliche Bildschärfung als auch eine Minderung der hochfrequenten Störanteile im Bild erreichen.

Die auf diese Weise vorverarbeiteten 3D-Bilddaten werden nun mit Hilfe eines Ray-Tracing-Algorithmus in Kombination mit dem Chromatekverfahren stereoskopisch visualisiert. Dazu wird die Tiefeninformation farblich codiert. Eine spezielle passive Chromatek-Filterbrille, die aus einem neutralen Glas (links) und einem mit einem optischen Beugungsgitter (rechts) ausgestattet ist, erzeugt dann durch Ablenken der Farben entsprechend der Gitterkonstanten auf den beiden Netzhäuten des Betrachterauges ein räumlich versetztes Bild.

Sowohl die Bildvorverarbeitung als auch die 3D-Visualisierung wurden mit Hilfe der Programmiersprache C++ für Windows®-Betriebssysteme programmiert. Alle Programme laufen performant ohne besondere Spezialhardware auf einem Standard-PC.

3 Ergebnisse

Über Untersuchungen von 3D-Eigenschaften digitaler Bilddaten lebender Knochenzellen (in vitro) und ihre räumliche Darstellung ist in der wissenschaftlichen Literatur wenig bekannt. Voruntersuchungen der eigenen Arbeitsgruppe ergaben, dass sich Störeffekte bei der Bildgenerierung durch gezielte Veränderungen des 3D-Fourierspektrums insbesondere im höheren Ortsfrequenzbereich weitgehend beseitigen lassen [1,2]. Durch eine geeignete Modifikation der unteren Ortsfrequenzen lassen mit dem gleichen Verfahren auch typische niederfrequente Störungen reduzieren. Der Nachteil dieses Verfahrens besteht allerdings darin, dass die Handhabung von Equalizerfunktionen, d. h. die individuelle Gewichtung von ausgewählten Ortsfrequenzbereichen im Fourierspektrum der 3D-Bild-daten, zeitlich sehr aufwändig ist, auch wenn das Vorverarbeitungsverfahren relativ störungsfreie Bilddaten liefert. Die anschließende räumliche Darstellung der gefilterten Bilddaten mit Oberflächenmodellen zeigt die relevanten morphologischen

Abb. 1. 2D-Darstellung vitaler Knochenzellen in vitro

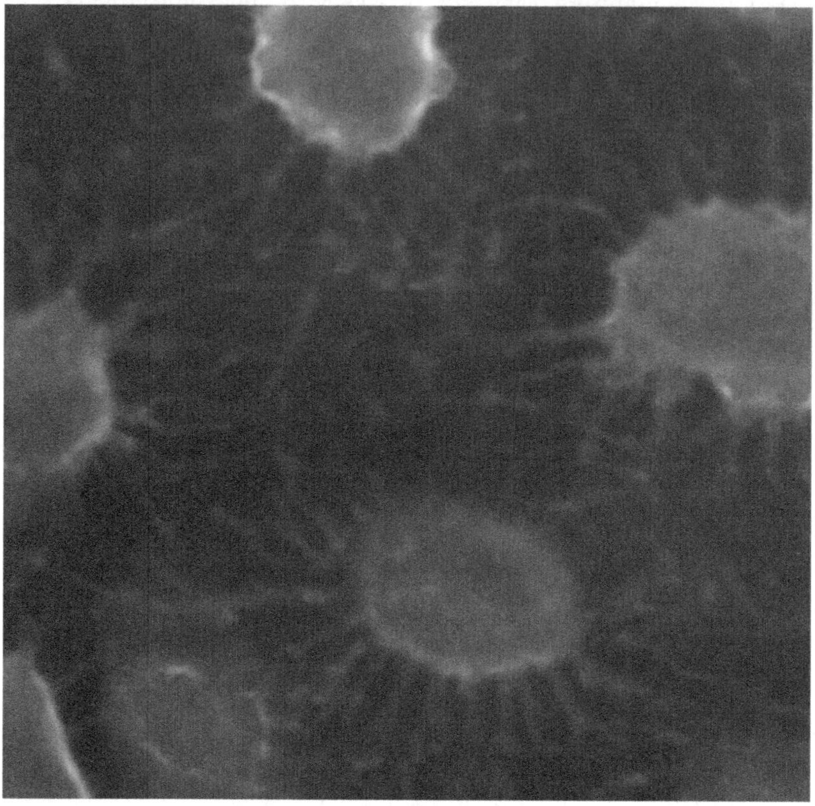

Strukturen oft nur sehr lückenhaft [3]. Insbesondere die wichtigen Zellausläufer lassen sich häufig nur unvollständig visualisieren.

Mit neuen, schneller durchführbaren Verfahren lässt sich die Filterung der Bilddaten als Vorbereitung auf die sich daran anschließende 3D-Visualisierung [4] effektiv realisieren. Dazu gehört ein modifizierter Medianalgorithmus für die Tiefpassfilterung und die Einführung von definierten Schärfungsfunktionen als Gewichtungsfunktion im 3D-Fourierraum für die Hochpassfilterung. Als Visualisierungstechnik hat sich die direkte stereoskopische Volumendarstellung (Chromatek-Verfahren) der vorverarbeiteten Bilddaten gegenüber einer reinen Oberflächenvisualisierung als vorteilhafter erwiesen, weil die darzustellenden Feinstrukturen der Zellausläufer nunmehr deutlich sichtbarer dargestellt werden konnten.

Mit den beschriebenen neuen Vorverarbeitungsverfahren lassen sich relativ schnell brauchbare Ergebnisse erzielen, die einerseits Störungen in den Bilddaten recht gut beseitigen, andererseits feine Strukturen in den Zellverbindungen praktisch unbeeinflusst lassen. Die Bilddatenvorverarbeitung lässt sich in sehr kurzer Zeit (wenige Sekunden pro Bildstapel) auf einem Standard PC durchführen, was

Abb. 2. Volumenrekonstruktion von interzellulären Verbindungen vitaler Knochenzellen

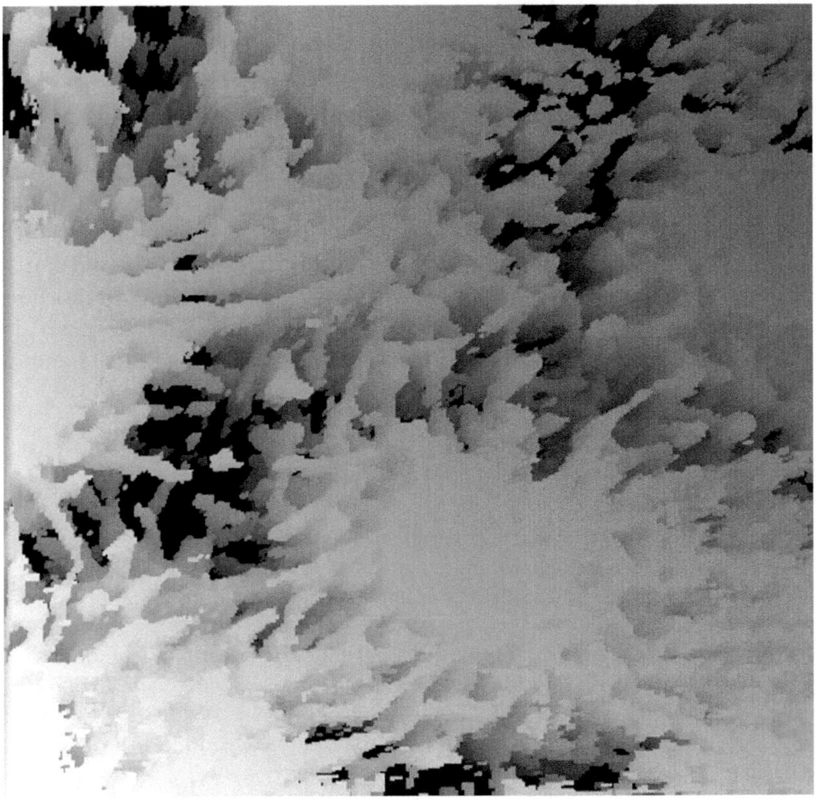

für den Anwender sehr hilfreich ist, weil im Rahmen einer einzelnen experimentellen Untersuchungen sehr viele Bilddaten anfallen (ca. 30 – 100 MB).

Die Abbildung 1 zeigt eine typische 2D-Szene von miteinander verknüpften vitalen Knochenzellen in vitro. Eine anschließende räumliche Darstellung der histologischen Szenen erfolgt mit einem einfachen z-Buffer-Volumenvisualisierungsverfahren (vgl. Abbildung 2). Es zeigt erheblich bessere Ergebnisse bei der 3D-Darstellung feiner Knochenzellausläufer als eine vergleichsweise durchgeführte Oberflächenvisualisierung nach dem bekannten Marching-Cube-Verfahren. Das gilt auch für eine stereoskopische Visualisierung mit der Chromatek-Methode.

4 Diskussion

Die räumliche Rekonstruktion mikroskopischer Bilddaten mit Hilfe von digitalen Bildvorverarbeitungsmethoden und adäquaten 3D-Visualisierungstechniken ge-staltet sich nach wie vor recht schwierig. Brauchbare Ergebnisse lassen sich derzeit nur empirisch ermitteln. Auch diese Arbeiten haben wiederum gezeigt, dass die Bilddaten zunächst mit einem geeigneten Verfahren von möglichst vielen Störungen befreit werden müssen, bevor eine räumliche Rekonstruktion der beteiligten morphologischen Strukturen und deren 3D-Darstellung erfolgen kann. In diesem Zusammenhang hat sich insbesondere die Methode der empirischen Gewichtung ausgewählter Bildortsfrequenzen im Fourierraum mit anschließender Rücktransformation des Gewichtungsergebnisses in den Ortsbereich, erneut bewährt. Offensichtlich eignen sich für die 3D-Visualisierung der Mikroskopie-Bilddaten besonders stereoskopische volumenorientierte Verfahren, da reine Oberflächenmodelle die Komplexität der morphologischen Strukturen nicht so präzise wiedergeben. Mit den hier beschriebenen Verfahren der Bildvorverarbeitung und der Verwendung von stereoskopischen Volumenvisualisierungen sind die derzeit besten räumlichen Darstellungen von vitalen Knochenzellen in vitro möglich, wobei die Bewertung der Darstellungsqualität nach wie vor dem subjektiven Eindruck des diese computergestützte Methode benutzenden Biowissenschaftlers unterliegt.

Literaturverzeichnis

1. Roth A, Melzer K, Annacker K, Lipinski HG, Wiemann M, Bingmann D. 3D Visualisierung vitaler Knochenzellen. In: Procs BVM; 2003. p. 225–229.
2. Bracewell RN. Fourier analysis and imaging. Kluwer Academic/Plenum Publishers, New York; 2003.
3. Roth A, Melzer K, Annacker K, Lipinski HG, Wiemann M, Bingmann D. Filterung von räumlichen Bilddaten lebender Knochenzellen mit Hilfe der 3D-Fouriertransformation. In: Procs Biomedizinische Technik; 2003. p. 130–131.
4. Udupa JK, Herman GT. 3D Imaging in Medicine, Second Edition. CRC Press, Boca Raton; 1999.

Aktive Konturen für die robuste Lokalisation von Zellen

Marko Tscherepanow, Frank Zöllner und Franz Kummert

AG Angewandte Informatik, Technische Fakultät,
Universität Bielefeld, Postfach 100 131, D-33501 Bielefeld
Email: {marko,fzoellne,franz}@techfak.uni-bielefeld.de

Zusammenfassung. In diesem Beitrag wird ein Verfahren zur automatischen Lokalisation und Segmentierung ungefärbter Zellen in Hellfeld-Mikroskopbildern vorgestellt. Hierfür erfolgt insbesondere eine Nutzung von aktiven Konturen und morphologischen Operatoren, da diese Techniken eine Einbeziehung von Vorwissen über den Zellaufbau und die Zellform zulassen und somit Ansätzen, die ausschließlich auf der Auswertung von Bildpunkt-Intensitäten basieren, überlegen sind. Die verwendeten Algorithmen wurden dabei an die spezifischen Eigenschaften von Hellfeld-Bildern, wie z.B. starke Störungen, angepasst.

1 Problemstellung

Im Rahmen des Projekts ALPIC (Automatic Localization of Proteins In Cells) werden Methoden zur automatisierten Lokalisation von Proteinen in lebenden Zellen entwickelt. Solche Verfahren können u.a. für die Suche nach potentiellen diagnostischen oder therapeutischen Targets dienen und ermöglichen so ein hocheffizientes Wirkstoff-Screening. Die Lokalisation der Proteine wird durch die Aufnahme von Fluoreszenzbildern mit einem Mikroskop beobachtet. Um die relative Position der Proteine bezüglich der umgebenden Zelle ermitteln zu können, werden weitere Informationen benötigt, z.B. ergänzende Aufnahmen, aus denen die Positionen der einzelnen Zellen ableitbar sind. Die somit realisierbare Verknüpfung von markierten Proteinen mit spezifischen Zellen ist unbedingte Voraussetzung für eine Zuordnung der entsprechenden Positionen zu Zellkompartimenten. Die aktuellen Forschungen konzentrieren sich hierbei auf die automatische Lokalisation und Segmentierung ungefärbter Zellen in Hellfeld-Bildern, da diese Mikroskopiermethode problemlos parallel zur Fluoreszenz-Mikroskopie eingesetzt werden kann. Weiterhin erfordert sie keine spezielle Technik und ist deshalb im Allgemeinen verfügbar. Das Ziel hier ist es zunächst im Hinblick auf eine weitere Verarbeitung sehr gute Approximationen der Zellkonturen zu erreichen.

2 Stand der Forschung

Aktuelle Verfahren zur Zell-Lokalisation basieren häufig auf Schwellwertverfahren. Damit werden entweder die Bilder direkt segmentiert [1] oder Initialisierungen für aufbauende Verarbeitungsschritte ermittelt [2]. Diese Verfahren sind jedoch an spezielle Anfärbemethoden oder Mikroskopiertechniken gebunden, die in einer deutlichen Abgrenzung von Zellen oder Zellkompartimenten sowie Bildhintergrund resultieren. Daher ist ihre Anwendung eingeschränkt. Eine Anfärbung der Zellkerne erfordert beispielsweise, dass den Zellen bestimmte Substanzen zugeführt werden müssen, wodurch Wechselwirkungen entstehen können. Ein weiteres grundsätzliches Problem schwellwertbasierter Methoden besteht in der unzureichenden Unterscheidungsmöglichkeit einzelner Zellen in Zellclustern.

Eine alternative Möglichkeit zur Segmentierung von Zellen ist die direkte Nutzung von Techniken, die Zellen anhand ihrer Abgrenzung von der Umgebung, die durch die Zellmembran definiert wird, erkennen können. Beispiele hierfür sind die Watershed-Transformation [3] und aktive Konturen [4]. Beide Methoden setzen eine geeignete Initialisierung voraus. Der Einsatz der Watershed-Transformation erfordert die Unterdrückung irrelevanter Minima im Gradientenbild, z.B. durch Verwendung einer Marker-Funktion, die relevante Minima kennzeichnet. Aktive Konturen benötigen dagegen eine Initialisierung nahe der tatsächlichen Kontur. Die Bestimmung einer Marker-Funktion ist dabei insbesondere in Hellfeld-Bildern einfacher automatisch realisierbar, da sie eine deutlich geringere Genauigkeit erfordert als die Bestimmung einer initialen Kontur. Der Vorteil aktiver Konturen gegenüber der Watershed-Transformation besteht in der Verwendung von Kontinuitätsbedingungen, wodurch eine gezielte Suche nach Objekten mit bestimmten Eigenschaften z.B. Konvexität ermöglicht wird. Weiterhin können Zellmembranen, die im Bild schlecht sichtbar sind, automatisch geschlossen werden.

3 Wesentlicher Fortschritt durch den Beitrag

In diesem Beitrag wird ein Verfahren vorgestellt, das eine Nutzung von aktiven Konturen bzw. Snakes mit einer, der Marker-Funktion des Watershed-Algorithmus vergleichbaren, relativ ungenauen Initialisierung zulässt. Dadurch wird insbesondere die automatische Lokalisation von Zellen stark vereinfacht. Das Ziel besteht hierbei in der robusten Detektion und Segmentierung von Zellen in Hellfeld-Bildern, die typischerweise starke Kontrastunterschiede und Störungen aufweisen. Daher war die Entwicklung zusätzlicher Mechanismen zur Unterdrückung irrelevanter Bildstrukturen notwendig.

4 Methoden

Die Lokalisation der Zellen erfolgt in zwei wesentlichen Verarbeitungsschritten. Zunächst werden die Bilder mit Hilfe morphologischer Operatoren [3] vorverarbeitet und unter Verwendung der Distanz-Transformation [5] initiale Konturen bestimmt (siehe Abschnitt 4.1). Anschließend findet eine Segmentierung entsprechend dem in Abschnitt 4.2 dargestellten Verfahren statt.

4.1 Morphologische Operatoren und Distanz-Transformation

Aufgrund der in Hellfeld-Bildern auftretenden starken Helligkeitsschwankungen innerhalb der Zellen können Gradientenbilder nicht direkt zur Berechnung der Konturen genutzt werden. Vielmehr ist eine vorherige Verringerung intrazellulärer Gradienten notwendig. Dafür werden morphologische Operatoren [5] genutzt. Das Ergebnisbild enthält ausschließlich lineare Strukturen, die eine definierte minimale Ausdehnung besitzen. Hiermit ist eine deutliche Reduktion intrazellulärer Gradienten möglich, wobei die Zellmembranen weitgehend erhalten bleiben.

Im Anschluss an die Bestimmung der Zellmembranen erfolgt eine automatische Markierung der Zellen. Dazu werden mit Hilfe der Distanz-Transformation [5] Bildregionen ermittelt, die einen möglichst großen Abstand zu vermeintlichen Zellmembranen und dem Bildhintergrund besitzen. Die Begrenzungen dieser Bildregionen dienen als initiale Konturen für das Wachstum der Snakes.

4.2 Aktive Konturen

Zur Bestimmung der Snakes wird aufgrund seiner effizienten Berechenbarkeit der Greedy-Ansatz nach Williams und Shah [6] genutzt. Um eine Zellsegmentierung ausgehend von markierten Bildregionen zu ermöglichen, erfolgte analog zu dem auf der Variationsrechnung beruhenden Balloon-Ansatz von Cohen [7] die Integration einer externen Kraft bzw. Energie $\left(E_{\text{dist}}\right)$, die ein Wachstum der Snakes ermöglicht. Gleichung 1 stellt das entsprechende Energiefunktional E^*_{snake} einer parametrischen Kurve $\underline{v}(s)$ der Länge l dar, das im Rahmen der Segmentierung minimiert wird.

$$E^*_{\text{snake}} = \int_0^l \left[\alpha E_{\text{cont}} + \beta E_{\text{curv}} + \gamma(E_{\text{dist}})E_{\text{image}} + \delta(E_{\text{dist}})E_{\text{dist}}\right] ds \qquad (1)$$

Ziel dieser Methode ist eine iterative Ausdehnung der Konturen, bis sie sich unter Berücksichtigung ihrer Kontinuitätsbedingungen (repräsentiert durch E_{cont} und E_{curv}) auf Bildpunkten mit möglichst hohem Gradienten (entsprechend E_{image}) befinden. Diese Bildpunkte stellen Zellmembranen dar. Im Gegensatz zum Ansatz von Cohen [7] werden jedoch nicht die Normalenvektoren als Grundlage verwendet, sondern die Entfernung der von der initialen Kontur eingeschlossenen Fläche. Dadurch wird eine Überlappung der Kontur beim Wachstum ausgehend von konkaven Initialisierungen vermieden. Eine Vergrößerung der Entfernung von der initialen Kontur resultiert dabei in einer Verringerung von E_{dist} (siehe Abbildung 1). Die Steuerung der Parameter γ und δ in Abhängigkeit der Entfernung von der markierten Bildregion reduziert weiterhin das Risiko eines verfrühten Abbruchs des Konturwachstums durch intrazelluläre Strukturen.

Neben hohen Gradienten wird die Ausdehnung der Snakes durch Bildregionen begrenzt, die anhand einer geringen Varianz ihrer Grauwerte sicher dem Hintergrund zugeordnet werden können, indem die Energie E_{dist} in diesen Bereichen ihren maximalen Wert erhält (siehe Abbildung 1).

Abb. 1. *Verteilung von E_{dist}.* In einem Hellfeld-Bild (links) erfolgte die Markierung einer Zelle (schwarzer Bereich in der Bildmitte). Ausgehend von dieser Bildregion verringert sich E_{dist} kontinuierlich (rechts), wobei Weiß hohen und Schwarz niedrigen Energien entspricht. Zusätzlich erhalten Bildpunkte, die dem Hintergrund zugeordnet werden, den maximalen Wert.

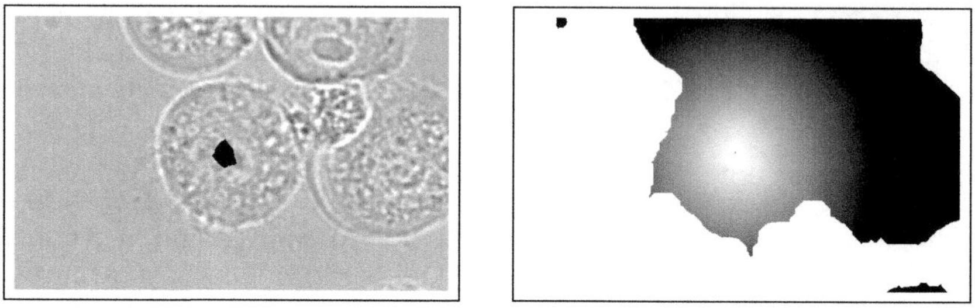

5 Ergebnisse

Unser Verfahren wurde anhand von Sf9-Zellen mit einem mittleren Durchmesser von ca. 16–20μm getestet. Hierzu fand eine Aufnahme von Hellfeld-Bildern mit zwei optischen Vergrößerungen (40-fach und 60-fach) statt. Bei einer 60-fachen Vergrößerung entspricht dabei 1μm ca. 6.45 Bildpunkten. Die Aufnahmen erfolgten mit verschiedenen Fokuseinstellungen und unterschiedlichem Dichtegrad der Zellen. In diesen Bildern wurden manuell Zellen bestimmt und entsprechende Maskenbilder errechnet, die zur Auswertung dienen.

Für die Evaluierung des vorgestellten Ansatzes fand zunächst eine Bestimmung initialer Konturen (siehe Abschnitt 4.1) statt, die automatisch den jeweiligen Maskenbildern zugeordnet wurden. Anschließend erfolgte eine Berechnung der Snakes entsprechend Abschnitt 4.2. Die Parameter α, β, γ und δ des Energiefunktionals (siehe Gleichung 1) wurden sowohl allgemeingültig, d.h. für alle Bilder der jeweiligen optischen Vergrößerung, als auch bildspezifisch gewählt. Falls sich die Snakes in zwei aufeinander folgenden Iterationsschritten nicht veränderten oder eine maximale Anzahl an Iterationsschritten erreicht war, fand ein Abbruch des Verfahrens statt. Anschließend wurde die durchschnittliche Abweichung $\bar{A}^{\text{err}}$ der von den resultierenden Snakes eingeschlossenen Bildregionen von den manuell erzeugten Zellmasken ermittelt (siehe Gleichung 2).

$$\bar{A}^{\text{err}} = \frac{1}{n} \sum_{i=1}^{n} \frac{A_i^{\text{diff}}}{A_i^{\text{man}}} \tag{2}$$

Um $\bar{A}^{\text{err}}$ zu berechnen, erfolgte zunächst für alle n Zellen eine Bestimmung der Anzahl A_i^{diff} an Bildpunkten, die sich innerhalb der Snake und außerhalb der Zellmaske oder in der Zellmaske und außerhalb der Snake befanden. Um die Segmentierungsfehler unterschiedlicher Zellen vergleichen zu können, erfolgte eine Normierung der A_i^{diff} auf die Anzahl A_i^{man} der von der jeweiligen manuell ermittelten Kontur eingeschlossenen Bildpunkte (siehe Gleichung 2). Tabelle 1 zeigt die erzielten Ergebnisse der Segmentierung von 49 Hellfeld-Bildern.

Tabelle 1. *Ergebnisse der Zellsegmentierung.* Mittlerer Segmentierungsfehler über alle Zellen bei allgemeingültigen ($\bar{A}^{\text{err}}_{\text{const}}$) und bildspezifischen ($\bar{A}^{\text{err}}_{\text{var}}$) Snakeparametern.

Optische Vergrößerung	Bilder	Zellen	$\bar{A}^{\text{err}}_{\text{const}}$	$\bar{A}^{\text{err}}_{\text{var}}$
40	16	307	0.156	0.124
60	33	347	0.162	0.118

Der Segmentierungsfehler $\bar{A}^{\text{err}}$ besitzt für bildspezifische Parameter einen geringeren Wert (ca. 12%) als für allgemeingültige (ca. 16%), da hierbei eine weniger starke Generalisierung erforderlich ist. Bei einer Bewertung der Resultate in Tabelle 1 ist weiterhin zu berücksichtigen, dass Zellbegrenzungen häufig nicht eindeutig definierbar sind. Deshalb können Bildpunkte im Bereich der Zellmembran unterschiedlich zugeordnet werden. Somit stellen unsere Ergebnisse eine sehr gute Segmentierung der manuell definierten Zellen dar.

6 Diskussion

In dem vorliegenden Beitrag wurde ein Verfahren auf der Basis aktiver Konturen vorgestellt, das eine Lokalisation und Segmentierung ungefärbter Zellen in Hellfeld-Bildern ermöglicht. Dafür erfolgte die Entwicklung von Methoden, die unter Ausnutzung der Morphologie von Zellen auch trotz starker Kontrastunterschiede und Störungen zuverlässig arbeiten. Tests auf unterschiedlichen Bildern mit verschiedenen Auflösungen belegen, dass der genutzte Ansatz robust und wenig störanfällig ist. Seine Anwendung ist daher nicht nur auf die Suche nach Zellen im Rahmen der Proteinlokalisation beschränkt. Vielmehr sind alternative Einsatzgebiete z.B. im Rahmen des Trackings von Leukozyten denkbar.

Literaturverzeichnis

1. Liebel U, Starkuviene V, Erfle H, Simpson JC, Poustka A, Wiemann S, et al. A microscope-based screening platform for large-scale functional protein analysis in intact cells. FEBS Lett 2003;554:394–398.
2. Zimmer C, Labruyère E, Meas-Yedid V, Guillén N, Olivo-Marin JC. Improving Active Contours for Segmentation and Tracking of Motile Cells in Videomicroscopy. In: Procs ICPR. vol. 2; 2002. p. 286–289.
3. Soille P. Morphological Image Analysis: Principles and Applications. Springer, Berlin; 2003.
4. Kass M, Witkin A, Terzopoulos D. Snakes: Active Contour Models. International Journal of Computer Vision 1987;1(4):321–331.
5. Borgefors G. Distance Transformations in Digital Images. Computer Vision, Graphics, and Image Processing 1986;34(3):344–371.
6. Williams DJ, Shah M. A fast algorithm for active contours and curvature estimation. Computer Vision, Graphics, and Image Processing: Image Understanding 1992;55(1):14–26.
7. Cohen LD. Note: On Active Contour Models and Balloons. Computer Vision, Graphics, and Image Processing: Image Understanding 1991;53(2):211–218.

Detektion und berandungsgenaue Segmentierung von Erythrozyten

Sebastian Mues-Hinterwäller, Heiko Kuziela, Matthias Grobe und Thomas Wittenberg

Fraunhofer Institut für Integrierte Schaltungen (IIS),
Am Wolfsmantel 33, 91058 Erlangen
Email: {mueshisn|kzl|wbg}@iis.fraunhofer.de

Zusammenfassung. Dieser Beitrag soll einen Lösungsweg zur Detektion und berandungsgenauen Segmentierung von Erythrozyten (rote Blutkörperchen) liefern, die im mikroskopischen Durchlichtverfahren aufgenommen werden. Eine anschließende morphologische Untersuchung der segmentierten Erythrozyten soll Rückschlüsse auf eine vorliegende pathologische Veränderung zulassen. Weiterhin soll über die Anzahl von Erythrozyten in Bildausschnitten der Dichtegradient über den gesamten Objektträger bestimmt werden. Der Dichtegradient ist Maß für die Bestimmung eines validen Sektors auf dem jeweiligen Objektträger. Das zu untersuchende Bildmaterial wurde nach dem panoptischen Verfahren eingefärbt. Durch die hier vorgestellte Methode können sowohl einzelne Erythrozyten segmentiert, als auch häufig vorkommende Erythrozyten–Cluster in Hinblick auf die genaue Berandung erfolgreich getrennt werden.

1 Problemstellung

Im Rahmen des Forschungsprojektes HemaCAM soll ein System erstellt werden, das in der Lage ist, das sog. Differentialblutbild automatisch aus mikroskopisch aufgenommenen Bildern zu erstellen und daraus einen Diagnosevorschlag abzuleiten [1]. Beim Differentialblutbild werden die weißen Blutkörperchen („Leukozyten“) des menschlichen Blutes nach ihren Unterarten und Häufigkeiten gezählt. Die unterschiedliche Verteilung der einzelnen Leukozytenarten erlaubt dem behandelnden Arzt Rückschlüsse auf evtl. Ursachen von Krankheiten und lässt sowohl Diagnose als auch Therapiemöglichkeiten erkennen. Zusätzliche diagnostische Informationen über das Blutbild lassen sich aus der Erkennung und dem Auszählen der roten Blutkörperchen („Erythrozyten“) ableiten. Zum einen lässt sich durch eine bildgestützte Auszählung der Erythrozyten der sog. „Dichtegradient“ erstellen, von dem wiederum ablesbar ist, ob sich der betrachtete Bildausschnitt in einem validen Sektor des Objektträgers befindet. Zum anderen lassen sich aus der Morphologie von Erythrozyten bzw. deren pathologischer Veränderung Rückschlüsse auf unterschiedliche Krankheitsbilder ziehen. Das Problem bei der automatischen Segmentierung und Zählung von roten Blutzellen liegt in der Art und Weise der Zellanlagerungen, die sich während des

Ausstriches auf dem Objektträger ergeben. So finden sich i.d.R. Zellhaufen (sog. *Cluster*) aus zusammengelagerten und verketteten Einzelzellen, die für eine weitere Verarbeitung in einzelne Zelleinheiten aufgeteilt werden müssen.
Im Rahmen dieser Arbeit sollen entsprechende Verfahren zur Lokalisation, Zählung und berandungsgenauen Segmentierung von roten Blutkörperchen vorgestellt werden.

2 Stand der Forschung

In der Literatur lassen sich aktuell nur Verfahren finden, die die automatische Segmentierung und Trennung von roten Blutkörperchen unzureichend für den praktischen Einsatz bewerkstelligen. Ein Teil der beschriebenen Verfahren konzentriert sich ausschließlich auf die Segmentierung vereinzelt liegender Erythrozyten. Andere Verfahren sind zwar in der Lage, Überlagerungen zu erkennen, schließen diese Cluster aber aus weiteren Untersuchungen aus [2, 3]. Da sich Erythrozyten aufgrund ihrer bikonkaven und sich funktionsbedingt ändernden Form nicht homogen vom Hintergrund abheben, lassen sich bekannte Methoden wie z.B. die morphologische Filterung und Segmentierung von gefärbten und sich überlagernden Zellen nicht ohne größere Modifikation verwenden [4]. Swolin et al. haben 2003 in einer Studie ein automatisches System zur Erstellung eines Differenzialblutbildes aus mikroskopischen Ansichten evaluiert(„Diffmaster Octavia“) [5]. Diese Arbeit beschreibt jedoch in keiner Weise die Evaluierungsergebnisse des roten Blutbildes und die daraus resultierenden Diagnosen. Wir gehen daher davon aus, dass dieses System die oben genannten Informationsmöglichkeiten hinsichtlich Erythrozyten vernachlässigt.

3 Wesentlicher Fortschritt durch den Beitrag

Ein wesentlicher Gewinn der vorgestellten Methode zur Lokalisation und Segmentierung von Erythrozyten besteht in der Möglichkeit, Zellcluster und Zellhaufen in die Bildbestandteile der Zellen zu zerlegen. Die Trennung der Zellhaufen in Einzelzellen ermöglicht eine relativ genaue Zählung der Erythrozyten im Bildausschnitt. Das Verfahren stellt daher ein leistungsfähiges Werkzeug zur Ermittlung des Dichtegradienten zur Verfügung, und erlaubt somit eine Entscheidung über die Validität eines Bildausschnittes auf dem Objektträger. Die exakte Repräsentation der äußeren Objektkonturen durch den Freeman-Code erlaubt außerdem eine mögliche nachfolgende computergestützte Analyse und Klassifikation der Erythrozyten.

4 Methoden

Vorbild bei der Entwicklung des Segmentierungsalgorithmus ist die humane Bildwahrnehmung, die die Fähigkeiten der Mustererkennung und der Identifikation

Abb. 1. Evaluierung mittels synthetischer Bilder. (a) Synthetisch erzeugtes Bild. (b) Segmentiertes synthetisches Bild.

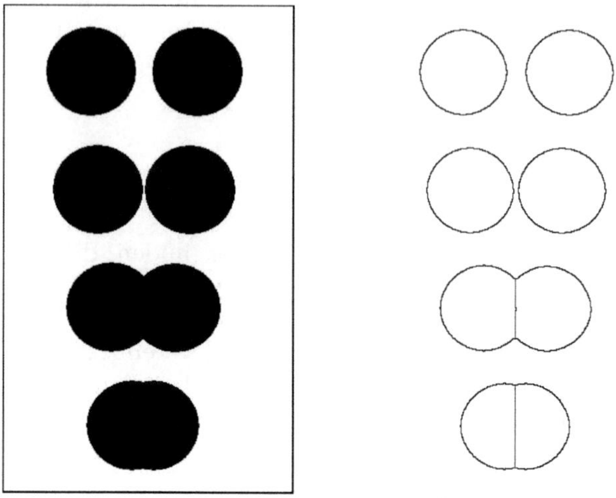

von Objekten zur Verfügung stellt. Die moderne Bildanalyse kennt schon seit einigen Jahren Methoden, um Vorgänge im menschlichen Auge nachzubilden[6, 7]. Die Vorverarbeitung der Bilddaten mit dem Kuwahara-Filter simuliert retinale rezeptive Felder zur kantenerhaltenden Bildglättung. Der Einsatz eines neuronalen Netzwerkes auf Pixelebene ermöglicht eine Aufteilung des Bildausschnittes in Hintergrund und Erythrozyten und resultiert in einer initialen binären Segmentierung der Erythrozyten. Ein adaptives binäres Schwellwertverfahren reduziert anschließend fehlsegmentierte Einzelpixel bei gleichzeitiger Erhaltung der Zellkanten. Eine Distanztransformation des initialen Binärbildes liefert Hypothesen für Zellmittelpunkte, die nachfolgend als Saatpunkte für eine Wasserscheiden-Transformation verwendet werden. Durch die Wasserscheiden-Transformation wird eine Trennung einzelner, sich überlappender Erythrozyten erreicht [8, 9]. Zudem wird eine Übersegmentierung der Zellhaufen durch die zuvor eingesetzten Saatpunkte vermieden. Eine Untersegmentierung wird durch Analyse der entstandenen Randkontur unterdrückt. Dieser Verarbeitungsschritt nutzt die Beschreibung einer Objektkontur durch den Freeman- bzw. Kettencode [10]. Diese Analyse geschieht durch Approximation einer Sinus- bzw. Kosinusfunktion mit einer durch den Freeman-Code erzeugten diskreten Funktion [11]. Die Schnittpunkte der approximierten Funktionen sind diejenigen Konturpunkte, welche die Berührungspunkte der Zellen untereinander darstellen. Diese Konturbeschreibung der segmentierten Erythrozyten lässt eine mögliche Klassifikation aufgrund der Zellmorphologie in nachfolgenden Prozessen zu.

Abb. 2. Mikroskopisches Bild. (a) Rohbild. (b) Segmentiertes Ergebnisbild

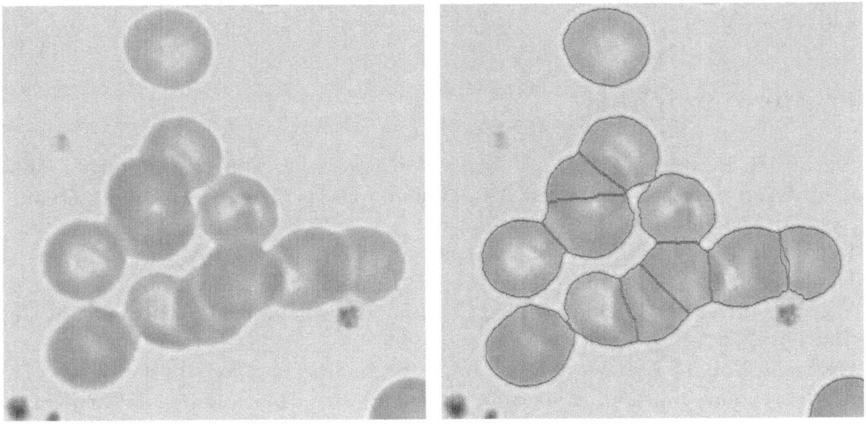

5 Ergebnisse

Das vorgestellte Verfahren zur Lokalisation, Segmentierung und Zählung roter Blutkörperchen wird aktuell anhand einer großen Charge mikroskopischer Bildern evaluiert und mit einer Handmarkierung aller relevanten Erythrozyten als unabhängigem Goldstandard verglichen. Die Ergebnisse dieser objektiven Evaluierung des Verfahrens stehen aufgrund des hohen Segmentierungsaufwandes für den Goldstandard noch aus. Zum aktuellen Zeitpunkt lässt sich schon festhalten, dass die vorgestellte Methode stabile und reproduzierbare Ergebnisse bei Objektträgern der selben Charge – d.h. bei einheitlicher Präparation – liefert. Es besteht zudem eine Robustheit gegenüber leichten Varianzen der verwendeten panoptischen Färbung. Ketten von Erythrozyten werden ebenso zuverlässig und reproduzierbar segmentiert wie freiliegende Erythrozyten.

Zur Demonstration der Leistungsfähikeit des Verfahrens vgl. Abbildungen 1 und 2.

6 Diskussion

Die bisher erzielten Ergebnisse lassen den Schluss zu, ein robustes Werkzeug zur automatischen Detektion, Segmentierung, Trennung von Zellclustern und Zählung von Erythrozyten vorgestellt zu haben. Die automatische Trennung von Zellketten ermöglicht eine stabile Ermittlung der exakten Zellzahl und lässt somit einen Rückschluss auf den Dichtegradienten der Bildausschnittes zu. Die exakte Konturbeschreibung der einzelnen Zellen durch den Kettencode lässt eine nachfolgende Befundung von pathogenen morphologischen Zellveränderungen zu.

Eine Erweiterung des vorgestellten Verfahrens für eine Zerteilung großer, klumpiger Erythrozytenhaufen unter zur Hilfenahme der Freeman-Funktion wird zurzeit entwickelt.

Literaturverzeichnis

1. Kuziela H, Pouwels C, Luthe H, et al. Automatisches Differentialblutbild anhand digitalisierter mikroskopischer Aufnahmen. Biomedizinische Technik, Band 49, Ergänzungsband 2 2004.
2. Hengen H, Spoor S, Pandit M. Analysis of Blood and Bone Marrow Smears using Digital Image Processing Techniques. SPIE Medical Imaging 2002.
3. Wu K, Gauthier D, Levine M. Live Cell Image Segmentation. Center for Intelligent Machines, McGill University Montreal 1995;.
4. Grobe M, Volk H, Münzenmayer C, et al. Segmentierung von überlappenden Zellen in Fluoreszenz- und Durchlichtaufnahmen. Bildverarbeitung für die Medizin 2003.
5. Swolin B, Simonsson P, Backman S, et al. Differential counting of blood leukocytes using automated microscopy and a decision support system based an artificial neural networks - evaluation of DiffMaster Octavia. Blackwell Publishing Ltd Clin Lab Haem 2003;p. 139 – 147.
6. Mallot HPA. Sehen und die Verarbeitung visueller Information. Vieweg Verlag; 2000.
7. Dörrer R, Fischer J, Greiner W, et al. Ein lernendes System zur Zellbildanalyse. Institut für Physikalische Elektronik, Universität Stuttgart 1987.
8. Beucher S, Lantuejoul C. Use of Watersheds in contour detection. Int Workshop on Image Processing 1979;p. 2.1–2.12.
9. Bamford P, Lovell B. A Water immersion algorithm for cytological image segmentation. Proc of Segment 1996.
10. Freeman H. Analysis and Manipulation of linear map data. Academic Press 1980;p. 151–168.
11. Caesar T, Gloger JM, Mandler E. Preprocessing an feature extraction for handwriting recognition system. Int Conference on Document Analysiy and Recognition 1993;p. 408–411.

Active Contours and a Background Intensity Estimator for Analysis of Microarray Spots

M. Katzer[1], K. Horvay[1], H. Küster[2], J. Landgrebe[1], S. Loop[1], B. Spielbauer[1], E. Brunner[2] and T. Pieler[1]

[1] Zentrum Biochemie, Medizinische Fakultät, Universität Göttingen, 37073 Göttingen
[2] Zentrum für Genomforschung, Fakultät für Biologie, Universität Bielefeld 33615 Bielefeld
[3]Abteilung Medizinische Statistik, Medizinische Fakultät, Universität Göttingen, 37073 Göttingen
Email: mkatzer@gwdg.de

Abstract Differential gene expression experiments using DNA microarray technology yield raw data in the form of fluorescence images which must be segmented and quantified to extract the expression data.
This work proposes an active contour method for the precise segmentation of DNA spots in microarray images as well as an estimator for the unspecific background intensity.
The proposed methods are compared to commonly employed methods using data from experiments where some knowledge of the studied biological systems exists.

1 Problem Definition

1.1 Introduction

Printed cDNA microarrays have become a widespread tool to screen many genes for differences in their expression under two or more different conditions by a concurrent hybridisation assay. Typical applications of this technique in medical research are the characterization of normal and pathological tissues by (global) expression profiles, gene regulation studies e. g. in metabolic diseases or genotyping for personalized treatments.

RNA from two different samples is differently labelled usin fluorescent dyes and hybridised to immobilised cDNA probes (the microarray). The relative intensities of the two dyes contain information on the relative quantities of different RNA sequences in the two samples. In overlaid fluorescence images of the microarray, the colour of the probe spots resembles the ratio of fluorescence intensities. Typical microarrays contain several thousands to several ten thousands of different probes, such that automatic image analysis methods are necessary.

Quantitative analysis of microarray images faces two major problems: The irregular shape of the mechanically printed spots of probe material on the array and the background signal, which is strongly influenced by the array surface processing before hybridisation.

1.2 Microarray Technology

The cDNA probes of Microarrays are printed on glass slides which have a DNA-binding surface coating. After coupling the probes to the surface, the remaining area must be blocked against further binding of DNA to avoid background signal. This step is critical, since large quantities of blocking agent also produce a fluorescent film on the array. This primarily affects the DNA-free surface, since especially in the presence of blocking problems, there are spots with lower intensity than their surrounding ('black holes'). A spot is the surface area carrying probe DNA for one sequence.

1.3 Image Analysis Problem

The primary aim of quantitative microarray image analysis is the estimation of the two dye fluorescence intensities for each spot. Besides the desired signal, the image intensity contains fluorescence signal of surface contaminations and the slide itself.

It is common practice to estimate the dye fluorescence intensity by subtracting the mean or median intensity of a sample of image pixels on a circle or box surrounding a spot from the mean or median intensity inside the spot [1]. This local background estimation approach is not robust to contamination by e. g. dust particles and ignores the different surface properties inside and outside of the spot, however. Obviously the accurate segmentation of the spot regions is a closely related problem. Various algorithms have been proposed for this purpose which are based on geometric models of the spot shape (Axon GenePix^{TM}, [2]), nonparametric testing [3], seeded region growing [4] and clustering of pixel intensities [5]. These approaches impose strong assumptions e. g. on the spot shape or require prespecified background samples or seed points, which may be difficult to provide robustly in an automated system.

2 Progress Reported in This Work

We describe a background intensity estimator with improved robustness to particle contaminations as well as an active contour model for the segmentation of DNA spots that is adaptive to variable shape and size of the spots and easy to initialize.

2.1 Modeling and Estimating Dye Fluorescence and Background Intensity

According to the insight that surface blocking causes different background signal in- and outside of the spots, we use two different background intensity models on the printed and DNA-free parts of the array surface. There is one component for e. g. glass fluorescence that acts on the complete array surface. For the DNA free surface area, a second component describes the more variable fluorescence of the blocking agent and dust particles.

Instead of looking at a small sample of local background intensity values, we use a larger window enclosing several adjacent spots (but without their signal regions). Typically, a histogram on this background region shows a prominent background peak with a strong right skew. The peak is associated with the common background component, such that we use the mode (the most frequent intensity value) as our estimator of background intensity. The enlarged background region and smoothing techniques improve the robustness of this estimator.

2.2 Semi-continuous Active Contour Model

Active contour models [6] have been applied successfully to many image segmentation problems. The approach describes object contours as continuous curves under an energy functional, which models curve flexibility and the fit to object edges. For efficiency reasons, discretised versions of the model (polygonal curve with integer vertex coordinates) are applied in practice.

Since the small size (5-50 Pixels in diameter) of microarray spots causes difficulties with the discretised approach, we have developed a more scale-independent semi-continuous active contour model with a polygonal structure and continuous vertex coordinates. The image energy component includes the relative orientation of image gradient direction and contour normal. This makes contour initialization less critical, since edges of spots next to the target spot will not be fit.

3 Results

The active contour segmentation and mode background estimation was evaluated using two datasets from a pilot study on root nodule development in the plant *Medicago truncatula* [7] (6 Arrays of 13824 spots) and from an experiment on vegetal localization of mRNA in *Xenopus laevis* oocytes (unpublished, 12 arrays of 9216 spots), which were previously analysed using the commercial image analysis system Imagene^{TM}. These datasets were used for evaluation because they are comparably easy to interpret (*Medicago*) and have a large number of biologically relevant controls (65 spots representing the *Velo1*, *Dead end* and *XWNT11* genes of *Xenopus laevis*). These controls were confirmed by specific hybridisation experiments and are therefore more reliable than the homology based annotation of the *Medicago* data. We repeated the statistical analysis (Loess normalisation, t-test) of both experiments using raw intensity data extracted with our methods as implemented in the AIM (Automatic Image processing for Microarray experiments) system [8] and found the following results:

- Compared to local median background estimation, the mode background estimator lowers the proportion of spots having higher background than foreground estimation (i. e. missing values in the statistical analysis) from 8% to 0.6% for the Medicago data and from 7% to 2% with the Xenopus data.

Table 1. Sums of the p-value ranks of positive controls in the *Xenopus* experiment with different spot segmentation algorithms, signal (Fg) and background (Bg) intensity estimators. 'Zero' means no background correction was applied.

Program	Spot segmentation	Fg Estimator	Bg Estimator	Control ranksums
Imagene	Mann-Whitney	Median	Median	87849
Imagene	Mann-Whitney	Median	Zero	79015
AIM	Active Contour	Median	Mode	66658
AIM	Active Contour	Median	Zero	66327
AIM	Active Contour	Mean	Mode	64246
AIM	Active Contour	Mean	Zero	65824

- For the *Medicago* experiment, the ranking of candidate genes was almost reproduced. Ranking criterion was the estimated degree of differential expression. There was a correlation of 0.854 between the differential expression estimates in both analyses.
- For the *Xenopus* experiment, the ranking of the known positive controls was improved. Ranking criterion was the FDR-adjusted p-value calculated from a one sided t-test. Among the first 200 candidates there are 13 positive controls in the original analysis and 23 positive controls with our image analysis methods (first 300: 25/35, first 400: 36/42, first 800: 43/51, mode background and mean signal estimators were used). Table 1 states detailed results for different spot segmentation methods as well as background and foreground estimators.

For the comparison of spot segmentation methods, we did not subtract background intensity. Signal intensity of the spots is either estimated by the median or mean intensity within the signal region identified by the Mann-Whitney or active contour algorithm. The positive controls of the *Xenopus* experiment appear at better rank places when the signal is segmented using the active contour approach.

Background correction has counterproductive effects when the simple local median background estimator is used. This result is in accordance with recent findings of Qin and Kerr [9]. Our proposed mode background estimator does not clearly change the ranking when the median foreground intensity estimator is applied and slightly improves the ranking with mean foreground intensity estimation.

The rank sums in Table 1 are relatively high because there are candidates with stronger effect than the positive controls, and a small number of positive controls failed for technical reasons.

4 Discussion

We approximately reproduced the candidate ranking in the *Medicago* experiment, while there is clearly an improvement from the Mann-Whitney segmentation based analysis to the active contour segmentation based analysis of the *Xenopus* data.

The results on background estimation show that our assumption of different background intensity models inside and outside of the printed spots is useful in practice, although the choice of the segmentation algorithm seems to have more influence than background correction. The combination of mean signal and mode background estimators is recommended, since it improves the ranking of the positive controls.

The generally bad performance of background adjustment shows that this issue requires more research work on the sources of variance of the background estimators.

Altogether the results show that the accuracy of our methods is comparable or better than accepted methods as measured by biologically meaningful criteria. Extending the study to more different datasets is desirable.

5 Acknowledgements

Part of this work was funded by the *V*olkswagenstiftung.

References

1. Brown CS, Goodwin PC, Sorger PK. Image metrics in the statistical analysis of DNA microarray data. Proc Natl Acad Sci USA 2001;98(16):8944–8949.
2. Ekstrøm CT, Bak S, Kristensen C, Rudemo M. Spot shape modelling and data transformations for microarrays. Bioinformatics 2004;20(14):2270–2278.
3. Chen Y, Dougherty ER, Bittner ML. Ratio-Based Decisions and the Quantitative Analysis of cDNA Microarray Images. Journal of Biomedical Optics 1997;2(4):364–374.
4. Yang YH, Buckley MJ, Dudoit S, Speed TP. Comparison of Methods for Image Analysis on cDNA Microarray Data. Journal of Computational and Graphical Statistics 2002;11:108–136.
5. Bozinov D, Rahnenführer J. Unsupervised technique for robust target separation and analysis of DNA microarray spots through adaptive pixel clustering. Bioinformatics 2002;18(5):747–756.
6. Kass M, Witkin A, Terzopoulos D. Snakes: Active Contour Models. International Journal of Computer Vision 1988;p. 321–331.
7. El Yahyaoui F, Küster H, Amor BBen, Hohnjec N, Pühler A, Becker A, et al. Expression profiling in Medicago truncatula identifies more than 750 genes differentially expressed during nodulation, including many potential regulators of the symbiotic program. Plant Physiol 2004;p. in press.
8. Katzer M, Kummert F, Sagerer G. Methods for Automatic Microarray Image Segmentation. IEEE Transactions on Nano-Bioscience 2003;2(4):202–214.
9. Qin L, Kerr KF. Empirical evaluation of data transformations and ranking statistics for microarray analysis. Nucleic Acids Res 2004;32(18):5471–5479.

Formalisierung und Quantifizierung verbaler Beschreibungen von Zellanordnungen für die computergestützte zytologische Krebsdiagnose

Stefanie Mehl[1], Timna Schneider[1], Dietrich Meyer-Ebrecht[1] und Alfred Böcking[2]

[1]Lehrstuhl für Bildverarbeitung, RWTH Aachen, 52056 Aachen
[2]Institut für Cytopathologie, Heinrich-Heine-Universität Düsseldorf, Moorenstr. 5, 40225 Düsseldorf
Email: {sm,ts}@lfm.rwth-aachen.de

Zusammenfassung. In der Zytopathologie dienen mit minimalinvasiven Methoden gewonnene Zellen als Material für die Diagnostik. Bislang werden für computergestützte Untersuchungen in der Regel einzelne Zellen herangezogen. Wichtige Informationen für die Diagnose liefert aber auch die Analyse typischer Zellanordnungen. Es wird ein Ansatz zur Beschreibung und Unterscheidung einiger dieser Anordnungen vorgestellt. Untersucht werden verschiedene geometrische Merkmale sowie Merkmale aus der Delaunay-Triangulation. Die Validierung erfolgt anhand von Scatterplots und einem Gütekriterium auf der Basis von Scattermatrizen.

1 Einleitung

Die Zytopathologie bietet eine Möglichkeit zur frühen Krebsdiagnose. Dabei werden Zellen aus Abstrichen, Körperflüssigkeiten oder Punktaten auf Objektträger aufgebracht, eingefärbt und unter dem Lichtmikroskop begutachtet. Durch verschiedene Färbungen können verschiedene Eigenschaften der Zellen besonders hervorgehoben werden. Im Rahmen des Projektes *Multimodale Zellanalyse (MM-ZA)* [1] wird ein System entwickelt, welches es dem Mediziner ermöglicht, verschiedene Untersuchungen in unterschiedlichen Färbungen an denselben Zellen durchzuführen. Der Vorteil des Verfahrens besteht sowohl in einer Verbesserung der Diagnosegenauigkeit als auch im verminderten Bedarf an Zellmaterial für die Diagnose.

Zur Zeit erfolgt die Suche nach auffälligen Zellen bzw. Regionen auf dem Objektträger manuell durch den Mediziner. Dies ist sehr zeitaufwändig und begrenzt den Einsatz in der Routinediagnostik. Zur weiteren Unterstützung des Mediziners ist es wünschenswert, diese Suche automatisch durchzuführen, sowie dem Mediziner relevante Anordnungen zur weiteren Begutachtung präsentieren zu können. Dazu müssen die von Medizinern vorliegenden Beschreibungen der Zellanordnungen formalisiert werden.

Insbesondere bei der Untersuchung von Ergüssen der serösen Körperhöhlen ist nicht nur die Betrachtung der Zellen für sich, sondern auch die Art ihrer Anordnung diagnoserelevant. Handelt es sich dabei um fest verbundene Zellanordnungen (Verbände), bleiben diese auch bei den verschiedenen Präparationsarten erhalten.

2 Stand der Forschung

Es existiert eine Vielfalt möglicher Zellanordnungen in Ergüssen. In der Literatur werden diese mit bildhaft beschreibenden Namen bezeichnet (z.B. als „Rosette", „Zeile", „Ball"), welche abhängig von der subjektiven Vorstellung des Mediziners und deshalb nicht immer übereinstimmend gewählt sind [2, 3].

Bislang gibt es keine umfassenden Versuche, diese Beschreibungen mathematisch zu fassen und sie für eine automatische Erkennung sowie für eine automatische Auswahl zu untersuchender Regionen in der morphologischen Färbung zu nutzen. Es ist lediglich ein Ansatz bekannt, in Schilddrüsenpräparaten die follikulär angeordneten Zellgruppen zu finden [4].

Andererseits sind in der technischen Literatur [5] eine Reihe von Merkmalen zu finden, die zur Analyse von Anordnungen (z.B. Galaxien, Sternbilder) oder Beschreibung bestimmter Formen (z.B. Blätter, einzelne Zellen [6]) verwendet werden. Dazu gehören beispielsweise einfache Formbeschreibungen, graphenbasierte Merkmale und verschiedene statistische Merkmale. Eine Schwierigkeit der meisten Merkmale liegt in ihrer Anwendung auf Objekte mit hoher Gestaltvariabilität, wie sie bei allen biologischen Objekten und damit auch bei Zellanordnungen gegeben ist.

3 Merkmale

Als Grundlage für eine formale und quantitative Beschreibung von Anordnungen wurden zunächst Beschreibungen für einige relevante Anordnungstypen (Abschnitt 5) zusammengestellt.

Plasma und Zellkerne der Anordnungen liegen für die Analyse in Form von diskreten Konturen vor.

Für die Untersuchung der Zellanordnungen werden bei den Zellkernen die Schwerpunkte als Berechnungsgrundlage herangezogen, für das Zellplasma sowohl die aus der Kontur gewonnene Maske als auch die Kontur selbst.

Für die Zellkernanordnungen werden Abstandsmerkmale in Bezug auf den gemeinsamen Schwerpunkt, die Ausgleichsgerade durch die Anordnung sowie Best-Fit-Ellipsen aus den Schwerpunkten der Kerne berechnet. Weitere topologische Untersuchungen basierend auf der Delaunay-Triangulation umfassen eine Analyse der Dreiecksflächen, der Kantenlängen und der Anzahl der nächsten Nachbarn, repräsentiert durch die zugehörigen Kanten.

Für das Zellplasma werden vorrangig rein geometrische Merkmale wie der Formfaktor oder der Quotient aus dem halben maximalen Abstand zwischen zwei Pixeln auf der Aussenkontur und dem Radius des maximalen einbeschriebenen Kreises bestimmt. Weitere Merkmale bauen auf der Kombination von Kernschwerpunkten und Zytoplasma auf.

Abb. 1. Beispiele für eindimensionale Scatterplots: (a) Θ, (b) Q_c, (c) Q_E, (d) Q_D. Legende: Kreis=Mosaik, Quadrat=Rosette, Dreieck=Linie

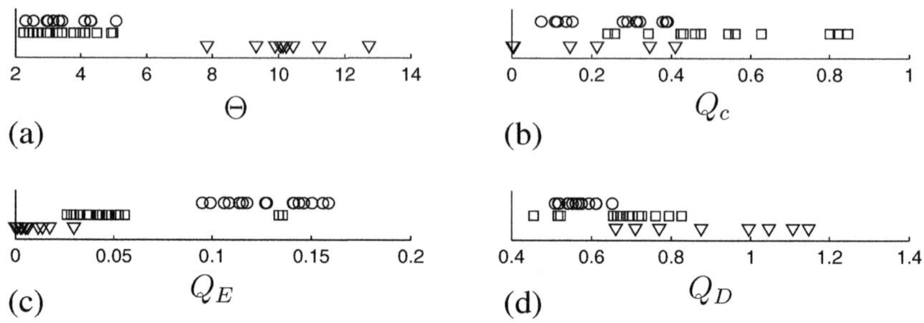

4 Validierung

Die Trennfähigkeit der Merkmale wird zunächst an Scatterplots (Abbildung 1) untersucht. Für vielversprechende Merkmale wird als Gütekriterium für die Trennfähigkeit der Quotient aus der Varianz zwischen den Klassen und der Summe der Varianzen innerhalb der Klassen berechnet [7]. Dieser Wert ist klein für eine schlechte Trennbarkeit und groß, wenn sich die Klassen deutlich unterscheiden. Die besten Merkmale sind in der Tabelle 1 aufgeführt.

5 Ergebnisse

Von den möglichen Anordnungen können bislang Rosetten, Mosaike und Zeilen untersucht werden, wobei es sich bei Rosetten um eher ringförmige, bei Mosaiken um flächige, aber zusammenhängende Anordnungen von Zellen und bei Zeilen um linienförmig verbundene Zellen handelt (Abbildung 2).

Basierend auf den formalen Beschreibungen wurde ein Satz von Testbildern erzeugt. Dieser enthält aus realen Zellen künstlich zusammengesetzte Anordnungen. Dieser Testdatensatz besteht aus insgesamt 50 Objekten, jede Klasse ist ungefähr gleich stark vertreten. Eine gezielte Variation der „Idealform" dient der differenzierten Merkmalsanalyse in den Scatterplots. Weiterhin steht eine Auswahl aus ca. 80 realen, handklassifizierten Aufnahmen von aus Ergüssen gewonnenen Dünnschichtpräparaten zur Verfügung.

Die Analyse der Scatterplots (Abbildung 1) liefert schon für relativ unkomplizierte Merkmale eine gute Trennfähigkeit. Insgesamt wurden 33 Merkmale für die weiteren Untersuchungen ausgewählt. Davon erwiesen sich folgende Merkmale als besonders vielversprechend: Das Verhältnis des Umkreisradius zum Radius des maximalen einbeschriebenen Kreises Θ; der Quotient aus maximalem zu minimalem Abstand der Kerne von ihrem gemeinsamen Schwerpunkt Q_c; das Verhältnis der mittleren Kantenlänge der Delaunay-Dreiecke zum mittleren Kernumfang Q_D; der Quotient aus der Standardabweichung des Kernabstandes zur Plasmaaußenkante und dem mittleren Kernumfang Q_E.

Abb. 2. Zellanordnungen, v. l. n. r.: Linie, Rosette, Mosaik. Obere Reihe: Beispiele für Testanordnungen. Mittlere und untere Reihe: Beispiele für reale Aufnahmen.

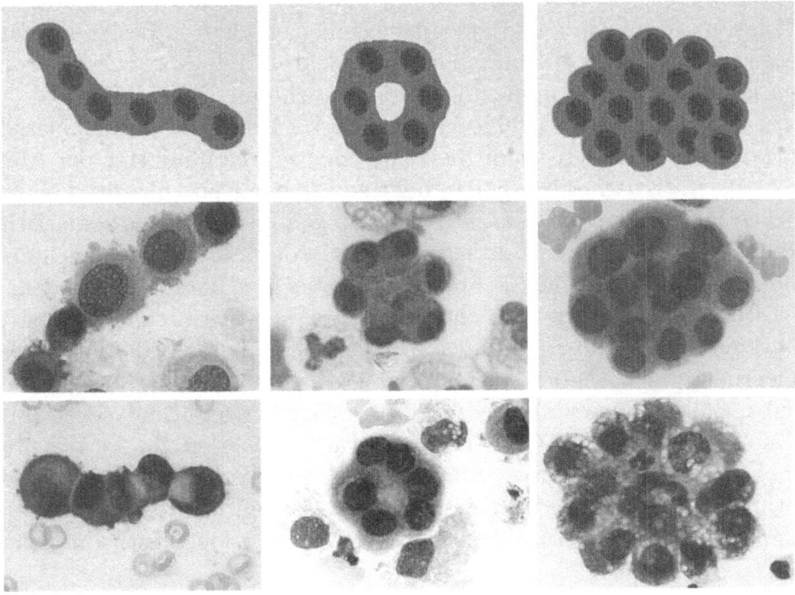

Θ ist das bislang beste Merkmal für die Beschreibung von Linien. Zur Trennung von Rosetten und Mosaiken zeigen sich Q_c, Q_D und Q_E geeignet.

In Tabelle 1 ist zu erkennen, dass die Werte des Gütekriteriums stark schwanken. Den mit Abstand höchsten Wert erreicht das Merkmal Θ, was leicht am Scatterplot in Abbildung 1(a) nachzuvollziehen ist.

Die Untersuchung der realen Aufnahmen dient der Berücksichtigung natürlicher Gestaltvariabilität. Auf diese Weise wird auch die Abgrenzung der analysierten Klassen gegen andere Anordnungen untersucht. Bei den natürlichen Bildern ist in den Scatterplots eine Abgrenzung der Klassen weniger deutlich zu erkennen. Dies spiegelt sich auch in den Werten des Gütekriteriums wieder. Das liegt daran, dass die unspezifischen Anordnungen teilweise in einzelnen Merkmalen Rosetten oder Mosaiken ähnlich sind und eine Trennung erst durch Kombination mehrerer Merkmale möglich werden kann.

Tabelle 1. Einige Merkmale und ihre Scatterwerte

Merkmal	Scatterwert	
	test	real
Q_c	1,3173	0.3026
Q_D	1,5858	1,0716
Q_E	5,1581	0,6506
Θ	13,6568	1,8873

6 Diskussion

Die Ergebnisse zeigen, dass bereits recht einfache und intuitive Merkmale eine hohe Relevanz bezüglich entscheidender Formeigenschaften besitzen, und somit eine Vertrauensbasis für die automatische Selektion relevanter Zellanordnungen schaffen können. Der Zeitaufwand für die Berechnung dieser Merkmale ist vergleichsweise gering. Bislang fehlen jedoch ausreichend viele sicher klassifizierte natürliche Trainingsmuster, um die tatsächliche Trennfähigkeit der Merkmale auch mittels statistischer Methoden oder geeigneter Klassifikatoren zu untersuchen. Auch für die Analyse weiterer Anordnungen und ihrer mathematischen Beschreibung ist eine größere Trainingsmenge erforderlich. Die untersuchten Merkmale bilden eine Ausgangsbasis für die Suche nach weiteren Merkmalen.

Weiterhin ist eine gute Segmentierung ist wesentlich für die Anwendbarkeit der Merkmale. Es gibt allerdings dreidimensionale Anordnungen mit sehr vielen Kernen, die sich nicht ausreichend segmentieren lassen, beispielsweise so genannte „Bälle". Diese können nicht für die gängigen Analyseverfahren wie DNA-Zytometrie oder AgNOR-Analyse betrachtet werden, ihr Auftreten an sich ist jedoch bereits pathologisch. Eine mögliche Beschreibung kann zum Beispiel auf Formmerkmalen der Plasmakontur (bei „Bällen" Ellipsenförmigkeit) und der aufgrund der großen Anzahl enthaltener Kerne geringen Lichtdurchlässigkeit basieren.

Danksagung. Das Projekt wird vom Viktor-und-Mirka-Pollak-Fonds unterstützt.

Literaturverzeichnis

1. Böcking A, Stockhausen J, Meyer-Ebrecht D. Towards a single cell cancer diagnosis. Multimodal and Monocellular Measurements of Markers and Morphology (5M). Cell Oncol 2004;26:73–79.
2. Feichter G, Dalquen P. Zytopathologie. Springer; 2000.
3. Freudenberg N. Zytopathologie. Schattauer; 1988.
4. Jütting U, Gais P, Rodenacker K, et al. Analyse von Objektagglomeraten in Bildern. In: Kazmierczak H, editor. Mustererkennung 1983. vol. 35 of VDE-Fachberichte. DAGM, VDE; 1983. p. 137–142.
5. da Fontoura Costa L, Marcondes Cesar Jr R. Shape Analysis and Classification: Theory and Praxis. Image Processing Series. CRC Press LLC; 2001.
6. Rodenacker K, Bengtsson E. A feature set for cytometry on digitized microscopic images. Anal Cell Pathol 2003;25:1–36.
7. Fukunaga K. Statistical Pattern Recognition. 2nd ed. Academic Press; 1990.

Spektral modellierbare Lichtquelle zur Erzeugung beliebiger Spektren durch Einsatz eines "Digital Mirror Device"

Lichtquelle zur verbesserten Farbseparation

Markus Schnitzlein und Bernhard Frei

ChromaSens GmbH
(bis zum 30.11.2004 Océ Document Technologies GmbH)
Abteilung für Scannertechnik und Bildverabeitung
78467 Konstanz, www.chromasens.com
Email: markus.schnitzlein@odt-oce.com

Zusammenfassung. Die mehrkanalige bzw. multispektrale Bildgewinnung gewinnt zunehmend ein größeres Interesse – vor allem in Bezug auf die spektrale Repräsentation der zu erfassenden Objekte. Die Kenntnis der spektralen Eigenschaften ermöglicht eine differenzierte farborientierte Verarbeitung der erzeugten Bilder. Neben der spektralen Erfassung von Vorlagen, die heute durch den Einsatz mehrkanaliger Kamerasysteme erfolgt und durch die Verwendung von speziellen mathematischen Verfahren, die zu relativ guten Schätzungen der spektralen Eigenschaften der Vorlage führen, ergibt sich ein weiteres bedeutendes Verbesserungspotenzial durch Verwendung von Lichtquellen mit definierten Spektren.

1 Einleitung

Die im Rahmen dieser Arbeit vorgestellte spektral modellierbare Lichtquelle ermöglicht die Erzeugung beliebiger spektraler Verteilungen mit einer Genauigkeit von ca. +/- 1nm und einer Intensitätsgenauigkeit von +/ 1 %. Die Lichtquelle wird durch einen Digital Light Processor (DLP) gesteuert, mit dessen Hilfe die Anteile von einzelnen Basisspektren kombiniert werden. Die Ermittlung der Arbeitsparameter des DLPs zur Erzeugung eines beliebigen Beleuchtungsspektrums wird mittels eines iterativen Vektorraum-Projektionsverfahrens gelöst. Die Lichtquelle eignet sich sowohl als Ersatz für optische Farbfilter bei der digitalen Bildaufnahme, aber auch als Lichtquelle zur verbesserten farblichen Wiedergabe von Gewebe – und Hautfarben, sowie zur multispektralen Farbwiedergabe in Projektionssystemen. Im Rahmen der Präsentation werden sowohl Ergebnisse von spektralen Messungen an der modellierbaren Lichtquelle gezeigt, als auch die mathematischen Verfahren zur Ansteuerung des DLPs diskutiert.

Alle bisher gezeigten Ansätze zur Farberfassung und Farbwiedergabe werden primär mit dem Ziel eingesetzt, den visuellen Eindruck, den ein Farbreiz verursacht, nachzubilden, wobei der erste Anspruch darin besteht, die Tristimulus-Werte der visuellen Wahrnehmung berechnen zu können. Da sich dieses Ziel

Abb. 1. Methodischer Aufbau des Selektionssystems

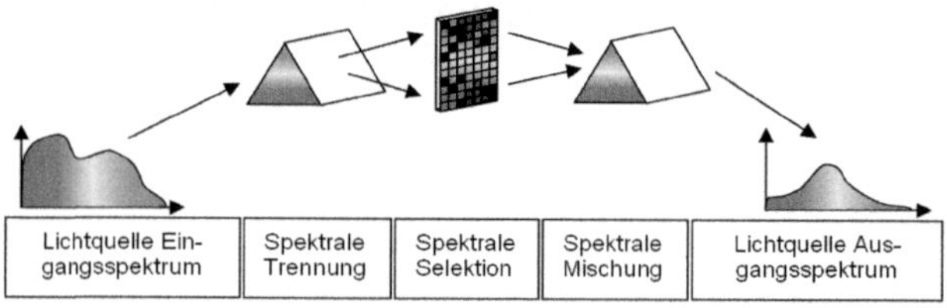

letztlich nur durch die spektrale Nachbildung erreichen lässt, muss versucht werden, diese spektralen Eigenschaften möglichst exakt zu bestimmen. Mit der etablierten Technik ist dies derzeit nicht möglich, da Sensoren und Wiedergabefarben noch bevorzugt in X, Y, Z- Werten beschrieben werden. Die Mehrdeutigkeit dieser Beschreibung führt einerseits zu Metamerie-Effekten, andererseits zu der Notwendigkeit Erfassungs- und Wiedergabesysteme durch empirische Methoden aufeinander abzustimmen, um im Verlauf des Verarbeitungsprozesses eine konstante Farbbehandlung zu ermöglichen (Color Management)

Mit der nachfolgend beschriebenen spektral modellierbaren Lichtquelle wird eine spektral exakte Farbwiedergabe und Farberfassung möglich, wobei die Genauigkeit mit der die Farbe dargestellt oder erfasst werden kann, im System wählbar ist.

Die Basisidee der spektralen modulierbaren Lichtquelle ist die spektrale Aufteilung der Emission der Primärlichtquelle mit Hilfe von dispersiven optischen Elementen (Blaze-Gitter oder Prisma) und die spektral selektive Zusammenführung einzelner Wellenlängenbereiche zu der gewünschten Spektralverteilung. Die spektrale Selektion erfolgt durch einen DMD (Digital Mirror Device, in der Literatur oft auch als DLP Digital Light Processor bezeichnet). Durch Ansteuerung des DLP-Chips können, während der Bilderfassung, beliebige Wellenlängenbereiche (und deren Kombination) auf die Vorlage gebracht werden. Die auf diese Weise erhaltenen mehrkanaligen Bilder enthalten pixelweise, in unterschiedlichen Bildebenen, die spektralen Remissionseigenschaften der Vorlage. In Abb. 1-2 ist der einfacheren Darstellung wegen der reflektiv arbeitende DMD durch einen allgemeinen SLM (Spatial Light Modulator) ersetzt.

Die Lichtquelle (1) wird durch eine effiziente Xenon-Hochdrucklampe realisiert, deren emittiertes Licht über einen elliptischen Spiegel (2) auf einen Spalt fokussiert wird. Das durch den Spalt hindurch tretende Licht wird durch eine Kollimatoroptik (3) parallel gerichtet und trifft auf ein Beugungselement (4), das durch seine Gitterstruktur (Blaze) das polychromatische Licht der Lichtquelle wellenlängenabhängig in unterschiedlichen Winkeln ablenkt. Das hiermit spektral aufgefächerte Lichtbündel wird über eine Abbildungsoptik (5) auf denen DLP-Chip (6) abgebildet. Hier können selektiv einzelne Wellenlängenbereiche ausgeblendet werden, sodass nur das aktiv benötigte Licht durch die zweite hindurch gesammelt wird. Das auf diese Weise erhaltene Strahlbündel enthält immer noch winkelabhängige Spektralanteile, die erst durch das zweite Blaze-Gitter (7) in eine gemeinsame Richtung gebeugt werden. Durch die Kollimatoroptik (8)

Abb. 2. 1 Lichtquelle, 2 Reflektor, 3 Kollimator mit Spalt, 4 Beugungselement (Blaze-Gitter), 5 Abbildungsoptik, 6 Spektraler Selektor (DLP), 7 Blaze-Gitter zur Strahldurchmischung, 8 Lichtleiter, 9 Objekt, 10 Digitale Kamera

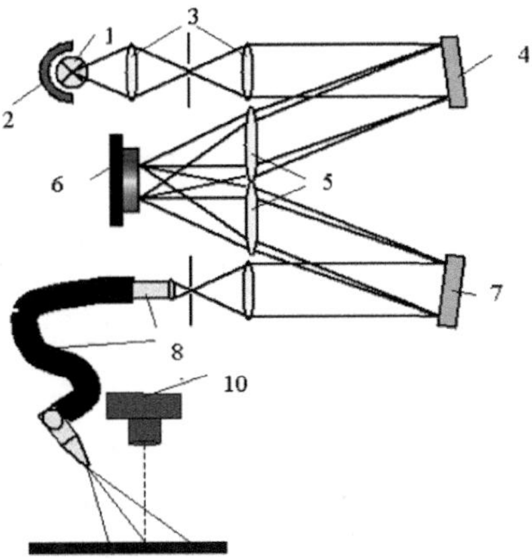

wird das Licht in einen faseroptischen Lichtleiter (9) eingekoppelt, und die Szene beleuchtet. Das Objekt wird über eine digitale Kamera beobachtet.

Das auf diese Weise erhaltene Strahlbündel enthält immer noch winkelabhängige Spektralanteile, die erst durch das zweite Blaze-Gitter (7) in eine gemeinsame Richtung gebeugt werden. Durch die Kollimatoroptik (8) wird das Licht in einen faseroptischen Lichtleiter (9) eingekoppelt, und die Szene beleuchtet. Das Objekt wird über eine digitale Kamera beobachtet.

Spektrale Approximation von Spektren. Die Berechnungsverfahren, die zur Anwendung kommen, um die optimalen Beiträge der erzeugten Bandpässe zu ermitteln, führen zu einer sehr guten Annährung der Zielspektren. Es wurden testweise die Optimaleinstellungen für alle Munsellfaben aus "Book of Colors", die "Natural Colors" aus der Pointer-Datenbank und die standardisierten Lichtfarben (A, B, C, D50, D65, F2, F11) berechnet.

Es zeigt sich, dass das beschriebene Verfahren alle o. g. Spektren mit einer Abweichung deutlich besser als ΔE =0,5 beschreiben kann. Besondere Bedeutung gewinnt dieses Ergebnis vor dem Hintergrund, dass bereits mit sehr großen Bandbreiten von ca. 50 nm sehr gute Approximationen erzeugt werden konnten. Die Zielsetzung besteht nun darin, eine vorgegebenes Spektrum $E(\lambda)$ (Zielspektrum) durch Superposition der einzelnen Spektralverteilungen $S_{pq}(\lambda_p, \sigma_q)$ linear zu kombinieren.

$$E(\lambda) = \sum_{p=1}^{s} \sum_{q=1}^{t} x_{pq} S_{pq}(\lambda_p, \sigma_q)$$

Der Index $p = 1, \ldots, s$ beschreibt die Position der Spiegeln des DMDs, über die das Spektrum in Richtung der Wellenlängenachse verteilt ist – der Index $q = 1, \ldots, t$ beschreibt die Position Spiegeln des DMDs, senkrecht zur Wellenlängenachse – in dieser Richtung ändert sich die Bandbreite der Spektralverteilung bei fester Mittenwellenläge λ_m der Verteilung. Von H. Stark und Y.

Abb. 3. Die Approximation des Normlichtspektrums D65 (schwarze Linie) durch bis zu 12 Bandpässe. Beginnend mit der breitesten Basisfunktion (48 nm) werden schrittweise Bandpässe mit geringerer Bandbreite angeboten, sodass sich letztlich die beste Nährung durch die Linearkombination der Basisfunktonen mit der geringsten Bandbreite ergibt.

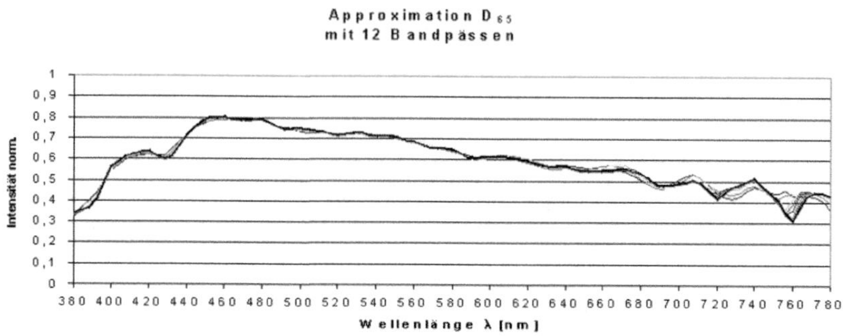

Abb. 4. Die Abweichung der Intensitätswerte der Zielfunktion von den Approximationsfunktionen für Normlicht D65 bei Bandbreiten von bis zu 40nm, 20nm und 4nm.

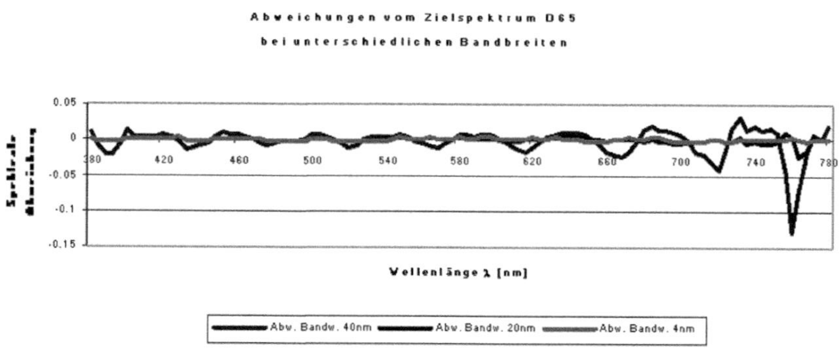

Yang [1, 2]wurde ein iteratives Lösungsverfahren zur auf Basis von Vektorraum-Projektionsmethode vorgeschlagen In unserem Fall soll eine Linearkombination von spektralen Basisfunktionen gefunden werden, die zur besten Approximation eines Zielspektrums führt, wobei die Beiträge der breitbandigen (und damit effizienten) Basisfunktionen möglichst groß werden sollen.

2 Ergebnisse

Die in Abb. 3-5 dargestellten Ergebnisse zeigen die Approximation des Normlichtspektren: D65. Zielsetzung ist es, eine möglicht gute spektrale Nährung des Zeilspektrums zu erreichen – durch die Linearkombination von Basisspektren mit möglichst großer Bandbreite. Die Basisspektren sind hierbei symmetrische Trapezfunktionen mit einer mit einer Halbwertsbreite von 48nm, 44nm, 40nm, 36nm, 32nm, 28nm, 24nm, 20nm, 16nm, 12nm, 8nm und 4nm.

Abb. 5. Die beiden Kurven zeigen den Verlauf der spektralen Abweichung (Summe der stützstellenweise berechneten Abweichungsquadrate zwischen Zielfunktion und Approximationsfunktion). Diese Funktion muss prinzipbedingt monoton fallen. Die zweite Kurve zeigt den Verlauf des ΔE_{ab} Wertes. Dieser Wert zeigt zwar auch eine fallende Tendenz – die unterschiedliche lokale Nährungen der Approximationsfunktions an das unterschiedliche lokale Nährungen der Approximationsfunktions an das Zielspektrum führt jedoch zu einem nicht monotonen Verhalten.

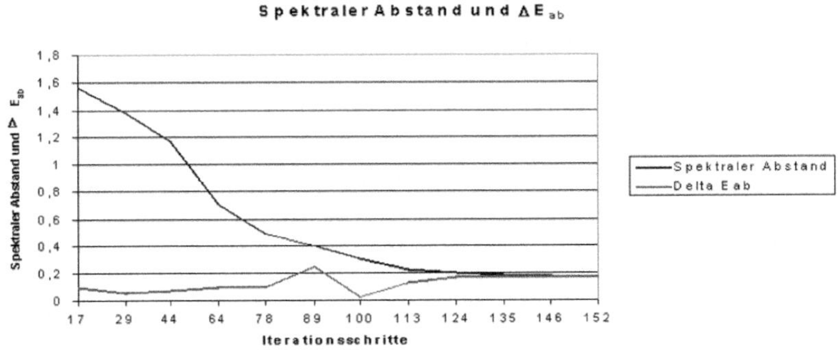

3 Zusammenfassung

Mit der beschriebenen Lichtquelle ist es möglich beliebige Zielspektren zu erzeugen und in schneller Folge zu wechseln, sodass sich über die reine Lichtquelle hinaus, eine Vielzahl von Applikationen ergeben, in denen eine wählbares Emissionsspektrum entscheidende technische Vorzeile bieten würde. Als Beleuchtungssystem für Kamera- und Scannersysteme zur Gewinnung hochwertiger und hoch aufgelöster Bilder von großformatigen Vorlagen, ist diese Lichtquelle bereits in Erprobung.

Die Lichtquelle eignet sich sowohl als Ersatz für optische Farbfilter bei der digitalen Bildaufnahme, aber auch als Lichtquelle zur multispektralen Farbwiedergabe in Projektionssystemen. Von besonderer Bedeutung ist aber die Erzeugung von optimal angepassten Spektren zur Vergrößerung des farblich wahrnehmbaren Kontrastes von medizinischen Objekten, wie z.B. Haut – und Gewebestrukturen. Untersuchungen zur Optimierung von Operationsbeleuchtungen werden derzeit vorgenommen.

Die Berechnung der spektral optimalen und lichttechnisch effizienten Linearkombination von Basisspektren ist derzeit noch aufwendig. Aus heutiger Sicht bietet sich auf der Basis der Vektorraum-Projektionsmethode der am besten nutzbare Ansatz.

Literaturverzeichnis

1. Stark H. Vector Space Projections. John Wiley&Sons; 1998.
2. Levi A, Stark H. Signal rstoration from phase by projection onto convex sets. J Opt Soc Am 1983;73:810–822.

Bewegungsanalyse von zeitlich aufgenommenen Zellbilddaten in vitro

Sebastian Magosch[1], Hans-Gerd Lipinski[1], Martin Wiemann[2] und Dieter Bingmann[2]

[1]Fachbereich Informatik/Medizinische Informatik, Fachhochschule Dortmund
[2]Physiologisches Institut der Universität Duisburg-Essen
Email: sebastian@magosch.de

Zusammenfassung. Es wird eine Methode vorgestellt, mit deren Hilfe es möglich ist, rechnergestützt Bewegungsmuster von lebenden Zellkulturen zu erkennen und auszuwerten. Anhand spezifischer Merkmale können in zeitlichen Bildsequenzen Zellen automatisch erkannt und über die Zeit verfolgt werden. Darüber hinaus werden die dabei entstandenen Bewegungsmuster anhand charakteristischer Parameter erfasst.

1 Einleitung

Aufgrund experimenteller Einflüsse, z.B. der Beigabe von Nährsubstraten, führen lebende Knochenzellen in Zellkulturen spezifische Bewegungsmuster aus, welche aus physiologischer Sicht ein Maß für ihre Funktionsfähigkeit darstellen [1]. Da die Zahl N der an einem solchen Experiment beteiligten Zellen in einer untersuchten Zellkultur sehr groß ist ($1000 < N < 5000$), ist eine manuelle Auswertung praktisch unmöglich. Daher wurde ein rechnergestütztes Verfahren entwickelt, welches in der Lage ist, eine Bewegungsanalyse der mit Hilfe eines Mikroskops digital erfassten Bilddaten weitgehend automatisiert durchzuführen. Zudem sind Parameter festzulegen, welche die Bewegungsmuster beschreiben. Das Programm soll auf einem handelsüblichen Standard-PC lauffähig sein.

2 Methoden

Bevor die eigentliche Zellbewegungsanalyse durchgeführt werden kann, werden die Originalbilddaten einer Vorverarbeitung unterzogen, um Artefakte und Bildstörungen weitgehend zu eliminieren [3]. Danach werden die Bilder mit Hilfe eines konventionellen Schwellwertverfahrens binärisiert. Anschließend werden zusammenhängende Zellobjekte mit Hilfe eines Lauflängenfilters, welcher die Ausdehnung und Zusammengehörigkeit von Objektkanten bewertet, kategorisiert, selektiert, sortiert und analysiert. Eine nachträgliche Kantendetektion der binären Objekte geschieht mit Hilfe des "Marr-Hildreth" - Operators, welcher die Objektkanten der Zellen detektiert, die dann im nächsten Schritt mit dem Zhang-Suen-Skelettierungs-Algorithmus auf eine 1-pixel-breite Linie verdünnt werden.

Abb. 1. Momentaufnahme eines Cluster mobiler vitaler Knochenzellen (links: Originalaufnahme; rechts: binärisierter Zellcluster)

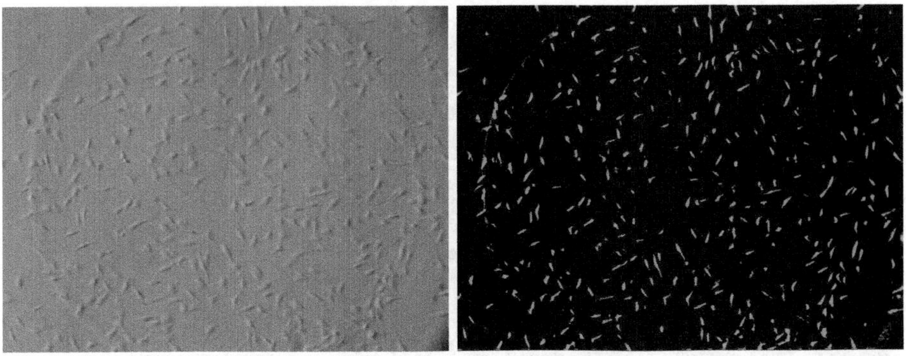

Dies erlaubt eine Differenzierung von Zellobjekten und Störungen, sowie die Bestimmung der Mittelpunkte der Zellen und deren Lage, Struktur, Größe und Form. Aus der zeitlichen Abfolge der Bilddaten kann ein Bewegungsvektorfeld für das Gesamtzellkollektiv berechnet werden. Hinzu wird die Laufslängenleistung (also der von der Zelle mit der Zeit tatsächlich zurückgelegten Weg) erfasst und die fraktale Dimension des von einer Zelle eingeschlagenen Pfades nach der von Katz und George vorgeschlagenen Methode berechnet [2]. Mittels dieser Messung können biologische Bewegungen als zurückgelegte Strecken (ein Spektrum von verbundenen Segmenten) analysiert, bewertet und verglichen werden.

3 Ergebnisse

Nach erfolgter Registrierung und Speicherung der Zellsequenzen wurden die Originalbilddaten mit Hilfe eines Schwellwertverfahrens binärisiert. Die Abbildung 1 zeigt eine Originalaufnahme (Momentaufnahme) eines Zellclusters und das zugehörige Binärbild. Danach wurden die Bilddaten von solchen Strukturen befreit, die nicht zu Zellstrukturen gehören.

Nachdem mit den Vorverarbeitungsschritten erreicht wurde, dass nur noch Zellobjekte in der Bildsequenz enthalten sind, lassen sie sich hinsichtlich Struktur, Größe und Form der Zellen sowie deren Veränderungen automatisch untersuchen. Dabei werden, ausgehend vom jeweiligen Zell-Mittelpunkt, der im Laufe der Zeit zurückgelegte Weg (Laufleistung) und die Laufrichtung als Winkel jeder einzelnen Zelle erfasst und mit den korrespondierenden Daten der darauf folgenden Bildsequenz verglichen. Auf diese Weise kann ein globales Geschwindigkeitsvektorfeld generiert, analysiert und anschließend visualisiert werden.

Eine automatische Referenzierung der Zellen zur nächsten Bildsequenz, also das Wiederfinden der gleichen Zelle in einem anderen Bild, geschieht durch die Bewertung der Form und Bewegung einer Zelle. Die Form, Lage, Position sowie die Größe einer Zelle, muss im nächsten und vorhergehenden Bild spezielle Kriterien erfüllen. Des Weiteren spielt die Bewegungsgeschwindigkeit und der

Abb. 2. Hauptfenster während der Zellverfolgung

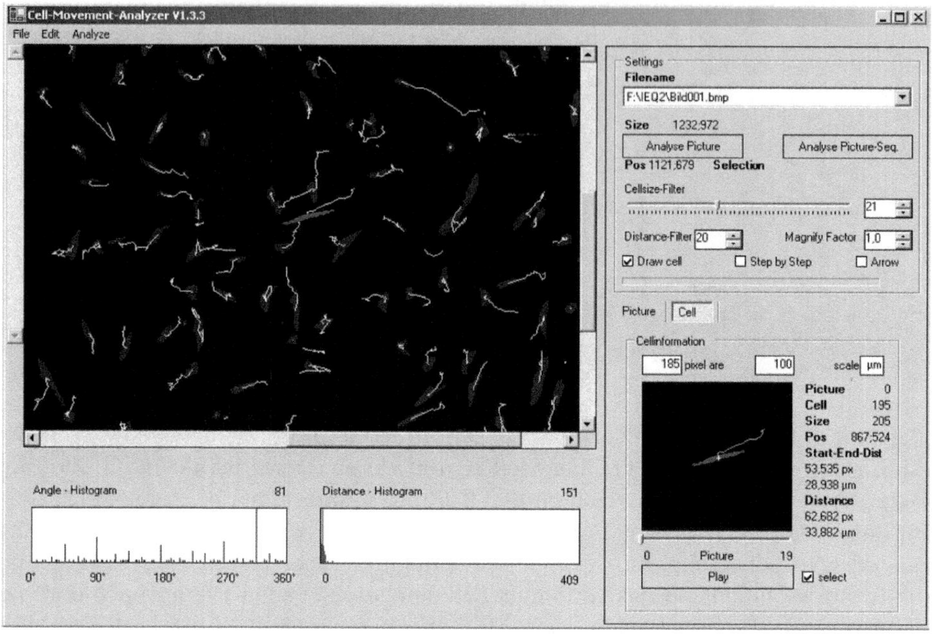

zurückgelegte Weg eines Objekts ebenfalls eine wichtige Rolle. Nur wenn eine Zelle in der darauf folgenden Bildsequenz eindeutig wieder gefunden werden kann und alle erfassten Merkmale in ein bestimmtes und erlerntes Bewegungsmuster passen, findet eine Referenzierung der Zellen als ermittelte Laufrichtung statt. Die Bewegungsanalyse ist in beiden Richtungen notwendig, da sonst die richtige Zelle im darauf folgenden Bild nicht eindeutig wieder gefunden werden kann.

Referenzierungen (Bewegungsabläufe) werden visuell durch eine Verbindung als Linie kenntlich gemacht. Dadurch hat der Benutzer die Möglichkeit den Verlauf der einzelnen Zellen direkt zu verfolgen. Durch die gleichzeitige Darstellung der erkannten und verfolgten Objekte und dem Originalbild hat der Anwender zudem eine objektive Kontrolle über die Zellbewegungsanalyse. Kann aus bestimmten Gründen eine automatische Zellverfolgung nicht fortgeführt werden, da z.B. die Zelle das Bild verlässt oder eine Zellfusion bzw. Zellteilung stattfindet, so hat der Benutzer die Möglichkeit eine Zellsequenz näher zu betrachten, die Verfolgung manuell zu korrigieren, als dreidimensionale Animation wiederzugeben oder die Zelle aus der Betrachtung zu nehmen. In Abbildung 2 ist eine erfolgreiche und abgeschlossene Objektverfolgung zu sehen, bei der eine Zelle zur genaueren Betrachtung selektiert wird. Der zurückgelegte Weg ist hier deutlich als Linie erkennbar.

Es ist möglich, einzelne Zellen und deren zurückgelegten Weg zu extrahieren, damit die Verfolgung mit einer Hand-Referenz verglichen werden kann oder um weitere spezifische Daten zu erhalten. Dazu zählen die Laufleistung (insgesamt

Abb. 3. Zellverfolgung

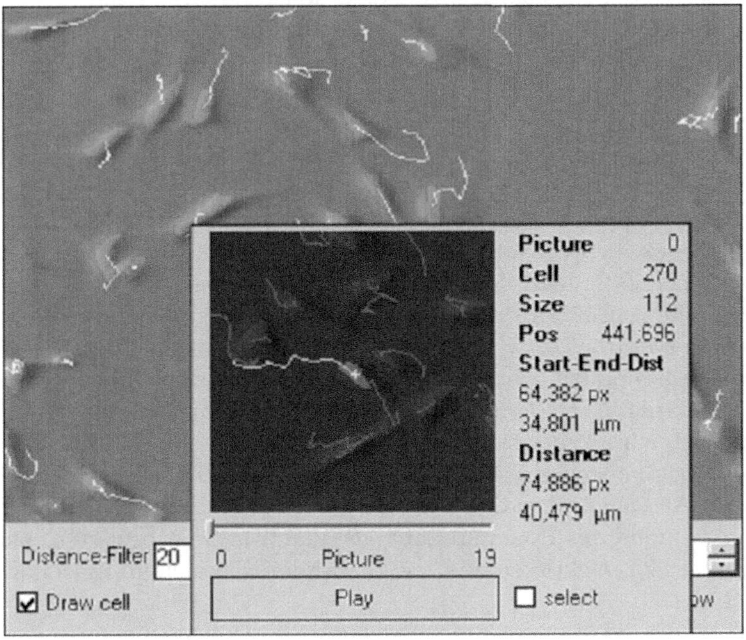

zurückgelegter Weg), Volumen, Zellgrößenveränderung, Geschwindigkeit, Bewegungsrichtung, Art der Bewegung, beschrieben durch die fraktale Dimension des von der Zelle zurückgelegten Weges (Pfad), sowie Start-Endpunkt-Distanz, die direkt in den exakten Maßstab umgerechnet werden. Die Abbildung 3 zeigt die jeweils von den Zellen im Rahmen einer zeitlichen Bildsequenz zurückgelegten Wege (projiziert auf die Endposition der Zellen).

Falsch erkannte oder nicht in Frage kommende Zellen kann der Benutzer manuell de-selektieren, die visuell mit einer anderen Farbe eingefärbt werden. Ein automatischer Selektionsfilter unterstützt den Benutzer in der abschließenden Zellselektion in dem gewisse Kriterien erfüllt sein müssen, damit die Zelle in der Bewertung mit eingehen kann.

Alle ermittelten Parameter können durch eine Exportschnittstelle in eine Datei abgespeichert werden, um die errechneten Daten mit Standard-Auswerteprogrammen (z.B. Excel) weiterverarbeiten zu können.

4 Diskussion

Eine automatische Bewegungsanalyse der Zellen ist nicht trivial, da zum einen die mikroskopischen Bilder oft gestört sind (Schatteneffekte, Bildrauschen, Texturen, inhomogene Ausleuchtung etc.) und sich zum anderen eine Zellverfolgung in speziellen Fällen, falls etwa Zellfusionen oder Zellteilungen auftreten, sehr schwierig gestalten kann [3]. In der Literatur findet man zahlreiche Ansätze und Lösungen zur Bewegungsanalyse. Auf dem Softwaremarkt erhältliche Lösungen bieten zwar eine umfangreiche Parametrisierung, sind jedoch durch das relativ starr gehaltene System schlecht einsetzbar. Die meisten der dabei verwendeten Methoden lassen sich auf das zu lösende Problem nur begrenzt anwenden, da sowohl die Bilddaten als auch die gewünschten Resultate zu spezifisch ausfallen. Je nach Aufnahmequalität und Art der Zellkultur wird eine Objektverfolgung falsch erkannt oder unzureichend interpretiert.

Unter Verwendung der in der Arbeitsgruppe entwickelten Bildfilterungstechniken und Objekt- und Kantendetektierungsalgorithmen können lebende Knochenzellen einer Zellkultur (>500) in ihrer Bewegung (> 400 Bildsequenzen) mit einer geringen Fehlerrate korrekt erkannt und zeitlich referenziert, bewertet und weiterverarbeitet werden. Dabei gestaltet sich die Bedienung einfach und anwenderfreundlich. Durch die Berechnung wichtiger, den Bewegungsablauf charakterisierender Parameter, wie etwa Lauflängenleistung und fraktale Dimension des zurückgelegten Weges, ist es möglich, sowohl globale Aussagen über das Bewegungsmuster des Gesamtkollektivs zu treffen, als auch über einzelne Zellen Aussagen über das Bewegungsmuster sowie über Formänderungen der Zellen während des Bewegungsablaufs quantitativ zu bewerten, nach Parametereinflüssen zu selektieren und, wenn erforderlich, auch im Einzelfall genauer zu betrachten.

Mit Hilfe des rechnergestützten Verfahrens ist es möglich, die Bewegungsabläufe großer Zellzahlen in Bildsequenzen fortlaufend zu detektieren. Das Programm benötigt nur in sehr wenigen Fällen (<1%) eine interaktive Korrektur des Detektionsprozesses durch den Anwender und erlaubt daher eine effiziente Analyse. Es trägt damit in nicht unerheblichem Maße zum Verständnis von physiologischen Prozessen bei lebenden Knochenzellen unter veränderten Lebensbedingungen bzw. in pathophysiologischen Situationen bei.

Literaturverzeichnis

1. Winkler L. Cellular mobility on BMP-covered surfaces. In: Abstracts of the 7th Symposium of biomaterials and biomechanics – fundamentals and clinical application; 2004. p. 126–127.
2. Katz MJ, George EB. Fractals and the analysis of Growth paths. Bulletin of Mathematical Biology 1985;47(2):273–286.
3. Magosch S, Lipinski HG, Winkler L, Wiemann M, Bingmann D. A computerized method to analyse bone cell mobilty in vitro. In: Abstracts of the 7th Symposium of biomaterials and biomechanics – fundamentals and clinical application. Essen; 2004. p. 149.

Markerlose Ganganalyse mit einem Multikamerasystem

Methoden und erste Ergebnisse

Roman Calow und Bernd Michaelis

Institut für Elektronik, Signalverarbeitung und Kommunikationstechnik (IESK), PSF 4120, Otto-von-Guericke-Universität Magdeburg, 39016 Magdeburg
Email: Roman.Calow@E-Technik.Uni-Magdeburg.de

Zusammenfassung. Es wird ein System zur 3D-Analyse periodischer Bewegungsvorgänge am Beispiel des menschlichen Ganges vorgestellt. Eine Anordnung aus mehreren Kameras liefert die erforderlichen Bildinformationen. Bei einer reduzierten Anzahl an Freiheitsgraden können die bisher fast immer erforderlichen Marker durch ein 3D-Körpermodell ersetzt werden. Dieses repräsentiert die Körperproportionen des Probanden, die während der Messung als konstant angenommen werden. Eine Schätzung der Bewegungsgrößen erfolgt durch Minimierung der Abweichungen zwischen projiziertem Körpermodell und den aus den Kamerabildern segmentierten Körpersilhouetten. Die Gütefunktion wird iterativ mit der Methode der kleinsten Quadrate minimiert. Ein periodisches Bewegungsmodell dient der Erzeugung von Näherungswerten und zur Steigerung der Robustheit sowie der Genauigkeit. Dadurch lassen sich Bildfolgen mit geringem interaktiven Aufwand auswerten.

1 Einleitung

Für die Diagnostik und Behandlung von Störungen des Bewegungsapparates ist eine genaue und reproduzierbare Ganganalyse ein wichtiges Werkzeug. Verschiedenste Sensorprinzipen wurden in der Vergangenheit erfolgreich angewendet, z.B. Goniometer, Beschleunigungs-, Kraft- oder Drucksensoren. Optische Verfahren bieten dagegen die Möglichkeit einer berührungslosen Messung, jedoch ist dafür eine leistungsfähige Bildverarbeitung erforderlich. Die meisten der derzeitig kommerziell verfügbaren Systeme zur optischen Bewegungserfassung basieren auf der Anbringung von Markern oder erfordern erhebliche manuelle Interaktion. Diese Arbeit ist zum einen zeitaufwendig und deshalb im praktischen Klinikalltag nur schwer unterzubringen, zum anderen ist sie eine Quelle von Subjektivität, welche die Gewinnung gut reproduzierbarer Messwerte erschwert.

Verschiedene Verfahren für die markerlose Bewegungsanalyse existieren bereits [1]. Teilschritte der Bildfolgenauswertung lassen sich ebenfalls in Echtzeit realisieren [2]. Viele Verfahren basieren dabei auf der Segmentierung der Silhouette des Probanden in allen beteiligten Kameraansichten. Anschließend wird normalerweise ein Körpermodell an diese Silhouetten angepasst, das die

Abb. 1. Beispiel für einen Messaufbau und die derzeitig verwendete Topologie des vereinfachten Körpermodells

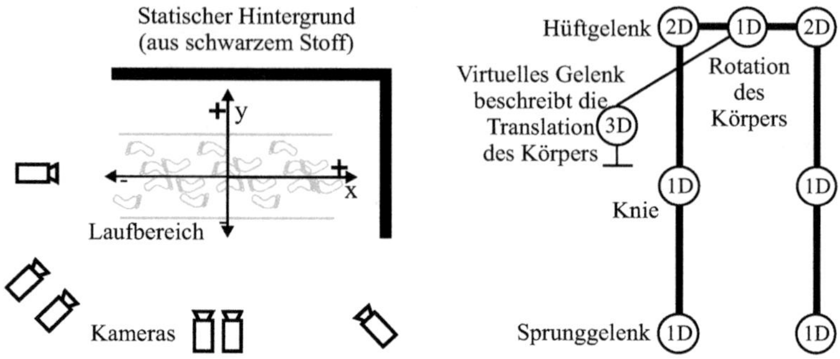

(a) Messaufbau (b) Topologie

über der Zeit konstanten geometrischen Größen repräsentiert und die Ableitung der variablen Bewegungsgrößen wie z.B. der Gelenkwinkel erlaubt [3]. Die Zusammenhänge zwischen Bewegungsgrößen und den Abweichungen zwischen Silhouette und Bild sind nichtlinear sowie hochdimensional. Übliche Methoden für die Lösung des hochdimensionalen Suchproblems sind: die aufwendige Suche (Partikelfiltermethoden, genetische Algorithmen) oder die Linearisierung [4] und Lösung eines überbestimmten Gleichungssystems zur Minimierung eines Gütekriteriums. Bei beiden Methoden stellt sich nebenbei das Problem der Gewinnung der Anfangswerte des Modells.

2 Wesentlicher Fortschritt durch den Beitrag

In dieser Arbeit wurde die Modellapproximation durch Linearisierung und Ausgleichsrechnung [5] realisiert. Mit dieser Methode ist eine aus messtechnischer Sicht befriedigende Aussage über die erreichbaren Messgenauigkeiten der geschätzten Bewegungsgrößen möglich. Es lassen sich die Zusammenhänge zwischen der sinnvollen Anzahl unbekannter Bewegungsgrößen und der verfügbaren Bildinformation aufzeigen. Dabei wurde deutlich, dass die Anzahl der Unbekannten je nach verfügbarer Bildinformation eine kritische Größe nicht überschreiten darf, da sonst das Gleichungssystem unterbestimmt wird bzw. die Messgenauigkeit der zu erfassenden Bewegungsgrößen sehr schnell abfällt [6]. Deshalb dürfen nur 3D-Körpermodelle mit wenigen Bewegungsfreiheitsgraden (z.B. Translation und Gelenkwinkel) verwendet werden, die statische Formbeschreibung (z.B. Körperteillängen und Durchmesser) der meist schlanken Körperteile muss hingegen sehr detailliert erfolgen, um Verschiebungen entlang der Körperteilachse, selbst bei gestrecktem Bein, mit ausreichender Genauigkeit erfassen zu können.

Ganganalyse wird hier als ein Spezialfall der Bewegungsanalyse aufgefasst, bei dem unter definierten Bedingungen weitgehend periodische Bewegungsgrößen auftreten. Dies rechtfertigt die Verwendung periodischer Bewegungsmodelle. Damit muss nicht mehr für jeden Zeitschritt der Bildsequenz ein eigener Haltungsvektor berechnet werden, sondern es ist möglich, wenige Größen für eine Zeitspanne der Bewegungssequenz zu verwenden. Dies erlaubt eine deutliche Reduzierung der zu schätzenden Unbekannten, wodurch sich das Verhältnis der Unbekannten zur verfügbaren Bildinformation verbessert, was sich in einer größeren Redundanz und damit in einer erhöhten Genauigkeit sowie Robustheit ausdrückt. Nebenbei wird die Lösung des Problems der Modellinitialisierung sehr vereinfacht, da das Bewegungsmodell weiterhin dazu verwendet werden kann, die erforderlichen Näherungswerte für die Haltung des Modells in jedem Zeitschritt zur Verfügung zu stellen. Dafür ist eine zeitliche und örtliche Synchronisierung der Bewegung des Modells mit der des Probanden erforderlich. Sie wird durch je einen Mausklick auf zwei bis drei Fersenkontaktpunkte (0 % des Laufzyklus, engl. heel-strike) eines Beines realisiert.

3 Methoden

Abb. 2(a) zeigt ein Aufnahmesystem bestehend aus 6 Kameras, das der synchronisierten Erfassung von Bildsequenzen dient. Um die erhebliche Menge der Bilddaten in Empfang zu nehmen, sind die Kameras paarweise mit 3 Slave-Computern verbunden, die über ein schnelles Ethernet von einem Master-Computer aus gesteuert werden. Gegenwärtig werden die Bilddaten zunächst dezentral gespeichert und anschließend offline an einem PC ausgewertet.

Mit einer Bündelblockausgleichung erfolgt die Kalibrierung der Multikameraanordnung [5]. Die Gewinnung der erforderlichen Beobachtungsgleichungen erfolgt mit einem neuen, sehr einfachen Verfahren [6]. Es benötigt keinen voluminösen Kalibrierkörper mehr, sofern ein regelmäßiges Gitter z.B. in Form eines Kachelbodens zur Verfügung steht. 3D-Punkte werden mit einer synchronisiert zur halben Bildaufnahmefrequenz blinkenden ultrahellen LED markiert, deren Position in allen Kamerabildern automatisch ermittelt wird.

Um die Anzahl der Freiheitsgrade klein zu halten, kommt lediglich ein stark vereinfachtes 3D-Körpermodell der unteren Extremitäten zum Einsatz. Es besteht aus einer mathematischen Beschreibung der als statisch angenommenen Körperform und des Skeletts 2(b). Dabei wurden nur die für die Bildfolgenauswertung unbedingt erforderlichen Größen modelliert.

Für die Messung der Bewegung werden die Silhouetten in jedem Zeitschritt automatisch segmentiert. Dies erfolgt derzeitig durch Anwendung eines einfachen Schwellwertes. Dazu wird der Hintergrund des Probanden mit einem schwarzen Vorhang präpariert. Für die Zukunft ist eine Segmentierung basierend auf Farb- und/oder Tiefeninformationen vorgesehen.

Um das Körpermodell in jedem Zeitschritt (teil-)automatisch zu initialisieren, wird der Anwender aufgefordert die Zeitpunkte zu markieren, in denen ein Fuß gerade den Boden berührt. Diese Informationen in Verbindung mit den segmentierten Silhouetten reichen aus, die Gelenkwinkel des 3D-Körpermodells mit Hilfe der Bewegungsdaten eines mittleren Ganges zu initialisieren. Die Kanten des 3D-Modells werden nun in jedes Kamerabild projiziert und ausgehend von jeder Modellkante in einem Intervall nach einer Silhouettenkante gesucht.

Abb. 2. Ergebnis einer Messung als 3D-Ansicht

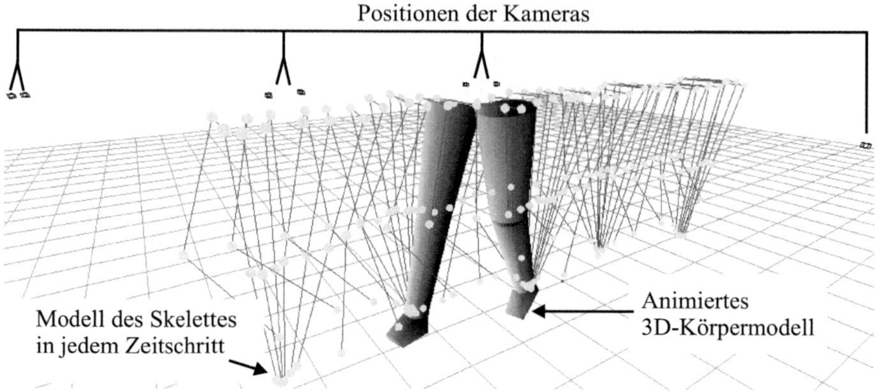

Ein ähnliches Verfahren zum Matching aktiver 2D-Konturmodelle wurde von [7] vorgestellt, sein Verfahren sucht jedoch im Grauwertbild nach dem maximalen Gradienten. Dagegen ordnet die Vorabsegmentierung der Silhouetten jeder Kante ein eindeutiges Vorzeichen zu, was eine robustere Unterscheidung von Kantenpunkten der Vorder- und Rückseite eines Beines erlaubt. Die Optimierung der näherungsweisen Bewegungsdaten in Richtung der tatsächlichen Größen erfolgt durch Linearisierung und Ausgleichsrechnung. Sie liefert sowohl Aussagen über die Existenz als auch die Genauigkeit der Lösung.

4 Ergebnisse

Die Anwendbarkeit des Verfahrens wird an Hand einiger Bewegungssequenzen gezeigt. Die gemessenen Bewegungen können als 3D-Animation (Abb. 2) oder als Gelenkwinkelverläufe (Abb. 3) dargestellt werden.

Es wurden erste Untersuchungen zur Reproduzierbarkeit der Messgrößen durchgeführt [6], ein sehr kleiner Teil der Ergebnisse ist in Abb. 3 zu sehen. Dabei zeigt die Verwendung des periodischen Modells der Bewegung eine weitere zweckmäßige Eigenschaft. Das Modell gestattet eine auf den Laufzyklus normierte Darstellung der Bewegungen. Die Gelenkwinkel werden nun nicht mehr direkt über der Zeit aufgetragen, sondern (wie in der Ganganalyse üblich) in Prozent, wobei 100 % einen vollständigen Laufzyklus eines Beines repräsentieren. Zeitlich erfolgt die grafische Darstellung der Bewegungsgrößen somit invariant zur Schrittgeschwindigkeit. Vergleiche zwischen dem linken und dem rechten Bein sowie zwischen verschiedenen Behandlungsterminen lassen sich dadurch sehr leicht anstellen. Auch dürfte damit der Zugang für automatische Algorithmen zur Weiterverarbeitung der Bewegungsdaten deutlich erleichtert werden. Eine Normierung der Gelenkwinkelamplituden erfolgt derzeitig nicht.

Abb. 3. Beispiel zweier Gelenkwinkelverläufe bei simulierter Versteifung des rechten Knies (durchgezogen), Varianten eines 'normalen' Ganges sind punktiert dargestellt

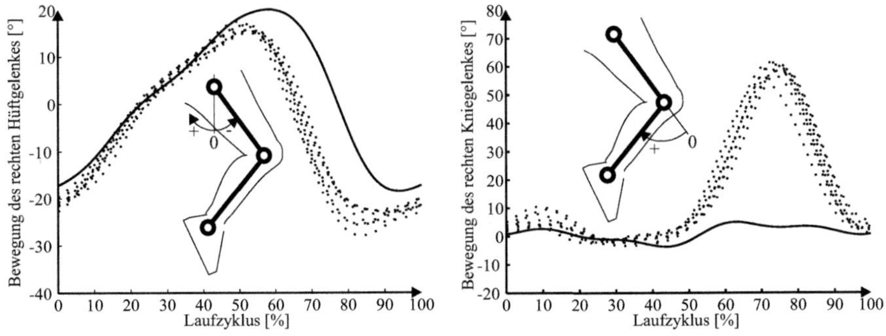

(a) Hüftgelenkswinkel

(b) Kniegelenkswinkel

5 Diskussion und Ausblick

Das System zeigt die Realisierung einer genauen (teil-)automatischen Ganganalyse. Voraussetzung ist jedoch ein möglichst genaues Körpermodell des zu untersuchenden Probanden, dessen Bereitstellung derzeitig noch zeitraubend ist. Gefördert durch das BMBF-Projekt 03i0419D werden Verfahren für die Automatisierung dieses Schrittes implementiert und untersucht. Steht eine weitgehend automatische Modellbildung zur Verfügung, ist die Erfassung und Auswertung auch einer größeren Anzahl von Versuchspersonen sehr leicht möglich. Geplant sind Optimierungen des Messablaufes und der Normierung sowie weitere Untersuchungen zur Reproduzierbarkeit. Durch enge Zusammenarbeit mit Medizinern, werden die besonderen medizinische Belange berücksichtigt.

Literaturverzeichnis

1. Moeslund TB, Granum E. A Survey of Computer Vision-Based Human Motion Capture. Computer Vision and Image Understanding (CVIU) 2001;81(3):231–268.
2. Theobalt C, Magnor MA, Schueler P, Seidel HP. Combining 2D Feature Tracking and Volume Reconstruction for Online Video-Based Human Motion Capture. In: Proc. of Pacific Graphics 2002. Beijing China; 2002. p. 96–103.
3. Calow R, Michaelis B, Hamadi AAl. Solutions for Model-Based Analysis of Human Gait Pattern Recognition. In: Proc. 25th DAGM Symposium Magdeburg. Springer; 2003. p. 540–547.
4. Wachter S. Verfolgung von Personen in monokularen Bildfolgen. Ph.D. thesis. Fakultät für Informatik der Universität Karlsruhe (TH); 1997.
5. Luhmann T. Nahbereichsphotogrammetrie: Grundlagen, Methoden und Anwendungen. Heidelberg: Wichmann Verlag; 2000.
6. Calow R. Markerlose Ganganalyse mit einem Multikamerasystem. Ph.D. thesis. Eingereicht an der FEIT der OvG-Universität Magdeburg; 2004.
7. Blake A, Isard M. Active Contours. Springer Verlag; 1998.

Classification of Cell Types in Feulgen Stained Cytologic Specimens Using Morphologic Features

Martin Zarzycki[1], Timna Schneider[1], Dietrich Meyer-Ebrecht[1] and Alfred Böcking[2]

[1]Institute for Image Processing, RWTH Aachen, 52074 Aachen
[2]Institute for Cytopathology, Heinrich-Heine-Universität, 40225 Düsseldorf
Email: mz@lfm.rwth-aachen.de

Abstract We examine the effectiveness of morphologic features in their ability to discriminate between different cell types existent in samples from serous effusion. Using two major feature selection methods (*ranking* and *wrapper*) the original set of features is being reduced to smallest possible subsets with the best classification performance for each individual cell type. The evaluation of features and their combinations is based on scatter matrices and the k nearest neighbors classifier. The wrapper approach is driven by the floating search algorithm.

1 Introduction

Our analysis of methods for cell classification is motivated by the development of a new cytologic cancer detection system[1]. The idea of the overall system is a multimodal cell analysis where identical cell images can be examined in different stains. The multimodal approach allows new examination methods with substantially reduced demand for cell material. Usually the specimens contain different types of cells. In order to run an examination, relevant cells of different types need to be classified by an expert. This is a time consuming process and the automation of this task would make the application of the system more feasible.

We examine the classification of cells in Feulgen stained samples using morphologic features computed for nuclei. The selection of appropriate features for each individual classification task is essential in achieving good results. We use two common feature selection techniques to examine the performance of individual features and feature sets. On the one hand a simple method called *ranking* is applied to evaluate the performance of each feature. On the other hand a *wrapper* approach combined with the floating search algorithm is used to find strong feature combinations. Both selection algorithms use either scatter matrices or a k nearest neighbors classifier as a measure of the features' discriminative power.

2 Previous Work

So far there are numerous publications dealing with the classification of cells in microscopic images. In most of the papers - and in many other more general classification tasks - some sort of feature selection is performed before applying a classifier. The number of available features often exceeds the maximum dictated by the *peaking phenomenon* so selecting a small and efficient set is necessary to ensure optimal results. An extensive survey over feature selection algorithms in general can be found in [2]. T. Wittenberg et al.[3] report on a practical application of feature selection on textural features in the context of cancer detection based on images with multiple cells. B. Fischer et al.[4] compare floating search with a genetic algorithm in their ability to find the best feature sets for classification of cancer in dermal tissue images. Finally M.Beller et al.[5] describe their approach to classify lymphocytes in blood. However they do not apply any feature selection.

3 Algorithms and Methods

Many advanced methods have been developed to analyze how features cope with a certain classification task. We focus on two common feature selection techniques.

3.1 Ranking

The filter approach or ranking is a simple way to get an insight into the relevance of individual features. Each feature in the original set is being evaluated in respect to some criterion function. It is assumed that the features with the highest score are the best candidates for an optimal subset. The main advantage of this method is its linear scalability. The computation can be easily performed on collections containing thousands of features. Because each feature is evaluated separately there is no problem with the peaking phenomenon. However due to correlation between features and specific properties of the given criterion function a combination of the best individual features does not necessarily result in a good performance of the subset[2].

3.2 Wrapper Approach

An effective way of testing subsets of features for their relevance is incorporated in the wrapper approach. In most problems the number of features in the original set is so big that an evaluation of all possible subset combinations becomes computationally very expensive. In order to overcome this burden the wrapper approach makes use of a search algorithm that explores only a fraction of all possible subsets. Which subsets are tested depends on the evaluation results of previous subsets. The scores are the basis for the search algorithm in making its decision for testing new subsets. This feedback system that wraps around the results of one search step in order to guide the consecutive search, allows a very effective exploration of promising feature combinations. In this case a strategy called floating search[6] was implemented. Despite a greedy search and depending on the chosen criterion function the evaluation can take a considerable amount of time.

Fig. 1. Examples of the 3 different cell types: lymphocyte (a), mesothelial cell (b), granulocytes (c).

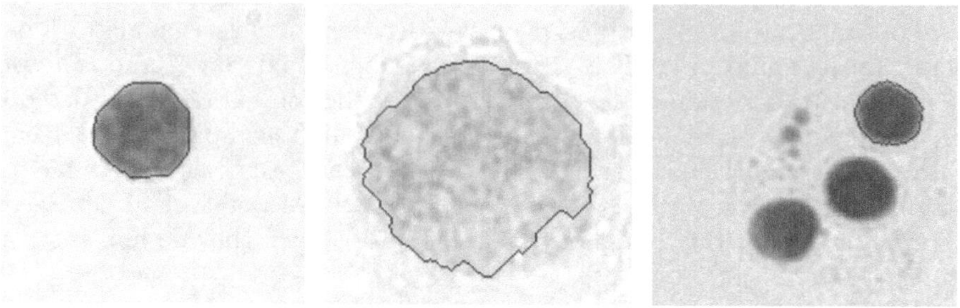

(a) (b) (c)

3.3 Criterion Functions

In order to make a decision about the relevance of a feature, some sort of criterion needs to be defined. One possibility of evaluation is to build a classifier and test the performance of a feature subset in terms of error rate using cross-validation. We have chosen the k nearest neighbors (knn) classifier for this task. As an alternative to the error rate of the knn classifier we implemented a function based on scatter matrices[7] also known as Fisher's criterion which measures class separability directly from the sample distributions.

4 Experiments

The three types of cells in this scenario and their quantity were lymphocytes (478), mesothelial cells (478) and granulocytes (107), all from serous effusion specimens. The microscopic images were made with a x63 lens and a resolution of 768x576 pixels. An example of each cell type is shown in figure 1. The 26 extracted features are part of an extensive feature collection for morphologic cell analysis proposed by K.Rodenacker and E.Bengtsson[8]. All of the features are at least position independent, some are additionally invariant to rotation. Finally in order to obtain more numerical stability the feature values were scaled to a uniform range throughout all three classes.

In the first step we used Fisher's criterion to create feature subsets. Using the filter approach, scatter values were calculated for each feature. Assuming that a high score represents a relevant feature, the results were sorted in decreasing order. The construction of promising subsets was implemented by successively grouping the ranked features into sets of increasing size. An alternative subset search was performed using the wrapper approach. Finally a knn classifier tested the subsets by calculating the error rate for each class using the *leaving-one-out* cross-validation technique.

In a second step the same feature subset analysis was repeated but instead of Fisher's criterion we used directly the error rate of a knn classifier as the criterion function.

Table 1. Classification results of best subsets found using Fisher's criterion.

granulocytes

	scatter value	knn result	subset size
ranking	4.98	**88.79%** (k=3)	10
floating search	**5.61**	87.85% (k=3)	15

lymphocytes

	scatter value	knn result	subset size
ranking	5.22	**96.53%** (k=3)	14
floating search	**5.56**	96.02% (k=1)	13

mesothelial cells

	scatter value	knn result	subset size
ranking	3.67	96.44% (k=3)	6
floating search	**5.29**	**97.28%** (k=3)	10

5 Results

Table 1 shows the results of the best subsets in terms of classification rate when using a search strategy guided by Fisher's criterion. Although the floating search algorithm succeeds in finding subsets with higher scatter values than the ranking approach, those scores obviously do not relate to the classification rate of a knn classifier. The reason for this is the irregularity in the sample distribution of some features. Especially features based on high order moments show a strong tendency to outliers, which degrades the predictive quality of scatter values. In those cases most samples of each class are scattered nearby clearly separated median values. The presence of outliers however, cripples the calculation of class means and variances, which are the base for a final scatter score. As a result, features that might discriminate well between classes, are being discarded by the search algorithm because of low scatter scores.

Much better results were obtained when instead of Fisher's criterion the classification rate of a knn classifier was used as an objective function. In this configuration the best subsets consisted only of one or two features. Additional features merely downgraded the classification performance. Table 2 gives an overview of the best features for each classification task. As mentioned before, particularly features based on moments show exceptional high classification rates. For more detailed information on features indicated in the table please refer to [8].

6 Conclusion

We have analyzed the performance of morphologic features in a cytologic classification task. The results in our scenario were very promising and show that morphologic features can perform very well. In the presented case of Feulgen stained cells only the cell nuclei are being classified, so the capability of morphologic features can not be transfered to other stains. Certainly more research on

Table 2. Best features found using knn as criterion function for feature selection. B2.RAD is a geometric feature describing the radius of the largest fitting circle. The label B4 stands for features based on invariant moments.

	classification rate	feature type
granulocytes	96.26% (k=1)	B2.RAD
lymphocytes	100% (k=3)	B4.MM5
mesothelial cells	100% (k=3)	B4.IM4, B4.NM4

this aspect has to be done in future. Another conclusion of this work is the importance of a thorough feature selection in order to achieve optimal classification results. This includes the analysis of the distribution functions of feature values and the choice of appropriate criterion functions for the selection algorithm.

This project is supported by the *Viktor-and-Mirka-Pollak-Fund.*

References

1. Böcking A, Stockhausen J, Meyer-Ebrecht D. Towards a single cell cancer diagnosis. Multimodal and monocellular measurements of markers and morphology. Cellular Oncology 2004.
2. Guyon I, Elisseeff A. An introduction to variable and feature selection. In: Journal of Machine Learning Research 3; 2003. p. 1157–1182.
3. Wittenberg T, Neubauer K, Küblbeck C, Permanyer I, Schmidt R. Automatische Tumorerkennung bei unterschiedlichen Organen mittels Berechnung und Klassifikation von Texturmerkmalen. In: Bildverarbeitung für die Medizin; 2001. p. 377–381.
4. Fischer B, Palm C, Lehmann T, Spitzer K. Selektion von Farbtexturmerkmalen zur Tumorklassifikation dermatoskopischer Fotografien. In: Bildverarbeitung für die Medizin; 2002.
5. Beller M, Stotzka R, Gemmeke H, Weibezahn KF, Knedlitschek G. Bildverarbeitung für ein motorisiertes Lichtmikroskop zur automatischen Lymphozytenidentifikation. In: Bildverarbeitung für die Medizin; 2003.
6. Pudil P, Novovičová J, Kittler J. Floating search methods in feature selection. Pattern Recognition Letters 1994;15(11):1119–1125.
7. Fukunaga K. Statistical Pattern Recognition. Academic Press; 1990.
8. Rodenacker K, Bengtsen E. A feature set for cytometry on digitized microscopic images. Analytical Cellular Pathology 2003.

Beurteilung der Hirnperfusion bei Schlaganfallpatienten durch Auswertung von Kontrastmittel-Ultraschall-Bildserien

Wilko Wilkening[1], Jens Eyding[1,2], Christos Krogias[1,2], Saskia Meves[1,2], Thomas Postert[3] und Helmut Ermert[1,4]

[1]Kompetenzzentrum Medizintechnik Ruhr, KMR e. V., c/o
Lehrstuhl für Hochfrequenztechnik, Ruhr-Universität Bochum, 44780 Bochum
[2]Neurologische Universitätsklinik der Ruhr-Universität Bochum,
St. Josef-Hospital, Gudrunstr. 56, 44791 Bochum
[3]St. Vinzenz-Krankenhaus, Paderborn, Am Busdorf 2, 33098 Paderborn
[4]Lehrstuhl für Hochfrequenztechnik, Ruhr-Universität Bochum, 44780 Bochum
Email: Wilko.G.Wilkening@rub.de

Zusammenfassung. Zur Schlaganfalldiagnostik ist es notwendig, unzureichend durchblutete Hirnareale abzubilden. Zur Ultraschall-Abbildung der Perfusion (Durchblutung) sind Kontrastmittel erforderlich, die aus Mikroblasen bestehen, welche mittels Ultraschall leicht zerstörbar sind. Daher muss die Zerstörung vermieden, in Kauf genommen und bei der Datenauswertung berück-sichtigt oder gezielt in das Messprinzip integriert werden. Erstgenannter Ansatz verringert das Signal-Rausch-Verhältnis und ist für die transkranielle Abbildung derzeit nicht Erfolg versprechend. Die beiden letztgenannten Ansätze wurden untersucht und verglichen. Dabei hat sich die Inkaufnahme der Artefakte als robuster herausgestellt, während sich eine Abschätzung der durch Ultraschall hervorgerufenen Zerstörung von Kontrastmittel aus Bilddaten als zu unsicher erwies.

1 Einleitung

1.1 Ultraschall-Abbildung

Die medizinische Ultraschall-Abbildung beruht auf der Puls-Echo-Technik, bei der ein kurzer Schallpuls mit einer Mittenfrequenz von einigen MHz mittels eines Schallwandlers gerichtet, d. h. entlang eines Schallstrahls, in das zu untersuchende Medium gesendet wird. Der Puls wird an Grenzschichten und Inhomogenitäten reflektiert bzw. gestreut und teilweise zum Schallwandler zurückgeworfen, wobei die Signallaufzeit die Position entlang des Schallstrahls (Tiefe) kodiert. Durch Versetzen des Schallstrahls kann eine Bildebene abgetastet werden. Die Darstellung der Amplituden der Echosignale als Grauwerte führt auf ein morphologisches Ultraschallbild.

Weiterhin ist unter Ausnutzung des Doppler-Effekts eine Abbildung von Blutflussgeschwindigkeiten möglich. Diesen Verfahren sind allerdings Grenzen gesetzt. Da die Blutgefäße die Mikrozirkulation kleinere Durchmesser haben als die Ortsauflösung der Ultraschallsysteme und da die Blutflussgeschwindigkeiten zu gering sind, um mit Doppler-Verfahren zuverlässig detektiert zu werden, müssen für die Perfusionsabbildung Ultraschall-Kontrastmittel eingesetzt werden.

1.2 Ultraschall-Kontrastmittel

Ultraschall-Kontrastmittel, die venös injiziert werden, verwenden hüllenstabilisierte Gasblasen mit Durchmessern im Bereich weniger Mikrometer als Streuer. Neben der im Vergleich zum geometrischen Querschnitt extrem hohen Ultraschall-Rückstreuung, die aus resonanter Radialschwingung der Bläschen im Schallfeld resultiert, zeichnet sich das Streuverhalten durch eine starke Nichtlinearität aus. Die nichtlineare Verzerrung der gestreuten Ultraschallsignale kann durch geeignete Verfahren detektiert werden, so dass eine Abbildung der Kontrastmittelverteilung im perfundierten Gewebe möglich ist. Diese Verfahren erfordern meist die Aufnahme mehrerer Echos entlang desselben Schallstrahls. Weiterhin kann die Zerstörung der Mikroblasen durch Ultraschall zur Abbildung genutzt werden, wobei ebenfalls mehrere Echos pro Strahllinie zur Detektion erforderlich sind.

Die ortsvarianten Abbildungseigenschaften bildgebender Ultraschallsysteme erlauben absolute Messungen nur für wenige Parameter (z. B. Flussgeschwindigkeit). Bei der kontrastmittelspezifischen Abbildung kommt erschwerend hinzu, dass die Mikroblasen eine Lebensdauer von einigen Minuten haben, die zusätzliche Zerstörung von Mikroblasen durch die Ultraschall-Abbildung nicht ausgeschlossen werden kann und zur Abbildung Nichtlinearität ausgenutzt wird. Ein Schluss von der dargestellten Bildintensität auf die absolute Kontrastmittelkonzentration bzw. auf die Perfusionsgeschwindigkeit ist daher quantitativ kaum realisierbar, und selbst eine semiquantitative (relative) Perfusionsabbildung ist problematisch.

1.3 Ultraschall-Abbildung des menschlichen Gehirns

Die Abbildung der dienzephalen Ebene, in der sich die meisten Perfusionsdefizite bei Schlaganfallpatienten diagnostizieren lassen, ist nur transkraniell über das temporale Knochenfenster (Schläfe) möglich. Obwohl der Knochen dort sehr dünn ist, ist die Verschlechterung der Bildqualität durch Brechung und Dämpfung erheblich. Die Kantenlängen einer Auflösungszelle sind daher meist >1 mm. Um ausreichend starke Empfangssignale zu erhalten, wird eine hohe Sendeleistung gewählt werden müssen. Dadurch treten bei der Wellenausbreitung im Gewebe zum Untersuchungsgebiet nichtlineare Effekte auf, die die eindeutige Detektion der Mikroblasen erschweren. Weiterhin muss so eine Zerstörung von Mikroblasen durch Ultraschall hingenommen werden. Ziel ist es daher, durch die Analyse von Bildserien morphologische von funktioneller (Perfusion) Information zu trennen und Artefakte durch Zerstörung von Mikroblasen zu vermeiden bzw. einzukalkulieren.

2 Ultraschall-Perfusionsabbildung

Bisher wurden drei unterschiedliche Methoden zur Perfusionsbestimmung diskutiert: die Wiederanreicherungs-, die Bolus- und die Verarmungs-Methode. Um die Perfusion charakterisieren zu können, wird ein systemtheoretischer Ansatz gewählt, der den Zusammenhang zwischen der Kontrastmittelkonzentration $C_B(t)$ im versorgenden Blutgefäß mit der Kontrastmittelkonzentration $C_A(t)$ im Blutanteil $V_{B,A}$ einer Auflösungszelle mit dem Volumen V_A über eine Faltung mit der Impulsantwort $o(t)$ miteinander verknüpft:

$$C_A(t) = o(t) * C_B(t) \tag{1}$$

Die mittlere Kontrastmittelkonzentration $C(t)$ in der Auflösungszelle hängt außer von $C_B(t)$ auch vom Blutvolumenanteil im Gewebe ab:

$$C(t) = C_B(t) \cdot V_{B,A}/V_A \tag{2}$$

Im Folgenden soll angenommen werden, dass zumindest nach Kalibrierung lokal eine Proportionalität zwischen der Kontrastmittelkonzentration $C_A(t)$ und der Intensität $I(t)$ besteht, mit der eine Auflösungszelle im Ultraschallbild wiedergegeben wird.

Aufgrund der intravenösen Injektion des Ultraschall-Kontrastmittels lässt sich für $C_B(t)$ kein ideal Dirac-pulsförmiger oder sprungförmiger Verlauf erreichen. Tatsächlich stellt sich kurze Zeit nach der Injektion eine Maximalkonzentration ein („first pass"), die dann nach Verteilung des Kontrastmittels auf das gesamte Blutvolumen auf eine Äquilibriumskonzentration abfällt [1].

2.1 Wiederanreicherungs-Methode

Um eine einfache Bestimmung der Impulsantwort $o(t)$ zu ermöglichen, wird bei der Wiederanreicherungs-Methode zunächst eine konstante Kontrastmittelkonzentration im gesamten Blutvolumen eingestellt. Mittels geeigneter Ultra-schall-Pulse wird dann das Kontrastmittel in der Bildebene zerstört und so eine invertierte Sprungfunktion erzeugt. Danach wird die Wiederanreichung der Bildebene mit Kontrastmittel beobachtet. Ein Problem bei dieser Methode besteht darin, dass die Wiederanreicherung gemessen werden soll, ohne Kontrastmittel zu zerstören. Alternativ muss die Sprungantwort sequentiell abgetastet werden, d. h. für jeden Messzeitpunkt wird das Kontrastmittel in der Bildebene zerstört und gewartet, bis der Messzeitpunkt erreicht ist.

2.2 Bolus-Methode

Bei der Bolus-Methode wird der Zeit-Intensitäts-Verlauf nach der Injektion des Kontrastmittels ausgewertet, ohne die Zerstörung des Kontrastmittels durch die Bildgebung exakt zu modellieren. Stattdessen werden Parameter betrachtet, die

Abb. 1. Konzentrations-Zeit-Verläufe der Bolus-Methode und der Verarmungs-Methode

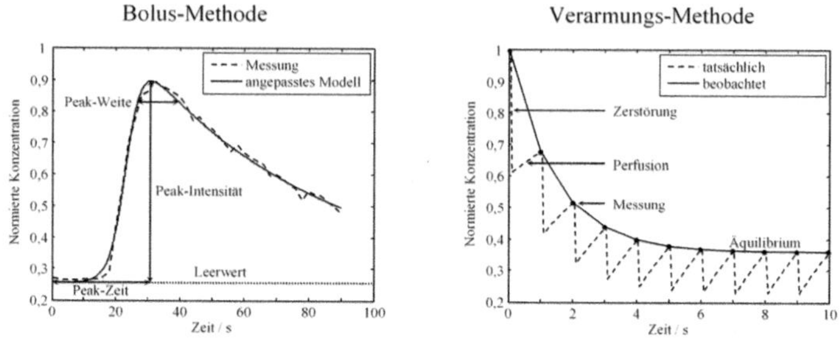

rein qualitative Aussagen erlauben (Peak-Intensität) oder die vom Zerstörungs-Artefakt wenig beeinflusst werden (Peak-Zeit). Die notwendige Beobachtungsdauer liegt bei ca. 1-2 min. Um die Robustheit der Auswertung zu erhöhen, wird an den gemessenen Zeit-Intensitäts-Verlauf eine Modellfunktion $I_M(t)$ angepasst, anhand derer die gesuchten Parameter bestimmt werden (Abb. 1, links):

$$I_M(t) = a_0 + a_1 \frac{e^{-a_2 t}}{1 + e^{-a_3(t-t_0)}} \tag{3}$$

Dabei ist a_0 der Leerwert (Bildintensität ohne Kontrastmittel), a_1 ein Skalierungsfaktor, t_0 eine zeitliche Verschiebung, $e^{-a_2 t}$ ein expotentieller Abfall, der Zerstörung und normalen Zerfall des Kontrastmittels berücksichtigt, und $1/\left(1 + e^{-a_3(t-t_0)}\right)$ eine Sprungfunktion mit einstellbarer Steilheit.

2.3 Verarmungs-Methode

Wie die Wiederanreicherungs-Methode geht die Veramungs-Methode von einer konstanten Kontrastmittelkonzentration im gesamten Blutvolumen aus. Für die Abbildung der gewünschten Bildebene wird dann die Schallintensität so gewählt, dass mit jeder Abtastung der Bildebene eine merkliche Zerstörung von Kontrastmittel stattfindet, bis schließlich eine Gleichgewichtskonzentration erreicht wird, die von der Schallintensität, modelliert durch den Parameter D, und der Perfusionsrate P bestimmt ist. Der periodische Prozess von Zerstörung durch die Schalleinwirkung und die Zufuhr neuen Kontrastmittels lässt sich durch eine Iteration beschreiben. Für die beobachtbaren Zeitpunkte $n \cdot T_B$, wobei n die Bildnummer und T_B der zeitliche Abstand zwischen 2 Bildern ist, gilt:

$$C_A(n) = C_A(0) \cdot \left(x^n + y \cdot \tfrac{x^n - 1}{x - 1}\right), \text{ mit } x = e^{-D} \cdot e^{-P \cdot T_B},\ y = 1 - e^{-P \cdot T_B} \tag{4}$$

Durch Anpassung der gemessenen Intensitäten an die Modellfunktion sind alle Parameter bestimmbar. Diese Methode zeichnet sich durch eine sehr kurze Messzeit (vgl. Abb. 1, rechts) und quantitativ interpretierbare Parameter aus (P, D).

Abb. 2. Bilder der Parameter Peak-Intensität und Peak-Zeit, bestimmt unter Anwendung der Bolus-Methode. Die Bilder stellen das Gehirn eines Schlaganfallpatienten dar. Die Minderdurchblutung der Infarktzone und das verzögerte Erreichen der Peak-Inensität in der Randzone sind klar zu erkennen.

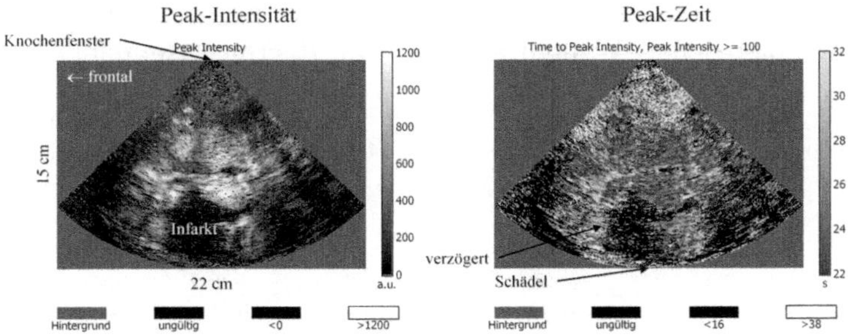

3 Ergebnisse

Die Bolus- und die Verarmungsmethode wurden von uns klinisch an Schlaganfallpatienten erprobt:

Die Bolus-Methode lieferte meist zuverlässige Ergebnis (9/10). Dabei lieferte die Peak-Intensität eine gute, qualitative Abbildung der Perfusion [2]. Die Peak-Zeit, bezogen auf die Peak-Zeit einer der Hirn-Arterien, korreliert mit Ergebnissen von kernspintomographischen Untersuchungen [3] und könnte Hinweise auf den Zustand minderversorgten Gewebes geben.

Die Verarmungsmethode funktioniert nur unter sehr kontrollierten Bedingungen oder in stark vereinfachter Ausprägung (eher qualitativ als quantitativ) zuverlässig [4]. Damit kommen die eigentlichen Vorteile, nämlich die semi-quantitative Perfusionsbestimmung und die kürzere Messdauer, nicht zum Tragen.

Literaturverzeichnis

1. Wilkening W. Konzepte zur Signalverarbeitung für die kontrastmittelspezifische Ultraschallabbildung. Ph.D. thesis. Ruhr-Universität Bochum, Lehrstuhl für Hochfrequenztechnik; 2003.
2. Eyding J, Krogias C, Wilkening W, Postert T. Detection of cerebral perfusion abnormalities in acute stroke using phase inversion harmonic imaging (PIHI): preliminary results. J Neurol Neurosurg Psychiatry 2004;(75):926–929.
3. Meves SH, Wilkening W, Thies T, Eyding J, Hölscher T, Finger M, et al. Comparison Between Echo Contrast Agent-Specific Imaging Modes and Perfusion-Weighted Magnetic Resonance Imaging for the Assessment of Brain Perfusion. Stroke 2002;(33):2433–2437.
4. Meyer K, Seidel G. Transcranial contrast diminution imaging of the human brain: a pilot study in healthy volunteers. Ultrasound Med Biol 2002;(28):1433–1437.

Ultrasound Computer Tomography, Distributed Volume Reconstruction and GRID Computing

Tim Oliver Müller, Nicole Valerie Ruiter, Rainer Stotzka, Michael Beller, Wolfgang Eppler and Hartmut Gemmeke

Institute of Data Processing and Electronics, Forschungszentrum Karlsruhe, Hermann-von-Helmholtz-Platz 1, 76344 Eggenstein-Leopoldshafen
Email: Tim.Mueller@ipe.fzk.de

Abstract At Forschungszentrum Karlsruhe the demonstrator of a new medical imaging system based on 3D ultrasound computer tomography will be available at the beginning of 2005. This system requires not only the recording but also the processing of very large datasets of about 3.5 GBytes. On a single PC the reconstruction of a high resolution volume will take up to several weeks. However the reconstruction process can be parallelized. Our long term goal is to accelerate the reconstruction process significantly by the use of GRID technologies. In this paper we present our approach to parallelize the reconstruction by A–scan–decomposition using Java RMI and Matlab.

1 Introduction and Motivation

Improving medical imaging often leads to significantly increasing amounts of data. In particular this concerns 3D ultrasound computer tomography (USCT) for breast cancer detection developed at the Forschungszentrum Karlsruhe that requires the processing of approximately 3.5 GBytes (580 thousand A–scans) to reconstruct a volume from the dataset. At present the reconstruction of a volume of 256x256x256 voxels from a simulated dataset using a PC (1.6 GHz, Pentium 4, 1 GByte memory) takes approximately three weeks. Though the implementation of the algorithms is experimental, a significant acceleration of the reconstruction process is inevitable to achieve acceptable reconstruction times in the range of minutes and thus making 3D ultrasound computer tomography clinically relevant. The reconstruction can be accelerated either by using faster computing hardware or by parallelizing the algorithms. The use of fast supercomputers would be too expensive for a single institution like e.g. a hospital. Parallelized algorithms require massive computing power, but only for a very short time. Such erratic burst requests for computing power are optimally covered by a GRID that is a network of several thousand computing units. The computing units of a GRID are shared between many users, which integrate their own computing units into the GRID and in exchange consume computing power from other users just at the time they need it.

The processing of any application can be accelerated using a GRID if a) the application can be decomposed into many subprocesses of lower complexity and b) the results of mentioned subprocesses can be composed into the final result fast enough.

2 Methods

To transfer the USCT volume reconstruction to GRID, two objectives have to be covered. In this paper we show the decomposition of the reconstruction process and the distribution of the subprocesses to computing units using Java RMI. The derived methods will be integrated into GRID services in future work to achieve our long term goal.

2.1 3D Ultrasound Computer Tomography

So far a 2D demonstrator of ultrasound computer tomography has been successfully developed and reproducible images of high resolution [1] were obtained. Because of this promising results we build an experimental 3D hardware setup that will be finished in early 2005 [2]. The algorithms for 3D reconstruction and data handling in Matlab have been implemented and tested. The reconstruction of a volume of 64x64x56 voxels of simulated point-spread objects was successful and took approximately 8 hours on a 1.6 GHz Pentium 4.

For a methodical measurement the 2D algorithms and data have been chosen, because of the significant shorter runtime. However the reconstruction algorithms of 2D and 3D are identical. The reconstruction principle for 2D/3D ultrasound computer tomography is explained in [2, 3]. For this algorithms two different decomposition methods have been considered:

Pixel/Voxel–Decomposition: The image/volume to be reconstructed is divided into subimages/subvolumes. The smallest possible subprocess is the reconstruction of a single pixel/voxel. The size of the result is the number of pixels/voxels times their size in bytes. For each subprocess the complete dataset is required.

A–Scan–Decomposition: The reconstruction algorithms base on the principle of superposition. Basically this means the contribution of each A–scan to all pixels/voxels can be summed up. The smallest possible subprocess is the reconstruction of a full image/volume using only a single A–scan. The size of the result is the number of computing units times the size of the reconstructed image/volume. For each subprocess only a small part of the dataset is needed.

For now we decided to use the A–scan–decomposition, because the reconstruction of 2D images of 1024x1024 pixels leads to a transfer size of 3.5 GBytes (size of the whole dataset) and 8 MBytes for the result per computing unit, whereas the pixel/voxel–decomposition would need for e.g. 8 computing units 28 GBytes of network traffic.

2.2 GRID Technologies and Client-Server Models

The main idea behind GRID computing is to provide transparent services (GRID–services) for high–intensive computing applications using a computer network. GRID–services need an abstract coordinating layer called middleware. Examples of well known middleware are the GlobusToolkit based on OGSA (Open Grid Service Architecture) [4], AliEn or gLite [5]. An easy to use middleware for USCT is not yet available. Existing technologies i.e. development drafts or implementations need to be adapted and reimplemented. But until now no "winner"is in sight and the choice of a suitable middleware is delayed. Therefore for the test the distributed algorithms are provided on a conventional Client–Server model. The experience with this model will be integrated into the development of suitable GRID–services.

Well known conventional Client–Server models are Applets, Servlets, Common Gateway Interface (CGI), etc. Another widely used technology to control parallel processes is the Message Passing Interface (MPI), which is available for many different platforms. Each of these technologies has its advantages, but we prefer the Java RMI [6] as Client–Server model, because it fits best into our existing Java projects. It is easy to implement, virtually platform independent and provides several security mechanisms. Last but not least the development of graphical user interfaces is very easy in Java. But almost any other model would have been suitable as well.

2.3 Implementation of Framework

Our model of distributed processing is very similar to the organization of a bee hive. The bee queen (as client) has knowledge of a set of tasks that have to be executed. The bees of the hive (service providers, i.e. servers) register at the bee queen and wait for tasks to process. The bee queen deploys tasks to idle bees. The deployment is performed using a parameterized remote procedure call of a Java RMI interface. After a server has successfully finished its task, it notifies the client. Again a task is deployed until no more tasks are left. From time to time the bee queen checks for dead bees i.e. malfunctioning servers. If a server does not answer this request it is presumedly dead and deleted from the task deployment list. The task for this bee is revoked and deployed to another bee. Bees may enter or leave the hive dynamically.

The client possesses a graphical user interface for visual feedback of the status. The active bees are displayed and several levels of communication may be logged and visualized. The deployment of the tasks is triggered manually via the GUI or automatically at start–up. The Client–Server model is implemented as java library. Communication and data structures can be easily recycled for other applications, which are suited for distributed processing. For any other application, only two new interfaces need to be implemented: the interface *Task* that wraps the concrete decomposed task to be performed for this application, and the interface *TaskIterator*, which enumerates the decomposed tasks in a suitable order.

Table 1. Overview of computing units. All units contain Pentium 4 processors except for unit 3, which is a Pentium 3. The total column contains the sum of the rows.

CPU	1	2	3	4	5	6	Total
Clock GHz	1.6	3.0	1.0	3.2	2.2	3.0	14.0
Memory MBytes	512	2048	512	1024	1024	1024	6144
MFlops	227	429	193	453	313	429	2044

Table 2. Running times in hours:minutes for different resolutions and numbers of computing units. The units are combined in order of tab. 1.

Resolution	1 CPU	2 CPUs	3 CPUs	4 CPUs	5 CPUs	6 CPUs
64x64	3:19	1:14	1:05	0:47	0:41	0:38
128x128	4:34	1:44	1:25	0:59	0:48	0:39
256x256	11:05	3:34	3:08	2:09	1:40	1:18
512x512	34:54	11:06	9:37	6:12	4:44	3:45

The dataset for 2D image reconstruction consists of 100 emitter positions each with 1456 receiver positions. A *Task* was defined as a the reconstruction of an image of size NxN from a single emitter position, thus leading to 100 different task, which the *TaskIterator* iterates from position 1 to 100. Each task executes a system command starting Matlab with a dynamically generated Matlab–Script. The required data is accessed via a network shared drive. After finishing the task the resulting image is summated to a previous image, if existing, and stored locally as previous image for the next task. After all tasks are finished, the images from the different computers are composed on the client's computer for the final result.

3 Results

The 2D reconstruction was measured for different resolutions and an increasing number of computing units. A network with very different computing units (see tab. 1) has been used. Tab. 2 shows the running time for different resolutions adding more and more computing units. Fig. 1 shows the speed–up in percent adding more and more computing units. Overall, the acceleration of the reconstruction follows almost linear the number of units/clock frequency for the six computing units used. For the resolutions 256x256 and 512x512 no limit caused by decomposition/composition was found yet. However the runtime using six computing units at resolution 128x128 and 64x64 is almost identical, which indicates that no further acceleration is possible for this resolutions. This limit is caused by accessing the dataset from a shared network directory. For reconstruction the complete dataset of 20 GBytes has to be transferred, which on a 100 MBit ethernet network takes approximately 27 minutes theoretically without any overhead considered.

Fig. 1. The figure shows the speed–up depending on the number off computing units. Except for the resolution of 64x64 pixels the reconstruction is accelerated virtually linearly. Using 6 CPUs the absolute runtime for 64x64 and 128x128 pixels is almost identical (see Tab. 2), indicating that no further acceleration is possible because of the network shared dataset.

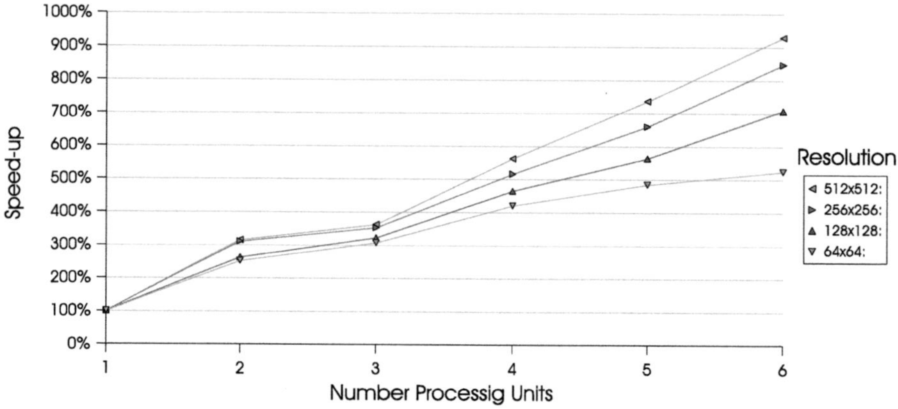

4 Discussion and Future Work

The results show clearly the potential of distributed reconstruction for USCT. The performance gain was virtually linear for all resolutions limited only by accessing the dataset from a network shared directory. A solution may be to replicate locally the dataset. Though the linear performance gain was expected, the usability of the proposed decomposition/composition is still to be shown in a "real"GRID with e.g. 100 computing units. However, the required speed–up of several magnitudes can only be achieved if an alternative for distributing the dataset via a network shared drive is used.

The implementation of the distributed image/volume reconstruction as Java RMI is a first step to use GRID technologies and middleware, which are inevitable for our vision of realtime USCT imaging.

References

1. Stotzka R, Ruiter NV, Müller TO, et al. High resolution image reconstruction in ultrasound computer tomography using RF signal deconvolution. In: SPIE Medical Imaging; 2005.
2. Müller TO, Stotzka R, Ruiter NV, et al. 3D Ultrasound–Computertomography: Data Acquisition Hardware. In: MIC – IEEE Medical Imaging Conference; 2004.
3. Stotzka R, Würfel J, Müller TO, et al. Medical Imaging by Ultrasound–Computertomography. In: SPIE Medical Imaging. vol. 4687; 2002. p. 110–119.
4. Alliance Globus. Homepage. http://www.globus.org/; 2004.
5. Project AliEn. Homepage. http://alien.cern.ch/; 2004.
6. Wollrath A, Waldo J. SUN Java Homepage – The Java RMI Tutorial. http://java.sun.com/docs/books/tutorial/rmi/index.html; 2004.

Entfaltung von Ultraschallsignalen für verbesserte Bildqualität in der Ultraschall Computertomographie

R. Stotzka, N.V. Ruiter, T.O. Müller, R. Liu, K. Schlote-Holubek,
G. Göbel und H. Gemmeke

Forschungszentrum Karlsruhe,
Institut für Prozessdatenverarbeitung und Elektronik, 76021 Karlsruhe
Email: rainer.stotzka@ipe.fzk.de

Zusammenfassung. Die in dieser Arbeit vorgestellte Bildrekonstruktion der Ultraschall Computertomographie basiert auf der vollständigen Auswertung aller das Objekt durchdringenden und der im Objekt reflektierten und gestreuten Ultraschallsignale. Die Erzeugung der Ultraschallsignale, ihr Transport, Wechselwirkung mit Materie und die Detektion können als lineares System modelliert werden: Der Ultraschallpuls wird mit der Gewebeantwort, der räumlichen Streu- bzw. Reflektivitätsfunktion, gefaltet.
Wir untersuchen Entfaltungstechniken, um inverse Filter des Ultraschallpulses zu konstruieren. Durch die Entfaltung werden die Ultraschallsignale geschärft. Dies führt zu einer erheblich verbesserten Bildauflösung nach der Bildrekonstruktion.

1 Ultraschall Computertomographie

Ultraschall Computertomographie (USCT) ist ein bildgebendes Ultraschall-Verfahren, mit dem die Aufnahme von Volumenbildern mit wesentlich verbesserter räumlicher Auflösung und höherem Gewebekontrast möglich wird [1, 2].

Das abzubildende Volumen, z.B. die weibliche Brust, befindet sich im Zentrum eines zylindrischen Arrays von Ultraschallwandlern. Ein Wandler sendet ein Ultraschallsignal mit kugelförmiger Schallkeule in das Volumen, alle anderen Wandler zeichnen simultan sämtliche Transmissions-, Reflexions- und Streusignale auf. Danach sendet ein anderer Wandler ein Ultraschallsignal. Für ein Schnittbild werden ca. 10^5, für ein vollständiges Volumen bis zu 3.5×10^6 A-Scans (eindimensionale zeitliche Verläufe des Schalldrucks an einen Sensor) aufgezeichnet. Aus diesen Daten sollen Schnittbilder bzw. Volumenbilder berechnet werden.

1.1 Signalverarbeitung

In unserem Versuchsaufbau verwenden wir Ultraschallwandler mit einer Resonanzfrequenz von ca. 3 MHz und einer Bandbreite von ca. 50 %. Die Signalverarbeitung eines A-Scans $x(t, \boldsymbol{e}, \boldsymbol{r})$ besteht aus den folgenden Schritten:

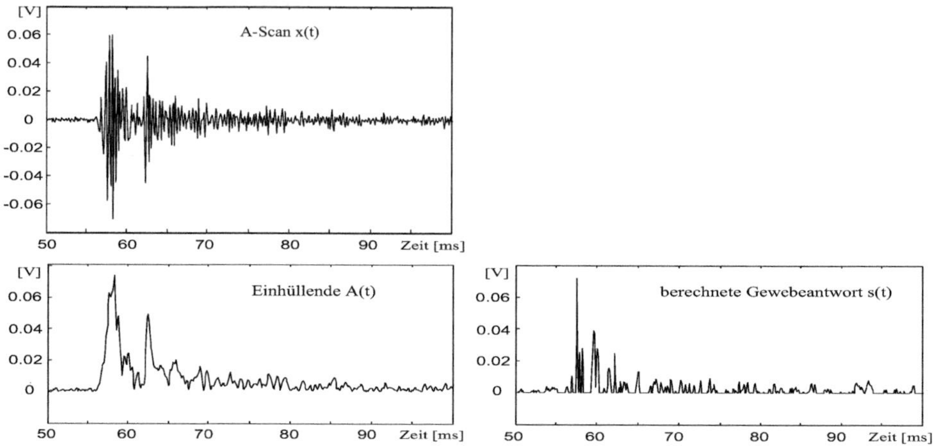

Abb. 1. A-Scan. Oben: Ein original A-Scan der HF-Daten. Unten links: Korrespondierende Einhüllende des A-Scans oben. Unten rechts: Berechnete Gewebeantwort mittels Entfaltung.

- Analoge Tiefpassfilterung mit einer Grenzfrequenz bei 5 MHz,
- Digitalisierung mit 10 MHz Abtastrate und 12 Bit Quantisierung,
- Berechung der Einhüllenden $A(t, \boldsymbol{e}, \boldsymbol{r}) = |x(t, \boldsymbol{e}, \boldsymbol{r}) - iH(x(t, \boldsymbol{e}, \boldsymbol{r}))|$.

$x(t, \boldsymbol{e}, \boldsymbol{r})$ beschreibt den Schalldruckverlauf (proportional gemessen durch eine Spannung) über die Zeit t für die Sendeposition $\boldsymbol{e}$ und die Empfangsposition $\boldsymbol{r}$. $H(.)$ bezeichnet die Hilberttransformierte. Abbildung 1 zeigt oben einen A-Scan und unten links die korrespondierende Einhüllende.

1.2 Bildrekonstruktion

Wird angenommen, dass die Schallgeschwindigkeit c im gesamten abzubildenden Volumen konstant ist, kann ein Bild aufgrund der vollständigen synthetischen Apertur (full aperture sum-and-delay Algorithmus) [3] rekonstruiert werden. Dabei werden zur Bestimmung der Reflexionsamplitude $R(\boldsymbol{x})$ eines Pixels an der Position $\boldsymbol{x}$ die Einhüllenden aller möglichen Kombinationen von Sendepositionen $\boldsymbol{e}$ und Empfangspositionen $\boldsymbol{r}$ akkumuliert:

$$R(\boldsymbol{x}) = \sum_{\boldsymbol{e},\boldsymbol{r}} A(\frac{|\boldsymbol{e} - \boldsymbol{x}| + |\boldsymbol{x} - \boldsymbol{r}|}{c}, \boldsymbol{e}, \boldsymbol{r}) \tag{1}$$

Die Qualität der rekonstruierten Bilder hängt wesentlich von der zeitlichen Auflösung der reflektierten und gestreuten Signale ab. Die Breite der Einhüllenden nach einer Pulsanregung bestimmt die Ortsauflösung des Systems. Der in Abbildung 1 verwendete Ultraschallpuls besitzt eine Länge von ca. 3 Wellenlängen. Bei einer angenommenen Schallgeschwindigkeit von 1500 m/s in Wasser ergibt sich eine Pulsbreite von ca. 1.5 mm und damit auch die maximale Auflösung des Systems.

Zur Verbesserung der Auflösung kann die Pulsbreite aufgrund der begrenzten Bandbreite der Ultraschallwandler nicht direkt verringert werden. Deswegen ersetzen wir zur Eliminierung des Einflusses der Pulsbreite die Berechnung der Einhüllenden durch eine inverse Filterung (Entfaltung), um die A-Scans zu schärfen und bessere Auflösungen zu erreichen.

2 Verbesserung der Signalverarbeitung durch Entfaltung

Die Erzeugung eines A-Scans $x(t)$ wird als lineares System [4, 5] modelliert: Die Anregung der Ultraschallwandler und die Übertragungsfunktionen der Ultraschallwandler und der Elektronik bilden den Ultraschallpuls $w(t)$. Die Gewebeantwort $s(t)$, die räumliche Streu- bzw. Reflektivitätsfunktion der Brust, wird mit dem Ultraschallpuls gefaltet:

$$x(t) = w(t) * s(t), \tag{2}$$

$*$ bezeichnet den Faltungsoperator. Im diskreten Fall gehen wir davon aus, dass die Signale $w(t)$ und $s(t)$ mit gleicher Abtastrate zu $\boldsymbol{w} = [w(0), w(1), \cdots w(A-1)]^T$ und $\boldsymbol{s} = [s(0), s(1), \cdots s(B-1)]^T$ digitalisiert wurden. Die Signale werden als periodisch mit den Perioden A und B angesehen. Um ein Überlappen der Perioden bei der Faltung zu vermeiden, werden die Funktionen durch Auffüllen mit Nullen zu $M \geq A + B - 1$ verlängert.

Im Entfaltungs-Modell wird angenommen, dass die Gewebeantwort eine Serie von Impulsen ist, die durch ihre zeitliche Verschiebung und Amplitude den reflektierenden Schichtgrenzen und Streuern im Gewebe entspricht. Ein Filter $\boldsymbol{f}$, der den Ultraschallpuls $\boldsymbol{w}$ invertiert, kann die Gewebeantwort $\boldsymbol{s} = \boldsymbol{x} * \boldsymbol{f}$ rekonstruieren. Deswegen wählen wir den Ansatz:

$$\boldsymbol{w} * \boldsymbol{f} = \boldsymbol{d_k},$$

bzw. in Matrixschreibweise:

$$W\boldsymbol{f} = \boldsymbol{d_k},$$

$$\text{mit} \qquad W = \begin{bmatrix} w(0) & w(M-1) \cdots & w(M-N+1) \\ w(1) & w(0) \quad \cdots & w(M-N+2) \\ w(2) & w(1) \quad \cdots & w(M-N+3) \\ \vdots & \vdots \quad \cdots & \vdots \\ w(M-1) & w(M-2) \cdots & w(M-N) \end{bmatrix} \tag{3}$$

wobei die Zielfunktion $\boldsymbol{d_k}$ als eine dem Dirac'schen Deltapuls ähnliche Funktion der Länge M gewählt wird, bei dem ein zeitlicher Versatz k (Phase) vorgegeben werden kann:

$$\begin{aligned} \boldsymbol{d_0} &= [1, 0, 0, \cdots 0, 0]^T && \text{minimale Phase} \\ \boldsymbol{d_k} &= [0, 0, \cdots 0, 1, 0, \cdots 0]^T && \text{"gemischte" Phase} \\ \boldsymbol{d_{max}} &= [0, 0, 0, \cdots 0, 1]^T && \text{maximale Phase} \end{aligned} \tag{4}$$

Abb. 2. Testobjekt und rekonstruierte Bilder. Links: Skizze des Objekts mit Ausschnittsvergrößerung. Die kleinsten Strukturen sind Nylonfäden als Punktstreuer mit einem Durchmesser von jeweils 0.1 mm und einem Abstand von 0.5 mm. Mitte: USCT-Bildrekonstruktion unter Verwendung der Einhüllenden. Rechts: USCT-Bildrekonstruktion unter Verwendung der entfalteten Gewebeantwort. Die Punktstreuer können klar trennbar abgebildet werden.

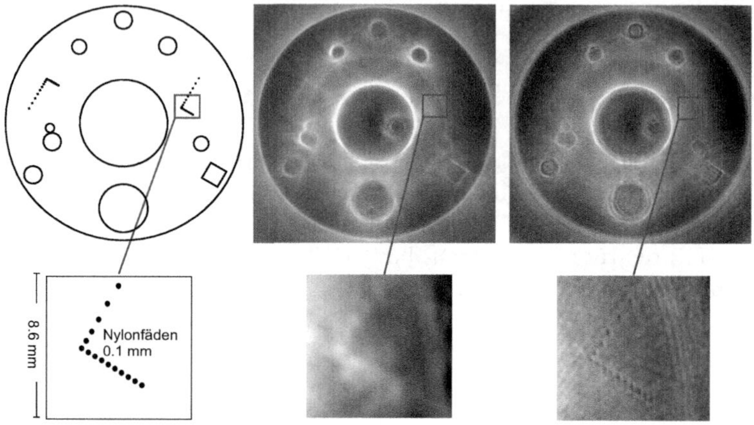

Aufgrund der Nadelimpuls-artigen Zielfunktion $\boldsymbol{d_k}$ wird diese Art der Entfaltung auch "spiking deconvolution" genannt.

Das Problem der Entfaltung reduziert sich auf die Invertierung einer nichtquadratischen zirkulären Matrix W. Das inverse Filter $\boldsymbol{f}$ ist ein Wienerfilter mit

$$\boldsymbol{f} = [W^T W - \lambda I]^{-1} W^T \boldsymbol{d_k}. \tag{5}$$

λ ist ein Dämpfungs- bzw. Regularisierungsterm, der zur Diagonalen der Autokorrelationsmatrix $W^T W$ addiert wird, um numerische Instabilitäten durch bandbegrenzte $\boldsymbol{w}$ zu vermeiden. I bezeichnet die Einheitsmatrix.

"Spiking deconvolution" kann angewendet werden, wenn der zu invertierende Ultraschallpuls $\boldsymbol{w}$ bekannt ist. Wir bestimmen $\boldsymbol{w}$ durch eine Leermesssung, bei der der Ultraschall Computertomograph nur mit Wasser gefüllt ist. Der auf geradem Weg von einem Sendewandler zu einem Empfangswandler durchgehende Signalanteil kann als Faltung des Ultraschallpulses mit einem zeitverschobenen Dirac-Puls interpretiert werden. Der Signalanteil wird manuell segmentiert und als $\boldsymbol{w}$ verwendet.

Die Qualität des inversen Filters wird im wesentlichen von der Filterlänge N und der Phase k bestimmt. Diese Parameter optimieren wir durch Minimierung des quadratischen Fehlers $\varepsilon = |\boldsymbol{d_k} - W\boldsymbol{f}|^2$.

3 Ergebnisse

Verschiedene inverse Filter basierend auf "spiking deconcolution" wurden getestet. Modifiziert wurden die Filterlänge N und die Phase k, bis ein "bestes" Filter gefunden wurde. Angewendet auf die A-Scans konnten die direkt durchgehenden, gestreuten und reflektierten Signalanteile deutlich geschärft werden. Abb. 1 (unten rechts) zeigt die berechnete Gewebeantwort mit dem besten gefundenen inversen Filter.

Mit den aufbereiteten A-Scans wurden zweidimensionale Bilder eines Testobjekts rekonstruiert. In Abb. 2 werden die rekonstruierten Bilder unter der Verwendung der Einhüllenden und der entfalteten Gewebeantwort verglichen. Die Auflösung der Bilder steigt erheblich. In den Bildern sind Nylonfäden der Dicke 0.1 mm mit einem Anstand von 0.5 mm deutlich unterscheidbar. Diese Strukturen entsprechen ca. einem Fünftel der verwendeten Ultraschallwellenlänge.

4 Diskussion

Wir haben gezeigt, dass mit Hilfe von Entfaltung der Ultraschallsignale die Qualität der Bilder eines Ultraschall Computertomographen deutlich verbessert werden kann. Diese Art der Vorverarbeitung ist nicht nur zur Schärfung der A-Scans, sondern eignet sich auch für eine "intelligente" Kompression.

Der zu invertierende Ultraschallpuls $\boldsymbol{w}$ wird aufgrund einer Leermessung nur ungenau bestimmt. Dabei wird vernachlässigt, dass unterschiedliche Wandler unterschiedliche Wandlercharakteristiken besitzen, die zudem auch noch richtungsabhängig sind. Zudem erschweren Rauschen und Dispersion eine genaue Messung. Eine alternative Methode zur Entfaltung ist "blind deconvolution", bei der statistische Eigenschaften des Ultraschallpulses aus den A-Scans direkt gewonnen werden können. In der Fortsetzung unserer Arbeit werden wir inverse Filter mittels "blind deconvolution" konstruieren und für die Ultraschall Computertomographie optimieren.

Weiterhin möchten wir in Zukunft die Wandler gezielt durch beliebige Pulsformen anregen ("coded excitation"). Dadurch können auf den Frequenzgang der Wandler optimierte Übertragungsfunktionen erzwungen werden, um die Bestimmung des inversen Filters zu erleichtern und schärfere Bilder zu liefern.

Literaturverzeichnis

1. Stotzka R, Müller TO, Ruiter NV, Schlote-Holubek K, Liu R, Göbel G, et al. A new 3D ultrasound computer tomography demonstration system. Biomedizinische Technik 2004;p. 176–177.
2. Stotzka R, Müller TO, Schlote-Holubek K, Göbel G. Ultraschallwandler–Array–Systeme für die 3D Ultraschall–Computertomographie. In: Bildverarbeitung für die Medizin 2004. Informatik Aktuell; 2004. p. 419–423.
3. Stotzka R, Würfel J, Müller T. Medical Imaging by Ultrasound–Computertomography. In: SPIE Symposium Medical Imaging; 2002. p. 110–119.
4. Jensen J, Mathorne J, Gravesen T, Stage B. Deconvolution of in–vivo ultrasound B–mode images. Ultrasonic Imaging 1993;15:122–133.
5. Abeyratne U, Petropulu A, Reid J. Higher order spectra based deconvolution of ultrasound images. IEEE Trans Ultrason, Ferroelec, Freq Contr 1995;42(6):1064–1075.

Evaluation of Different Approaches for Transmission Tomography in Ultrasound Computer Tomography

Nicole V. Ruiter, Tim O. Müller, Rainer Stotzka and Hartmut Gemmeke

Forschungszentrum Karlsruhe, Institute for Data Processing and Electronics
Email: nicole.ruiter@ipe.fzk.de

Abstract An evaluation of standard methods for reconstruction of sound velocity maps for Ultrasound Computer Tomography (USCT) is presented. Different approaches for detection of transmission signals and sound velocity reconstruction are compared using a simulated and a measured data set. The sound velocity map of the measured object could be reconstructed with 3.6 m/s difference between the reconstructed and the real sound velocities, which is feasible for improvement of USCT reflection and scattering images. But the images of the reconstructed velocity maps are blurry and full of artifacts, so that they are at this state of the work only of limited use for diagnostic purposes.

1 Introduction

With conventional ultrasound scanners for breast examination the measurement of the diagnostically relevant sound velocity [1] is not feasible. Our new technique, Ultrasound Computer Tomography (USCT), records scattered, reflected and transmitted ultrasound signals in 3D, resulting from the emissions of non focused spherical pressure wave. In contrast to conventional ultrasound scanners, the sender and emitter positions are separated and the transducers are arranged in a fixed cylinder geometry. In addition to high–resolution reflection and scattering images, sound velocity maps of the breast tissue can be reconstructed via transmission tomography. These maps can be used either as additional diagnostic information or to improve the reflection images. A sketch of the geometry of an experimental one–layer acquisition system and an example ultrasound signal is given in Fig. 1.

In transmission tomography the transmitted signal is used for reconstruction, i.e. the ultrasound pulse travelling directly from emitter to receiver. The arrival time of the ultrasound pulse is called the time–of–flight and is used together with the distance between emitter and receiver to calculate the average sound velocity. Two methods for robust detection of the time–of–flight and three standard approaches for back–projection of the sound velocities are compared in this paper in order to find the method best suited for USCT. In this evaluation only methods assuming linear propagation of the transmitted signal, i.e. neglecting refraction effects, are considered.

Fig. 1. Architecture of the USCT system for one–layer acquisition. A ring of ultrasound transducers encloses the object (left). One transducer emits a short ultrasound pulse, all other transducers receive simultaneously. The A–scan at the right hand side shows the transmitted, reflected and scattered signals.

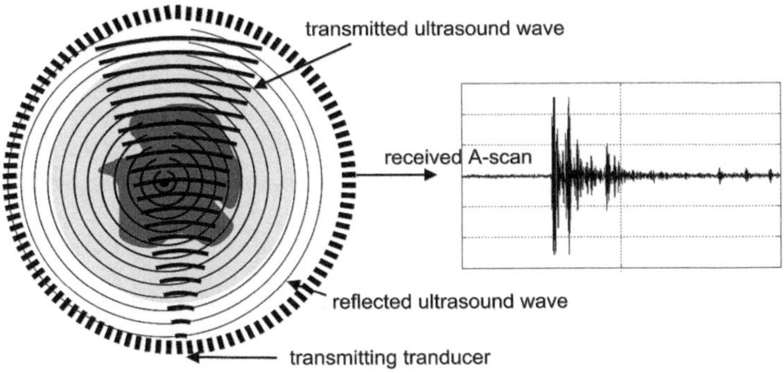

State of the Art. In literature two different approaches for recording the transmission have been described. Firstly, a metallic reflector was used together with a conventional ultrasound scanner, reflecting the transmitted signal like a mirror [1]. Secondly, the transmitted signal is measured using separate emitter and receiver positions, as given in USCT. This has first been proposed by Greenleaf at al [2] and is applied in different ultrasound acquisition systems, e.g. as spiral CT with two parallel conventional ultrasound scanners [3].

Many different approaches for reconstruction of sound velocity maps have been proposed in literature. Simple back–projection [4], where the projected beams are smeared back into the image, ignoring the mathematical correct filter, the inverse Radon transformation [5] including the filtering, or application specific methods, e.g. [6], can be distinguished. Most available algorithms consider parallel beam geometries as used in X–ray CT.

2 Methodology

Detection of the Transmission Signal. To image an object, all emitters sequentially send a short ultrasound pulse, in this application three approximately gaussian weighted sinus waves at 3 MHz. The recorded signals are called A–scans, i.e. the pressure variation of the ultrasonic field over time at each receiver position. The signal traveling the shortest distance, i.e. the first pulse, is the transmission signal. In order to reconstruct a sound velocity map the average sound velocity for each emitter and receiver position has to be obtained, calculated by dividing the distance between emitter and receiver by the time–of–flight.

The received A–scans are noisy and due to absorption the amplitude of the transmission signal can be very small. For such signals with low signal–to–noise ratio simple thresholding cannot be applied. Two methods, each applying knowledge about the transmitted pulse, are considered. First, auto–correlation at the mean frequency of the submitted pulse is applied. The first local maximum of the auto–correlation gives the time–of–flight. Second, spiking deconvolution followed by thresholding is evaluated. The pulse response of the system for the Wiener filtering [7] is derived from the transmission pulse obtained with our USCT only filled with water. As threshold the maximum value of the noise at the beginning of the signal is used.

A general limit to the accuracy of the detection is given by the discretization of the A–scan, here sampling rates of 10 and 50 MHz were considered. Additional error sources are the limited accuracy of the known distance between emitter and receiver with an uncertainty of approx. 0.1 mm and the corruption of the time–of–flight detection due to noise.

Reconstruction of the Sound Velocity Map. As given in Fig. 1 the geometry of one emitter and all other transducers receiving is an equiangular fan beam geometry. For the evaluation of image reconstruction in USCT the following methods are applied: First, an unfiltered fan beam back–projection is applied using two slightly different methods. In one case each measured point contributes to a line between emitter and receiver and in the other case each pixel is built by calculating all possible intersecting lines of emitters and receivers. Second, the mathematically correct inverse Radon transformation for equiangular fan beam projections is applied [8].

A general limit to the accuracy of the reconstructed sound velocity maps is given by the limited number of 100 recorded projections and the discretization of the projections by 1440 receiving points. Additional sources of error are non–linear propagation of sound due to refraction and the limited accuracy of the geometry.

Analyzed Data. The performance of the combined detection and reconstruction methods is tested on two data sets. First, a data set of simulated A–scans was generated ('simulated'). A circular object (sound velocity 1500 m/s, diameter 7 cm) embedded in water (1485 m/s at 21°C) was simulated by placing a source pulse of a wave train of three sinus waves at 3 MHz at the appropriate time–of–flight in the A–scans. Attenuation, reflection, scattering, refraction and noise were neglected.

Second, a measured data set was obtained. The A–scans of the gelatin phantom ('gelatine') were recorded with the experimental one–layer acquisition system. The phantom consists of gelatin in a plastic container (square box with approx. 7 cm diameter), with an average sound velocity of approx. 1530 m/s. For the measurement it was embedded in water. In this case non–linear propagation, noise and attenuation are included in the A–scans. Additionally to the attenuation of the gelatin, the lid of the plastic container caused strong attenuation at certain angles, reducing the amplitude of some transmission signals to the level of the noise.

Table 1. The mean velocity differences in [m/s] of the reconstructed sound velocity maps and the real mean sound velocities of the simulated data (Simulated) and the gelatin phantom (Gelatin) are displayed for deconvolution (Dec) and auto–correlation (Aut) detection. The sound velocity maps were reconstructed using unfiltered point based (Point), unfiltered pixel based (Pixel) and filtered inverse Radon transform for fan beam geometry (Radon) algorithms.

	Point Dec	Point Aut	Pixel Dec	Pixel Aut	Radon Dec	Radon Aut
Simulated, 50 MHz	4.4	3.8	4.7	4.0	1.8	2.1
Simulated, 10 MHz	5.3	11.9	5.6	15.1	1.8	10.7
Gelatin, 50 MHz	28.0	15.6	25.1	18.4	40.3	7.9
Gelatin, 10 MHz	15.4	20.7	15.7	21.9	3.6	15.4

3 Results

Measurement of the Detection Quality. For the simulated data set a deviation of the time–of–flight detected by auto–correlation was found as average 44.9 μs and 4.5 μs (maximum 71.1 μs and 7.1 μs) at 10 MHz and 50 MHz sampling, respectively. For detection by deconvolution the average distances were 0.1 μs and 0.02 μs (maximum 0.1 μs and 0.02 μs) for 10 MHz and 50 MHz sampling, respectively. For the gelatin phantom the percentage of undetected time–of–flight signals is at 10 MHz 7.1% for auto–correlation and 14.4% for deconvolution. With the higher background noise at 50 MHz, auto–correlation detected the time–of–flight for each A–scan, but not all of them were meaningful as auto–correlation tends to detect random signals, when the transmission signal is low. Deconvolution detected only approx. 50% of the time–of–flight positions, due to the noise sensitivity of this method.

Results of the Reconstruction of the Sound Velocity Maps. For all analyzed data sets the mean distances between the reconstructed sound velocity maps and the real sound velocities for point based ('Point') and pixel based ('Pixel') unfiltered back–projection and the filtered inverse radon transform for fan beam geometry ('Radon') are given in Table 1. The reference velocity maps were created including the sound velocity of the surrounding water and the velocity of the object. The velocity maps were reconstructed with 128^2 pixel, corresponding to a pixel width of 1 mm.

4 Discussion and Conclusion

The best results for the gelatine phantom were obtained with deconvolution based detection of the transmission signal and reconstruction using filtered inverse Radon transform for fan beam geometry for sampling at 10 MHz. The high deviation of the deconvolution results for the 50 MHz gelatin phantom are due to the additional high frequency noise at this sampling frequency. In general the differences are on the one hand due to variance of the time–of–flight detection in noisy data and errors in the measured distance between emitter and receiver, on the other hand due to the assumption of linear propagation of ultrasound through tissue.

The velocity differences between the reconstructed and real sound velocities of the gelatin phantom are small enough to be feasible for improvement of the reflection images by including the sound velocities in the reconstruction. In contrast to that the reconstructed images are blurry and contain many artifacts and are therefore not applicable for diagnostic purposes. This is due to the fact that in our experimental USCT setup 100 different emitter positions were recorded with 1400 receiver positions each, therefore the recommended identity of the number of sending positions and receiving positions [8] is violated by our system architecture.

The next steps will be: Construction of a phantom with different sized structures and small sound velocity differences to investigate the image quality of the velocity maps further. Correction techniques will be applied to cope for the non–linear ultrasound propagation. Additionally, the reconstruction technique can be easily modified to calculate absorption images as well. For the next generation USCT system, where volume data is acquired instead of slice data, the transmission tomography algorithms have to be extended to 3D reconstruction.

References

1. Richter K. Clinical Amplitude / Velocity Reconstruction Imaging (CARI) – a New Sonographic Method for Detecting Breast Lesions. Br J Radiol 1995;68:375–385.
2. Greenleaf JF, Johnson SA, et al. Algebraic Reconstruction of Spatial Distributions of Acoustic Velocities in Tissue from their Time–Of–Flight Profiles. Acoustic Holography 1975;7:71–90.
3. Ashfaq M, Ermert H. Ultrasound Spiral CT for the Female Breast – First Phantom Imaging Results. Biomed Tech (Berl) 2001;46(1):70–71.
4. Deck T, Müller TO, Stotzka R. Rekonstruktion von Geschwindigkeits– und Absorptionsbildern eines Ultraschall–Computertomographen. In: Procs BVM; 2003. p. 136–140.
5. Jago JR, Whittingham TA. Experimental Studies in Transmission Ultrasound Computed Tomography. Phys Med Biol 1991;36(11):1515–1527.
6. Nguyen MT, Bessmer H, et al. Improvements in Ultrasound Transmission Computed Tomography. In: European Conference on Engineering and Medicine; 1993.
7. Jensen JA, Mathorne J, et al. DECONVOLUTION OF IN–VIVO ULTRASOUND B–MODE IMAGES. Ultrason Imaging 1993;15:122–133.
8. Kak AC, Slaney M. Principles of Computerized Tomographic Imaging. IEEE Press; 1987.

Ultrasound Volume Based Surgical Planning for Prosthesis Implantation in the Shoulder Joint

Ute v. Jan[1], Dennis Sandkühler[2], Ludger Kirsch[3],
Heinrich Martin Overhoff[2] and Oliver Rühmann[3]

[1]Institute of Medical Informatics, Hannover Medical School, D-30625 Hannover
[2] Medical Engineering Laboratory,
University of Applied Sciences, D-45877 Gelsenkirchen
[3] Orthopedic Department, Hannover Medical School, D-30625 Hannover
Email: jan.ute.von@mh-hannover.de

Abstract Surgical planning for the implantation of a prosthesis in the shoulder joint is at present usually done using CT, MRI and X-ray imaging. Apart from being expensive and hard to use in some settings, modalities like CT and X-ray additionally expose the patient to ionizing radiation. In comparison, ultrasound is an easy to use, cheap modality. By combining a conventional two dimensional probe with a localizer system, even larger anatomical structures like the humerus can be examined and delineated using ultrasound. In a pilot study, we investigated the use of such three-dimensional volumes for surgical planning in the shoulder joint.

1 Introduction

Current diagnostics and surgical planning methods for determining the necessary geometric parameters for the implantation of a prosthesis in the shoulder joint are mainly X-ray, CT and MRI based. These imaging modalities give a complete representation of the joint's geometry, and CT resp. MRI even make it possible to determine three-dimensional (3-D) measures. Ultrasound imaging offers alternative options, as it avoids ionizing radiation, is easy to use in a pre- and intra-operative set up, and is cheap. On the other hand, conventional sonography only yields two-dimensional sector images and thus allows only for a small field of view on the three-dimensional anatomy. Additionally, it often generates blurred images, which can also show artifacts. Therefore, ultrasound imaging of the shoulder joint is at present mostly employed for diagnostic purposes, where the images are only acquired in certain standardized orientations [1], and the identification of certain anatomical landmarks places high demands on the physician's experience.

In this context, finding the correct position for humeral part of the shoulder prosthesis solely based on ultrasound images seems only to be possible if 2-D ultrasound is extended to a 3-D imaging modality, and if the images are analyzed using an automatic, computer-based approach to avoid misleading interpretation. The (segmented) image data should contain all landmarks that are necessary to determine the correct shape and location of the prosthesis.

Fig. 1. A three-dimensional ultrasound volume is generated by the superposition of sequentially (1-3) acquired sub-volumes.

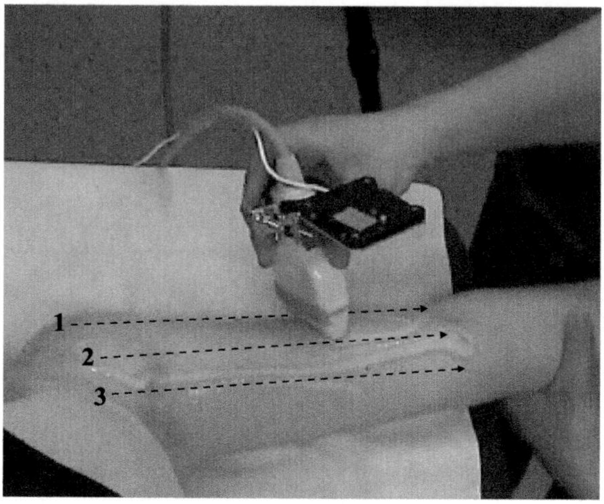

In this pilot study, we investigated how a three-dimensional ultrasound image volume of the humerus can be acquired that contains all relevant anatomical landmarks. We also developed a software for a semi-automatically generated visualization of the surface of the humerus, which is used for an interactive landmarks-based prosthesis implantation planning.

2 Material and Methods

$N = 20$ three-dimensional ultrasound image volumes of the humeri of healthy volunteers were recorded as manually controlled freehand sweeps (with the arm placed in a fixed position: slightly abducted, external rotation) using a conventional ultrasound system (Nemio^{TM} SSA-550A, Toshiba, Tokyo, Japan) with an infrared optical localizer system (Polaris^{TM}, Northern Digital Inc., Waterloo, Ontario, Canada) fixed to the scanhead. Image and position data were recorded simultaneously on a standard PC (Intel Pentium^{TM} IV, 3.2 GHz, 512MB RAM). All further steps were also performed on this PC.

As ultrasound waves do not penetrate bone, it is not possible to record an entire bone's surface at once. To acquire a complete ultrasound volume, a procedure was developed to collect several overlapping sub-volumes (each containing about 200-300 slices). For each sub-volume, the image data acquisition is performed by moving the scanhead from the top of the humeral head down to the elbow region, the next sub-volume is then recorded with a slight lateral offset to the previous one (fig. 1). After segmentation, the sub-volumes are registered to one another. The segmented and registered sub-volumes form an almost complete and anatomically correct representation of the surface of the humerus.

Fig. 2. Local coordinate system (LCS) for the humerus as defined by the International Shoulder Group [2]. (a) schematic drawing (anterior view), (b) LCS derived from the positions of the bony landmarks determined from the segmentation results

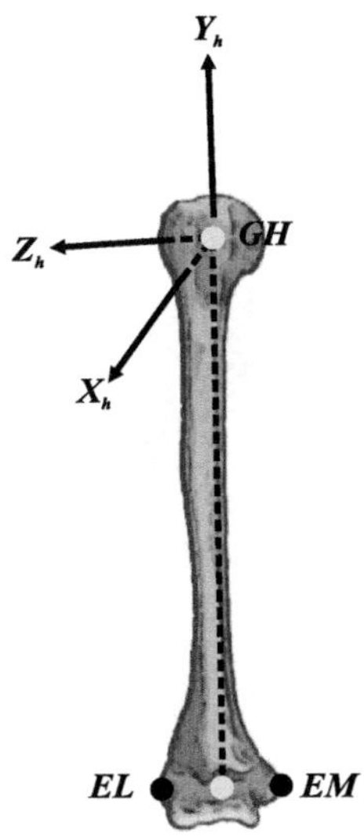

(a)

- GH Glenohumeral rotation center
- EM Most caudal point on the medial epicondyle
- EL Most caudal point on the lateral epicondyle
- O_h Origin, corresponds to GH
- Y_h Line connecting GH and midpoint of EL and EM, pointing to GH
- X_h Line perpendicular to the plane formed by EL, EM and Y_h, pointing forward
- Z_h Line perpendicular to Y_h and Z_h

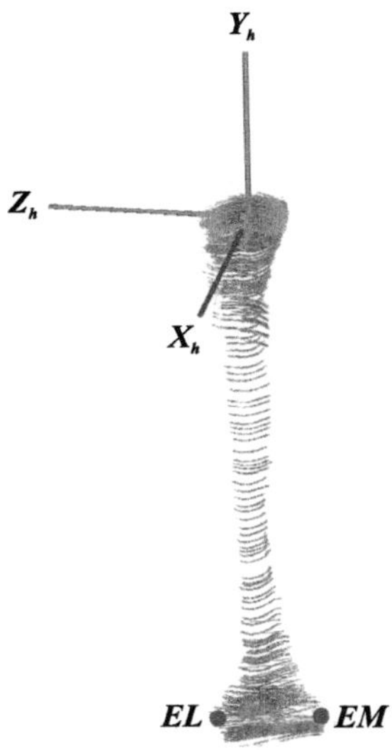

(b)

Segmentation is done using a semiautomatic, locally adaptive process based on classes made available through the Insight Toolkit (ITK) library. Within an interactively defined region of interest roughly approximating the bone's surface, the bony structures are delineated automatically. The segmentation process takes about 4-5 minutes for a volume containing about 1000 slices.

From the segmented image data, i.e. the representation of the humerus surface, a local coordinate system (LCS) of the humerus is derived in accordance with the specification of the International Shoulder Group (ISG) [2]. This coordinate system is used as a reference for all further parameters for the implantation.

The humeral head closely resembles a sphere, but not all of the surface's points can be seen within an ultrasound volume due to the anatomical circumstances, e.g. the top of the humeral head being covered by the acromion. Therefore, a robust approximation algorithm – e.g. as described in [3] – has to be applied to the segmented data of the head region to determine the parameters for an appropriate sphere. The center of this sphere is used as an estimation of the glenohumeral rotation center. Together with the coordinates for the most prominent points on the lateral and medial epicondyle, which are also determined from the segmented ultrasound volume, the sphere's center is used as a basis to reconstruct the humerus LCS (fig. 2) as defined by the ISG.

According to several groups [4, 5], morphometric studies of the humerus show an enormous inter-individual variation of the proximal anatomy of the humeral

Fig. 3. Segmentation results overlaid with the sphere approximating the humeral head and the prosthesis (a) as well as the resection plane (b). The location of resection plane and prosthesis are documented relatively to the local humerus coordinate system.

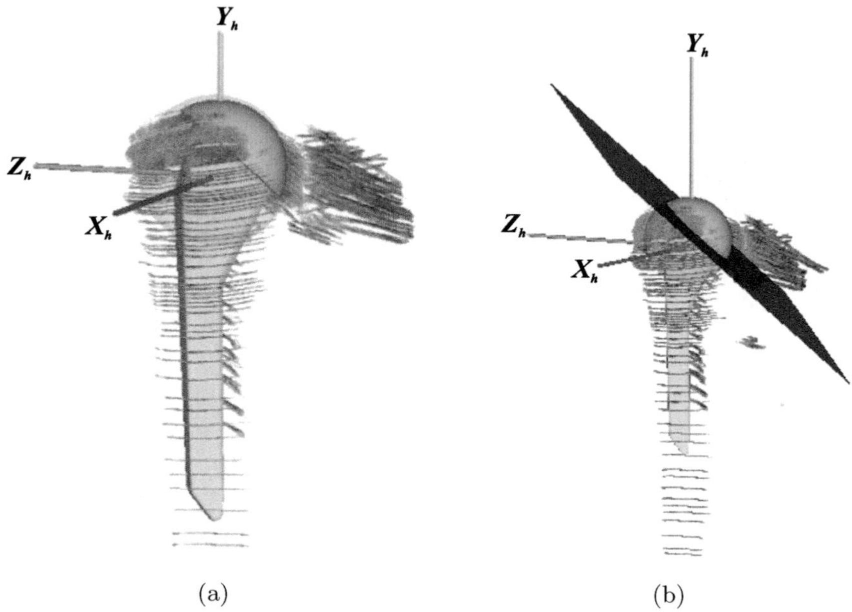

head. Modern so-called 3rd and 4th generation humerus prostheses allow a precise anatomical reconstruction of these individual variations. To determine the correct placement of those prostheses, not only the inclination of the head, but also the posterior and medial offset as well as the individual's retrotorsion have to be taken into account [6]. Therefore, several additional landmarks on the humerus (e.g. an approximation of the collum anatomicum and the intertubercular sulcus) are determined semiautomatically - i.e. the automatically determined approximate position is interactively fine-tuned by the physician. These landmarks are then used to correctly identify the necessary parameters for the resection plane used for the humeral head. The location of the additional landmarks and the humerus prosthesis are documented relative to the humerus LCS.

3 Results

All acquired image volumes could be reasonably segmented. In cases where the segmentation of the bony structures on a slice was unsure, e.g. due to a blurred representation of the bone's surface owing to the scanhead's inclination, the results for that slice were left out to avoid falsely-positive delineations of the humerus surface. This procedure did not present a problem with the completeness of the virtual humerus model due to the large number of slices in each volume.

Using the resulting three-dimensional representation of the humerus, the landmarks necessary for the placement of the resection plane could be interactively identified. The segmentation results as well as the landmarks and the resection plane could be interactively visualized (fig. 3) using an application based on the Visualization Toolkit (VTK). A model of the humeral part of the prosthesis can also be overlaid to give a more intuitive insight into the planned scenario.

4 Discussion

For the investigated volunteers, it could be shown that a purely ultrasound image-guided virtual interactive implantation of a humerus prosthesis is feasible. To review the validity of the determined landmarks and the placement of the resection plane, a cadaver study is planned. Future work also needs to be done on identifying all landmarks fully automatically. This would simplify the interactive placement of the prosthesis and would also potentially lead to a more investigator-independent surgical planning process.

References

1. Konermann W, Gruber G. Ultraschalldiagnostik der Stütz- und Bewegungsorgane. Stuttgart, New York: Thieme; 2000.
2. van der Helm FCT, Makhsous M, van Roy P, Anglin C, et al. ISB recommendation on definitions of joint coordinate system of various joints for the reporting of human joint motion – part II: Shoulder, Elbow, Hand and Wrist. J Biomech in press;.
3. Overhoff HM, Ehrich S, von Jan U. Reliable identification of sphere-shaped femoral heads in 3-D image data. In: Henson KennethM, editor. Medical Imaging 1999: Image Processing. vol. 3661 of Procs SPIE; 1999. p. 1377–1387.
4. Kunz C, Rieder T, Viehweger R. Can ultrasonography be used to measure torsion angle of the humerus? Z Orthop Ihre Grenzgeb 1993;131:307–312.
5. Pearl ML, Kurutz S. Geometric Analysis of Commonly Used Prosthetic Systems for Proximal Humeral Replacement. J Bone Joint Surg Am 1999;81-A(5):660–671.
6. Boileau P, Walch G. The three-dimensional geometry of the proximal humerus. Implications for surgical technique and prosthetic design. J Bone Joint Surg Br 1997;79(5):857–65.

Sonographic Classification of Thermally Coagulated Tissue

S. Siebers[1], U. Scheipers[1], C. Welp[2], J. Werner[2] and H. Ermert[1]

[1]Institute of High Frequency Engineering, Ruhr-University, 44780 Bochum
[2]Institut of Biomedical Engineering, Ruhr-University, 44780 Bochum
Email: stefan.siebers@rub.de

Zusammenfassung. Thermal ablation is well accepted for the treatment of tumors in cases where established therapeutic methods such as surgical resection are either inapplicable or ineffective. However, at present there is a lack of suitable imaging modalities for accurate online monitoring of the coagulation process. The aim of this work is to combine various tissue characterizing ultrasonic parameters in a classification system to differentiate between coagulated and noncoagulated tissue. As a measure of selectivity of each parameter, the area under the receiver operating characteristic (ROC) curve was estimated. The best parameter combination is processed by a classification system using linear classifiers. Classification results are presented in binary coagulation maps.

1 Introduction

With radiofrequency (RF) ablation, soft tissue areas up to 5 cm in diameter can be safely destroyed in one application. Monitoring of the coagulation process to visualize the coagulated zone as well as follow-up examinations are performed using different medical imaging techniques, such as CT, MRI and diagnostic ultrasound. In follow-up examinations contrast enhanced CT, MRI and ultrasound are reported to be useful to differentiate between coagulated and viable tissue [1].

However, online monitoring of the ablation process is still challenging. CT imaging is reported to be too imprecise when used during therapy. MRI allows the assessment of the temperature distribution inside the tissue and therefore of the extent of the coagulation using heat sensitive sequences. Nevertheless, specially designed MRI compatible equipment is required, apart from general disadvantages as expenses and complexity of this modality.

In conventional B-Mode imaging, often a hyperechogenic zone caused by microbubbles of gas is visible. However, the gaseous zone is not correlated with the coagulation inevitably, therefore, using B-Mode imaging exclusively is reported to be insufficient. In addition, the effect on B-Mode images is strongly dependent on the therapeutic device used. Therefore, alternative ultrasound based methods have been widely examined towards their applicability for monitoring of thermal

Abb. 1. Needle electrode (left) and photograph of the coagulated zone (right). The active tip of the needle electrode has 6 micro holes for infusion of saline solution into the tissue. The electrode was placed perpendicular to the imaging plane.

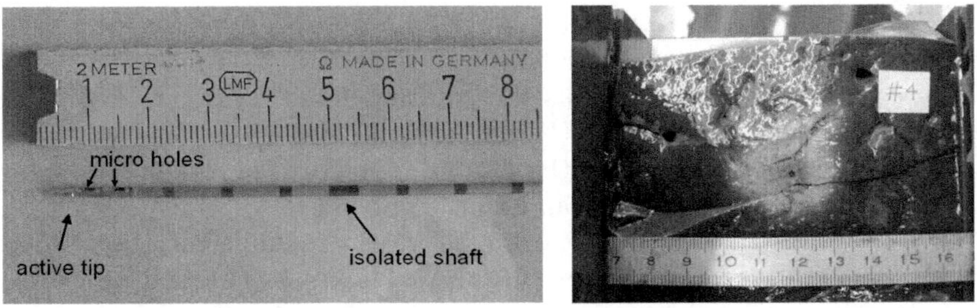

therapies, including temperature estimation [2], attenuation estimation [3], and elastography [4]. However, in general one parameter was used exclusively.

In this work, the application of tissue characterizing parameters from spatial and spectral domain is proposed to characterize coagulated tissue. The usage of spectral parameters is motivated by findings that reveal alterations in the spectral behavior of coagulated tissue. Therefore, in this study spectral parameters including attenuation estimates are used. Since changes in intensity and texture in B-Mode images during the experiments can be observed, texture parameters of first and second order have also been added to the investigation.

The parameters are combined in a multi parameter approach. In a first step, various parameters are evaluated towards their potential in differentiating coagulated from viable tissue. The best performing combination of parameters is processed by a classification system using linear classifiers.

2 Experiments and Data Acquisition

Measurements were performed on bovine liver samples in vitro. Coagulation was induced using an RF-ablation device (Elektrotom HiTT 106, Integra ME GmbH, Tuttlingen, Germany). The system consists of a 60 W, 375 kHz RF generator to which needle and neutral electrode are connected, and of a piston pump which delivers saline solution to the needle electrode for open perfusion (Fig. 1). Ultrasonic imaging of liver samples was done using a Siemens Antares diagnostic ultrasound system (3.5 MHz (C5-2) curved array transducer). RF data were acquired using the Siemens Axius Direct Ultrasound Research Interface (URI), which provides RF data at 40 MHz sampling rate and 16 bit resolution. Afterwards the liver samples were sliced along the imaging plane and photographs of the coagulated zone were taken to serve as a reference (Fig. 1).

In total, 10 experiments have been carried out for this study. The power of the RF generator was set to 20 W, saline flow was set to 75 ml/h. Duration of the coagulation process was varied from 5 to 8 minutes to produce coagulations of different size.

3 Calculation of Tissue Characterizing Parameters

Each set of RF data was subdivided into up to 1700 overlapping ROIs in order to allow a spatially resolved calculation of parameters. The size of the window was set to 128 samples (3.9 mm) axially and 16 lines (4 degrees) laterally. Overlap was set to 50 % axially and laterally.

The coagulated zone as well as the noncoagulated zone were delineated in the B-Mode images according to the photographs and, thus, binary masks were created having the same size as the B-Mode images. The masks were used to create two classes for coagulated and noncoagulated tissue.

All texture parameters were calculated after demodulating the RF signals using Hilbert transform. Moreover, for the calculation of second order texture parameters, image data were quantized to 64 intensity levels.

First order texture parameters account for variations in intensity without spatial reference, second order texture parameters account for changes in the spatial arrangement of intensities. First order parameters used in this study were maximum, minimum, mean value, signal-to-noise ratio, squared signal-to-noise ratio, standard deviation, contrast, entropy, kurtosis, skewness, and full-width-at-half-maximum of intensities. Second order texture parameters were extracted from normalized cooccurrence matrices [5] and include contrast, inverse difference moment, entropy, second angular moment, and correlation.

To consider changes in spectral properties due to the coagulation process, 21 parameters from the frequency domain were calculated. Spectral estimates were obtained using Fourier transform (FT) as well as autoregressive modeling (AR) using the Burg method. The optimal order of the AR-model was determined using the Akaike information criterion to be 14.

As backscatter measures midband, slope and intercept values of a straight-line fit to the spectrum were used. Frequency dependent attenuation coefficients were also used. The center frequency for attenuation estimation was determined using spectral moments as well as a least square fit to the spectrum. Estimates of attenuation coefficients were obtained using multi-narrowband [6] and spectral shift method [7]. Furthermore, estimated coefficients of the autoregressive model of order 14 were used as tissue characterizing parameters.

4 Classification

The Maximum-Likelihood measure was used for classification. Out of the 2863 ROIs obtained using the binary masks, 1322 ROIs represent group 1 (coagulated) and 1541 ROIs represent group 2 (noncoagulated). The parameter values were assumed to be approximately normally distributed. Each ROI was classified separately. Classification was done by total cross validation over cases, i.e. for classification of one ROI the remaining ROIs of the same case were left out and thus not included in the training data set. The best parameter combination found by sequential forward selection was processed by the classifier. Classification results were visualized in binary coagulation maps. Sensitivity and specificity for each coagulation map were determined.

Abb. 2. Classification result. B-Mode image with superimposed manually delineated coagulation zone (left), and B-Mode image with superimposed coagulation map obtained by the classification system (right).

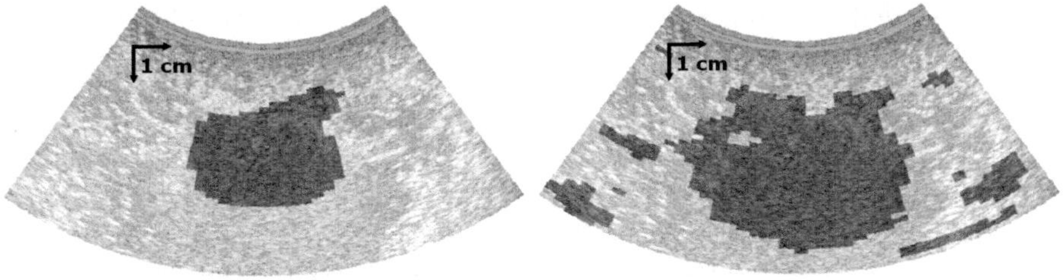

Tabelle 1. Sensitivities and specificities for the 10 cases

Case	1	2	3	4	5	6	7	8	9	10	$\sum$
SE	0.86	1.00	0.99	0.99	0.97	1.00	0.93	1.00	0.93	1.00	0.97±0.05
SP	0.90	0.84	0.91	0.81	0.79	0.91	0.90	0.61	0.88	0.88	0.84±0.09

5 Results and Discussion

Each ROI was classified separately by total cross validation over cases. The classification results were presented in scan converted binary coagulation maps and superimposed on the B-Mode images (Fig. 2). In 9 out of 10 experiments the determined coagulated zone was of the same order of magnitude as the coagulated zone determined from the photographs. Classification results using the maximum-likelihood classifier are presented in Table 1. Sensitivity *SE* and specificity *SP* were determined for each coagulation map using the photographs as the gold standard, yielding SE=0.97±0.05 and SP=0.84±0.09, respectively. The lower specificity is mainly caused by a slight overestimation of the coagulated zone. This may be partly due to the coarse resolution caused by the ROI size used. Therefore, future steps will include an investigation of the influence of the ROI size to find a trade-off between resolution and variance of the parameter estimates.

Another source of error is introduced by manually delineating the coagulated zone in the B-Mode images. However, this can be overcome by an automated registration of photographs and B-Mode images.

The evaluation of 40 parameters confirmed that differentiating between coagulated and noncoagulated tissue using one parameter exclusively is not recommendable. For example, using the best performing parameter SNR on its own for classification yielded sensitivity and specificity of *SE*=0.93±0.05 and *SP*=0.73±0.05. Similar experiences have been made within the scope of other ultrasonic tissue characterizing applications [8,9].

6 Acknowledgements

This work is an activity of the Ruhr Center of Excellence for Medical Engineering (Kompetenzzentrum Medizintechnik Ruhr, KMR) Bochum. It is supported by the German Federal Ministry of Education and Research (Bundesministerium für Bildung und Forschung), grant No. 13N8079, and Siemens Medical Solutions, Siemens AG.

Literaturverzeichnis

1. Goldberg SN, Gazelle GS, Mueller PR. Thermal ablation therapy for focal malignancy. Am J Roentgenol 2000;174:323–331.
2. Simon C, Vanbaren P, Ebbini E. Two-dimensional temperature estimation using diagnostic ultrasound. IEEE Trans Ultrason Ferroelectr Freq Control 1998;45(4):1088–1099.
3. Bevan PD, Shedar MD. B-scan ultrasound imaging of thermal coagulation in bovine liver: Frequency shift attenuation mapping. Ultrasound Med Biol 2001;27(6):809–817.
4. Righetti R, Kallel F, Stafford R, Price R, Krouskop T, Hazle J, et al. Elastographic Chracterization Of HIFU-Induced Lesions In Canine Livers. Ultrasound Med Biol 1999;25(7):1099–1113.
5. Haralick RM, Shanmugam K, Dinstein I. Textural Features For Image Classification. IEEE Trans Syst Man Cybern 1973;SMC-3(6).
6. Cloostermans MJTM, Thijssen JM. A beam corrected estimation of the frequency dependent attenuation of biological tissues from backscattered ultrasound. Ultrason Imaging 1983;5:136–147.
7. Fink M, Hottier F, Cardoso JF. Ultrasonic signal processing for in vivo attenuation measurement - short time fourier analysis. Ultrason Imaging 1983;5:117–135.
8. Scheipers U, Ermert H, Sommerfeld HJ, Schurmann MGarcia, Senge T, Philippou S. Ultrasonic multifeature tissue characterization for prostate diagnostics. Ultrasound Med Biol 2003;29(8):1137–1149.
9. Siebers S, Geier B, Scheipers U, Vogt M, Mumme A, Ermert H. Classification of venous thrombosis combining ultrasound elastography and tissue characterization. In: IEEE Ultrason Symp; 2004.

Trends in Time Series of Parameters from Ultrasonic Images Due to Metabolic Activities of the Human Liver

Christian Hansen[1], Ulrich Scheipers[1], Nils Hüttebräuker[1], Michael Gebel[2] and Helmut Ermert[1]

[1]Institut für Hochfrequenztechnik, Ruhr-Universität Bochum, 44780 Bochum, Germany
[2]Abteilung für Gastroenterologie, Hepatologie, Endokrinologie, Zentrum für Innere Medizin, Medizinische Hochschule Hannover, 30625 Hannover, Germany
Email: christian.hansen@ruhr-uni-bochum.de

Abstract Being the biggest inner organ of humans, the liver contributes decisively to metabolism. Hereby, liver activities result from reactions on ingestion and digestion and are assumed to influence the acoustical properties of the liver tissue. In this work we present initial results of the investigation of aforementioned reactions by observing the liver in-vivo with ultrasound during several hours. After extracting various parameters from the recorded radio frequency data sets, time series of these parameters are analysed in order to find relations between a supervised ingestion and changes in the computed time series.

1 Introduction

The liver (*greek: hepar*) is the biggest inner organ of humans performing different metabolic functions. The main tasks of the liver are detoxication of blood, composition, decomposition and modification of metabolites and storage of glycogen. In its function as an exocrine gland the liver also produces biles, which is stored in the gallbladder. The blood supply of the liver is secured from two independent vessel systems. On the one hand the vena porta brings in fresh blood from the gastrointestinal tract (70 % of oxygen supply), on the other hand the arteria hepatica provides a second inflow (30 % of oxygen supply).

Up to now, the human liver has been examined concerning different perspectives and questions using all prevalent imaging modalities. Especially diagnostic ultrasound has become popular due to its flexible, non-ionising and inexpensive application. Ultrasonic research has been done on focal and diffuse lesions (i.e. cysts, cancer, cirrhosis etc.) utilizing tissue characterisation, flow analysis, ultrasound contrast agents, elastography and more. Nevertheless, all investigations were focused on spatial considerations and not on inspections of temporal changes in the (healthy or pathological) liver due to metabolic processes. Thus, the analysis of trends in temporal parameter-charts of ultrasonic data is a novel approach to investigate activities of the liver.

Fig. 1.

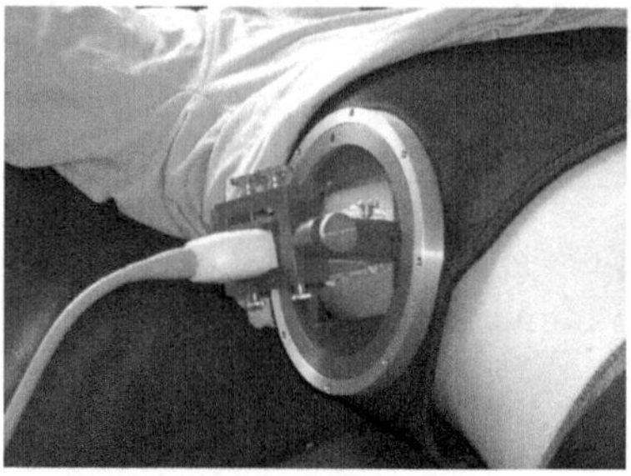

(a) Ultrasound imaging, using a custom made belt to fasten the ultrasound probe.

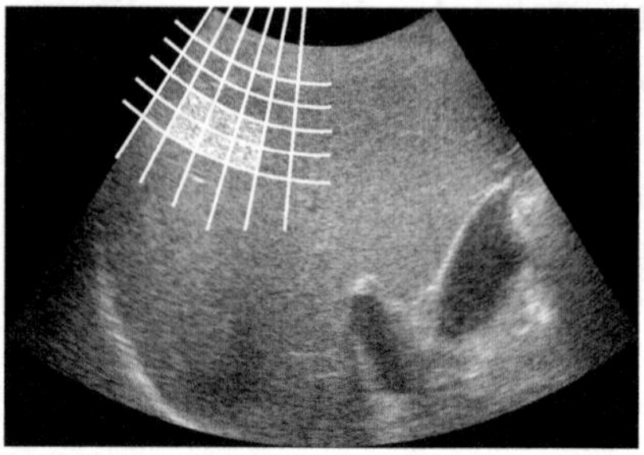

(b) Liver ultrasound image. Segmentation into ROIs and combination of ROIs in an AOI.

The objective of this work is, therefore, the derivation of a relation between a supervised ingestion (activation of the liver) and a change in the corresponding time series computed on parameters that are commonly used in ultrasonic tissue characterization [1]. Such a change in the time series according to a variation in the acoustical properties of the tissue could result from different reasons [2], e.g. an increase of secretion activity, an increase of blood perfusion or changes in pressure due to contraction of the gallbladder.

2 Methods

2.1 Data Acquisition

For a period of three hours the livers of four volunteers (normal weight, according to body mass index, BMI) have been scanned using a Siemens Sonoline Antares ultrasound system (probe: curved array C5-2, center frequency: 3.25 MHz, bandwidth: 5.5 MHz, depth: 13 cm, focus: 6 cm, field of view: 70.5 °, scan lines: 300). In combination with this system we used the Axius Direct Ultrasound Research Interface (URI) to obtain unprocessed, beamformed RF-data with 16 bit resolution and 40 MHz sampling rate. During the aforementioned three-hour-period, one data-frame was acquired and stored every minute.

The ultrasound scans were conducted intercostally on the seventh segment of the liver (upper right corner of the liver). This segment turned out to be particularly suitable for tissue characterisation and functional analysis, since only few larger vessels are crossing. This property results in particular homogeneous tissue. In order to spatially stabilise the data acquisition, the ultrasound transducer was fastened on the probands with a custom made belt (Fig. 1 (a)). Furthermore, probands were instructed to exhale completely before each acquisition. Thus, the imaged liver intersection could be maintained throughout the examination.

Each proband was scanned twice, both times in the morning: The first day completely fasting, the other day fasting in the beginning and then after ingestion of a hardboiled egg to stimulate the liver by lipids.

2.2 Parameter Extraction

For parameter extraction, parts of an existing system for tissue characterization was used [1, 3]. Every data set was subdivided into up to 3000 *Regions Of Interest* (ROIs). The ROIs consisted of 128 sample points in the transducer axial direction and of 16 scan lines in the lateral direction. Their axial and lateral overlaps were 75 % and 50 %, respectively. Thus, each ROI comprises an area of approximately 5.0 mm × 7.0 mm at focal depth (schematic scetch: Fig. 1 (b)).

Up to 130 parameters were calculated for each ROI. These parameters can be divided into two larger groups, i.e. spectrum parameters and texture parameters. *Spectrum parameters:* On the one hand, spectrum parameters were calculated using Fourier transformation after applying a Hamming window to the radio frequency data (RF data) of each ROI. On the other hand, an autoregressive model (AR model) was used to estimate the power spectrum. The order of this model was 15, according to the results achieved by the Akaike information model [4]. For both cases, spectral results of adjacent scan lines were averaged to obtain unbiased estimators. *Texture parameters:* Both first order and second order texture parameters were computed. Hereby, computations were performed on envelope detected data using Hilbert transform. First order texture parameters consisted of different estimates of echo amplitude evaluating the grey value histograms. Second order parameters (i.e. cooccurrence parameters) incorporate spatial relations between grey scale pixels according to [5, 6]. However, those parameters were computed for different distances of the cooccurrance matrix, but only for axial direction to account for the sector geometry of the transducer.

For the last step of parameter extraction a particular homogeneous area within the imaged seventh segment of the liver was chosen and called the *Area Of Interest* (AOI). This AOI comprised an area of approximately 1.6 cm × 2.3 cm at focal depth and, therefore, consisted of 105 ROIs. The values of each parameter (one per ROI) were averaged within this AOI. Admittedly, before averaging the values of the ROIs, an elimination of outliers was performed by using the MAD criterion (*Median Absolute Deviation*). Here, those ROIs of a parameter were neglected whose absolute deviation from their median was greater than six times MAD.

The technique of averaging several small, overlapping ROIs and, hence, merging them to one bigger AOI (instead of directly extracting one parameter per AOI) was conducted in order to achieve unbiased estimations.

2.3 Time Series Analysis

Stringing all computed values of one parameter together and plotting them over time, one time series per parameter is obtained. Several statistical techniques were carried out for time series analysis [4, 7]. However, this analysis was only performed in time domain, so far. In order to compensate for noise effects and to better detect changes in time series, we smoothed the series by using moving average filters of different window-length, smoothing splines by incorporating a smoothing-parameter of 15 and linear regression models of different orders.

Before accomplishing these smoothing techniques, temporal median filtering was conducted using a window-length of five, in order to reduce the contribution of outliers.

Furthermore, the time series were analysed in intervals, dividing the series in time segments with respect to their local trends. This division has been conducted by automatically detecting trend reversals [7] and fitting a first order linear regression model within these intervals.

3 Results

The analysis of the computed time series showed that a first group of parameters (consisting of both texture and spectral parameters) are not affected by the lipid-stimulation. A change or trend reversal can neither be detected in the fasting nor in the non-fasting time series. However, in addition to this first group a second group of parameters (consisting of both types of parameters, too) showed a trend reversal in their non-fasting time series, while the results obtained from the fasting series featured no trend reversal.

In figure 2 the median-filtered time series of the normalised second order texture parameter *Contrast* [5, 6] are exemplarily shown for the fasting (a) and the non-fasting (b,c) case of one proband (activation 31 minutes after the start of the examination, BMI $= 20.8\,\mathrm{kg/m^2}$). In order to smooth the time series, the fasting (a) as well as the non-fasting charts (b) were processed using smoothing splines. Apparently, the fasting series stays stationary, oscillating on a constant level. However, the non-fasting series appears to change its level over time. Performing the detection of trend reversals on the non-fasting series (c), a trend reversal can be found 21 minutes after the ingestion. This delay corresponds to the time of an increase of portal blood circulation after an ingestion and, hence, seems to be also reasonable from a medical point of view.

4 Conclusion

The described results encourage for further investigations. Currently, a larger data base is built up by scanning more probands. However, future examinations will be conducted using an ECG trigger (ECG: electrocardiogram) in order to enhance the stabilisation of data acquisition. Investigations have to be made to ensure that computed trends are deterministic (i.e. result form lipid stimulation) and not stochastic. In particular examinations with no activation have to be analysed concerning the observed oscillations. For the next step, parameters will be combined to reduce their large number by applying principal component analysis. Furthermore, future investigations will be conducted not only in the time domain, but also in the frequency domain. Therefore, analysis using joint-time-frequency techniques [8] are considered promising.

Fig. 2. Time series of normalised second order texture parameter *Contrast*.

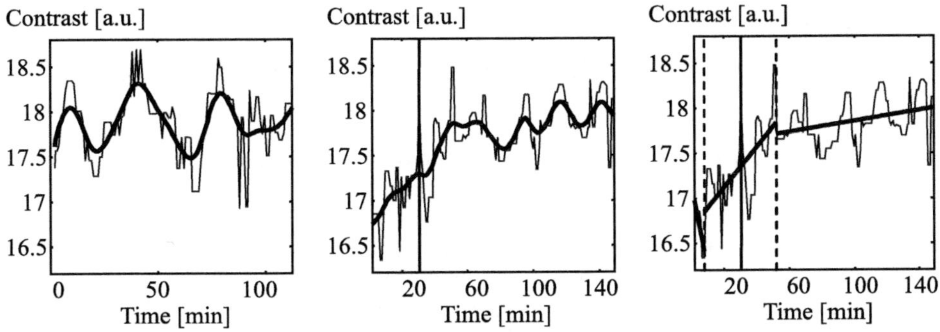

(a) No activation. Median-filtered series (thin) and smoothing splines (bold).

(b) 31 minutes activation (vert. line). Median-filtered series (thin) and smoothing splines (bold).

(c) 31 minutes activation Median-filtered (thin), trend reversals (dashed), first order regression (bold).

Acknowledgement. This work is an activity of the Ruhr Center of Excellence for Medical Engineering (Kompetenzzentrum Medizintechnik Ruhr, KMR), Bochum. We would like to thank Siemens Medical Solutions for providing us with the Axius Direct Ultrasound Research Interface (URI).

References

1. Scheipers U, Ermert H, et al. Ultrasonic multifeature tissue characterization for prostate diagnostics. Ultrasound Med Biol 2003;29(8):1137–1149.
2. Teichgraeber UKE, Gebel M, et al. Effect of respiration, exercise, and food intake on hepatic vein circulation. J Ultrasound Med 1997;16:549–554.
3. Scheipers U, Ermert H, et al. Ultrasonic tissiue characterization for prostate diagnostics: Spectral parameters vs. texture parameters. Biomed Tech (Berl) 2003;48(5):122–129.
4. Shumway RH, Stoffer DS. Time series analysis and its applications. Springer, New York; 2000.
5. Haralick RM, et al. Textural features for image classification. IEEE Trans Syst Man Cybern C 1973;3(6):768–780.
6. Valckx FM, Thijssen JM. Characterization of echographic image texture by cooccurrance matrix parameters. Ultrasound Med Biol 1997;23(4):559–571.
7. Schlittgen R, Streitberg BHJ. Zeitreihenanalyse. 9th ed. Oldenbourg, München; 2001.
8. Qian S, Chen D. Joint time-frequency analysis: Methods and applications. Prentice-Hall, Upper Saddle River; 1996.

Simulation von Ultraschallbildern für ein virtuelles Trainingssystem für endoskopische Longitudinal-Ultraschalluntersuchungen

Silke Bommersheim[1], Ulf Tiede[1], Eike Burmester[2], Martin Riemer[1] und Heinz Handels[1]

[1]Institut für Medizinische Informatik, Universitätsklinikum Hamburg-Eppendorf, Martinistr. 52, 20246 Hamburg
[2]Abteilung für Hepatologie und Gastroenterologie, Medizinische Klinik, Sana Kliniken Lübeck GmbH, Kronsforder Allee 71-73, 23560 Lübeck
Email: s.bommersheim@uke.uni-hamburg.de

Zusammenfassung. Die longitudinale endoskopische Ultraschalltechnik ist aufgrund vielfältiger ungewohnter Schnittführungen sehr schwer zu erlernen. Um den Lernaufwand zu verringern wurde ein virtuelles Trainingssystem für endoskopische Longitudinal-Ultraschalluntersuchungen entwickelt. Mit der hier vorgestellten Methode werden als Weiterentwicklung des Trainingssystems Ultraschallbilder auf der Basis segmentierter Volumendaten simuliert. Für jedes segmentierte Objekt des zugrundeliegenden anatomischen Modells werden Ultraschalleigenschaften definiert. Durch Berechnung der Reflexion und der Dämpfung werden Objektkanten realistisch dargestellt. Es gelingt, die für Ultraschallbilder bedeutende Speckle-Struktur zu approximieren. Das Trainingssystem wird durch die simulierten Ultraschallbilder wesentlich verbessert.

1 Motivation

Der endoskopische Ultraschall (EUS) stellt eine Kombination aus Endoskopie und Sonographie dar und wird zur Untersuchung des Gastrointestinaltraktes und angrenzender Organe eingesetzt. Der Vorteil der longitudinalen gegenüber der radialen EUS-Technik besteht darin, dass Feinnadelpunktionen und Interventionen unter Ultraschalleinsicht vorgenommen werden können. Die longitudinale EUS-Technik ist jedoch sehr schwer zu erlernen. Die vielfältigen Schnittführungen mit einem Longitudinalscanner sind für den Mediziner ungewohnt und erfordern ein hohes Maß an Erfahrung in der Orientierung. Da die Ausrichtung der Ultraschallsonde im Gegensatz zur konventionellen Ultraschalltechnik nicht sichtbar ist, muss die Orientierung anhand anatomischer Leitstrukturen erfolgen. Durch die Flexibilität der Echoendoskopspitze werden Schnittbilder erzeugt, die keinem herkömmlichen Anatomie-Atlas zu entnehmen sind. Sichere Kenntnisse der anatomischen Strukturen sind jedoch für eine Interpretation der Bilder unerlässlich.

Um den Lernaufwand der longitudinalen EUS-Technik zu verringern wurde daher auf der Basis der VOXEL-MAN Visualisierungsumgebung [1] ein virtuelles Trainingssystem entwickelt [2, 3]. Das zugrunde liegende dreidimensionale anatomische Modell basiert auf dem Visible Human Datensatz. Mit dem Trainingssystem können virtuelle EUS-Untersuchungen für sechs charakteristische Positionen der Ultraschallsonde erprobt werden. Eine EUS-Szene besteht aus einem dreidimensionalen Übersichtsbild, welches die Lage und Ausrichtung der Sonde in Relation zu wichtigen Leitstrukturen zeigt und dem dazugehörigen anatomischen Farbschnittbild, in dem die im Schallsektor liegenden Strukturen zu sehen sind. Für jede Position der Sonde werden 3060 Einzelbilder vorberechnet. Der Benutzer kann den Schallkopf in zwei Richtungen interaktiv rotieren, so dass alle für die EUS wichtigen Organe und Strukturen erreicht werden. Die anatomischen Farbschnittbilder unterscheiden sich jedoch sehr stark von realen Ultraschallaufnahmen. Die mit dem Trainingssystem erworbenen Fähigkeiten sind folglich nur beschränkt auf die Anwendung einer realen EUS-Untersuchung übertragbar.

Ziel dieses Projektes war es daher, eine Simulationsmethode zu entwickeln, nach der möglichst realistisch aussehende Ultraschallbilder auf der Basis segmentierter Volumendaten für das EUS-Trainingssystem berechnet werden können. Neben dem Erlernen spezieller Anatomiekenntnisse mittels einer integrierten Wissensbasis, sollen Strukturen wie sie im Ultraschallbild erscheinen, interpretiert werden. Dadurch soll es erleichtert werden, die mit dem Trainingssystem erworbenen Kenntnisse anzuwenden.

An das Simulationsverfahren werden folgende Anforderungen gestellt. Konturechos von Grenzflächen sollen realistisch abgebildet werden. Artefakte, wie z. B. Schallschattenartefakte und die distale Schallverstärkung, sollen simuliert werden. Des Weiteren liegt eine besondere Herausforderung in der Simulation der Speckle-Struktur (in der klinischen Ultraschallanwendung Echostruktur genannt). Speckles entstehen in der Ultraschallbildgebung aus der komplexen Gewebsstruktur durch Interferenzen vieler in einem Volumenelement gestreuter Teilwellen. Für die Integration in das Trainingssystem müssen die simulierten Ultraschallbilder zudem in einer akzeptablen Zeit berechnet werden können.

2 Stand der Forschung

Es gibt einige Ansätze für die Simulation von Ultraschallbildern. Rohlfing [4] simuliert die Ultraschallausbreitung mittels der Diskretisierung der Wellengleichung. Das Verfahren wird anhand von Phantombildern verifiziert. Sehr gut dargestellt werden Artefakte, die Bilder sind jedoch frei von Speckles. Das Field II-Projekt (Jensen et al.) [5] nutzt einen signaltheoretischen Ansatz. Ein im Schallfeld reflektiertes Signal wird mittels der räumlichen Impulsantwort eines linear akustischen Systems beschrieben. In einem Vorverarbeitungsschritt werden die Daten angereichert, indem pro Auflösungszelle wenigstens zehn Punktstreuer definiert werden. Das Verfahren wurde für ein Visible Human Farbschnittbild angewendet. Das resultierende Bild überzeugt aufgrund einer vorhandenen Speckle-Struktur. Die aufwendige Approximation der Speckles wirkt sich jedoch deutlich in der Laufzeit aus. Die Berechnung eines einzelnen Bildes mit 200.000 Punktstreuern benötigt auf einer 800 MHz Maschine rund drei Stunden [5].

3 Methoden

Zunächst wird zur Abbildung der Objektgrenzen die Schwächung des Ultraschalls beim Durchlaufen des Gewebes simuliert. Das charakteristische Speckle-Muster wird anschließend ergänzt.

Grundlegend für die Ultraschallbildgebung sind die unterschiedlichen akustischen Eigenschaften der Körpergewebe. Über die bei der Segmentierung zugewiesenen Objektmarker werden die Ultraschalleigenschaften (Phasengeschwindigkeit, Massendichte, Dämpfungskoeffizient) an jedem Volumenelement des Datenvolumens annotiert. Ein Ultraschallimpuls mit einer bestimmten Ultraschallfrequenz wird entlang eines Strahls ins Gewebe gesandt. Bei Änderung der Schallimpedanz wird die Stärke der reflektierten Energie berechnet. Die Energie wird in Abhängigkeit von der Distanz zur Ultraschallsonde und des Dämpfungskoeffizienten geschwächt. In Richtung der Ultraschallsonde reflektierte Echosignale werden wie beim Impulsechoverfahren dargestellt. Die Amplituden des Echosignals werden als Grauwerte kodiert im sogenannten B-Bild (engl. brightness) eingetragen.

In den simulierten B-Scans sind Echos an Objektkanten dargestellt, sie weisen jedoch keine für eine gute Approximation von Ultraschallbildern wichtige Speckle-Struktur auf. Für die Simulation des Speckle-Musters bedeutet der Detailverlust bei der Digitalisierung des Visible Human eine Schwierigkeit. Zusätzlich verschärft wird das Problem dadurch, dass die Ultraschalleigenschaften der Gewebe nur über die Objektmarker bestimmt werden können. Da im Verhältnis zur Wellenlänge kleine Gewebsstrukturen für die Speckles verantwortlich sind, ist somit eine physikalisch fundierte Simulation des Speckle-Musters nur eingeschränkt möglich. Das Speckle-Muster wird auf anderem Wege nachgebildet. Im zweiten Schritt der Simulation wird dazu eine Speckle-Map aus Rayleigh-verteilten Zufallszahlen erstellt. Die Grauwerte benachbarter Pixel im Ultraschallbild dürfen nicht als statistisch unabhängig betrachtet werden. Daher wird die Speckle-Map zeilen- und spaltenweise mit Binomialmasken gefiltert, so dass eine realitätsnahe laterale und axiale Ausdehnung der Speckles entsteht. Des Weiteren wird die Helligkeit der Speckles in Abhängigkeit von der Gewebeklasse bestimmt. Das simulierte Speckle-Muster wird dem B-Bild überlagert.

4 Ergebnisse

Die Bewertung der Ergebnisse erfolgte anhand optischer, qualitativer Vergleiche mit realen Ultraschallbildern. Organgrenzen und Gefäßwände werden realistisch dargestellt.

In Abbildung 2 wird ein simuliertes Ultraschallbild der Leber dargestellt. Die Lebergefäße zeigen sich als schwarze, längliche oder runde Flecken. Nur solche Gefäßwände erscheinen hell, auf die der Ultraschall nahezu senkrecht trifft. Deutlich ist zudem die Ultraschalldämpfung und die helle schallkopfferne Darstellung des Diaphragmas zu erkennen. Die Simulation dieser Strukturen korreliert sehr gut mit denen im realen Ultraschallbild eines Patienten (Abb. 1). Weiter gelingt die Simulation von Schallschattenartefakten sehr gut. So wird z. B. der Schall

Abb. 1. Reales Ultraschallbild der Leber eines Patienten.

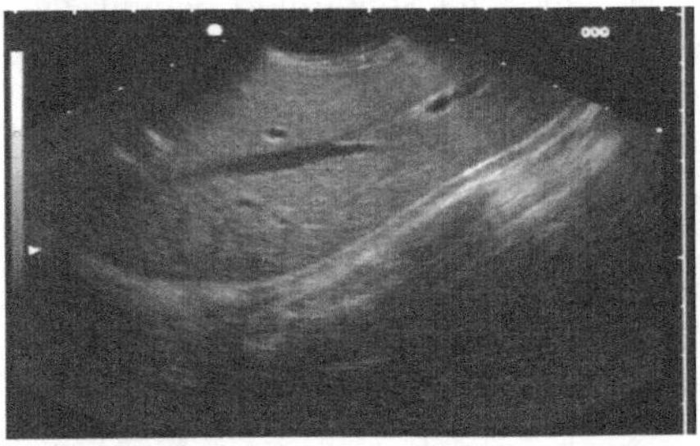

Abb. 2. Simuliertes Ultraschallbild der Leber.

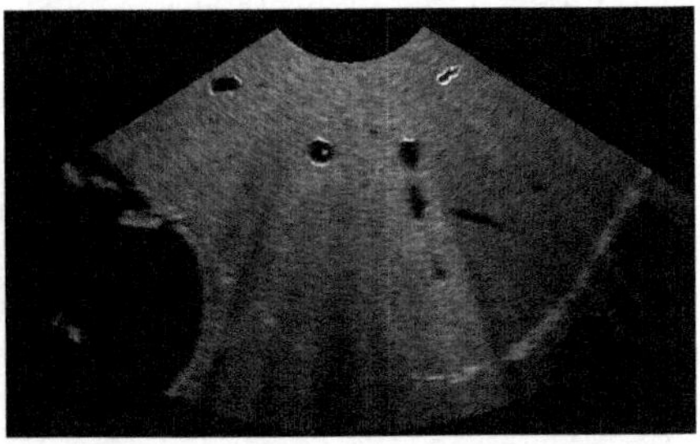

an den Rippen total reflektiert, so dass dahinter liegende Strukturen nicht sichtbar sind. Durch die simulierte distale Schallverstärkung erscheint Gewebe, das hinter einer schwach dämpfenden Struktur liegt, heller als benachbartes Gewebe. Spiegel-, Wiederholungs- und Laufzeitartefakte wurden nicht berücksichtigt. Auf letztere wurde bewusst verzichtet, damit bei der Adressierung der Voxel eine korrekte Information der Wissensbasis sichergestellt ist.

Das berechnete Speckle-Muster kommt dem eines realen Ultraschallbildes sehr nahe. Die Größe der Speckles korrespondiert zu der verwendeten Ultraschallfrequenz. Die Helligkeit der Speckles der unterschiedlichen Gewebetypen ist realistisch. Nicht berücksichtigt wurden gewebsspezifische Speckle-Größen. Der Realitätsanspruch an das Speckle-Muster für den Einsatz in einem Lehr- und Lehrsystem wird jedoch erreicht.

Die Berechnungszeit eines Bildes mit einem 3 GHz PC von vier bis fünf Sekunden ermöglichte die Simulation der Ultraschallbilder für die sechs Positionen und die gewünschten Ausrichtungen der Sonde in einer akzeptablen Zeit. Die erzeugten Bildfolgen wurden in einem QuickTime VR Format in das virtuelle Trainingssystem integriert. Abbildung 3 zeigt eine EUS-Szene aus Sicht des Fundus des Magens. Die Lage der Sonde und die Ausrichtung des Schallsektors zeigt das dreidimensionale Übersichtsbild (oben links). Weiter sind das zugehörige simulierte Ultraschallbild (oben rechts) und eine korrespondierende reale Ultraschallaufnahme (unten) zu sehen. Ein Vergleich des simulierten mit dem realen Ultraschallbild liefert eine sehr gute Übereinstimmung des Speckle-Musters sowie der Echokante bei senkrechtem Schalleinfall auf das Gefäß. Mittels der integrierten Wissensbasis können die im Ultraschallbild enthaltenen Objekte abgefragt, beschriftet und eingefärbt werden, so dass deren Ausdehnung erkennbar wird.

5 Schlussfolgerung

Mit dem virtuellen EUS-Trainingssystem wird der Lernaufwand der longitudinalen EUS-Technik reduziert, indem die Orientierung anhand von Leitstrukturen geschult wird und spezielle Anatomiekenntnisse vermittelt werden. Das System wurde durch simulierte Ultraschallbilder, die auf der Basis segmentierter Volumendaten berechnet werden, wesentlich verbessert. Durch die hier vorgestellte

Abb. 3. EUS-Szene des splenoportalen Konfluenz. Sicht aus dem Fundus des Magens auf die obere Gekrösevene (OGV) mit splenoportalem Konfluenz (SPK) und Pankreas (P). Oben: Dreidimensionales Übersichtsbild mit Schallsonde und Schallkegel und zugehöriges simuliertes Ultraschallbild. Unten: Reale EUS-Aufnahme, die zu dem rot markierten Ausschnitt (oben) korrespondiert.

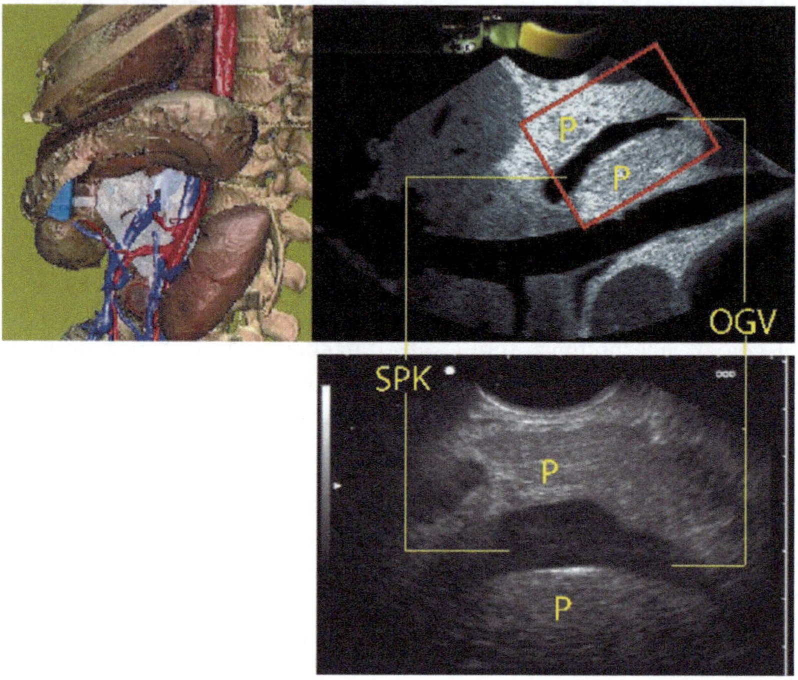

Methode gelang es, realistisch aussehende Ultraschallbilder zu simulieren, die es nun ermöglichen die Strukturen, so wie sie bei einer echten EUS-Untersuchung erscheinen, zu interpretieren.

Literaturverzeichnis

1. KH Höhne and et al. A new representation of knowledge concerning human anatomy and function. Nat Med 1995;1(6):506–511.
2. Hacker S, Tiede U, Burmester E, Höhne KH. Ein virtuelles Trainingssystem für endoskopische Longitudinal-Ultraschalluntersuchungen. In: Procs BVM; 2002. p. 149–152.
3. Burmester E, Leineweber T, Hacker S, Tiede U. EUS meets VOXEL-MAN. Hitachi Medical Systems (DVD-ROM); 2003.
4. Rohlfing T. Simulierte Ultraschallbildgebung und in der medizinischen Diagnostik auftretende Artefakte. Diplomarbeit. Universität Karlsruhe; 1997.
5. Jensen JA, Nikolov S. Fast simulation of ultrasound images. IEEE Ultrasonics Symposium in Puerto Rico 2000.
6. Bommersheim S. Simulation von Ultraschallbildern auf der Basis segmentierter Volumendaten am Beispiel des Visible Human. Diplomarbeit. Universität zu Lübeck; 2004.

High Performance Implementation for Simulation of Brain Deformation

Grzegorz Soza[1,2], Roberto Grosso[1], Christopher Nimsky[2], Günther Greiner[1] and Peter Hastreiter[1,2]

[1]Computer Graphics Group, University of Erlangen-Nuremberg
[2]Neurocenter, Department of Neurosurgery, University of Erlangen-Nuremberg
Email: soza@informatik.uni-erlangen.de

Abstract Intraoperative movement of brain tissue is a central problem in the context of accuracy of image-guided neurosurgery. One of the strategies compensating for this issue is to perform a physically-based biomechanical simulation of the occurring phenomenon. Thereby, the computational expense is of big concern. In this paper, we present a parallel framework for modeling the intraoperative brain deformation. Within this system, it is possible to perform simulations on high resolution meshes even consisting of millions of elements. Experiments with the implemented algorithm using a cluster equipped with eight processors showed a great improvement in computation time in comparison to a standard single processor implementation.

1 Introduction

The accuracy of neuronavigation systems suffers from intraoperative brain deformation known as "brain shift". Commercially available image guided surgery systems are based on extrinsic (e.g. fiducial markers) or anatomical features (e.g. skin surface points). However, with this information, only rigid transformations between pre- and intraoperative data can be calculated and subsequently used for navigation. This does not account for the highly complex non-linear deformation of brain tissue during the course of surgery. Therefore, the assessment of brain shift has been subject of intensive research of various groups in recent years. In this context, a number of methods has been developed including registration approaches [1] and simulation strategies based on biomechanical models [2, 3]. However, algorithms simulating deformations of soft tissue under the influence of real physical factors are characterized by high computation times. This makes their application difficult for intraoperative use.

In [4], a fast simulation method was presented, where volumetric calculations were reduced with the use of a condensation technique into a model considering surface nodes only. Hansen *et al.* [5] used regions of interest to select levels of accuracy between different parts of the brain. In this hybrid approach, a dynamic finite element model was applied around the surgical target point, whereas in other parts of the brain static computations were performed. A parallel implementation accelerating brain shift simulation was presented in [6]. This approach, however, suffers from imbalance of matrix assembly among processors.

In order to compensate for and analyze the brain shift phenomenon, we have already introduced a biomechanical model describing and simulating brain deformation [7]. In this paper, an extension of the previous work is presented. Aiming at the use of the simulation model during neurosurgery, a parallel simulation approach has been developed in order to accelerate the calculations. The efficiency of this parallel implementation has been evaluated on a PC cluster exhibiting a great improvement in computation time over the single processor approach. Within this framework, it is also possible to follow and visualize the direction and the magnitude of the simulated deformation of brain tissue. Furthermore, insight into volumetric changes of brain structures is obtained, thus providing additional information contributing to the improvement of surgical outcomes. The simulation model has been already applied to surgical cases, based on pre- and intraoperative MR data, demonstrating its value [7, 8]. In this work we concentrate on the details of the parallel framework.

2 Parallel Framework

In the numerical deformation model, the brain is assumed to be a linearly elastic tissue saturated by a viscous fluid. This is expressed in a coupled set of equations describing the behavior of poroelastic materials [7]. This system of constitutive equations is discretized based on the Galerkin weighted residuals method. In order to perform a numerical simulation, volumetric geometry has to be provided. For this purpose, a surface consisting of regular triangles is generated from preoperative MR brain data in a first step. Based on this representation, a tetrahedral geometry is created.

In order to perform parallel assembling of the presented equations, the generated mesh has to be partitioned. In order to optimally use computational resources of all processors, it is important to ensure that local parts of the mesh have approximately the same number of elements and corresponding vertices. On the other side, connectivity between local parts shall be taken into account in order to minimize the communication between the processors, which is a time consuming event. In this context, the optimal partitioning is accomplished using the METIS package [9]. Thereby, a unique number corresponding with one of the available CPUs is assigned to each mesh element. According to this partitioning, the elements and their corresponding vertices are distributed among all processors with the use of message passing interface (MPI) commands. The optimized partitioning contributes to a better balance in the matrix assembly and linear system solving process. However, the vertices located at the boundary of neighboring partitioning regions are accounted for in a separate way since they have to be distributed to more than one processor. These special vertices are called "ghost vertices". Additionally, local-to-global mappings are appropriately defined in order to operate efficiently on both distributed elements and vertices.

In a further step, a part of the global matrix is assembled by each processor based on the locally stored mesh structure and the boundary conditions are set. Subsequently, the results from all processors are summed up and the global linear

Table 1. Cluster architecture (per node)

Component	Description
CPU	2 × 2.66 GHz Intel Xeon, 533 MHz, 512 KB Cache
Memory	3 GB ECC DDR-RAM
Network	onboard dual port 10/100/1000 BASE-T Gigabit Ethernet
Hard disk	hotplug ST336607LC 36.7 GB Ultra320 SCSI
Operating system	Linux Suse 8.2

system is created. Finally, the system of equations is solved with the Portable, Extensible Toolkit for Scientific Computation (PETSC) library [10].

Based on the resulting displacement vector field, the input intensity data is recalculated and both the deformed brain volume and the visualization of the simulated displacements are provided for analysis.

3 Results

A series of computational experiments with the described method were conducted in patients undergoing craniotomy. In this context, three pairs of pre- and intraoperative T1-weighted scans consisting of 512 x 512 x 160 voxels of size 0.44 mm x 0.44 mm x 0.89 mm were considered. In a preliminary step, volumetric tetrahedral meshes of varying resolution were generated from the preoperative images rigidly registered to the corresponding intraoperative data.

The performance of the presented parallel framework was analyzed on a IA32 cluster. The architecture consisted of 4 blade servers (see Table 1) networked with 1000 Mbps Gigabit Ethernet.

For each mesh, 5 simulation runs using identical conditions were performed on one, two, four and all eight processors, respectively. Altogether 20 simulations were performed for each case, giving the number of 60 runs in all experiments, which provided sufficient data for statistical evaluation of the computation times. The mean values of the measured times (calculated from 5 experiments each) for all three series of experiments are presented in Figure 1.

In addition to the performance analysis, visualization of the simulated brain deformation was conducted showing good correlation of the obtained results and the acquired intraoperative MR scans (Figure 2).

4 Discussion

In the conducted experiments, our implementation showed scaling behavior with respect to the number of nodes used for the computation. The times required for matrix assembly and solving resulting system of equations were drastically

Fig. 1. Resulting performance of the parallel implementation with logarithmic scaling of the x-axis. Mesh with *a)* 123496, *b)* 545235 and *c)* 1691150 tetrahedra. In case of the highest resolution, the runs could only be performed on four and on eight processors due to insufficient memory for storing the mesh and additional data structures

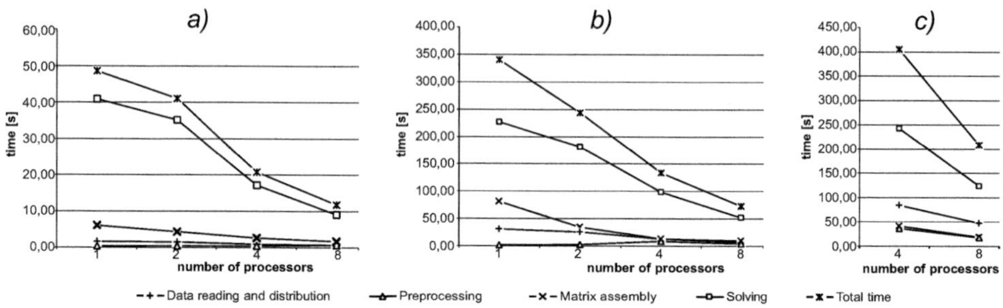

Fig. 2. Visualization of a simulated brain deformation. The color coding denotes the magnitude of displacement

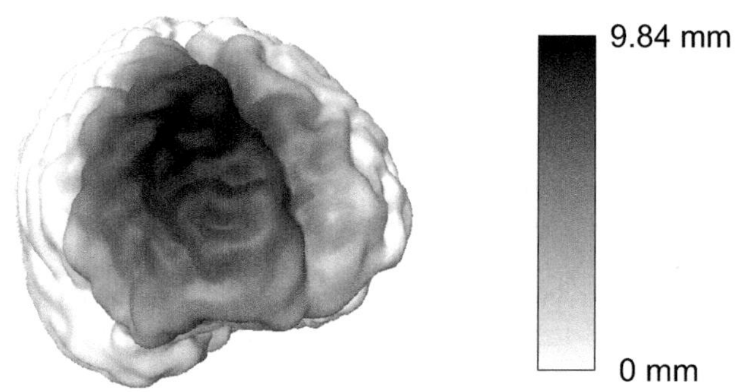

reduced in comparison to a sequential version of the algorithm. Using a moderately (with respect to the underlying complex deformation) scaled tetrahedral grid, one time step for a sparse linear system consisting of 107820 equations was performed on eight CPUs within 11 seconds. Compared to this, the computation time took about 50 seconds using the single processor approach (see Figure 1a).

A successful experiment was performed for a huge mesh consisting of 1691150 tetrahedra, which resulted in 1357332 linear equations and a parallel computation time of about 3.5 minutes. In addition to accelerated computation times, the parallel implementation was the only approach which allowed conducting simulation based on a very high resolution mesh that would not fit into address space of a single processor machine.

The overall time required for an entire simulation must also comprise brain segmentation and mesh generation. This can be, however, conducted in a preprocessing step and is therefore not a limitation for a practical application during surgery. After simulation and computation of the respective deformation field, the corresponding image data has to be reconstructed accordingly. Up to now, this step is performed with a sequential approach requiring a few seconds only.

5 Conclusion

We presented a parallel framework for biomechanical simulation of brain deformation. The presented approach allows predicting the intraoperative shift of brain tissue. Employing a parallel architecture, low computation times were achieved, which makes clinical application possible. The approach was evaluated with preoperative MR data. The results of the simulation were compared to intraoperatively acquired data, showing the practical value of the method.

Acknowledgment: We are grateful to Stefan Zachow (Zuse Institue, Berlin, Germany) for generating high quality tetrahedral grids. This work was funded by Deutsche Forschungsgemeinschaft in the context of the project Gr 796/2-3.

References

1. Rueckert D, Sonoda LI, C Hayes DLGHill, Leach MO, Hawkes DJ. Nonrigid Registration Using Free-Form Deformations: Application to Breast MR Images. IEEE Trans Med Img 1999;18(8):712–721.
2. Miga M, Paulsen K, Hoopes P, Kennedy F, Hartov A, Roberts D. In Vivo Quantification of a Homogeneous Brain Deformation Model for Updating Preoperative Images during Surgery. IEEE Trans Biomed Eng 2000;47(2):266–273.
3. Ferrant M, Nabavi A, Macq B, Black PM, Jolesz FA, Kikinis R, et al. Serial Registration of Intraoperative MR Images of the Brain. Med Image Anal 2002;6(4):337–359.
4. Bro-Nielsen M. Surgery Simulation Using Fast Finite Elements. In: Proc. Visualization in Biomedical Computing. No. 1131 in Lect Notes Comp Sc. Springer; 1996. p. 529–534.
5. Hansen KV, Larsen OV. Using Region-of-Interest Based Finite Element Modeling for Brain-Surgery Simulation. In: Proc. MICCAI. Springer; 1998. p. 305–316.
6. Warfield S, Talos F, Tei A, Bharatha A, Nabavi A, Ferrant M, et al. Real-Time Registration of Volumetric Brain MRI by Biomechanical Simulation of Deformation during Image Guided Neurosurgery. Comput Visual Sci 2002;5:3–11.
7. Soza G, Grosso R, Hastreiter P, Labsik U, Nimsky Ch, Fahlbusch R, et al. Fast and Adaptive Finite Element Approach for Modeling Brain Shift. Comput Aided Surg 2004;8(5):241–246.
8. Soza G, Grosso R, Nimsky Ch, Greiner G, Hastreiter P. Estimating Mechanical Brain Tissue Properties with Simulation and Registration. In: Proc. MICCAI. vol. 2. Lect Notes Comput Sc, Springer; 2004. p. 276–283.
9. Karypis G, Kumar V. Multilevel k-Way Partitioning Scheme for Irregular Graphs. J Parallel Distr Comp 1998;48(1):96–129.
10. Balay S, Buschelman K, Eijkhout V, Gropp WD, Kaushik D, Knepley MG, et al. PETSc Users Manual. Argonne National Laboratory; 2004.

Combining a Visual Programming and Rapid Prototyping Platform with ITK

Jan Rexilius[1], Julien Jomier[2], Wolf Spindler[1], Florian Link[1], Matthias König[1] and Heinz-Otto Peitgen[1]

[1]MeVis, Center for Medical Diagnostic Systems and Visualization, Bremen, Germany
[2]CADDLab, University of North Carolina, Department of Radiology, USA
Email: rexilius@mevis.de

Abstract In the last few years, the Insight Segmentation and Registration Toolkit (ITK) has become one of the most frequently used open-source libraries for filtering, segmentation, and registration of medical image data. However, a major drawback is its lack of visualization and interaction functionality inside a dedicated development platform. We propose an automatic integration of ITK filters into the visual programming and rapid prototyping platform MeVisLab. Based on an XML description of a filter, an automatic code generation is utilized. Different image types and data dimensions are combined in a single MeVisLab module that can be dynamically handled at runtime. An example application using registration, segmentation, and visualization modules is created in order to show the capabilities of our integration concept.

1 Introduction

Medical image analysis and visualization are rapidly growing fields that have gained importance in several medical disciplines. As a result, the amount of images acquired as well as the variety and complexity of algorithms and their handling is increasing. The Insight Segmentation and Registration Toolkit (ITK) [1], with the first official public release in 2002, has since then become one of the most popular libraries for the analysis of medical image data. An important requirement for the development of novel image analysis techniques and their evaluation in a clinical setting is a user-friendly appliance and a dedicated user interface. Today, no prototyping platform is available that satisfactorily combines ITK with a modular visual programming interface.

Several software platforms such as Analyze [2], SCIRun [3], or VolView [4] are offered that contain ITK modules to some extent within their scope of supply. However, a full integration of ITK as well as a simple and user-friendly or even automatic wrapping of ITK functionality is still missing, and an update to a new ITK version that contains interface changes might be tedious.

Beside several software platforms, a number of medical image processing libraries, often called Medical Imaging ToolKit or Medical Imaging Interaction Toolkit (MITK), are available from different research groups [5, 6]. They combine features of ITK and a visualization library such as VTK [7] in a unified framework. Since any graphical user interface is missing within these tools, a long period of vocational adjustment is usually required for the user. Moreover, the usage of these libraries requires advanced C++ development skills.

In this work, we present a seamless integration of ITK into the flexible research and development platform MeVisLab [8]. Therefore, we develop a code generator that automatically creates MeVisLab modules from ITK filters. In this paper, we especially focus on image registration algorithms and propose a flexible and extendable framework that can be easily integrated into a visual programming environment.

2 Methods

2.1 The Research and Prototyping Platform MeVisLab

MeVisLab combines a number of design concepts for rapid prototyping. The multiplatform software (MS Windows, Linux) provides a comprehensive suite of general image processing and visualization tools for multi-dimensional medical images as well as advanced methods for specific organs and clinical tasks. Sophisticated paging, caching, and multithreading strategies are used to build a highly efficient image processing library. Furthermore, the Open Inventor 3D visualization toolkit [9] is fully integrated into MeVisLab, offering a comprehensive solution to interactive graphics programming problems. New algorithms and visualization tools can be easily integrated as new modules using a standardized software interface, with data inputs and outputs and parameters controlling the internal operations. Those functional units can be arbitrarily combined to form a network via an intuitive graphical user interface. Macro modules that allow for a hierarchical encapsulation of networks can be used to easily reuse available developments. Figure 1 shows a screenshot of the MeVisLab development environment containing an example network with several ITK modules.

Efficient design of graphical user interfaces can be achieved by an abstract, hierarchical definition language (MDL), hiding the complexity of the underlying module network to the end user (Fig. 2). JavaScript can be used to implement dynamic functionality on both the network and the user interface level. MeVisLab can be fully integrated into the radiological workflow (PACS integration). The MeVisLab environment is based on the Qt application framework.

2.2 The Insight Toolkit (ITK)

The open-source and cross-platform toolkit ITK provides an extensive collection of C++ classes for segmentation and registration of medical image data. One of its core concepts is generic programming, implemented with the template programming mechanism. Thus, a large number of data types can be easily supported and optimized for each algorithm. See [1] for further details. However, code instances for each data type and image dimension have to be generated separately. Furthermore, no support for visualization or user interface design is available.

Fig. 1. Configurable development platform MeVisLab with example network that combines ITK and MeVisLab modules. Several inspectors such as a module search interface and detailed module and connection inspectors are shown. Furthermore, the module panel of a load operator is opened inside the network.

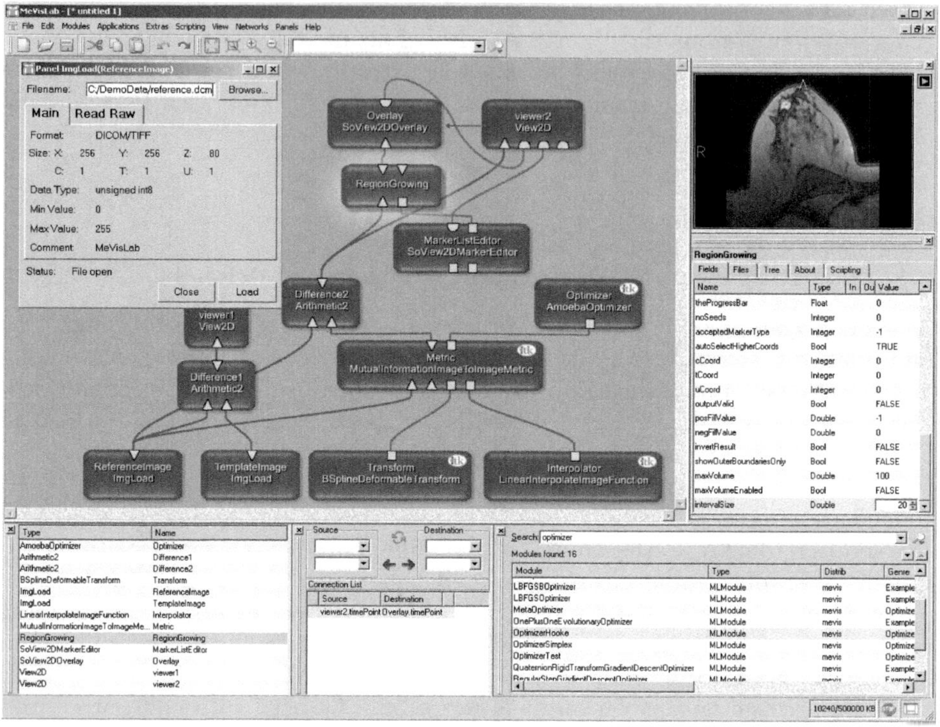

2.3 Integrating ITK into MeVisLab

We propose a framework that integrates the advanced image analysis techniques of ITK into the visual programming environment MeVisLab. Each module can be distinguished from other MeVisLab modules using different color coding schemes. The generation of a new MeVisLab module from an ITK filter consists of two steps.

1. XML description of ITK filter. In a first step, an extensive description of the targeted ITK filter is automatically generated and saved into a XML structure, based on the actual coding styles suggested by the ITK project. The structure can be largely divided into a basic class description and a parameter description section. The general description includes several parameters such as the number of input and output fields. In this work, we focus on image-to-image filters as well as registration-specific data structures, the input/output types, or the global filter type, such as transformations and interpolators. The parameter description mainly includes parameter names, types, default values, and get/set methods.

2. Module generation. In a second step, the XML based filter description is used as input of an automatic code generation process. Depending on the type and implementation of an ITK filter, various paging and caching strategies can be used. In order to cope with different available image types and data dimensions, a single MeVisLab module is created, containing a large set of these settings. Thus, a user can easily select and combine ITK and MeVisLab modules by visual programming and interactively changing parameters, while the correct precompiled ITK filter is dynamically selected at runtime. This adds a new flexibility to ITK and greatly extends the MeVisLab functionality by a new set of algorithms.

3 Results

A large amount of the ITK toolkit functionality is successfully integrated into the MeVisLab environment. Due to a visual programming interface, no specific ITK programming expertise is required in order to use these algorithms. Each algorithm is available as a module via an intuitive user interface inside the software development environment MeVisLab. Combinations of different modules for image processing and visualization can be combined with ITK algorithms to form a network via simple field connections.

In order to show the potential of this approach, an exemplary application was developed that incorporates both algorithms of ITK and MeVisLab. Figure 2 shows the graphical user interface as well as the complete corresponding interface description via abstract module definition language (MDL). The underlying network is shown in Figure 1. The proposed application can be used for the analysis of dynamic functional MR data sets. In a first step, a spatial b-spline based registration is performed in order to estimate the inflow and outflow of a contrast agent into tissue [10]. Then, an interactive region growing algorithm is used to segment a selected lesion.

4 Discussion and Conclusion

For the first time, a widely automatic integration of the open-source toolkit ITK into a flexible visual programming platform for medical image analysis is proposed. Our approach allows for an arbitrary combination of different modules without any recompilation, and the ability of efficient graphical user interface generation. Different parameter settings can be interactively explored. In this work, we especially focused on the integration of image registration functionality available in ITK. Our integration will be made publicly available inside the free version of MeVisLab.

Future work will focus on an automatic integration of all currently distributed ITK modules. Efficient utilization of available imaging concepts in MeVisLab will add further flexibility and performance.

Fig. 2. Example application that combines both ITK and MeVisLab algorithms based on the network shown in Figure 1. (LEFT) Screenshot of graphical user interface. The left viewer shows the differenc image before and the right viewer after b-spline based registration. Furthermore, the segmentation result of a region-growing process is shown as overlay on the right viewer; (RIGHT) complete description of corresponding user interface.

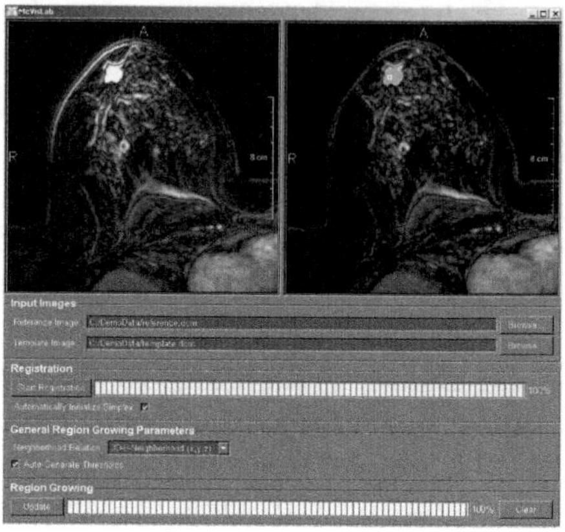


```
Window {
  Vertical { expandX=yes expandY=yes
    Horizontal { expandX=yes expandY=yes
      Viewer viewer1.self { type=SoRenderArea }
      Viewer viewer2.self { type=SoRenderArea }
    }
    Box "Input Images" { layout=Vertical
      Field ReferenceImage.filename {
        title = "Reference Image:"  browseButton = yes
      }
      Field TemplateImage.filename  {
        title = "Template Image:"  browseButton = yes
      }
    } // Box
    Box "Registration" { layout=Vertical
      Horizontal {
        Button Optimizer.StartOptimization { title="Start Registration" }
        ProgressBar = RegionGrowing.theProgressBar
      }
      Field Optimizer.AutomaticInitialSimplex {
        title = "Automatically Initialize Simplex:"
      }
    } // Box
    Box "General Region Growing Parameters" { layout = Vertical
      Field RegionGrowing.basicNeighborhoodType {
        title = "Neighborhood Relation:"
      }
      CheckBox RegionGrowing.autoThreshold {
        title = "Auto-Generate Thresholds"
      }
    } // Box
    Box "Region Growing" { layout=Horizontal
      Button RegionGrowing.update { title="Update" }
      ProgressBar = RegionGrowing.theProgressBar
      Button RegionGrowing.clear { title="Clear" }
    } // Box
  }
}
```

References

1. Ibanez L, Schroeder W, Ng L, et al. The ITK Software Guide. Kitware Inc.; 2003.
2. Augustine K, Holmes D, Robb R. ITK and Analyze: A synergistic integration. In: SPIE, Medical Imaging 2004; 2004. p. 6–15.
3. Johnson CR, MacLeod RS, Parker SG, Weinstein DM. Biomedical Computing and Visualization Software Environments. Communications of the ACM 2004;47(11):64–71.
4. Kitware. VolView homepage http://www.kitware.com/products/volview.html; 2004.
5. Wolf I, Vetter M, Wegner I, et al. The medical imaging interaction toolkit (MITK): a toolkit facilitating the creation of interactive software by extending VTK and ITK. In: SPIE, Medical Imaging 2004; 2004. p. 16–27.
6. Zhao M, Tian J, Zhu X, et al. The Design and Implementation of a C++ Toolkit for Integrated Medical Image Processing and Analysis. In: SPIE, Medical Imaging 2004; 2004. p. 39–47.
7. Schroeder W, Martin K, Lorensen B. The Visualization Toolkit, 3rd edition. Kitware Inc.; 2003.
8. MeVis. Me*VisLab* 1.0, Available at http://www.mevislab.de; 2004.
9. Wernecke J. The Inventor Mentor: Programming Object-Oriented 3D Graphics with Open Inventor, Release 2. Addison-Wesley Professional; 1994.
10. Kohle S, Preim B, Wiener J, Peitgen HO. Exploration of time-varying data for medical diagnosis. In: VMV; 2002. p. 31–38.

Nettrack
Softwareunterstützung zur Analyse und Visualisierung interner Prozesse Neuronaler Netze

Benedikt Fischer, Christian Lappe, Christian Thies,
Mark O. Güld und Thomas M. Lehmann

Institut für Medizinische Informatik, RWTH Aachen, 52057 Aachen
Email: bfischer@mi.rwth-aachen.de

Zusammenfassung. Zur approximativen Lösung schwerer Rechenprobleme werden oftmals Hopfield-Netze eingesetzt. Ihr Erfolg ist dabei maßgeblich von der eingesetzten Parametrierung abhängig. Mit *Nettrack* wird ein Analyse- und Dokumentationswerkzeug vorgestellt, welches dem Benutzer die nötige Komplexitätsreduktion erlaubt, um die Einflüsse unterschiedlicher Parametrierungen auf die internen Prozesse zu erkennen und eine zielgerichtete Kontextadaptierung vornehmen zu können.

1 Einleitung

In der medizinischen Bildverarbeitung werden immer häufiger Probleme behandelt, deren hohe Rechenkomplexität eine exakte, global optimale Lösung verhindert, so dass zur Problemlösung approximative Verfahren eingesetzt werden. Hier haben Neuronale Netze den Vorteil, besonders flexibel auf die jeweilige Problemstellung angepasst werden zu können. Nachteilig ist allerdings, dass viele Parameter oft heuristisch eingestellt werden müssen. Der Gesamtprozess zerfällt in zahlreiche, teils parallele, interagierende Subprozesse und bei großen Probleminstanzen müssten zum Teil Interaktionen zwischen Millionen von Neuronen untersucht werden. Dies ist manuell nicht mehr zu bewerkstelligen.

Ein geeignetes Analysewerkzeug muss deshalb die Datenkomplexitäten effektiv abstrahieren und eine Fokussierung auf die wesentlichen Simulationsgrößen erlauben. Für Detailanalysen müssen jedoch auch Informationen bis in sehr tief liegende Komponenten eines Simulationslaufes verfolgt werden können.

Da die Kontextadaptierung im Sinne einer Parametrierung ein Optimierungsproblem darstellt, kann sie selbst wiederum über approximative Verfahren, z.B. mit genetischen oder randomisierten Algorithmen, gelöst werden. Diese Technik ist in der Fachliteratur entsprechend vielfach vertreten. Eine systematisch durchgeführte manuelle Parametrierung kann jedoch ebenfalls sinnvoll sein, erlaubt sie doch eine kontrolliertere, zielgerichtete Anpassung an den Problemkontext.

Für eine manuelle Parametrierung unerlässlich und für die Kontrolle automatischer Parametrierungen sinnvoll, ist eine Analyse der Parametereinflüsse innerhalb des Neuronalen Netzes und über die verschiedenen Iterationen hinweg.

Die Software des „Stuttgart Neural Net Simulator“ (SNNS, [1]) bietet Analysen verschiedener Neuronaler Netze und Selbstorganisierender Karten. Jedoch werden die für Optimierungsprobleme sehr häufig eingesetzten Hopfield-Netze [2] nicht unterstützt. So wurde Nettrack ursprünglich zur Parametrierung eines Hopfield-Netzes entwickelt, das Bilder anhand ihrer aus einer hierarchischen Partitionierung gewonnenen Graphrepräsentationen für inhaltsbasiertes Image Retrieval vergleicht [3]. Hier wurden Analysen zu Netztopologie, Netzdynamik, Matching-Ergebnis und Detailfragen zu einzelnen Matchings durchgeführt, um eine geeignete Parametrierung des Netzes zu gewinnen.

Mit Nettrack wird ein Werkzeug vorgestellt, welches das geforderte breite Analysespektrum unterstützt und trotz der Komplexitäten eine interaktive Benutzung gestattet. Es bietet dem Anwender die Möglichkeit einer handhabbaren Analyse der Simulationsläufe Neuronaler Netze selbst auf großen Netzen mit tausenden von Knoten und Iterationen und erlaubt die Analyse allgemeiner Neuronaler Netze sowie eine Unterstützung von Hopfield-Netzen. Gleichzeitig werden Dokumentationsmöglichkeiten mit Export- und Vergleichsfunktionen zur Verfügung gestellt.

2 Methoden

Die von Nettrack angebotenen Analysen werden offline durchgeführt, d.h. während der Berechnungen des Neuronalen Netzes werden die interessierenden Daten über ein Plugin in einem Standardformat auf Sekundärmedien protokolliert. Nettrack stellt aufbauend auf den protokollierten Daten eine graphische Oberfläche zur Verfügung, welche die wichtigsten Simulationsvorgänge in geeigneten Visualisierungen aufbereitet. Dabei kann sich der Benutzer interaktiv im zeitlichen Verlauf einer Simulation bewegen oder globale Verläufe über alle Iterationen betrachten. Dazu stehen neun verschiedene Sichten auf einen Simulationslauf zur Verfügung:

1. Mit der zentralen „Topologieansicht“ (Abb. 1 (a)) erfolgt die abstrakte Visualisierung von Netztopologien und statischen Abhängigkeiten zwischen Neuronen sowie von Detailinformationen zu Neuronen. Neuronen werden in einer Kreisanordnung mit einer Farbkodierung ihres Zustandes dargestellt. Die repräsentierte Hypothese wird als Label annotiert und der Wert des Stabilitätsmarkers wird ggf. als Rechteck um ein Neuron visualisiert. Excitatorische bzw. inhibitorische Netzverbindungen werden als grüne bzw. rote Linien zwischen Neuronen gezeigt.
2. Die Sicht „Neuronale Aktivität“ (Abb. 1 (b)) fasst neuronale Aktivitäten in einem Aktivitätsplot zusammen. Für jede Iteration werden die Anzahl instabiler und die Anzahl valider Neuronen aufgetragen.
3. In der Sicht „Netz-Energie“ wird ein globaler Energie- und Energietransferplot für jede Iteration erzeugt.
4. In der Sicht „Netz-Gewichte“ wird die Entwicklung excitatorischer und inhibitorischer Verbindungsgewichte aufgezeigt und globale Beträge der Gewichte für jede Iteration aufgetragen.

Abb. 1. Benutzeroberfläche von Nettrack in Topologie- (a) und Aktivitätsansicht (b). Weitere Ansichten sind über die Karteikartenreiter auswählbar.

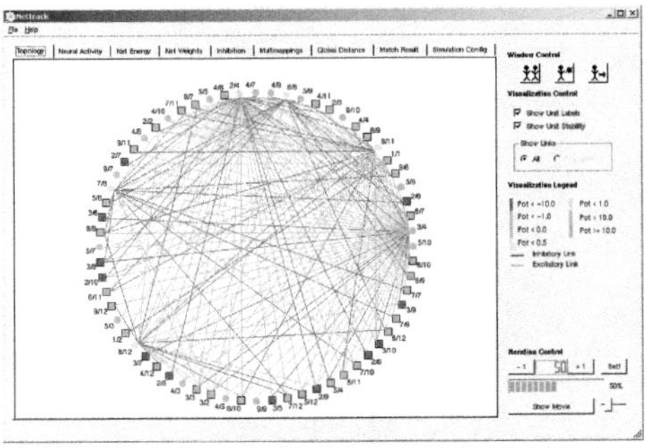

(a)

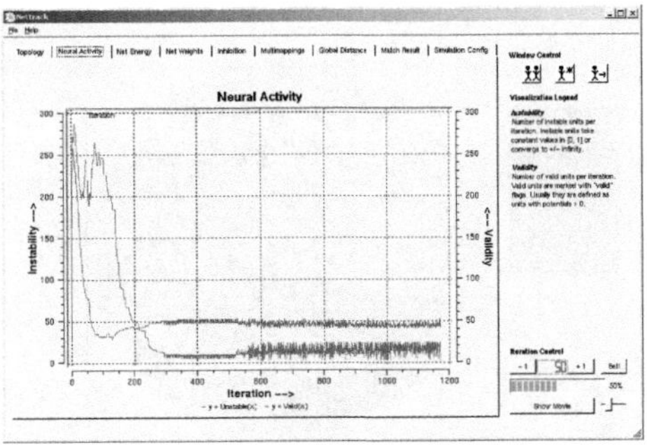

(b)

5. In der Sicht „Inhibition" wird ein zentraler Plot des Inhibitionsverfahrens bzw. Penalty Schedule für jede Iteration gezeigt.
6. Die Sicht „Mehrfachzuordnungen" bezieht sich auf eine Besonderheit bestimmter Hopfield-Netze. Es wird ein Plot der Entwicklung des Ausschlusses von Mehrfachzuordnungen erstellt. Ihre Anzahlen werden nach Typ sortiert (1:m oder m:1) und für jede Iteration aufgetragen.
7. Die Sicht „Globale Distanz" liefert einen Auswertungsplot der globalen Distanzberechnung für jede Iteration.
8. Die Sicht „Endergebnis" zeigt eine Zusammenfassung des Simulationsergebnisses.
9. Die Sicht „Simulationskonfiguration" bietet eine schnelle Übersicht über die angewandte Parametrierung.

Die Komplexität des Gesamtnetzes kann über folgende Mechanismen reduziert werden:

– Einzelne oder mehrere Neuronen des gesamtem Netzes (Abb. 2 (a)) können ausgewählt und als Ausschnitt des Gesamtnetzes visualisiert werden (Abb. 2 (b)).
– Im iterativen Verlauf einer Simulation ist oft ein Großteil der Netzverbindungen im Sinne einer aktiven Erregungsleitung zwischen Neuronen nicht relevant. Bei Auswahl einer konkreten Iteration werden solche Verbindungen in der Ansicht automatisch unterdrückt (Abb. 2 (c)).
– Ist ein einzelnes Neuron von Interesse, kann es per Mausklick ausgewählt werden. In der Visualisierung werden das Neuron, seine aktuell relevanten Verbindungen sowie die zugehörigen Partnerneuronen hervorgehoben. Durch einen Doppelklick auf ein Neuron werden weitere Detailanalysen seines Zustandes angezeigt (Abb. 2 (d)).

Allen Sichten gemein ist die automatische Ausrichtung auf einen vom Benutzer ausgewählten Fokus, um eine effektive Analyse eines aufgetretenen Berechnungszustandes aus verschiedenen Perspektiven zu ermöglichen. Zum Beispiel

Abb. 2. Komplexitätsreduktion: Komplettes Netzwerk (a), Benutzerdefinierte Auswahl interessierender Neuronen (b), Ausblenden inaktiver Verbindungen (c), Einzelanalyse eines Neurons (d)

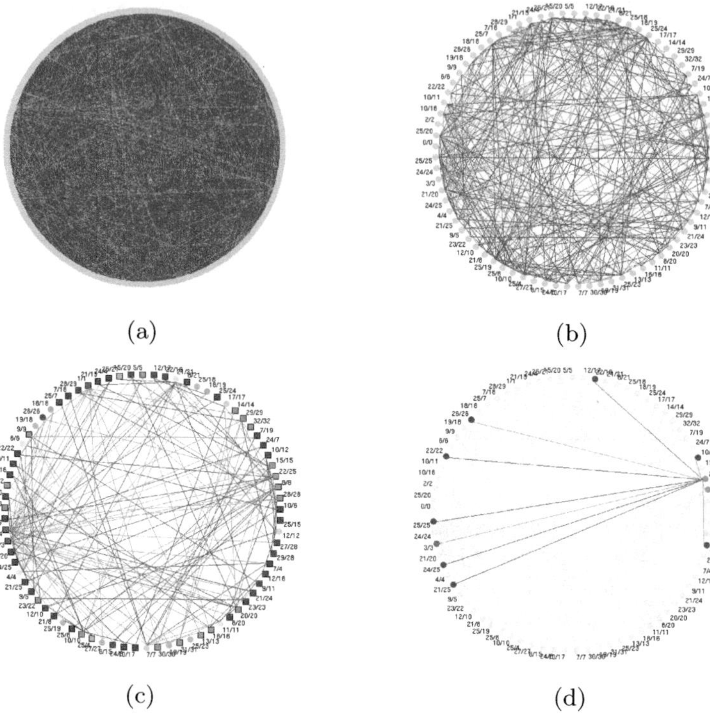

kann ein Benutzer Prozesse wie Netzoszillationen im Aktivitätsplot der Simulation identifizieren (Abb. 1(b)), einen visuellen Iterationsmarker auf diesen Bereich setzen und nach einem Wechsel in die Topologiekomponente werden eventuell bereits zuvor ausgewählte interessierende Neuronen im Zustand der Oszillationen dargestellt (Abb. 3). Diese können dann zu Detailanalysen hinzugezogen werden, um den Ursprung der aufgetretenen Oszillationen zu ergründen.

Für eine interaktive Bedienung selbst bei sehr großen Netzen ist eine schnelle Visualisierung erforderlich. Bei den Fokuswechseln der Topologiedarstellung kommen deshalb anstelle von Adjazenzlisten für die excitatorischen und inhibitorischen Verbindungen Techniken zur sog. Kollisionsdetektion zur Anwendung [4].

Zu Dokumentationszwecken können alle erstellten Ansichten in verschiedene Grafikformate exportiert werden. Vergleiche zwischen verschiedenen Sichten und Iterationen werden durch Kopieren der Sichtweisen und Loslösen aus der automatischen Ausrichtung der Benutzeroberfläche auf den global gesetzten Fokus ermöglicht.

Abb. 3. Visualierungsbeispiel: In einem Simulationslauf traten die beiden dargestellten Iterationszustände oszillierend auf. Durch Einzelanalyse der beteiligten Neuronen konnte die Ursache erkannt und beseitigt werden.

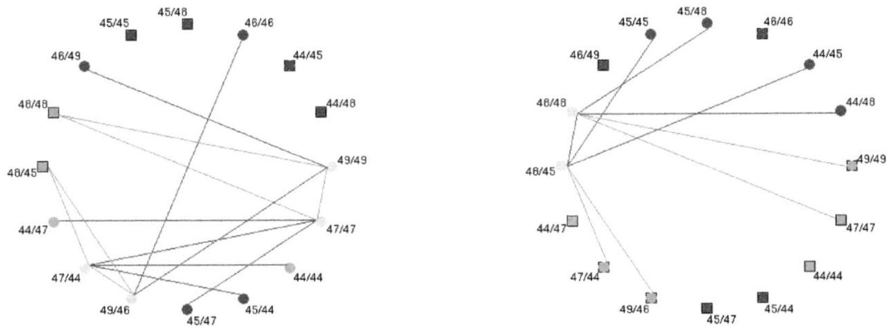

(a) (b)

3 Ergebnisse

Mit Nettrack steht ein Visualisierungs- und Dokumentationswerkzeug zur Offline-Analyse der internen Prozessabläufe Neuronaler Netze, insbesondere von Hopfield-Netzen, zur Verfügung. Das Werkzeug ist allgemein genug gehalten, beliebige andere Neuronale Netze zu unterstützen, sofern diese eine Protokollierung der internen Prozesse im spezifizierten Datenformat erlauben. Einsatz und Anpassung des Werkzeugs sind für den nicht-kommerziellen Einsatz zu Forschungszwecken möglich und unter Linux, Windows 2000 und Windows XP getestet.

Nettrack wurde erfolgreich zur Kontextanpassung eines allgemeinen Hopfield-Netzes zur Ähnlichkeitsbewertung hierarchisch partitionierter Bilder eingesetzt. Durch den Analyseprozess konnten insbesondere Oszillationen beseitigt, das Konvergenzverhalten beschleunigt und die Klassifikationsergebnisse verbessert werden.

Literaturverzeichnis

1. Zell A, Mache N, Sommer T, Korb T. Recent Developments of the SNNS Neural Network Simulator. In: Procs SPIE, Applications of Neural Networks. vol. 1469; 1991. p. 708–19.
2. Russel S, Norvig P. Artificial Intelligence: A Modern Approach. Prentice Hall, New Jersey, USA; 1995.
3. Lappe C, Fischer B, Thies C, Güld MO, Kohnen M, Lehmann TM. Optimierung eines konnektionistischen Graphmatchers zum inhaltsbasierten Retrieval medizinischer Bilder. In: Procs BVM; 2004. p. 338–342.
4. Lin M, Gottschalk S. Collision detection between geometric models: A survey. In: Procs IMA Conference on Mathematics of Surfaces, Winchester, UK; 1998. p. 33–52.

Ein VR-basiertes rhinochirurgisches Softwaresystem für die Analyse der menschlichen Naseninnenströmung

Jakob T. Valvoda[1], Bernd Hentschel[1], Yavuz Temur[2], Ingolf Hörschler[3], Adam Jesch[4], Ralph Mösges[4], Wolfgang Schröder[3], Berthold Wein[2], Torsten Kuhlen[1] und Christian Bischof[1]

[1]Gruppe für Virtuelle Realität, Rechen- und Kommunikationszentrum der RWTH Aachen, 52074 Aachen
[2]Klinik für Radiologische Diagnostik, Universitätsklinikum Aachen, 52057 Aachen
[3]Aerodynamisches Institut der RWTH Aachen, 52062 Aachen
[4]Institut für Medizinische Statistik, Informatik und Epidemiologie, Universität zu Köln, 50924 Köln
Email: hentschel@rz.rwth-aachen.de

Zusammenfassung. Störungen der Nasenatmung stellen ein häufiges Krankheitsbild in der Rhinologie dar. Um die Behandlung zu optimieren und die Strömungsvorgänge innerhalb der Nase besser zu verstehen, wird ein Softwaresystem entwickelt, welches die interaktive Analyse der Luftströmung in der Nasenhaupthöhle in immersiven virtuellen Umgebungen erlaubt. Das System integriert Navigations-, Visualisierungs- und Annotationswerkzeuge, um die interdisziplinäre Kommunikation zu fördern.

1 Einleitung

Die menschliche Nase ist ein zentrales Sinnesorgan, welches neben olfaktorischen Aufgaben ebenfalls für die Funktionsweise der Atmung maßgeblich ist. Unter anderem wird die eingeatmete Luft klimatisiert und gereinigt. Ein wesentlicher Faktor bei der Erforschung von Erkrankungen der Nase ist die eigentliche Luftströmung innerhalb der Nasenhaupthöhle. Strömungsphänomene in der menschlichen Nase und ihre Auswirkungen auf die Funktionsweise stellen eine noch weitgehend ungelöste Fragestellung dar. Hierbei handelt es sich um ein für die Rhinologie bedeutsames Forschungsfeld, da pathologische Störungen der Nasenatmung häufig vorkommen, doch bisweilen nicht immer zur vollen Zufriedenheit von Patient und Arzt behandelt werden können. Von einer Optimierung der Behandlungsmethoden verspricht man sich ein erhöhtes Wohlbefinden und größere Zufriedenheit der Patienten, aber auch eine Reduktion der anfallenden Behandlungskosten. Die Schwierigkeit in der Untersuchung der Luftströmung in der menschlichen Nase besteht darin, dass weitgehend unbekannt ist, welche Charakteristika eine „gute“ Luftströmung beschreiben.

In den folgenden Abschnitten wird die Architektur des VR-basierten Softwaresystems VRhinoII beschrieben. Das Design des Systems basiert auf einem

Abb. 1. Prozessablauf im VRhinoII-System.

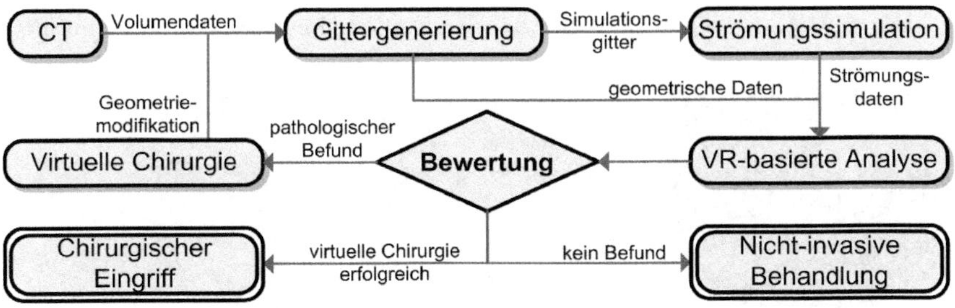

Gesamtablauf, welcher die Erkenntnisse unterschiedlicher interdisziplinärer Forschungsrichtungen integriert, um so die Luftströmung innerhalb der Nase untersuchen und bewerten zu können.

2 Stand der Forschung

Auf dem Gebiet der Visualisierung von Strömungsdaten existieren zahlreiche kommerzielle und nicht-kommerzielle Systeme, die sich prinzipiell zur Untersuchung beliebiger Strömungssimulationsdaten eignen. Unter anderem sind hier Systeme wie COVISE [1], AVS Express oder OpenDX zu nennen. Diese Systeme bieten jedoch nicht die Flexibilität, um integriert die Anforderugen zu erfüllen, die im Rahmen des hier angestrebten Arbeitsablaufs entstehen.

Im Bezug auf die konkrete Problemstellung existieren Grundlagenarbeiten, in denen Strömungssimulationsdaten für die menschliche Nase mit Hilfe herkömmlicher Visualisierungverfahren aufbereitet wurden [2]. Allerdings stützt sich keine dieser Arbeiten auf Methoden der Virtuellen Realität, insbesondere nicht auf die immersive stereoskopische und multimodale Darstellung mit Hilfe großer Projektionssysteme wie z. B. einer CAVE-artigen Umgebung.

Auf dem Gebiet der Operationssimulatoren existieren zahlreiche Systeme, unter Anderem das MIST-VR-System[3], Kismet (VSOne) oder Weiterentwicklungen des LASSO-Systems [4]. Den Fokus dieser Systeme stellt hauptsächlich die minimalinvasive Chirurgie dar. Zum Funktionsumfang gehören die Simulation des Weichgewebes, realitätsnahe Visualisierungstechniken, sowie an den realen Einsatz angepasste Interaktionsgeräte. Die Visualisierung erfolgt oft auf einem 2D-Display und schränkt somit den immersiven Charakter ein. Für die Rhinochirurgie wird das NES-System entwickelt [5]. Der Fokus des Systems liegt auch hier bei der laparoskopischen Chirurgie der Nebenhöhlen. Die beschriebenen Systeme sind im Hinblick auf ihre Funktionalität zu umfangreich und würden die Extraktion von Visualisierungsprimitiven und deren Darstellung in immersiven Umgebungen aufgrund der benötigten Rechenzeit einschränken. Für die Evaluierung der Eingriffe innerhalb der Nasenhaupthöhle (z. B. die Conchotomie oder die Septumbegradigung) sowie deren Auswirkungen auf die Luftströmung ist hingegen eine ergebnisorientierte Nachstellung einzelner OP-Techniken ausreichend.

Abb. 2. Navigationswerkzeuge und Exploration in VRhinoII. *a* und *b* stellen zwei mögliche Darstellungsformen der triplanaren Navigationsansicht dar. *c* zeigt einen Nutzer in einer CAVE-artigen Umgebung bei der Exploration der Naseninnenhöhle.

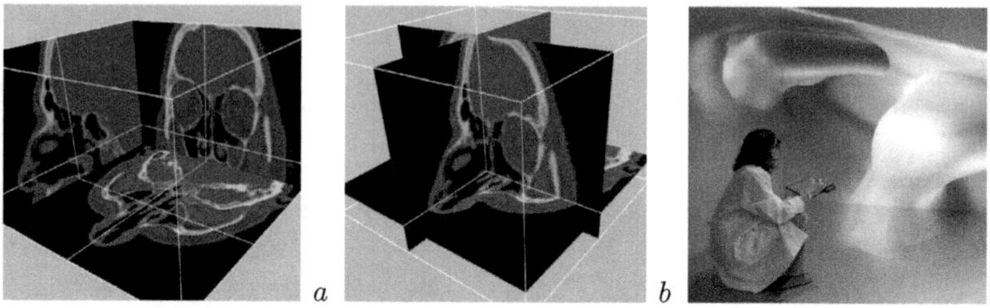

Zusammenfassend lässt sich festhalten, daß für spezifische Teilaufgaben Lösun-gen existieren, deren Integration jedoch einerseits nicht erfolgt oder andererseits nicht möglich ist. Das hier beschriebene VR-basierte System ist für die Analyse der Strömung der Atemluft durch die menschliche Nasenhaupthöhle konzipiert. Es dient vor allem als effizientes Kommunikationsmedium zum interdisziplinären Erfahrungsaustausch zwischen Medizinern und Strömungsmechanikern.

3 Systemdesign

Die Grundlage des VRhinoII-Systems bildet der in Abbildung 1 dargestellte *Arbeitsprozess*, der das Vorgehen in einem künftigen CAS-System beschreibt. Im ersten Schritt wird aus einem CT-Scan des Schädels eines Patienten eine polygonale Repräsentation der Nasenhaupthöhle gewonnen. Diese Oberflächenbeschreibung wird für die Generierung eines strukturierten Multiblock Gitters verwendet, welches wiederum die Basis für eine Strömunssimulation bildet[6]. Die berechneten Strömungsdaten werden nun in einer virtuellen Umgebung dargestellt und können dort exploriert werden. In diesem Medium können der behandelnde Arzt und ggf. ein Strömungsexperte über die Notwendigkeit eines chirurgischen Eingriffs beraten. Zur Evaluierung des Vorgehens kann das Ergebnis des Eingriffs in der virtuellen Umgebung approximiert werden. Die aktuellen Modifikationen der Oberflächengeometrie werden verwendet, um später eine neue Strömungssimulation durchzuführen. Nachdem der Arzt von den Ergebnissen der virtuellen Operation überzeugt ist, werden die vorgenommenen Änderungen dokumentiert und können als Basis für einen realen chirurgischen Eingriff dienen.

VRhinoII basiert auf der VR-Software ViSTA, welche multimodale Darstellung in immersiven, interaktiven virtuellen Umgebungen ermöglicht, und dem ViSTA FlowLib (VFL) Rahmenwerk für die Visualisierung instationärer Strömungsdaten [7, 8, 9]. Diese Kombination ermöglicht die Verwendung zahlreicher VR-Plattformen, angefangen bei Desktop-VR bis zu einer CAVE.

Die Exploration der Daten der Naseninnenhöhle wird durch die triplanare *Navigation* unterstützt. Diese Navigationsform orientiert sich an der gewohnten Interaktion medizinischer Nutzer mit CT-Schnittdaten. Auf der Grundlage der aktuellen Position des Nutzers werden die zugehörigen Schnitte durch das CT-Volumen extrahiert und als Texturen dargestellt. Der Nutzer kann sich für mehrere Projektionsarten der Schnitte entscheiden (vgl. Abbildung 2*a* und *b*). Abbildungen 2*c* und 3*a* zeigen die Anwendung von VRhinoII.

Für die *Strömungsvisualisierung* greift VRhinoII auf die Fähigkeiten von VFL zurück. Eines der wesentlichen Merkmale von VFL besteht in der parallel durchgeführten Extraktion von Visualisierungsdaten auf einem entfernten System. Diese Auslagerung des Postprocessings entlastet das Visualisierungssystem erheblich und steigert so dessen Interaktivität. Neben herkömmlichen Verfahren, wie der Berechnung von Schnitt- und Isoflächen oder Partikelbahnen stehen in VFL Methoden zur Extraktion von Strömungsmerkmalen wie kritischen Punkten oder Wirbelregionen bereit. Abgesehen von der schnellen Berechnung der Visualisierungsdaten verfügt VFL über Mittel zu derer interaktiven Darstellung. Ein Beispiel sind die so genannten *Virtual Tubelets* [9], die ein echtzeitfähiges Rendering großer Mengen von Partikelbahnen erlauben. Abbildung 3 stellt exemplarisch zwei Renderings der Naseninnenstömung dar.

Während der Exploration können *Modifikationen* an der Nasengeometrie vorgenommen werden. Hierzu stehen einfache Verfahren zur Verfügung, welche sich an Standardeingriffen der Rhinochirurgie orientieren. Falls eine Entscheidung für einen operativen Eingriff stattgefunden hat, werden im letzten Schritt des Arbeitsprozesses die Erkenntnisse der virtuellen Arbeitvorgänge für den realen Eingriff dokumentiert. Hierbei werden einerseits die vorgenommenen Annotationen dem Chirurgen zur Verfügung gestellt, andererseits werden die virtuellen Änderungen in das volumetrische Ausgangsbild übertragen. Dazu werden die manipulierten Bereiche im vorhandenen CT-Bild maskiert.

4 Ergebnisse & Diskussion

In dieser Arbeit ist ein umfassendes Modell eines VR-basierten Systems für die Analyse der menschlichen Naseninnenströmung beschrieben worden. Die vorliegende Implementierung erlaubt die flexible Navigation innerhalb der dargestellten Nasengeometrie und die interaktive Visualisierung diverser Strömungscharakteristika in einer immersiven virtuellen Umgebung. Bereits in diesem Stadium liegt somit ein Werkzeug vor, das Medizinern und Strömungsmechanikern einen schnellen Erkenntnisgewinn ermöglicht. Da das System von Anfang an mit dem Ziel der leichten Erweiterbarkeit konzipiert wurde, stellt es die Basis für weitere Entwicklungen dar.

Die Integration von aktuellen Visualisierungs- und Interaktionmethoden und klassischen Vorgehensweisen der medizinischen Nutzer in einem Softwaresystem führt zu neuen Möglichkeiten bei der Untersuchung und Bewertung von Störungen der Nasenatmung. In weiteren Arbeiten wird gegenwärtig die Funktionalität von VRhinoII erweitert. Hierbei sind die Komponenten der Annotation und des Vergleichs mehrerer Datensätze von zentraler Bedeutung. Des weiteren wird in Kooperation mit medizinischen Partnern eine praxisnahe Evaluierung des Sy-

Abb. 3. Visualisierungstechniken für die Naseninnenströmung *a* Stromlinien mit der Virtual Tubelets-Technik in einer CAVE-artigen Umgebung, sowie *b* Schnittfläche durch den Strömungsdatensatz.

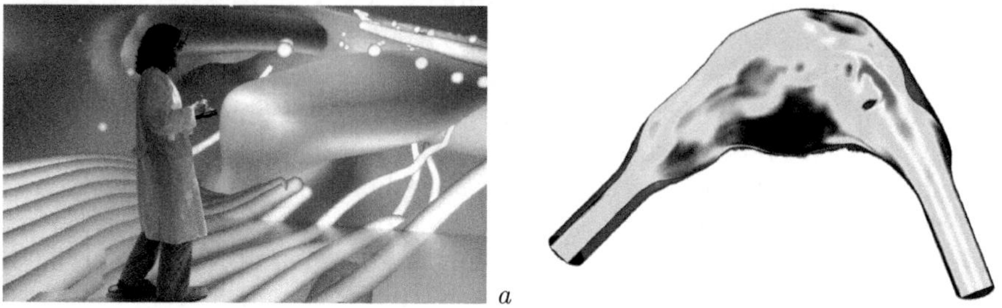

stems diskutiert. Insgesamt wurde in dieser Arbeit die wichtige Rolle von VR-basierten Systemen für die Medizin deutlich gemacht.

5 Danksagung

Die Entwicklung des VRhinoII-Systems wird im Rahmen eines DFG-Projektes gefördert. Wir danken Prof. Dr. G. Schlöndorff für seine Unterstützung bei rhinologischen Fragestellungen.

Literaturverzeichnis

1. Rantzau D, Frank K, Lang U, et al. COVISE in the cube: an environment for analysing large and complex simulation data. In: Proc. IPT Workshop 1998; 1998.
2. Bockholt U, Mlynski G, Müller W, et al. STAN - The simulation tool for airflow in the human nose. In: Proc. CARS 2000; 2000. p. 285–289.
3. Wilson MS, Middlebrook A, Sutton C, et al. MIST VR: a virtual reality trainer for laparoscopic surgery assesses performance. Ann R Coll Surg Engl 1997;79(6):403–4.
4. Baur C, Guzzoni D, Georg O. A virtual reality and force feeback based endoscopy surgery simulator. In: Proc. MMVR 1998. IOS Press; 1998. p. 110–6.
5. Voss G, Ecke U, Müller W, Bockholt U, Mann W. How to Become the High Score Cyber Surgeon - Endoscopic Training Using the Nasal Endoscopy Simulator (NES). In: Proc. CARS 2000; 2000. p. 290–293.
6. Schröder W, Hörschler I. Fluid Mechanics Meets Medicine: The Nose Flow. In: Proceedings of the German Aerospace Congress 2004. Dresden; 2004.
7. Assenmacher I, Kuhlen T, Lentz T, Vorländer M. Integrating Real-Time Acoustics into VR-Applications. In: Proc. Eurographics/ACM SIGGRAPH Symposium Virtual Environments; 2004.
8. Gerndt A, Hentschel B, Wolter M, Kuhlen T, Bischof C. VIRACOCHA: An Efficient Parallelization Framework for Large-Scale CFD Post-Processing in Virtual Environments. In: Proc. IEEE Super Computing 2004; 2004.
9. Schirski M, Gerndt A, Kuhlen T, et al. ViSTA FlowLib - A Framework for Interactive Visualization and Exploration of Unsteady Flows in Virtual Environments. In: Proc. IPT Workshop 2003; 2003. p. 77–85.

An Example-Based System to Support the Segmentation of Stellate Lesions

Michael Beller, Rainer Stotzka, Tim Oliver Müller and Hartmut Gemmeke

Institute for Data Processing and Electronics
Forschungszentrum Karlsruhe, 76344 Eggenstein, Germany
Email: Michael.Beller@ipe.fzk.de

Abstract The detection and segmentation of stellate lesions in mammograms is a difficult task in image processing due to the high variances in their appearance. We present the application of an interactive generic system, that is trained to detect and segment stellate lesions based on their local features. The training is done by an expert presenting examples of stellate lesions to the system. With the data available good detection results are achieved, yet the performance of the system can be increased as more examples are presented.

1 Problem

Stellate lesions (or spiculated masses) are important indicators for the most common type of breast cancer ($\sim$ 75% of all malignancies). They can mostly be characterized as follows: From an ill-defined central mass, strands of tissue (spiculi) are radiating out, producing a stellate appearance [1]. Their automated recognition though is a difficult image processing task. The appearance of the masses and especially the spiculi varies from case to case, because in the mammogram they are overlapped by surrounding tissue. In most cases a human expert is capable of recognizing the lesion and defining at least the central mass. This work is quite time-consuming and depending on the expert the results may differ substantially. But as the spiculi infiltrate healthy tissue even the radiologist cannot always segment appropriately. For an automated analysis the mammogram one would like an automatic segmentation to separate suspicious regions from the rest of the image (i.e. background). As the special properties of spiculated lesions are still unknown, there yet exists no common parameter set for a good segmentation. To derive these parameters, a sufficient number of mammograms has to to be manually pre-segmented, which is again time-consuming. Thus a system is preferable that can be trained interactively by the expert to detect and perhaps also to segment stellate lesions.

2 State of the Art

There exist many approaches for detection and segmentation of stellate lesions. Li el al. proposed a morphological enhancement and a Maximum Likelihood approach for the detection of potential lesion sites [2]. In a second step they computed three features (two morphological and one textural) for classifying the detected lesions. Kobatake et al. [3] presented an adaptive filterfinding suspicious regions despite their contrast to the background. They used 9 features (textural and morphological) characterizing malignant tumors. Kupinski et al. [4] described a region growing segmentation combined with a radial gradient function as they assumed the masses to be circular objects. All these methods use fixed segmentation algorithms that can only be applied to stellate lesions. It is unknown if the underlying features of the stellate lesions are appropriate. It is also difficult to adapt these algorithms to the detection of so far unknown shapes of masses. Beller et al. [5] presented a generic approach to segmentation that can be trained by interaction with an expert to segment arbitrary objects. The needed segmentation parameters are derived automatically from a random sample of objects. It is yet unknown whether this method can be applied to the segmentation and detection of stellate lesions.

3 Basic Improvement by This Contribution

We present how easily our already introduced system [5] could be trained to detect and segment stellate lesions. For the training only examples and little user interaction are needed. It is particularly possible to adapt to hit her to unknown shapes of stellate lesions. A database of manual segmentation – if available – can be used as training examples; but it is also possible to incrementally set up a database during the training. We'd like to emphasize that we apply an existing method of adaptive segmentation to a difficult task, not a specially for this application developed system and not a clinically relevant system.

4 Methods

The adaptive segmentation approach can be described as follows: Starting with the first image of a set of images with similar content, the expert interactively selects an exemplary and a counter-exemplary region. From these two regions 45 local features are automatically extracted, e.g. statistical and textural features. Note that the extracted features do only apply to region elements, e.g. pixels, and not to the whole region. From these features a suitable subset is selected and a classifier is constructed to discriminate between the pixels of the two exemplary regions. In a region growing process this classifier is applied to the whole image resulting in a segmentation based on the given examples. The expert reviews the segmentation result and interactively makes corrections as described in the next paragraph. The classifier is rebuilt to include these changes. If the result is satisfying, the next image will be processed in the same manner. This way the local properties of the objects to be recognized are learned. If the presented images are representative, a set of representative properties can be found to achieve a good generalization.We used the BCRP-Part from the DDSM-Database [6] consisting of digitized mammograms and their manual segmentations. The images are

Table 1. The classification error for the training set was estimated by 10-fold cross-validation on 37823 observations consisting of 7 local features.

Set	Detection rate for lesions	Classification error for pixels	False positives (lesions)	False positives per image	Interactions per image	Iterations per image
Training	91%	3.4%	267	6	3.4	2.7
Test	70%	NA	325	8	NA	NA

$\sim 4000 \times 8000$ pixel@12bit and $43.5 \frac{\mu m}{pixel}$. The manual segmentations cover parts of the central mass and in some cases as well regions with spiculi. The database is divided into a training and a test set containing 39 and 40 cases respectively, but only 32 cases from the training set could be successfully decompressed. The image size was reduced to 25%. Using the method described above, the images are processed sequentially. On the 1st image, the expert simply drags rectangles with the mouse to mark a stellate lesion and healthy control-tissue. The markers should only cover exemplary areas of the particular tissue. With this information, the algorithm segments all areas that belong to a stellate lesion with high probability. These areas are reviewed by the expert and corrected if necessary: A mis-segmentation is manually assigned to the appropriate object-type (lesion, control-tissue). This is done until the segmentation is satisfying. With the segmentation parameters derived so far, step by step all images are processed,where as we iterate over each image until the segmentation is satisfying. Besides the classification error for assigning pixels to the correct class, we measured the number of interactions and the number of iterations. How often the expert had to interfere with the algorithm, e.g. how many additional rectangles had to be dragged until the resulting segmentation was satisfying, is expressed by the interactions. The number of iterations specifies, how often the algorithm had to adapt and to re-estimate the segmentation parameters, until a good set was found. We also measured the detection rate for the lesions in the training and test case.

5 Results

The used algorithm employed a standard feature selection algorithm (BestFirst–Bidirectional) and a classification tree (J48) [7] to estimate a good parameter set for the detection and segmentation. The time to train the system required 4h of manual work and another 60h on a Pentium IV 1.6GHz with 1GB RAM for the computation of the parameters. The number of interactions per image was 3.4, which means that for each image 2.4 additional rectangles had to be defined. The segmentation parameters had to be recomputed 3 times per image. For further results refer to table 1.

During the sequential processing of the images the number of features used for segmentation varied from 1 to 12, but finally 7 features were selected as most

Fig. 1. Exemplary images. Left: the original mammogram with user defined rectangles for stellate lesion (black) and healthy tissue including background (dotted white). Right: the boundaries of the resulting lesion segmentation.

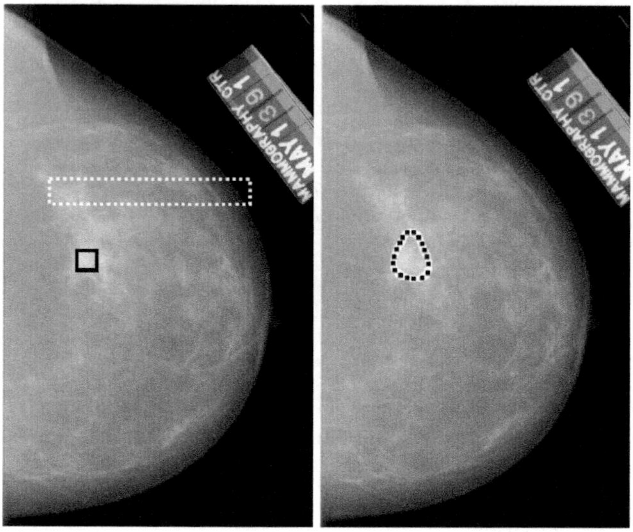

important: Mean, Variance, Minimum, Maximum, Sum Average, Homogeneity and Runlength-Greyleveldistribution (see [8] for definition).

Processing the images consecutively we achieved an accuracy of 97% during the training. After we processed all the images, we applied the final pixel classifier to all images, resulting in aloss of 2 training masses, which means the accuracy dropped to 91%.

6 Discussion

We presented how a generic system could be trained to the difficult task of detecting and segmenting stellate lesions. The system was guided by an expert but the effort for the expert was very low, since the required form of interaction was to mark exemplary regions on digitized mammograms. The parameters needed to segment were automatically derived and could with little additional effort by the expert be extended to hit her to unknown shapes of masses, showing a good generalization ability. The loss of accuracy (97% to 91%) might be prevented by choosing a better pixel-classifier. An iterative creation of the database is still considered meaningful as the system estimated a good set of segmentation parameters.The detection and segmentation results were subjectively satisfying. A quantitative segmentation analysis is not very meaningful, as only one manual segmentation per image was available for comparison. In some cases the manual

Table 2. Comparison between the true positives in training and test case as well as the average number of false positives per image.

	Our method	Heath [6]	Kobatake [3]	Kupinski [4]	Li [2]
TP train	96%	88%	NA	NA	NA
TP test	70%	86%	92–96%	90.4%	70-90%
avg. FP	8	8	NA	1.3	1.6

segmentations even appeared to be incorrect. 30% of the masses in the testset could not be clearly detected. We observed that those forms were not present in the training set, thus the learning algorithm could never derive a correct generalization that includes thoselesions. We therefore state that the training set of 33 mammograms was not sufficiently representative. Compared to others (see tab. 2), our results are similar. But we did not develop a system or an algorithm specifically designed for the detection and segmentation of stellate lesions. In fact our system is not limited to this presented task. We see this as the main advantage of our proposed method. The number of interactions and iterations per image show that the presented results could be achieved with little effort, but the computation time is still relatively high.The algorithm was fixed to a manually chosen feature selector and classifier combination, which might not be the optimum solution. Using a different combination could improve the results. To this time we only used local properties to segment. A subsequent step of classifying the regions according to their global features could reduce the number of false positives andthus improve the overall accuracy.

References

1. Popli MB. Pictorial Essay: Mammographic Features of Breast Cancer. Indian Journal of Radiology and Imaging 2001;11(4):175–179.
2. Li H, Wang Y, Liu KJR, et al. Computerized Radiographic Mass Detection - Part I and II. IEEE Trans Med Imaging 2001;20(4):289–313.
3. Kobatake H, Murakami M, Takeo H, et al. Computerized Detection of Malignant Tumors on Digital Mammograms. IEEE Trans Med Imaging 1999;18(5):369–378.
4. Kupinski MA, Giger ML. Automated Seeded Lesion Segmentation on Digital Mammograms. IEEE Trans Med Imaging 1998;17(4):510–517.
5. Beller M, Stotzka R, Müller TO. Application of an interactive feature-driven segmentation. In: Biomedizinische Technik; 2004. p. 210–211.
6. Heath M, Bowyer KW, Kopans D. Current status of the digital database for screening mammography. Digital Mammography 1998.
7. University of Waikato. WEKA: Waikato Environment for Knowledge Analysis; 2004. Http://www.cs.waikato.ac.nz/~ml/index.html.
8. Haralick RM, Shanmugam K, Dinstein I. Textural Features for Image Classification. IEEE Transactions on Systems, Man and Cybernetics, SMC-3 1973.

Effektive Implementierung von Algorithmen zum inhaltsbasierten Bildzugriff auf medizinische Bilddaten

Mark O. Güld, Daniel Schneider, Raoul Moritz, Alexander Craemer, Christian Thies, Benedikt Fischer und Thomas M. Lehmann

Institut für Medizinische Informatik,RWTH Aachen, 52057 Aachen
Email: mgueld@mi.rwth-aachen.de

Zusammenfassung. Dieser Beitrag präsentiert Lösungsvorschläge zur effektiven Unterstützung bei der Implementierung und Bereitstellung von Verfahren zum inhaltsbasierten Zugriff auf Bilddatenbanken. Hierzu ist eine strikte Trennung zwischen Merkmalsextraktion, Merkmalsspeicherung, Merkmalsvergleich und den Benutzerschnittstellen sinnvoll. Dadurch wird es möglich, existierende Komponenten in verschiedenen Kontexten wiederzuverwenden, was Softwarequalität, Entwicklungszeit und einheitlichen Richtlinien bei den Benutzerschnittstellen zugute kommt.

1 Einleitung

Durch die zunehmende Verbreitung digitaler Röntgenarchive werden inhaltsbasierte Zugriffsverfahren immer interessanter. Diese Verfahren basieren auf der automatischen Extraktion und dem Vergleich von inhaltsbeschreibenden Merkmalen zu den in der Datenbank liegenden Bildorn.

Momentan besteht eine Lücke zwischen zumeist monolithischen Implementierungen von Bilddatenbanksystemen auf der einen Seite und Werkzeugen zur Implementierung von Algorithmen der Bildverarbeitung auf der anderen. Bei existierenden Systemen zum inhaltsbasierten Bildzugriff sind der zugrundeliegende Algorithmus, die Merkmalsspeicherung und die Benutzerschnittstelle eng verflochten. Hierdurch sind insbesondere die in [1, 2] bzgl. variablem Anfragekontext und evolutionärem Inhaltsverständnis festgestellten Anforderungen an flexible Zugriffsverfahren für medizinische Bilder nur aufwendig umsetzbar, da neue Verfahren stets Änderungen an allen Systemkomponenten erfordern. Existierende Werkzeuge zur Implementierung von Bildverarbeitungsalgorithmen, wie sie z.B. bei der Merkmalsextraktion benötigt werden, bieten zwar eine große Anzahl vorgefertigter Algorithmen, ihnen fehlen aber Konzepte für die Organisation der Merkmalsspeicherung und einfache Bereitstellung der Verfahren für nicht-technische Endanwender. Zur effizienten Unterstützung sind eine plattformübergreifende Entwicklungsumgebung, die strikte Trennung von Algorithmen und Benutzeroberflächen, eine schnelle und unkomplizierte Verfügbarkeit neuer Verfahren sowie eine leistungsfähige Laufzeitumgebung notwendig.

2 Methoden

Soll ein neues Zugriffsverfahren integriert werden, sind durch den Entwickler Prozeduren zu Merkmalsextraktion und -vergleich bereitzustellen. Aufgabe des Systems ist es, ihn bei Entwicklung und Integration effektiv zu unterstützen.

Entwicklungsumgebung. Die Entwicklungsumgebung erlaubt eine Organisation von Verfahrensteilen in *Projekten*, verbirgt plattformabhänigige Details des Übersetzungsprozesses und ermöglicht eine einfache Verwaltung von Abhängigkeiten. Verfügbare Drittsoftware wird architekturabhängig konfiguriert und unter symbolischen Namen verfügbar gemacht. Der Entwickler eines Projekts stellt die von ihm verwendeten internen Projekte sowie externe Bibliotheken über eine Konfigurationsdatei ein. Danach beschränkt sich sein Übersetzungsvorgang auf den Aufruf von GNU make, da das System Makefiles für Bibliotheksfunktionen, ausführbare Programme und Methoden zur Verfügung stellt, die die durch den Entwickler festgelegten Abhängigkeiten auswerten.

Verfahrensentitäten und deren Schnittstellen. Der Entwickler kann das System um verschiedene Entitäten erweitern: *Merkmalstypen*, *Methoden*, *Netzwerke*, d.h. Algorithmen, und *Experimente*, d.h. teilweise parametrierte Netzwerke, aus denen durch das System *Anfragen* generiert werden können. Sämtliche Entitäten werden über die eXtensible Markup Language (XML) definiert und durch ein jeweils entsprechendes Dienstprogramm in das System eingespielt. Es werden typisierte Merkmale verwendet, d.h. jedes Merkmal trägt die Information, welche Semantik die in ihm enthaltenen Werte besitzen. Dementsprechend wird für ein neues bildinhaltsbeschreibendes Merkmal ein entsprechender Typ definiert, z.B. für ein Texturmaß:

```
<featuretype name="texture_tamura">
  A 3D histogram of texture features proposed by TAMURA:
  Directionality, contrast and coarseness.
  <isa> vector </isa>
</featuretype>
```

Das System erlaubt symbolische Vererbung, um Kompatibilität bzgl. Methoden auszudrücken, z.B. ist ein Texturmerkmal als Tupel von Fließkommawerten möglicherweise wie ein normaler Vektor behandelbar, wie er von diversen Distanzmaßen erwartet wird. Methoden kapseln implementierte Transformationen von Merkmalstupeln, auf die die Methode über ihre Ein- und Ausgänge zugreift. Der Entwickler definiert neben der Methodenimplementierung deren Merkmalsschnittstelle, die festlegt, an welchem Ein- bzw. Ausgang welcher Merkmalstyp erwartet wird:

```
<method name="extract_tamura" type="1:1" project="texture_tamura">
  <input featuretype="image" keeps_ref="1"> Input image. </input>
  <output featuretype="texture_tamura"> Texture feature. </output>
  Extracts texture features proposed by TAMURA from an image.
</method>
```

Abb. 1. Interaktion der Benutzerschnittstelle (Frontend) mit dem Restsystem (Backend). In PHP erstellte Benutzerschnittstellen sind von den Verfahren entkoppelt und über Attribute der Verfahrensentitäten teilweise automatisch generierbar.

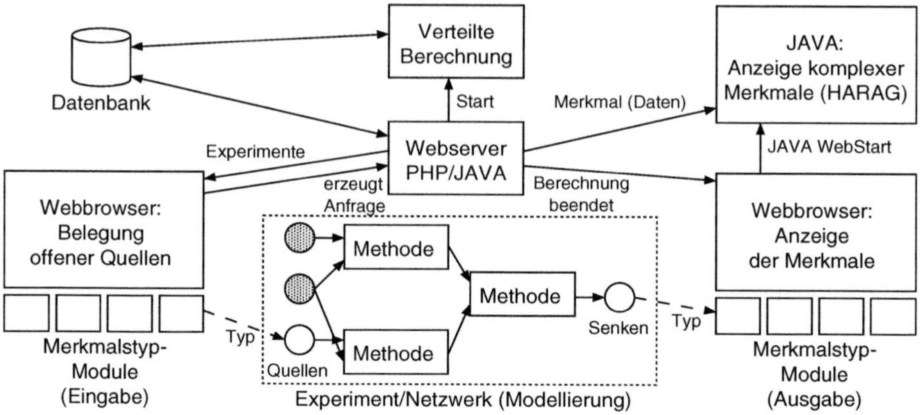

Danach sind Methoden in beliebigem Kontext wiederverwendbar. Einzelne Methoden werden innerhalb von Netzwerken zu Algorithmen verbunden, wobei die Typinformation der Merkmalsschnittstelle für Validitätsprüfungen benutzt wird. Netzwerke drücken den Datenfluß zwischen Methoden und deren Abhängigkeiten aus. Wie eine Methode besitzt ein Netzwerk eine Merkmalsschnittstelle, die durch die Quell- und Senkeknoten des Netzwerks gegeben ist. Das Netzwerk stellt ferner eine konsistente Parametrierung der Methoden sicher, z.B. gleiche Parameter für eine Extraktionsmethode, die sowohl auf Referenzen als auch das Testdatum angewendet wird. Experimente erlauben, Netzwerke teilweise zu parametrieren. Dies geschieht durch die Definition von Belegungen von Quellknoten mit geeigneten Merkmalen, z.B. einer zuvor empirisch ermittelten Parametrierung eines Extraktionsverfahrens.

Trennung zwischen Benutzerschnittstelle und Verfahren. Experimente bilden die Schnittstelle definierter Verfahren zum Endanwender, da sie Teile der Parametrierung verbergen und durch die noch zu belegenden Quellen die Parameter definieren, welche durch den Endanwender festzulegen sind (Abb. 1). Durch die Merkmalstypinformation der noch offenen Quellknoten und der Senkeknoten ist eine grafische Benutzerschnittstelle zu Algorithmen generierbar, ohne deren Details zu kennen. Hier genügen Module für die Ein- und Ausgabe verwendeter Merkmalstypen, die entsprechend der Experimentdefinition eingebunden werden. Durch die Auswahl bzw. Eingabe von Merkmalen erzeugt der Endanwender eine vollständige Belegung aller Quellknoten des Experiments. Diese wird als Anfrage bezeichnet und durch die grafische Benutzeroberfläche an das Backend zur Bearbeitung übertragen. Nach der Berechnung kann die Benutzerschnittstelle an den Senken auf resultierende Merkmale zugreifen und diese gemäß ihres Typs anzeigen.

Plattformunabhängige Benutzerschnittstellen. Sämtliche Schnittstellen des Systems zum Endanwender basieren auf JAVA-Applikationen bzw. über PHP generierten HTML-Dialogen, die über einen Webserver zur Verfügung gestellt werden. Somit ist ein Zugriff auf das System über das Internet möglich, der Anwender benötigt lediglich einen Webbrowser und eine JAVA Virtual Machine (VM). Die Ausführung von Anfragen kann durch ein PHP-Skript angestoßen werden und erfolgt für den Benutzer transparent über das Backend. Für die Anzeige und Verarbeitung von hierarchischen Regionenbeschreibungen (engl. Hierarchical attributed region-adjacency graph, HARAG), die aus Partitionierungsverfahren resultieren, sind in JAVA implementierte Oberflächenmodule verfügbar, die über JAVA WebStart in Webseiten integriert werden. Der Zugriff auf die als Merkmale abgelegten HARAGs erfolgt über das Netzwerkprotokoll HTTP. Zur schnellen Entwicklung von Benutzerschnittstellen in PHP wurde eine umfangreiche Klassenbibliothek implementiert, die Templates zur Trennung von Daten und deren Darstellung einsetzt, sowohl bei der Eingabe als auch bei der Ausgabe.

Laufzeitumgebung. Bei der Berechnung einer Anfrage werden die entsprechenden Methodenaufrufe automatisch durch das System generiert. Das System implementiert Merkmale als einen Container über elementaren Datentypen, dessen Inhalt transparent bei einem Aufruf zur Verfügung gestellt wird. Ebenso wird das resultierende Merkmalstupel eines Aufrufs automatisch durch das System auf einem Dateiserver bzw. in der Datenbank abgelegt. Dadurch sind Methodenaufrufe auf einzelne Rechner in einem Netzwerkverbund verteilbar [3]. Hierbei wurde zusätzlich großer Wert auf die Stabilität des Systems gelegt, sodaß fehlerhafte Methoden die Plattform nicht beeinträchtigen können. Die Datenbankorganisation erlaubt es, bereits berechnete Merkmale wiederzuerkennen und entsprechende Berechnungsschritte ggf. zu überspringen. Nach der Berechnung sind die resultierenden Merkmale einer Anfrage über die Senkeknoten verfügbar.

3 Ergebnisse

Das System wurde ausschließlich unter Verwendung offener Standards und freier Software implementiert und wird momentan unter Intel/Linux und Sparc/Solaris eingesetzt. Die Entwicklungszeiten neuer Zugriffsverfahren sind durch die Entwicklungsumgebung, die umfangreiche Softwarebibliothek und die einfache Anbindung der Algorithmen an den Bilddatenbestand deutlich verkürzt. Einfache Vorverarbeitungsschritte wie z.B. Bildfilter können innerhalb weniger Minuten implementiert und zur Integration in beliebige Verfahren verfügbar gemacht werden. Derzeit sind sechs Verfahren zum automatischen Vergleich bzw. Kategorisierung von Bildern anhand eines medizinischen Schlüssels implementiert. Die Entwicklungsumgebung leistet insbesondere einen konstruktiven Beitrag zur Pflege diverser Projekte unter hoher Personalfluktuation, z.B. im Rahmen von Studienarbeiten.

Die Verwendung von Merkmalstypen und Schnittstellendefinitionen von Methoden und Netzwerken ermöglichen die einheitliche Dokumentation, effiziente

Wiederverwendung von Verfahren und die Entkopplung der Implementierung von Verfahren (Backend) und deren Benutzerschnittstellen (Frontend).

Alle Schnittstellen des Endbenutzers sind PHP- bzw. JAVA-basiert, was einen transparenten Zugriff auf das Backend über das Internet ermöglicht. Hierdurch wird vermieden, daß ein nicht-technischer Anwender mit der Wartung und Konfiguration von Software konfrontiert ist. Da sämtliche Zugriffsverfahren momentan nach dem Prinzip der k nächsten Nachbarn bei Anfrage mit einem Beispielbild arbeiten, ist die webbasierte Benutzeroberfläche in der Schnittstelle zum System für alle Verfahren identisch und kann wiederverwendet werden. Das Konzept und die Umgebung für die Implementierung von Algorithmen im Backend sowie die Klassenbibliothek unter PHP sind weit fortgeschritten, während sich das Analogon auf der JAVA-Seite noch im Anfangsstadium befindet.

Die verteilte Bearbeitung von Algorithmen beschleunigt insbesondere die Merkmalsextraktion. Diese wird offline, d.h. nicht zur Anfragezeit sondern vorab, durchgeführt und tritt bei der Integration eines neuen Zugriffsverfahrens oder dem Einspielen neuer Bilder in das System auf. Die meisten Konzepte zur Beschreibung des Bildinhalts arbeiten isoliert auf jedem Bild, wodurch diese sehr gut verteilbar sind. In ersten Tests zeigte sich die Laufzeitumgebung hier lediglich durch die Bandbreite des zur Merkmalsspeicherung verwendeten Dateiservers begrenzt und erzielte für 10 Stationen eine achtfache Beschleunigung.

4 Diskussion

Der verwendete allgemeine Ansatz zur Modellierung von Verfahren zum Bildzugriff erzeugt einen Overhead, sodaß die Effizienz eng gekoppelter monolithischer Systeme nicht ganz erreicht werden kann. Dies wird jedoch durch die Vorteile bzgl. Erweiterung, Wartung und Wiederverwendung ausgeglichen. Zukünftig ist eine Integration des Systems in bestehende Lösungen für die Radiologie geplant, was eine direkte Schnittstelle zu digitalen DICOM-Röntgenarchiven (Picure Archiving and Communications System, PACS) und deren Benutzerschnittstellen (z.B. das Clinical Applications Interface, CAI, der Firma Sectra) erfordert.

Danksagung. Diese Arbeit ist Teil von Image Retrieval in Medical Applications (IRMA) und wird von der Deutschen Forschungsgemeinschaft gefördert (DFG, Le 1108/4).

Literaturverzeichnis

1. Tagare HD, Jaffe CC, Dungan J. Medical Image Databases: A Content-Based Retrieval Approach. JAMIA 1997;4(3):184–98.
2. Müller H, Michoux N, Bandon D, Geissbuhler A. A Review of Content-Based Image Retrieval Systems in Medical Applications. Clinical Benefits and Future Directions. Int Journal of Medical Informatics 2004;73:1–23.
3. Güld MO, Craemer A, Plodowski B, Thies C, Fischer B, Lehmann TM. Verteilte Bearbeitung inhaltsbasierter Suchanfragen auf ein medizinisches Bildarchiv. In: Procs. BVM; 2004. p. 347–50.

Mensch-Maschine Interaktion für den interventionellen Einsatz

Marcus Prümmer[1], Elmar Nöth[12], Joachim Hornegger[1] und Axel Horndasch[12]

[1] Lehrstuhl für Mustererkennung (Informatik 5),
Friedrich-Alexander-Universität Erlangen-Nürnberg,
Martensstr. 3, 91058 Erlangen, Germany
{pruemmer,noeth,hornegger,horndasch}@informatik.uni-erlangen.de
[2] Sympalog Voice Solutions GmbH, Karl-Zucker-Str. 10, 91052 Erlangen, Germany
{noeth,horndasch}@sympalog.de

Zusammenfassung. In diesem Beitrag beschreiben wir die Möglichkeiten der Steuerung von Geräten mittels natürlicher Sprache am Beispiel eines sprachgesteuerten 3D-Gefäßanalysesystems. Das System versteht ganze Sätze und erkennt selbständig, ob eine Äußerung an das System gerichtet ist oder an eine andere Person. Die Sprachsteuerung wurde am Lehrstuhl für Mustererkennung der Universität Erlangen-Nürnberg in Zusammenarbeit mit der Firma Sympalog Voice Solutions GmbH für ein Gerät zur Stenosenvermessung der Firma Siemens Medical Solutions (Leonardo Workstation) entwickelt und erfolgreich einer klinischen Erprobung unterzogen.

1 Problemstellung

Wenn die Durchblutung des Gehirns durch Gefäßengstellen beeinträchtigt wird, kann ein Stent (maschenförmige Gefäßwandnachbildung) das verengte Gefäß von innen her offen halten. Zur Risikoeinschätzung und für die richtige Wahl des Stents ist eine 3D-Darstellung und quantitative Auswertung der rekonstruierten Gefäße (Abb.1) von großer Bedeutung. Die Visualisierung der 3D-rekonstruierten Gefäße erfolgt während des klinischen Workflows und wird weitgehend per Joystick gesteuert, da andere Eingabegeräte aus hygienetechnischen Gründen am OP-Tisch nicht verwendbar sind. Für die Auswertung der rekonstruierten Gefäße muss der Arzt den OP-Tisch – und somit auch den sterilen Bereich – verlassen, da sich die Workstation in einem abgetrennten Bereich befindet. Daher ist es wünschenswert, per Sprachsteuerung die bildverarbeitenden Algorithmen zur Visualisierung und Quantifizierung direkt vom OP-Tisch aus zu bedienen.

2 Stand der Forschung

Die Mensch-Maschine-Interaktion (MMI) ist bisher im interventionellen Umfeld auf herkömmliche Eingabegeräte wie Maus und Joystick beschränkt. Eine hilfreiche Ergänzung dieser MMI stellt die Sprachsteuerung dar. Um Problemstellungen hinsichtlich der Sicherheit und Zuverlässigkeit besser verständlich zu

Abb. 1. Gefäßprofil einer Stenose (links) und der quantifizierte Gefäßabschnitt (rechts).

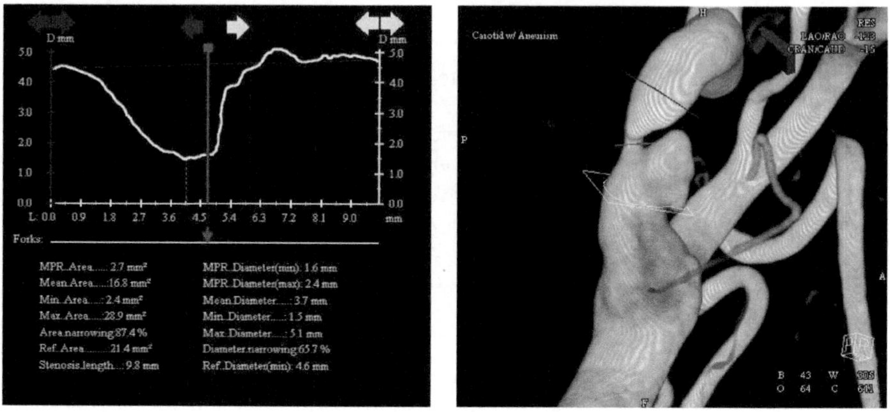

machen, wollen wir sprachgesteuerte MMI-Systeme in verschiedene Dimensionen kategorisieren:

1. Kommando- und Kontroll-Systeme: Sehr einfache Systeme dieser Art ordnen einer Benutzeräußerung genau einen Befehl in einer Liste zu. Der Ansatz stößt sehr schnell an Grenzen, wenn es um die Parametrierbarkeit der Befehle geht (z.B. *rotiere nach links um <n> Grad*). Um nicht alle kombinatorisch möglichen Äußerungen speichern zu müssen, kann man die erkannte Wortkette mit Hilfe einer Grammatik interpretieren und sprecherunabhängige Verfahren wie *Hidden Markov Modelle* für die Erkennung einsetzen.

2. Dialog-Systeme: Enthält ein Befehl an ein sprachgesteuertes System nicht genügend Information oder ist aus Sicherheitsgründen vor Ausführung des Kommandos eine Bestätigung notwendig, muss ein Dialogsystem verwendet werden. Im folgenden Beispiel interagiert ein Benutzer mit einem C-Arm: [B:] *Rotiere den C-Bogen.* [S:] *Für diesen Befehl ist eine Richtungsangabe mit Gradzahl notwenig. Um vieviel soll sich der C-Bogen in welche Richtung drehen?* [B:] *Nach links um 45 Grad.*

3. Benutzer-/System-initiierte Interaktion: Die Art der Interaktion und die Komplexität des Systems werden stark davon beeinflusst, ob das System nur auf Benutzeräußerungen reagieren kann, oder auch von sich aus Interaktionen initiieren kann, etwa um den Benutzer auf eine kritische Situation aufmerksam zu machen. Beispiel *intelligenter C-Bogen*: Ist ein C-Bogen an das visualisierte Gefäß gekoppelt und der Arzt wählt eine neue Ansicht, so dass der C-Arm in den Tisch oder Patienten fahren würde, gibt das System eine Warnung aus: *Bitte wählen sie eine andere Ansicht!*

4. Push-to-talk-Syteme: In vielen Situationen kann es sinnvoll sein, das Interaktionssystem erst durch einen Funktionsknopf zu aktivieren. Der Funktionsknopf bzw. -hebel hat den Vorteil, dass die Aktivierung *fehlerfrei* ist. Die Steuerung eines C-Bogen wäre eine typische Anwendung, da sicherheitsrelevante Aktionen ausgeführt werden können.

5. Online-Systeme: Systeme dieser Art müssen nicht aktiviert werden, hören also ständig zu. Damit sie trotzdem nur auf relevante Befehle reagieren, müssen alle möglichen irrelevanten Äußerungen modelliert werden. Der Vorteil der Lösung ist, dass der Arzt zwischen den für das System relevanten Befehlen beliebig mit seiner Umwelt kommunizieren kann.

3 Methoden

Am Lehrstuhl für Mustererkennung der Universität Erlangen-Nürnberg wurde zusammen mit der Firma Sympalog Voice Solutions GmbH eine Sprachsteuerung für ein Gerät zur Stenosenvermessung (Leonardo Workstation der Firma Siemens Medical Solutions) entwickelt und einer klinischen Erprobung unterworfen. Das System ist sprecherunabhängig, versteht ganze Sätze und erkennt selbständig, ob eine Äußerung an das System gerichtet ist oder an eine andere Person. Somit kann zusätzlich zu den bisherigen Eingabegeräten die Visualisierung der Gefäße und eine vollständige Gefäßanalyse via Sprache direkt am OP-Tisch eingestellt und durchgeführt werden. Die dialogorientierte Sprachsteuerung bietet den Vorteil, dass alle Steuerbefehle in einer Kommandoebene angeordnet und somit umständliche hierarchische Menüs vermieden werden können. Für die Visualisierung verschiedener Gewebearten oder Knochen können vordefinierte Histogramm-Einstellungen abgerufen werden. Ebenso können spezielle Ansichten wie beispielsweise *zeige mir den Patient von Oben/Rechts* direkt angewählt werden.

3.1 Ein sprachgesteuertes Stenose-Vermessungsmodul

Da eine 3D-Selektion und Gefäßnavigation mehrere Freiheitsgrade besitzt, muss die Orientierung innerhalb des Gefäßsystems algorithmisch vorgegeben werden. Nur dadurch kann eine einfache Navigation mit *vor/zurück* oder *rechts/links* gewährleistet werden. Dafür wird zuerst eine semiautomatische Schwellwertsegmentierung berechnet, die noch durch Sprachbefehle wie *Erhöhe bitte den Schwellwert um 32* feinjustiert werden kann. Für die Selektion einer Stenose werden das Skelett des Gefäßbaumes und die Gefäßverzweigungen bestimmt. Die Selektion erfolgt mittels eines 3D-Zeigers, der permanent einem sprachgesteuerten 2D-Cursor entlang der Skelettpfade folgt. Per 2D-Cursor kann man beliebig in der Bildebene navigieren, das 3D-Gefäßbild rotieren (*rotiere das Volumen nach rechts*) und den Zoomfaktor verändern (*vergrössere/verkleinere das Volumen*). Somit lässt sich der gewünschte 3D-Gefäßabschnitt schell und unkompliziert anwählen. Der zu analysierende Gefäßabschnitt wird automatisch ausgehend von der selektierten Position zu beiden Seiten entlang des Skelettpfades quantifiziert und kann via Sprache beliebig angepasst werden. Ein mit einem Funkmikrofon ausgestatteter Arzt ist damit in der Lage, eine Gefäßanalyse direkt am OP-Tisch via Sprache durchzuführen.

3.2 Sprachliche Mensch-Maschine-Interaktion

Im folgenden soll der im Stenose-Analyse-System verwendete Erkenner kurz charaktersiert werden: Im System wurde der Sprecherkenner *SymRec* der Firma Sympalog eingesetzt. Er basiert, wie praktisch alle im wissenschaftlichen und kommerziellen Bereich verfügbaren sprecherunabhängigen Erkenner, auf der Hidden-Markov-Technologie. Ein vergleichbarer Spracherkenner aus dem wissenschaftlichen Umfeld und aktuelle Forschungsarbeiten zu diesem Thema sind in [1, 2] beschrieben. Im Sinne der Kategorisierung des letzten Kapitels handelt es sich um ein Kommando- und Kontroll-System. Alle Interaktionen sind benutzer-initiiert und es handelt sich um ein Online-System. Der Erkenner hat einen Anwendungswortschatz von 275 Wörtern (je ca. 50% deutsch und englisch). Zur Kompensation von quasi beliebigen Äußerungen außerhalb des Anwendungsbereichs wird ein komplexes Hintergrundmodell verwendet. Der Erkenner hat nur ein stochastisches Sprachmodell, d.h. der Systemzustand des Anwendungssystems *Stenose-Analyse* wird nicht ausgenutzt, um Befehle, die im aktuellen Zustand des Systems nicht sinnvoll sind, von der Erkennung auszuschließen. Sobald der Erkenner einen möglichen Befehl erkannt hat, liefert er die am wahrscheinlichsten gesprochene Wortkette an das Verstehensmodul. Dieses sucht mit Hilfe von 20 endlichen Automaten (sogenannten *Infoscannern*) in der Wortkette nach Unterketten, die gültige Befehle darstellen. In der folgenden Liste von Beispielbefehlen sind Wörter in () optional und Wörter in {} Parameter: *erhöhe/erniedrige den Schwellwert um {Zahl}, analysiere (die) Stenose, analyze (the) stenosis, rotiere (das) Volumen, rotate (the) volume, bewege (den) Zeiger nach {links, rechts, unten, oben}, (bewege die) blaue Ebene nach {links, rechts}, schneller* . Der erkannte Befehl wird an die Anwendung Stenose-Vermessung weitergegeben. Diese überprüft, ob der Befehl im aktuellen Kontext sinnvoll bzw. möglich ist (z.B. setzt der Befehl *schneller* voraus, dass vorher ein Bewegungs-/Rotationsbefehl ausgeführt wurde). Falls der Befehl möglich ist, wird er ausgeführt, falls nicht, wird er ignoriert. Es wird keine Fehlermeldung oder Bestätigung ausgegeben. Der Erkenner ist so implementiert, dass er immer in etwa in Echtzeit arbeitet, d.h. dass immer wenige Millisekunden nach Erkennung einer Sprechpause von 200 Millisekunden der erkannte Befehl an die Anwendung übergeben wird. Dies wird dadurch erreicht, dass der Erkenner bei der Suche nach der besten Wortkette mehr/weniger Alternativen zulässt, wenn er mehr/weniger CPU-Zeit zur Verfügung hat. Somit wirkt sich eine schlechtere Rechnerausstattung weniger auf die Reaktionszeit und mehr auf die Güte der Erkennung aus (weniger Alternativen bedeutet, dass gelegentlich ein gültiger Befehl verworfen wird). Eine „vernünftige“ Minimalanforderung an das System (nur für das Spracherkennungsmodul) ist: Pentium III - CPU mit 800 MHZ und 512 MB Hauptspeicher.

4 Ergebnisse

Die Sprachsteuerung wurde von den in die Erprobung eingebundenen Ärzten insgesamt sehr positiv beurteilt. Besonders für die Bedienung von Geräten im sterilen Umfeld sehen sie durch die Sprachbedienung eine spürbare Erleichterung im beruflichen Alltag. Als möglicherweise problematisch für die Akzeptanz eines solchen Systems wird lediglich die Tatsache beurteilt, dass das System das Tragen eines Headsets verlangt. Obwohl sich hier für bestimmte Einsatzszenarien sehr komfortable Lösungen finden lassen (etwa die Integration des Mikrophons in den Mundschutz) wird in Zweifel gezogen, ob jeder Arzt bereit ist, für den Komfort- und Effizienzgewinn bei der Bedienung des Systems die hierfür notwendigen Handgriffe in Kauf zu nehmen. Ohne besondere technische Maßnahmen sinkt die Erkennungsqualität mit zunehmendem Abstand zwischen Mund und Mikrophon drastisch. Verantwortlich hierfür sind der abnehmende Signal-Rausch-Abstand des Signals, Störgeräusche und besonders die auftretenden Echo- bzw. Hall-Effekte.

5 Diskussion

Um zukünftig ein freies Sprechen mit Sprachsteuerungen ohne Headset zu ermöglichen, arbeiten wir zur Zeit intensiv an der Verwendung von Mikrophon-Arrays als Eingabemedium für die Spracherkennung und der damit verbundenen Optimierung des Spracherkenners. Mikrophon-Arrays fokussieren auf den Sprecher und kompensieren dadurch bis zu einem gewissen Grade störende Geräuschquellen, soweit sich diese nicht in Richtung des Sprechers befinden. Ohne weitere Maßnahmen sind jedoch bereits Entfernungen von mehr als 0,5 Meter problematisch. Durch ein neu entwickeltes Verfahren zur Anpassung des Spracherkenners an solche Bedingungen ist es uns bereits gelungen, auch bei einem Abstand von 1,5 Meter und mehr den überwiegenden Teil der durch die verbleibenden Störungen verursachten Erkennungsfehler zu kompensieren ohne hierfür neue, entsprechend gestörte Sprachdaten zur Adaption des Spracherkenners aufnehmen zu müssen. Als eine realistische Alternative zur Verwendung eines Headsets erscheint daher etwa im Fall der sprachgesteuerten 3D-Gefäßanalyse das Anbringen eines Mikrophon-Arrays im Bereich des Bildschirms, der an einem Schwenkarm oberhalb des Patienten positioniert ist. Ob die so im OP-Alltag erreichbare Erkennungsgenauigkeit ausreicht, um die Funktionalität des bestehenden Systems in vollem Umfang beizubehalten, ist derzeit noch eine offene Frage.

Literaturverzeichnis

1. Stemmer G. Modeling Variability in Speech Recognition. Ph.D. thesis. Chair for Pattern Recognition, University of Erlangen-Nuremberg; 2004.
2. Gallwitz F. Integrated Stochastic Models for Spontaneous Speech Recognition. vol. 6 of Studien zur Mustererkennung. Berlin: Logos Verlag; 2002.

Kategorisierung der Beiträge

Primärfunktion des Verfahrens

Art des Algorithmus

Art des Projektes

Autorenverzeichnis

Stichwortverzeichnis

GPSR Compliance

The European Union's (EU) General Product Safety Regulation (GPSR) is a set of rules that requires consumer products to be safe and our obligations to ensure this.

If you have any concerns about our products, you can contact us on ProductSafety@springernature.com

In case Publisher is established outside the EU, the EU authorized representative is:

Springer Nature Customer Service Center GmbH
Europaplatz 3
69115 Heidelberg, Germany

Batch number: 10607220

Printed by Printforce, the Netherlands